普通高等院校公共课“十四五”规划教材

医用高等数学

裴　铎　年立群　巴　一　刘亚平◎主　编
李泊宁　王丹妹　白容宇　周子亮◎副主编

中国铁道出版社有限公司
CHINA RAILWAY PUBLISHING HOUSE CO., LTD.

内 容 简 介

本书分为两篇。第1篇是理论部分，内容包括：函数、极限与连续，导数与微分，导数的应用，不定积分，定积分，常微分方程，多元函数微分学，多元函数积分学，以及线性代数，共9章；第2篇是习题部分，内容为与第1篇各章相对应的基本教学要求和习题详解。全书力求科学地对普通高等院校医学、药学各专业学生进行理科素质教育，系统地介绍高等数学的基本理论及用高等数学解决医学问题的基本方法。

本书适合作为普通高等院校医学、药学各专业本科教材，也可作为研究生及医药学工作者的自学参考用书。

图书在版编目(CIP)数据

医用高等数学/裴铎等主编. —北京：中国铁道出版社有限公司，2021.8

普通高等院校公共课“十四五”规划教材

ISBN 978-7-113-28226-4

Ⅰ.①医… Ⅱ.①裴… Ⅲ.①医用数学-高等学校-教材 Ⅳ.①R311

中国版本图书馆CIP数据核字(2021)第153911号

书　　名：医用高等数学

作　　者：裴　铎　年立群　巴　一　刘亚平

策　　划：魏　娜　　**编辑部电话：**(010)63549508

责任编辑：陆慧萍　徐盼欣

封面设计：郑春鹏

责任校对：苗　丹

责任印制：樊启鹏

出版发行：中国铁道出版社有限公司(100054，北京市西城区右安门西街8号)

网　　址：http://www.tdpress.com/51eds/

印　　刷：三河市宏盛印务有限公司

版　　次：2021年8月第1版　2021年8月第1次印刷

开　　本：880 mm×1230 mm 1/16　**印张：**19.25　**字数：**527千

书　　号：ISBN 978-7-113-28226-4

定　　价：49.80元

版权所有　侵权必究

凡购买铁道版图书，如有印制质量问题，请与本社教材图书营销部联系调换。电话：(010)63550836

打击盗版举报电话：(010)63549461

前　言

在科学技术迅猛发展的今天，生命科学表现出以计算机为手段、以数学方法为基础进行定量分析的特征，因此形成了数量遗传学、药物动力学、计量诊断学及计量治疗学等学科。同时，数学不仅是一个解决问题的工具，而且已成为时代文化的一个重要组成部分。

本书根据高等学校非数学类专业数学基础课程教学指导委员会制定的医科数学教学基本要求，注重培养医学、药学各专业学生的抽象思维和逻辑推理能力及定量分析技能，加强理科素质教育，且为后续课程的学习奠定必要的数学基础。

全书分两篇。第 1 篇是理论部分，共 9 章，内容包括：函数、极限与连续，导数与微分，导数的应用，不定积分，定积分，常微分方程，多元函数微分学，多元函数积分学，以及线性代数（其中带 * 的章节为选修内容）；第 2 篇是习题部分，内容为与第 1 篇各章对应的基本教学要求和习题详解。本书结合普通高等院校医学、药学专业的实际和编者多年的教学经验，力求兼顾数学内容的系统性和完整性，联系医药实际，深入浅出，重点突出，注重介绍基本概念、基本原理、基本方法及医学应用。

本书由裴铎、年立群、巴一、刘亚平任主编，李泊宁、王丹姝、白容宇、周子亮任副主编。具体编写分工如下：第 1 篇理论部分第 1 章由王丹姝编写，第 2、3 章由巴一编写，第 4、5 章由裴铎、刘亚平共同编写，第 6 章由李泊宁编写，第 7、8 章由年立群编写，第 9 章由白容宇、周子亮共同编写；第 2 篇习题部分由参与编写人员共同完成。在本书编写过程中，还有很多老师给予了很大帮助，在此向这些老师深表感谢。

本书适合作为普通高等院校医学、药学各专业本科教材，也可作为研究生及医药学工作者的自学参考用书。

由于编者水平有限，加之编写时间仓促，书中难免存在不妥及疏漏之处，敬请广大读者批评指正。

编　者

2021 年 4 月

目 录

第1篇 理论部分

第 2 篇　习 题 部 分

第1篇

理论部分

第1章 函数、极限与连续

函数是高等数学主要研究对象之一，是表达变量之间复杂关系的基本数学形式；极限是研究函数的重要方法，它动态地刻画了变量的运动和演进的变化趋势；连续是函数的重要性态之一．函数与极限的初步知识在中学里已经介绍过，本章仅作必要的复习和补充，进而引入连续的概念和性质，为今后的学习奠定重要的基础．

1.1 函　　数

1.1.1 函数的概念

在观察各种自然现象或实验过程中，常常会遇到各种不同的量．在过程中不断运动和变化的量称为变量(variable)．而这种运动和变化往往都是相互联系、彼此制约的．反映在数量上，就是变量与变量之间的依赖关系，即函数关系．

定义1 设 x 与 y 是某个变化过程中的两个变量，若变量 x 在它可能取值范围内所取的每一个值，变量 y 依照一定的对应规律 f，都有唯一确定的值与其对应，则称变量 y 为变量 x 的**函数**，记为

$$y=f(x) \tag{1.1}$$

式中，x 称为**自变量**(independent variable)，y 称为**因变量**(dependent variable)，对应规律 f 称为**函数关系**(functional relation)．

例1 外界环境温度对人体代谢率的影响可表达如下：

环境温度/℃	…	4	10	20	30	38	…
代谢率/%	…	60	44	40	40.5	54	…

其中每一对数值可以在直角坐标系中找到相应的点，于是便得到 A、B、C、D、E 五点，如图1-1所示．医学中常用折线把它们连接起来，这时环境温度和代谢率两个变量之间的相互影响关系从图中便一目了然．环境温度太低或太高对代谢率的影响都较大，只有温度在20 ℃左右时，代谢率最低且比较稳定．故临床做“基础代谢率”试验时，就要保持室温在20 ℃左右的条件下进行．

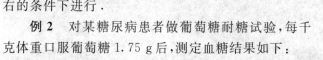

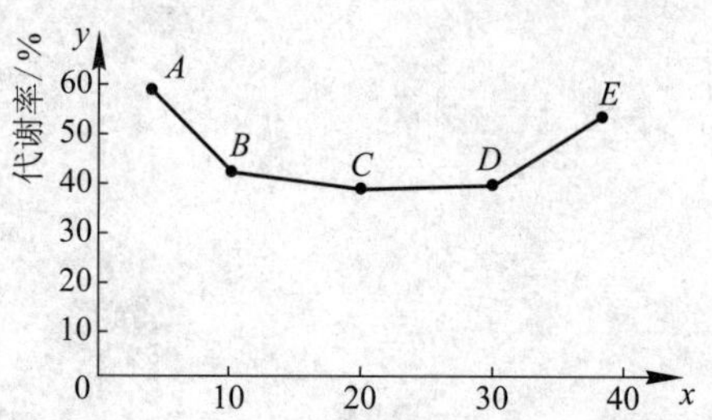

图 1-1

例2 对某糖尿病患者做葡萄糖耐糖试验，每千克体重口服葡萄糖1.75 g后，测定血糖结果如下：

口服葡萄糖后时刻 t/h	0	0.5	1	2	3
患者血糖水平 y/mg	200	230	250	255	240

例 3　设 d 是某药物的成人剂量，c 是该药物的未成年人剂量，a 是未成年人的年龄，则有下面两个计算公式：

Young's rule　　$c=\dfrac{ad}{a+12}$

Cowling's rule　　$c=\dfrac{(a+1)d}{24}$

两个公式分别适用于不同的场合．对给定的药物和不同年龄的未成年人，d 是常量，a 和 c 是变量．

上述三例说明，参与同一过程的两个变量之间存在着某种确定的对应关系．在这种关系下，第一个变量取定了某一个数值，第二个变量也相应地取定某一个数值，抛开变量的具体意义，就可以抽象出函数的概念．

函数常用的表示方法有：**解析法**（或公式法）、**列表法**、**图像法**．

如果当自变量 x 取某一值 x_0 时，函数具有唯一确定的对应值，则称函数在 x_0 处有定义．使函数有定义的自变量的取值范围称为函数的**定义域**(domain of definition)．把以 x_0 为中心，长度为 2δ 的开区间 $(x_0-\delta, x_0+\delta)$ 称为点 x_0 的 δ **邻域**(neighborhood)，记为 $x_0-\delta<x<x_0+\delta$ 或 $|x-x_0|<\delta$．在点 x_0 的 δ 邻域内，去掉 x_0 点所得到的开区间 $(x_0-\delta, x_0)$ 和 $(x_0, x_0+\delta)$ 称为点 x_0 的 δ **去心邻域**(deleted neighborhood)，记为

$$x_0-\delta<x<x_0, \quad x_0<x<x_0+\delta \quad 或 \quad 0<|x-x_0|<\delta$$

所以，说函数 $f(x)$ 在点 x_0 的某个邻域内有定义，即指存在某个正数 δ，使得 $f(x)$ 在区间 $(x_0-\delta, x_0+\delta)$ 内每一点都有定义．

一般地，函数的定义域应由问题的实际意义来确定．例如，物体自由落体的运动方程 $s=\dfrac{1}{2}gt^2$ 的定义域为 $\left[0,\sqrt{\dfrac{2h}{g}}\right]$（其中 h 为落体距地面的高度）；1～6 个月的婴儿体重方程 $y=3+0.6x$ 的定义域为 $[1,6]$．当函数用纯粹的解析式给出时，其定义域就是使该解析式有意义的自变量的取值范围．

对于函数 $y=f(x)$，当自变量 x 在定义域中取定值 x_0 时，$f(x)$ 的对应值称为函数当 $x=x_0$ 时的**函数值**(value of function)，记为 $f(x_0)$ 或 $y|_{x=x_0}$．

函数值的全体称为函数的**值域**(range)．

1.1.2　函数的特性

1. 有界性

设函数 $f(x)$ 在区间 (a,b) 内有定义，如果存在一个正数 M，使对所有的 $x\in(a,b)$，恒有 $|f(x)|\leqslant M$，则称函数 $f(x)$ 在 (a,b) 内是**有界**的．如果不存在这样的正数 M，则称 $f(x)$ 在 (a,b) 内是**无界**的．

例如，$\sin x$ 在 $(-\infty,+\infty)$ 内是有界的；$y=\dfrac{1}{x}$ 在 $[2,+\infty)$ 内是有界的，但在 $(0,2)$ 内是无界的．

2. 单调性

设 x_1, x_2 是函数 $f(x)$ 的定义区间 (a,b) 内的任意两点，且 $x_1<x_2$，若 $f(x_1)<f(x_2)$，则称 $f(x)$ 在 (a,b) 内是**单调递增**的；若 $f(x_1)>f(x_2)$，则称 $f(x)$ 在 (a,b) 内是**单调递减**的．

3. 奇偶性

如果对于函数 $f(x)$ 定义域内的任意点 x，恒有 $f(-x)=f(x)$，则称 $f(x)$ 是**偶函数**；如果对于函数 $f(x)$ 定义域内的任意点，恒有 $f(-x)=-f(x)$，则称 $f(x)$ 为**奇函数**．偶函数的图像

是关于 y 轴对称的，而奇函数的图像是关于坐标原点对称的．

4. 周期性

对于函数 $f(x)$，如果存在正的常数 T，使得 $f(x)=f(x+T)$ 恒成立，则称 $f(x)$ 为**周期函数**. 满足这个等式的最小正数 T，称为函数的**周期**．

1.1.3 反函数

定义 2 设函数 $y=f(x)$ 的定义域是 D，值域是 $f(D)$，如果对于值域 $f(D)$ 中的每一个 y，在定义域 D 中有且只有一个 x，使得 $f(x)=y$，则按此对应法得到一个定义在 $f(D)$ 上的函数，并把该函数称为函数 $y=f(x)$ 的**反函数**(inverse function)，记作 $x=f^{-1}(y)$，$y\in f(D)$.

由反函数的定义可知，函数 f 的定义域 D 和值域 $f(D)$ 恰好是反函数 f^{-1} 的值域和定义域，并且 f^{-1} 的反函数是 f，也就是说，函数 f 和 f^{-1} 互为反函数，即

$$f^{-1}(f(x))\equiv x,\quad x\in D$$
$$f(f^{-1}(y))\equiv y,\quad y\in f(D)$$

习惯上，我们用 x 表示自变量，用 y 表示因变量，于是函数 $y=f(x)$ 的反函数通常写成 $y=f^{-1}(x)$，$x\in f(D)$；相对于函数 $y=f^{-1}(x)$ 来说，原来的函数 $y=f(x)$ 称为**直接函数**(或**原函数**).

例如，按习惯记法，函数 $y=ax+b\ (a\neq 0)$ 与 $y=a^x(a>0,a\neq 1)$ 的反函数分别是 $y=\dfrac{x-b}{a}$ 与 $y=\log_a x$.

注意：反函数的两种表现形式 $x=f^{-1}(y)$ 和 $y=f^{-1}(x)$ 表示同一个函数．

性质 1 $y=f(x)$ 单调递增(减)其反函数 $y=f^{-1}(x)$ 存在，且也单调递增(减).

性质 2 $y=f(x)$ 和其反函数 $y=f^{-1}(x)$ 的图像关于直线 $y=x$ 对称．

例如，指数函数 $y=e^x$，$x\in(-\infty,+\infty)$ 和对数函数 $y=\ln x$，$x\in(0,+\infty)$ 互为反函数，它们都单调递增，其图像关于 $y=x$ 对称．

1.1.4 分段函数

在实际问题的研究中，一个函数关系有时需要用几个式子来表示．

定义 3 在定义域内的不同范围上，对应规律用不同的解析式来表示的函数，称为**分段函数**(piecewise function).

例如，绝对值函数 $y=|x|=\begin{cases}x & \text{当 } x\geqslant 0\\ -x & \text{当 } x<0\end{cases}$ 及函数 $y=\begin{cases}2 & \text{当 } x>0\\ 0 & \text{当 } x=0\\ x-2 & \text{当 } x<0\end{cases}$ 均为分段函数．

在求分段函数的函数值时，应将不同范围的自变量的值代入相应的函数表达式．

例如，符号函数 $y=\operatorname{sgn}(x)=\begin{cases}1 & \text{当 } x>0\\ 0 & \text{当 } x=0\\ -1 & \text{当 } x<0\end{cases}$，所以 $x=-2,2,0$ 对应的函数值分别为 $\operatorname{sgn}(-2)=-1$，$\operatorname{sgn}(2)=1$，$\operatorname{sgn}(0)=0$.

又如，在生理学研究中，有人根据测得血液中胰岛素浓度 $c(t)$ 随时间 $t(\mathrm{min})$ 的变化数据，建立了如下经验公式

$$c(t)=\begin{cases}t(10-t) & \text{当 } 0\leqslant t\leqslant 5\\ 25e^{-k(t-5)} & \text{当 } 5<t\end{cases}$$

其中，$k=\dfrac{\ln 2}{20}$，显然浓度 $c(t)$ 是时间 t 的分段函数，其定义域为$[0,+\infty)$，且 $t=2,10$ 对应的函

数值分别为 $c(2)=2(10-2)=16$，$c(10)=25\mathrm{e}^{-k(10-5)}=25\mathrm{e}^{-5k}$.

1.1.5　基本初等函数与初等函数

1. 基本初等函数

幂函数、指数函数、对数函数、三角函数和反三角函数统称**基本初等函数**(fundamental elementary function).

幂函数：$y=x^{\mu}$（μ 是常数）；

指数函数：$y=a^x$（a 是常数，$a>0,a\neq 1$）；

对数函数：$y=\log_a x$（a 是常数，$a>0,a\neq 1$）；

三角函数：正弦函数 $y=\sin x$；余弦函数 $y=\cos x$；

正切函数 $y=\tan x$；余切函数 $y=\cot x$；

正割函数 $y=\sec x=\dfrac{1}{\cos x}$；余割函数 $y=\csc x=\dfrac{1}{\sin x}$.

反三角函数：用“arc＋函数名”的形式表示反三角函数，而不是 $f^{-1}(x)$，其函数值表示一个角．常用的反三角函数有：

反正弦函数：$y=\arcsin x$；反余弦函数：$y=\arccos x$；

反正切函数：$y=\arctan x$；反余切函数：$y=\mathrm{arccot}\, x$.

注意：三角函数不满足一个自变量对应一个函数值的要求，因此其反函数一定在某个一一对应的区间内取得．

基本初等函数的图像及主要性质见附录 A.

2. 复合函数

定义 4　若 y 是 u 的函数 $y=f(u)$，而 u 又是 x 的函数 $u=\varphi(x)$，且 $\varphi(x)$ 的值域全部或部分在 $f(u)$ 的定义域内，则称 y 是 x 的**复合函数**(compound function)，记为

$$y=f(\varphi(x)) \tag{1.2}$$

其中，u 称为中间变量．

例如，$y=\sin u$，$u=\sqrt{x}$ 经复合可以得到 y 关于 x 的复合函数 $y=\sin\sqrt{x}$.

以上是两个函数的“嵌套”关系构成的复合函数，不难将其推广到有限个函数的多层“嵌套”关系构成的复合函数．例如，由 $y=\tan u$，$u=\mathrm{e}^v$，$v=x^2$ 可以复合成 y 关于 x 的复合函数 $y=\tan \mathrm{e}^{x^2}$.

但需注意，不是任何两个函数都可以复合成一个复合函数．例如，$y=\arcsin u$ 及 $u=x^2+2$ 就不能复合成一个复合函数．因为函数 $u=x^2+2$ 的值域为 $[2,+\infty)$，在此区间上 $y=\arcsin u$ 没有意义．

我们不仅要学会把若干函数“复合”成一个复合函数，而且要善于把一个复合函数“分解”成若干简单的函数．例如，$y=\sqrt{\arctan\lg(x^2-1)}$ 可以看成是由 $y=\sqrt{u}$，$u=\arctan v$，$v=\lg w$，$w=x^2-1$ 复合而成的；而 $y=2^{\sin^2(x+1)}$ 可以看成是由 $y=2^u$，$u=v^2$，$v=\sin w$，$w=x+1$ 复合而成的．注意：要从外到里层层分解，分解到简单函数为止．**简单函数**(simple function)是指基本初等函数或者是常数与基本初等函数经过四则运算后得出的函数．这种分解在微分运算中经常用到．

3. 初等函数

定义 5　由常数和基本初等函数经过有限次四则运算及有限次复合所构成的由一个解析式表达的函数，称为**初等函数**(elementary function).

例如，多项式函数 $y=a_0x^n+a_1x^{n-1}+\cdots+a_{n-1}x+a_n$，$y=\sqrt[3]{\lg(\cos^2 x)}$，以及有理分式函数

$y=\frac{a_0x^m+a_1x^{m-1}+\cdots+a_m}{b_0x^n+b_1x^{n-1}+\cdots+b_n}$ 等都是初等函数．但需注意，分段函数虽然不是初等函数，可它在每一段上均为初等函数．本书所讨论的函数绝大多数都是初等函数．

习题1.1

1. 确定下列函数的定义域.

(1) $y=\frac{\sqrt{x}}{\sin x}$.　　(2) $y=\ln(\ln x)$.

(3) $y=(x-3)\sqrt{\frac{1-x}{1+x}}$.　　(4) $y=\arcsin\frac{x-2}{5-x}$.

2. 计算函数值.

若 $f(x)=2x-3$，求 $f(x^2)$，$f^2(x)$，$f(x+h)-f(x)$.

3. 指出下列函数由哪些简单函数复合而成.

(1) $y=\sin 2x$.　　(2) $y=e^{\cos(x+1)}$.

4. 证明．

(1) 两个偶函数的和或者积都是偶函数．

(2) 两个奇函数的和是奇函数，积是偶函数．

1.2 函数极限的概念

1.2.1 数列的极限

函数的极限是描述在自变量的某个变化过程中对应的函数值的变化趋势的一个重要概念．由于数列 $\{x_n\}$ 可以看作自然数 n 的函数，即 $x_n=f(n)$，所以可类比数列极限来描述函数极限的概念．对于数列 $\{x_n\}$，只需研究当自变量 n 无限增大（即 $n\to\infty$）时因变量 x_n 的变化趋势．

定义1 对于数列 $\{x_n\}$，如果存在一个常数 A，当 n 无限增大时，数列 $\{x_n\}$ 中的项 x_n 无限趋近于 A，则称常数 A 为数列 $\{x_n\}$ 当 $n\to\infty$ 时的**极限**(limit)，记为

$$\lim_{n\to\infty}x_n=A \quad 或 \quad x_n\to A \quad (n\to\infty) \tag{1.3}$$

例如，考察以下几个数列的变化趋势：

(1) $\{x_n\}=\left\{1+\frac{1}{n}\right\}=2,\frac{3}{2},\frac{4}{3},\frac{5}{4},\cdots$;

(2) $\{x_n\}=\left\{1-\frac{1}{n}\right\}=0,\frac{1}{2},\frac{2}{3},\frac{3}{4},\cdots$;

(3) $\{x_n\}=\left\{1+(-1)^n\frac{1}{n}\right\}=0,\frac{3}{2},\frac{2}{3},\frac{5}{4},\cdots$;

(4) $\{x_n\}=\left\{\frac{1+(-1)^n}{2}\right\}=0,1,0,1,\cdots$.

可以直观地看到，当 n 无限增大时，(1)中的 x_n 从大于1的方向无限趋近于1；(2)中的 x_n 从小于1的方向无限趋近于1，(3)中的 x_n 从1的两侧跳跃着无限趋近于1，三个数列都是以1为极限，即随着 n 的无限增大，$|x_n-1|$ 趋近于零；而(4)中的 x_n，不断地取0与1两个值，不趋近于某一定常数 A，因此无极限．

对于一般的函数 $y=f(x)$，自变量 x 的取值是连续的，其变化趋势主要有以下两种：一种是

自变量的绝对值$|x|$无限增大，记为$x\to\infty$；另一种是自变量趋向于某个定数x_0，记为$x\to x_0$．下面就这两种情况给出函数极限的定义．

1.2.2　$x\to\infty$ 函数的极限

定义 2　若当$|x|$无限增大时，函数$f(x)$无限趋近于某一常数A，则称A为函数$f(x)$当$x\to\infty$时的**极限**，记为

$$\lim_{x\to\infty}f(x)=A \quad 或 \quad f(x)\to A \quad (x\to\infty) \tag{1.4}$$

从几何上看，极限$\lim\limits_{x\to\infty}f(x)=A$表示当$|x|$不断增大时，曲线$y=f(x)$与直线$y=A$无限接近，并当$x\to\infty$时，曲线$y=f(x)$上的点与直线$y=A$上的对应点的距离$|f(x)-A|$趋近于零(见图 1-2)．

若定义 2 中考虑的x值都是正的，则记为$\lim\limits_{x\to+\infty}f(x)=A$或$f(x)\to A(x\to+\infty)$；若考虑的$x$值都是负的，则记为$\lim\limits_{x\to-\infty}f(x)=A$或$f(x)\to A(x\to-\infty)$．

例 1　由几何图形观察下面几个函数的极限．

(1)$\lim\limits_{x\to\infty}\left(1+\dfrac{1}{x}\right)=1$　(见图 1-3)．

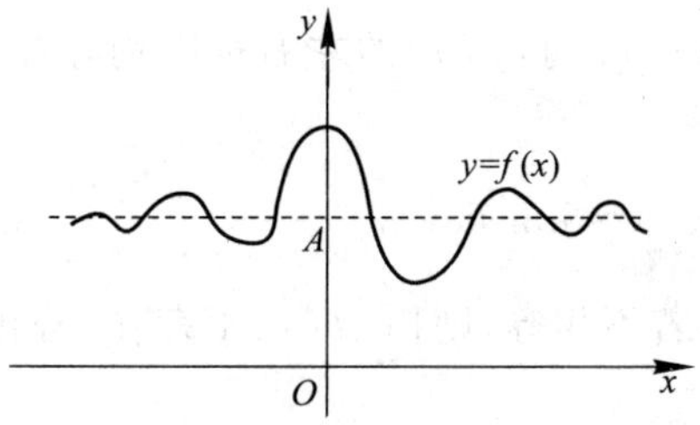

图　1-2

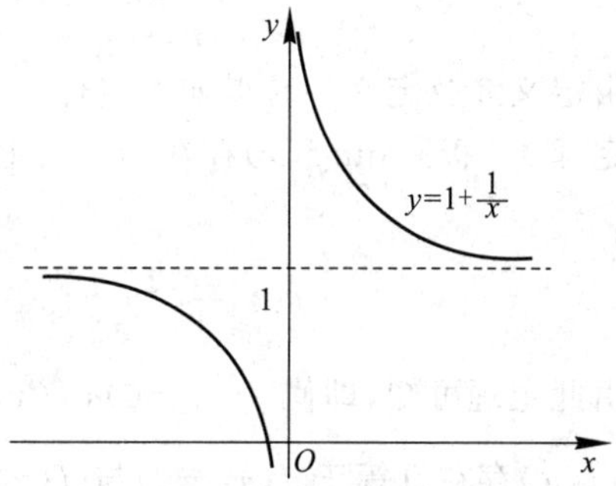

图　1-3

(2)$\lim\limits_{x\to+\infty}10^{-x}=0$　(见图 1-4)．

(3)$\lim\limits_{x\to+\infty}\arctan x=\dfrac{\pi}{2}$，$\lim\limits_{x\to-\infty}\arctan x=-\dfrac{\pi}{2}$．但极限$\lim\limits_{|x|\to\infty}\arctan x$不存在，因为$|x|\to\infty$时$\arctan x$不趋向一个确定的常数(见图 1-5)．

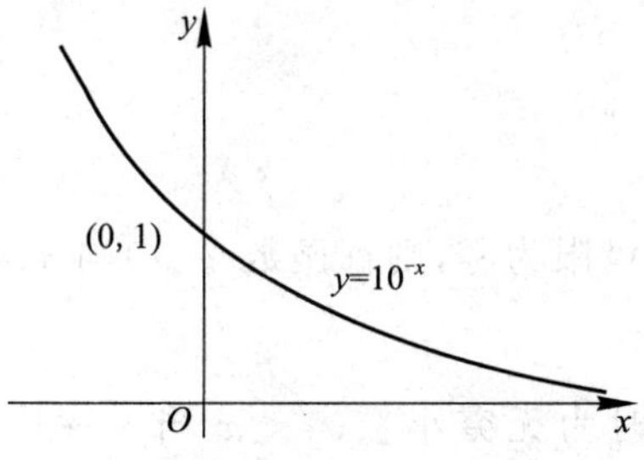

图　1-4

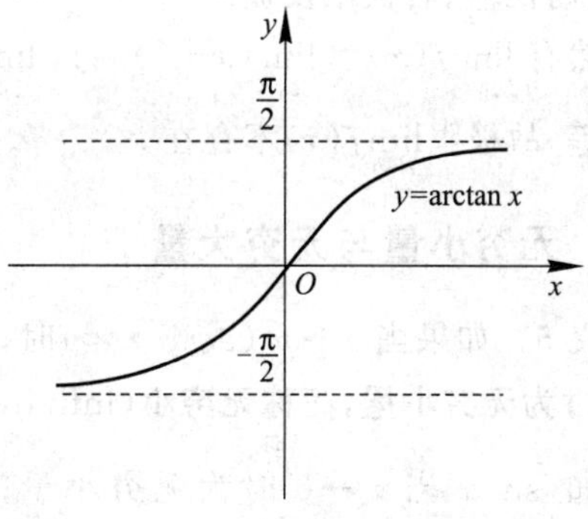

图　1-5

1.2.3　$x\to x_0$ 函数的极限

定义 3　设函数$f(x)$在x_0点某去心邻域内有定义，若当x无论以怎样的方式趋近于x_0时$(x\neq x_0)$，函数$f(x)$都无限趋近于某一常数A，则称A为函数$f(x)$当$x\to x_0$时的**极限**，记为

$$\lim_{x\to x_0}f(x)=A \quad 或 \quad f(x)\to A \quad (x\to x_0) \tag{1.5}$$

例2 考虑函数 $f(x)=3x+1$ 当 $x\to3$ 时的极限.

因为 $|(3x+1)-10|=3|x-3|\to0$(当 $x\to3$ 时),所以 $\lim\limits_{x\to3}(3x+1)=10$.

例3 考虑函数 $f(x)=x\sin\dfrac{1}{x}$ 当 $x\to0$ 时的极限.

因为 $\left|x\sin\dfrac{1}{x}-0\right|=\left|x\sin\dfrac{1}{x}\right|\leqslant|x|\to0$(当 $x\to0$ 时),所以 $\lim\limits_{x\to0}x\sin\dfrac{1}{x}=0$,但函数 $f(x)=x\sin\dfrac{1}{x}$ 在 $x=0$ 处无定义.

在定义3中,x 趋近于 x_0 的方式是任意的,有时只考虑当 x 从 x_0 的一侧趋近于 x_0 时函数 $f(x)$ 的极限,称为**单侧极限**(unilateral limit).

定义4 当 x 从 x_0 的左侧($x<x_0$)趋近于 x_0 时,若函数 $f(x)$ 有极限 A,则称 A 为 $f(x)$ 当 $x\to x_0$ 时的**左极限**(left limit),记为

$$\lim_{x\to x_0^-}f(x)=A \quad 或 \quad f(x_0-0)=A \tag{1.6}$$

当 x 从 x_0 的右侧($x>x_0$)趋近于 x_0 时,若函数 $f(x)$ 有极限 A,则称 A 为 $f(x)$ 当 $x\to x_0$ 时的**右极限**(right limit),记为

$$\lim_{x\to x_0^+}f(x)=A \quad 或 \quad f(x_0+0)=A \tag{1.7}$$

由定义3及定义4易得如下定理.

定理1 极限 $\lim\limits_{x\to x_0}f(x)$ 存在的充分必要条件为,当 $x\to x_0$ 时,$f(x)$ 的左右极限均存在且相等,即

$$f(x_0-0)=f(x_0+0) \quad (或 \lim_{x\to x_0^+}f(x)=\lim_{x\to x_0^-}f(x)) \tag{1.8}$$

由此定理可知,即使 $f(x_0-0)$,$f(x_0+0)$ 都存在,但若不相等,则 $\lim\limits_{x\to x_0}f(x)$ 不存在;若相等,则 $\lim\limits_{x\to x_0}f(x)$ 存在且等于 $f(x_0-0)$ 与 $f(x_0+0)$.

例4 考虑函数

$$f(x)=\begin{cases}x+1 & 当\ x<0\\ 0 & 当\ x=0\\ x-1 & 当\ x>0\end{cases}$$

当 $x\to0$ 时的左、右极限及极限.

显然有 $\lim\limits_{x\to0^-}f(x)=\lim\limits_{x\to0^-}(x+1)=1$,$\lim\limits_{x\to0^+}f(x)=\lim\limits_{x\to0^+}(x-1)=-1$. 尽管左、右极限都存在,但不相等,故极限 $\lim\limits_{x\to0}f(x)$ 不存在.

1.2.4 无穷小量与无穷大量

定义5 如果当 $x\to x_0$(或 $x\to\infty$)时,函数 $f(x)$ 的极限为零,则称函数 $f(x)$ 当 $x\to x_0$(或 $x\to\infty$)时为**无穷小量**,简称**无穷小**(infinitesimal).

例如,$\sin x$ 当 $x\to0$ 时为无穷小量;$\dfrac{1}{x}$ 当 $x\to\infty$ 时为无穷小量;$1-x$ 当 $x\to1$ 时为无穷小量.

注意:不要把无穷小量与很小很小的数混为一谈. 无穷小量是以零为极限的变量,不是数. 但由于零的极限是零,所以零是可以看作无穷小量的唯一常数.

无穷小量与极限的概念有着密切的联系,若 $\lim f(x)=A$,则 $\lim[f(x)-A]=0$,即 $f(x)-A$ 为无穷小量,令 $f(x)-A=\alpha(x)$,于是 $f(x)=A+\alpha(x)$;反之,若 $\alpha(x)$ 为无穷小量,且 $f(x)=A+\alpha(x)$,所以 $f(x)-A=\alpha(x)$,即 $\lim[f(x)-A]=0$,则由 $\lim[f(x)-A]=$

$\lim f(x)-A=0$ 得 $\lim f(x)=A$. 由此可得如下定理.

定理2　在自变量的某个变化过程中,$\lim f(x)=A$ 的充分必要条件是 $f(x)=A+\alpha(x)$,其中 $\alpha(x)$ 为无穷小量.

无穷小量有如下性质.

性质1　有界函数与无穷小量的乘积仍为无穷小量.

设 $f(x)$ 为无穷小量,即 $\lim f(x)=0$,$g(x)$ 是有界函数,即存在一个正数 M,使 $|g(x)|\leqslant M$. 由于 $|f(x)\cdot g(x)-0|=|f(x)||g(x)|\leqslant M|f(x)|\to 0$. 所以 $f(x)\cdot g(x)$ 是无穷小量.

例如,$\lim\limits_{x\to\infty}\dfrac{\sin x}{x}=0$. 因为 $|\sin x|\leqslant 1$,即 $\sin x$ 为有界函数;而 $\dfrac{1}{x}\to 0$(当 $x\to\infty$ 时),即 $\dfrac{1}{x}$ 是无穷小量.

显然,常数与无穷小量的乘积是无穷小量.

性质2　有限个无穷小量的和、差、积仍为无穷小量.

两个无穷小量的商不一定是无穷小量. 例如,当 $x\to 0$ 时,$x,x^2,2x^2$ 与 $\sin x$ 都是无穷小量,但它们趋于零的快慢程度却往往不一样.

当 $x\to 0$ 时,

$$\frac{\sin x}{x},\quad \frac{x^2}{x},\quad \frac{2x^2}{x^2},\quad \frac{x}{x^2}$$

都是两个无穷小之比,这些比的极限分别为 1,0,2 及 ∞.

定义6　设 α 与 β 当 $x\to x_0$(或 $x\to\infty$)时均为无穷小量.

(1)若 $\lim\dfrac{\alpha}{\beta}=0$,则称 α 是比 β **高阶的无穷小量**,记为 $\alpha=o(\beta)$;

(2)若 $\lim\dfrac{\alpha}{\beta}=C(C\neq 0)$,则称 α 与 β 是**同阶无穷小量**,记为 $\alpha=O(\beta)$;

(3)若 $\lim\dfrac{\alpha}{\beta}=1$,则称 α 与 β 是**等价无穷小量**,记为 $\alpha\sim\beta$.

$\sin x$ 与 x 是等价无穷小,即 $\sin x\sim x$.

定义7　当 $x\to x_0$(或 $x\to\infty$)时,若函数 $f(x)$ 的绝对值无限增大,则称 $f(x)$ 为当 $x\to x_0$(或 $x\to\infty$)时的**无穷大量**,简称**无穷大**,记作 $\lim\limits_{x\to x_0}f(x)=\infty$(或 $\lim\limits_{x\to\infty}f(x)=\infty$).

当 $x\to x_0$(或 $x\to\infty$)时,若 $f(x)$ 保持正值且无限增大,则称 $f(x)$ 为当 $x\to x_0$(或 $x\to\infty$)时的正无穷大量,记作 $\lim\limits_{x\to x_0}f(x)=+\infty$(或 $\lim\limits_{x\to\infty}f(x)=+\infty$). 同样,若 $f(x)$ 保持负值但绝对值无限增大,则称 $f(x)$ 为当 $x\to x_0$(或 $x\to\infty$)时的负无穷大量,记作 $\lim\limits_{x\to x_0}f(x)=-\infty$(或 $\lim\limits_{x\to\infty}f(x)=-\infty$).

例如,$\dfrac{1}{x}$,$\cot x$ 在 $x\to 0$ 时都是无穷大量;$2x$,x^2+x 在 $x\to\infty$ 时都是无穷大量;$\ln x$ 在 $x\to 0^+$ 时是负无穷大量,e^x 在 $x\to+\infty$ 时是正无穷大量,但要注意 e^x 在 $x\to-\infty$ 时是无穷小量.

注意:(1)无穷大不是很大的数,而是具有非正常极限的函数,它是描述函数的一种状态.

(2)切勿将 $\lim\limits_{x\to x_0}f(x)=\infty$ 认为极限存在.

(3)函数为无穷大,必定无界.但反之不真.

由上述定义可知,若函数 $f(x)$ 为无穷大量,则 $\dfrac{1}{f(x)}$ 为无穷小量;反之,若 $f(x)(f(x)\neq 0)$ 是无穷小量,则 $\dfrac{1}{f(x)}$ 为无穷大量.

例如,当 $x\to 3$ 时,$x-3$ 是无穷小量,而它的倒数 $\dfrac{1}{x-3}$ 是无穷大量.

定理3　在自变量的同一变化过程中,有:

(1)若 $f(x)$ 为无穷大量，则 $\dfrac{1}{f(x)}$ 为无穷小量；

(2)若 $f(x)$ 为无穷小量，且 $f(x)\neq 0$，则 $\dfrac{1}{f(x)}$ 为无穷大量.

据此定理，关于无穷大量的问题都可转化为无穷小量来讨论.

习题 1.2

1. 研究下列函数的极限是否存在.

(1) $\cos x \quad (x\to\infty)$.　　　　(2) $\dfrac{8x^2}{x-3} \quad (x\to 3)$.

2. 判断下列函数极限是否存在.

(1)求函数 $f(x)=\dfrac{|x|}{x}$ 当 $x\to 0$ 时的左、右极限，并说明当 $x\to 0$ 时，$f(x)$ 的极限是否存在.

(2)设 $f(x)=\begin{cases} x^2 & 当\ x<0 \\ 2x & 当\ 0\leqslant x<1 \\ x-1 & 当\ 1\leqslant x \end{cases}$，讨论 $f(x)$ 当 $x\to 0$ 和 $x\to 1$ 时的极限.

3. 当 x 趋于何值时，下列函数是无穷小量.

(1) $\dfrac{x-1}{x^3-1}$.　　　　(2) $e^{\frac{1}{x}}-1$.

1.3　极限的运算

1.3.1　极限的运算法则

定理　设函数 $f(x)$ 和 $g(x)$ 在自变量 x 的同一变化过程中($x\to x_0$ 或 $x\to\infty$)的极限分别为 A 和 B，简记为 $\lim f(x)=A$，$\lim g(x)=B$. 则

(1) $\lim[f(x)\pm g(x)]=\lim f(x)\pm\lim g(x)=A\pm B$；

(2) $\lim[f(x)\cdot g(x)]=\lim f(x)\cdot\lim g(x)=A\cdot B$；

(3) $\lim\dfrac{f(x)}{g(x)}=\dfrac{\lim f(x)}{\lim g(x)}=\dfrac{A}{B}(B\neq 0)$.

其中(1)和(2)可推广到有限个函数的情形. 而且(2)还有如下两个推论：

推论 1　$\lim[C\cdot f(x)]=C\cdot\lim f(x)=C\cdot A$，其中 C 为常数.

推论 2　$\lim[f(x)]^n=[\lim f(x)]^n=A^n$，其中 n 为正整数.

例 1　求 $\lim\limits_{x\to 2}\dfrac{x-1}{x^2-1}$.

解　$\lim\limits_{x\to 2}\dfrac{x-1}{x^2-1}=\dfrac{\lim\limits_{x\to 2}(x-1)}{\lim\limits_{x\to 2}(x^2-1)}=\dfrac{1}{3}$.

例 2　求 $\lim\limits_{x\to 1}\dfrac{x-1}{x^2-1}$.

解　$\lim\limits_{x\to 1}\dfrac{x-1}{x^2-1}=\lim\limits_{x\to 1}\dfrac{x-1}{(x-1)(x+1)}=\lim\limits_{x\to 1}\dfrac{1}{x+1}=\dfrac{1}{2}$.

例 3　求 $\lim\limits_{x\to\infty}\dfrac{2x^3-x+3}{5x^3+4x-7}$.

解　当 $x\to\infty$ 时分子和分母都趋向于无穷大，不能直接用本节定理中的(3). 可先将分子和

分母同除以它们的最高次方幂 x^3 后，再求极限．

$$\lim_{x\to\infty}\frac{2x^3-x+3}{5x^3+4x-7}=\lim_{x\to\infty}\frac{2-\frac{1}{x^2}+\frac{3}{x^3}}{5+\frac{4}{x^2}-\frac{7}{x^3}}=\frac{2}{5}$$

由此不难证明：

$$\lim_{x\to\infty}\frac{a_0x^n+a_1x^{n-1}+\cdots+a_n}{b_0x^m+b_1x^{m-1}+\cdots+b_m}=\begin{cases}\infty & \text{当 } n>m\\ \frac{a_0}{b_0} & \text{当 } n=m\\ 0 & \text{当 } n<m\end{cases}\tag{1.9}$$

其中，a_0，b_0 均不为零．式(1.9)可作为公式使用．

1.3.2　两个重要极限

在函数极限的计算中，下面两个极限起着重要的作用(证明从略)：

(1) $\lim\limits_{x\to 0}\frac{\sin x}{x}=1$；　(1.10)

(2) $\lim\limits_{x\to\infty}\left(1+\frac{1}{x}\right)^x=\mathrm{e}$　或　$\lim\limits_{x\to 0}(1+x)^{\frac{1}{x}}=\mathrm{e}$.　(1.11)

其中，$\mathrm{e}\approx2.718\ 28$，是一个无理数．以 e 为底的对数记为 $\ln x$，称为自然对数．

例 4　求 $\lim\limits_{x\to 0}\frac{\tan kx}{x}(k\neq0)$.

解

$$\lim_{x\to 0}\frac{\tan kx}{x}=\lim_{x\to 0}\left(\frac{\sin kx}{kx}\cdot\frac{k}{\cos kx}\right)=k\lim_{x\to 0}\frac{\sin kx}{kx}\cdot\lim_{x\to 0}\frac{1}{\cos kx}=k.$$

例 5　求 $\lim\limits_{x\to 0}\frac{1-\cos x}{x^2}$.

解

$$\lim_{x\to 0}\frac{1-\cos x}{x^2}=\lim_{x\to 0}\frac{2\sin^2\frac{x}{2}}{x^2}=\frac{1}{2}\lim_{x\to 0}\left(\frac{\sin\frac{x}{2}}{\frac{x}{2}}\right)^2=\frac{1}{2}\cdot1=\frac{1}{2}.$$

例 6　求 $\lim\limits_{x\to\infty}\left(1+\frac{2}{x}\right)^{x+1}$.

解

$$\begin{aligned}\lim_{x\to\infty}\left(1+\frac{2}{x}\right)^{x+1}&=\lim_{x\to\infty}\left[\left(1+\frac{2}{x}\right)^x\cdot\left(1+\frac{2}{x}\right)\right]\\&=\lim_{x\to\infty}\left[\left(1+\frac{2}{x}\right)^{\frac{x}{2}}\right]^2\cdot\lim_{x\to\infty}\left(1+\frac{2}{x}\right)\\&=\mathrm{e}^2\cdot1\\&=\mathrm{e}^2.\end{aligned}$$

例 7　求 $\lim\limits_{x\to 0}\sqrt[x]{1-4x}$.

解　$\lim\limits_{x\to 0}\sqrt[x]{1-4x}=\lim\limits_{x\to 0}(1-4x)^{\frac{1}{x}}=\lim\limits_{x\to 0}\left[(1-4x)^{\frac{1}{-4x}}\right]^{-4}=\mathrm{e}^{-4}$.

例 8　求 $\lim\limits_{x\to\infty}\left(\frac{x+3}{x-1}\right)^{x+3}$.

解

$$\lim_{x\to\infty}\left(\frac{x+3}{x-1}\right)^{x+3}=\lim_{x\to\infty}\left(1+\frac{4}{x-1}\right)^{x+3}$$

$$=\lim_{x\to\infty}\left(1+\frac{4}{x-1}\right)^{\frac{x-1}{4}\times4+4}$$

$$=\left[\lim_{x\to\infty}\left(1+\frac{4}{x-1}\right)^{\frac{x-1}{4}}\right]^4\cdot\lim_{x\to\infty}\left(1+\frac{4}{x-1}\right)^4$$

$$=e^4.$$

习题 1.3

求下列极限.

(1) $\lim\limits_{x\to0}\dfrac{\sin\dfrac{x}{3}}{x}$.　　(2) $\lim\limits_{x\to\infty}x\sin\dfrac{2}{x}$.

(3) $\lim\limits_{x\to2}(x^2+2x-1)$.　　(4) $\lim\limits_{x\to1}\dfrac{x^3-1}{x}$.

(5) $\lim\limits_{x\to3}\dfrac{8x^2}{x-3}$.　　(6) $\lim\limits_{x\to1}\dfrac{x^3+2x+5}{x^2+1}$.

(7) $\lim\limits_{x\to\infty}\dfrac{2x}{1+x^2}$.　　(8) $\lim\limits_{x\to0}\dfrac{\sin mx}{\sin nx}$.

(9) $\lim\limits_{x\to0}\dfrac{1-\cos x}{x}$.　　(10) $\lim\limits_{x\to\infty}\left(1+\dfrac{1}{x}\right)^{3x}$.

1.4　函数的连续

1.4.1　函数连续的概念

在客观世界中,许多事物的变化是连续进行的.例如,生物的连续生长,人体体温的连续变化,血液在血管中的连续流动等,都是随着时间而连续不断地变动.这些现象反映到数学上,就是函数的连续性.为此先介绍函数的增量.

设变量 u 从它的一个初值 u_0 变到终值 u,终值与初值的差 $u-u_0$ 称为变量 u 的增量(或改变量),记为 Δu,即 $\Delta u=u-u_0$.

增量 Δu 是可正可负的,且终值 u 又可写成 $u_0+\Delta u$,即 $u=u_0+\Delta u$.

设函数 $y=f(x)$ 在点 x_0 的某一邻域内有定义,当自变量 x 在 x_0 点有一增量 Δx,即 x 从 x_0 变到 $x_0+\Delta x$ 时,函数 y 相应地从 $f(x_0)$ 变到 $f(x_0+\Delta x)$,称 $f(x_0+\Delta x)-f(x_0)$ 为函数在点 x_0 的**增量**(**或改变量**)(increment),记为 Δy,如图 1-6 所示,即

$$\Delta y=f(x_0+\Delta x)-f(x_0)$$

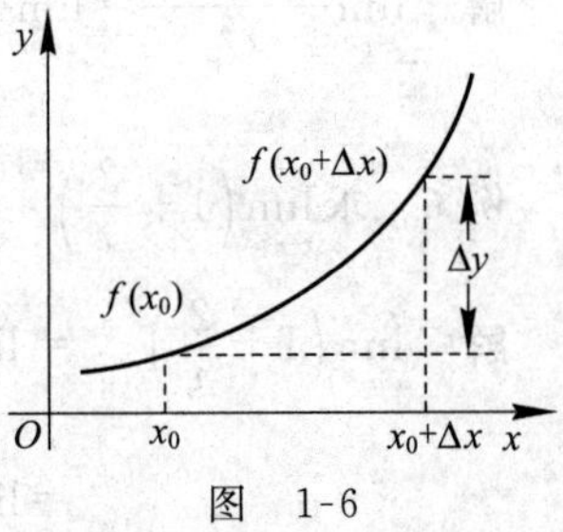

图　1-6

定义 1　设函数 $y=f(x)$ 在点 x_0 的某一邻域内有定义,若当自变量 x 在 x_0 点的增量 Δx 趋近于零时,对应的函数增量 $\Delta y=f(x_0+\Delta x)-f(x_0)$ 也趋近于零,即

$$\lim_{\Delta x\to0}\Delta y=\lim_{\Delta x\to0}[f(x_0+\Delta x)-f(x_0)]=0 \tag{1.12}$$

则称函数 $y=f(x)$ 在点 x_0 **连续**(continuous).

若设 $x=x_0+\Delta x$,则 $\Delta x\to0$,即 $x\to x_0$,且 $f(x_0+\Delta x)\to f(x)$,于是式(1.12)可写成

$$\lim_{\Delta x\to0}[f(x_0+\Delta x)-f(x_0)]=\lim_{x\to x_0}[f(x)-f(x_0)]=0$$

即

$$\lim_{x\to x_0}f(x)=f(x_0)$$

所以,函数在一点连续的定义又可叙述如下:

定义 2　设函数 $y=f(x)$在点 x_0 的某一邻域内有定义，若 $f(x)$当 $x\to x_0$ 时的极限存在，且等于它在 x_0 点的函数值 $f(x_0)$，即

$$\lim_{x\to x_0} f(x)=f(x_0) \tag{1.13}$$

则称函数 $y=f(x)$在点 x_0 **连续**.

由此可知，如果 $f(x)$在点 x_0 连续，则有

$$\lim_{x\to x_0} f(x)=f(\lim_{x\to x_0} x)=f(x_0) \tag{1.14}$$

这说明，在函数连续的前提下极限符号与函数符号可以交换次序，且所求的极限值就等于点 x_0 的函数值.

定义 3　如果函数 $f(x)$在点 x_0 及其右侧附近有定义，且 $f(x_0+0)=\lim\limits_{x\to x_0^+} f(x)=f(x_0)$，则称函数 $y=f(x)$在点 x_0 **右连续**(continuity from the right)；如果函数 $f(x)$在点 x_0 及其左侧附近有定义，且 $f(x_0-0)=\lim\limits_{x\to x_0^-} f(x)=f(x_0)$，则称函数$y=f(x)$在点 x_0 **左连续**(continuity from the left).

因此，函数 $y=f(x)$在点 x_0 连续的充分必要条件是在 x_0 处既要左连续又要右连续，即 $f(x_0+0)=f(x_0-0)=f(x_0)$.

定义 4　如果 $f(x)$在开区间(a,b)内每一点都连续，则称 $f(x)$在开区间(a,b)内连续，这时，称 $f(x)$为(a,b)区间内的**连续函数**；如果 $f(x)$在开区间(a,b)内连续，且在 a 点右连续，在 b 点左连续，则称 $f(x)$在闭区间$[a,b]$上连续，这时，称 $f(x)$为$[a,b]$区间上的**连续函数**.

在一个区间上的连续函数的图形是一条连续不断的曲线.

1.4.2　函数的间断点

若函数 $y=f(x)$在点 x_0 不连续，则称点 x_0 为函数 $y=f(x)$的**间断点**(discontinuous point). 从连续函数的定义可以看出函数的间断点有下列三种情况之一：

(1)函数 $f(x)$在点 x_0 没有定义；

(2)函数 $f(x)$在点 x_0 有定义，但$\lim\limits_{x\to x_0} f(x)$不存在；

(3)函数 $f(x)$在点 x_0 有定义，且$\lim\limits_{x\to x_0} f(x)$存在，但$\lim\limits_{x\to x_0} f(x)\neq f(x_0)$.

例 1　函数 $f(x)=\dfrac{1}{x^2}$与 $g(x)=\dfrac{\sin x}{x}$在 $x=0$ 点都没有定义，所以 $x=0$ 为 $f(x)$与 $g(x)$的间断点. 由于$\lim\limits_{x\to 0}\dfrac{1}{x^2}=\infty$，所以 $x=0$ 又称 $f(x)=\dfrac{1}{x^2}$的**无穷型间断点**；$\lim\limits_{x\to 0}\dfrac{\sin x}{x}=1$，所以 $x=0$ 称为 $g(x)=\dfrac{\sin x}{x}$的**可去型间断点**(即可以去掉的间断点). 因为只要按下面的方式补上这一点的定义：

$$g(x)=\begin{cases}\dfrac{\sin x}{x} & \text{当 } x\neq 0\\ 1 & \text{当 } x=0\end{cases}$$

$g(x)$在 $x=0$ 点就连续了.

例 2　设有分段函数

$$f(x)=\begin{cases}\dfrac{x^2-1}{x-1} & \text{当 } x\neq 1\\ 1 & \text{当 } x=1\end{cases}$$

尽管当 $x=1$ 时，函数有定义且极限存在，即$\lim\limits_{x\to 1}\dfrac{x^2-1}{x-1}=2$，但极限值不等于 $f(x)$在 $x=1$ 处的函数

值 $f(1)=1$,所以 $x=1$ 为 $f(x)$ 的可去间断点(见图 1-7),因为只要修正 $f(1)$ 的值为 2,$f(x)$ 在 $x=1$ 处就变成连续的了.

例 3 设有分段函数

$$f(x)=\begin{cases} x & \text{当 } x \geqslant 0 \\ x^2-1 & \text{当 } x<0 \end{cases}$$

因为

$$\lim_{x\to 0^+} f(x)=\lim_{x\to 0^+} x=0$$

$$\lim_{x\to 0^-} f(x)=\lim_{x\to 0^-}(x^2-1)=-1$$

即左、右极限不相等,从而 $\lim\limits_{x\to 0} f(x)$ 不存在,所以 $f(x)$ 在 $x=0$ 处间断(见图 1-8),此时称 $x=0$ 为函数 $f(x)$ 的**跳跃型间断点**.

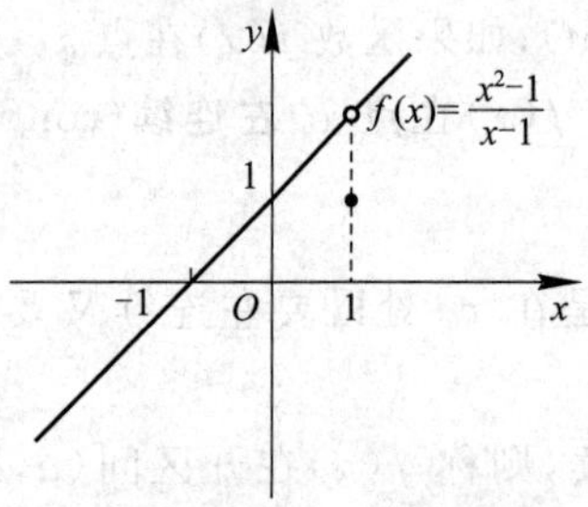

图 1-7

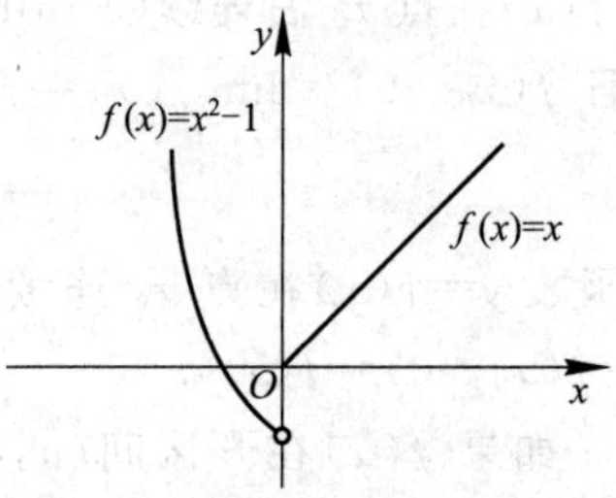

图 1-8

通常根据函数在间断点处左右极限的情况,将间断点分为两大类:

(1) 若 x_0 是 $f(x)$ 的一个间断点,且左右极限 $f(x_0-0)$ 和 $f(x_0+0)$ 都存在,则称 x_0 为**第一类间断点**. 其中,当 $f(x_0-0)=f(x_0+0)$ 时,称 x_0 为**可去间断点**;当 $f(x_0-0)\neq f(x_0+0)$ 时,称 x_0 为**跳跃间断点**.

(2) 当 $f(x_0-0)$,$f(x_0+0)$ 至少一个不存在时,称 x_0 为**第二类间断点**.

1.4.3 初等函数的连续性

由函数连续的定义及极限的运算法则,容易证明下述定理.

定理 1 如果函数 $f(x)$ 与 $g(x)$ 都在点 x_0 连续,则 $f(x)\pm g(x)$,$f(x)g(x)$ 及 $\dfrac{f(x)}{g(x)}[g(x_0)\neq 0]$ 也在点 x_0 连续.

定理 2 如果函数 $u=\varphi(x)$ 在点 x_0 连续,且 $\varphi(x_0)=u_0$,而函数 $y=f(u)$ 在点 u_0 连续,则复合函数 $y=f(\varphi(x))$ 在点 x_0 连续.

可以证明,基本初等函数在其定义域内都是连续的,而初等函数是由基本初等函数经过有限次的四则运算或复合构成的,所以由上述两个定理便得到一个重要的结论:**一切初等函数在其定义域内都是连续的**.

函数 $f(x)$ 若在定义域内连续,这时称函数 $f(x)$ 为**连续函数**.

这个结论为我们求初等函数的极限提供了很大的方便.

求复合函数的极限有一个更一般的法则:

定理 3 设函数 $u=\varphi(x)$ 当 $x\to x_0$ 时的极限存在且等于 u_0,即 $\lim\limits_{x\to x_0}\varphi(x)=u_0$,而函数 $y=f(u)$ 在点 u_0 连续,则复合函数 $y=f(\varphi(x))$ 当 $x\to x_0$ 时的极限存在,且

$$\lim_{x\to x_0} f(\varphi(x))=f(\lim_{x\to x_0}\varphi(x))=f(u_0) \tag{1.15}$$

例 4 求 $\lim\limits_{x\to 0}\dfrac{\log_a(1+x)}{x}$ $(a>0,a\neq 1)$.

解 由对数的性质及连续性,有

$$\lim_{x\to 0}\frac{\log_a(1+x)}{x}=\lim_{x\to 0}\log_a(1+x)^{\frac{1}{x}}=\log_a\left[\lim_{x\to 0}(1+x)^{\frac{1}{x}}\right]=\log_a e$$

特别地，当 $a=e$ 时，$\lim\limits_{x\to 0}\frac{\ln(1+x)}{x}=1$，即当 $x\to 0$ 时，$\ln(1+x)\sim x$.

1.4.4　闭区间上连续函数的性质

闭区间上的连续函数有一些特殊的性质，这些性质的几何意义都十分明显，我们仅从几何直观上去解释下面的定理．

定理 4　（介值定理）设函数 $f(x)$ 在闭区间 $[a,b]$ 上连续，且在端点处函数值 $f(a)$ 和 $f(b)$ 不相等，则对介于 $f(a)$ 与 $f(b)$ 之间的任何一值 C，在开区间 (a,b) 内至少存在一点 ξ，使得

$$f(\xi)=C\quad(a<\xi<b)$$

这个定理的几何意义是：连续曲线 $y=f(x)$ 与水平直线 $y=C$ [C 在 $f(a)$ 与 $f(b)$ 之间] 至少相交于一点(见图 1-9).

推论　（根存在定理）设函数 $f(x)$ 在闭区间 $[a,b]$ 上连续，如果 $f(a)$ 与 $f(b)$ 异号，则在开区间 (a,b) 内至少有一点 ξ，使得

$$f(\xi)=0\quad(a<\xi<b)$$

说明在 $f(a)$ 与 $f(b)$ 异号时，方程 $f(x)=0$ 在 (a,b) 内至少有一个实根．从几何上看，连续曲线 $y=f(x)$ 与 x 轴至少相交于一点(见图 1-10).

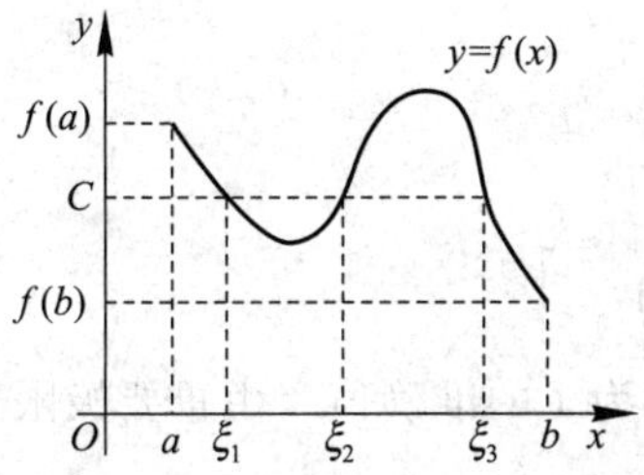

图　1-9

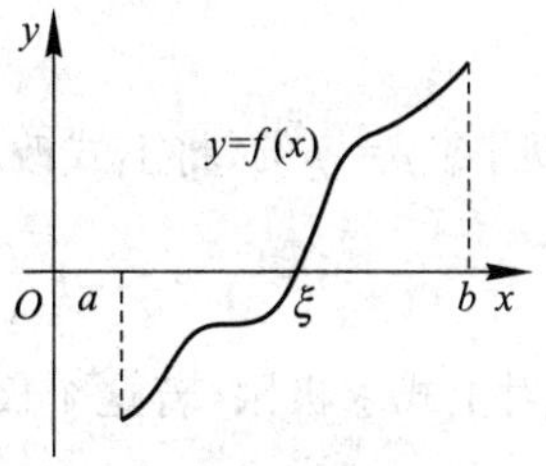

图　1-10

定理 5　（最大值最小值定理）设函数 $f(x)$ 在闭区间 $[a,b]$ 上连续，则在 $[a,b]$ 上至少存在一点 ξ_1，使得 $f(\xi_1)$ 为最大值(记为 M)；又至少存在一点 ξ_2，使得 $f(\xi_2)$ 为最小值(记为 m).

从几何上看，一段连续曲线必有最高点和最低点(见图 1-11).

注意：一般说来开区间上的连续函数可能取不到最大值和最小值．例如，$f(x)=\frac{1}{x}$ 在 $(0,1]$ 上取不到最大值．

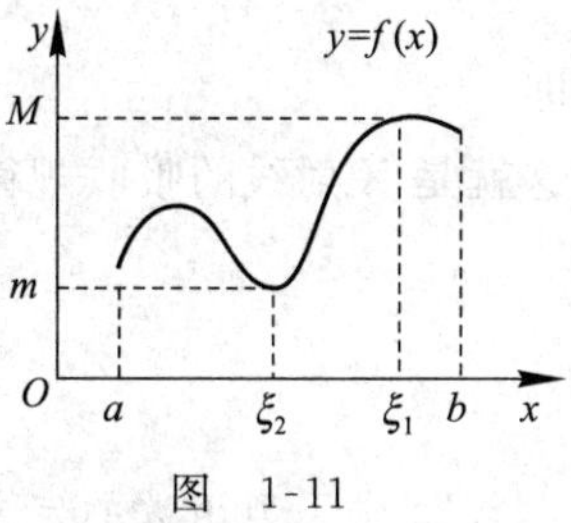

图　1-11

习题 1.4

1. 指出下列函数的不连续点及其类型．

(1) $y=\frac{x}{(1+x)^2}$.　　(2) $y=\frac{1+x}{2-x^2}$.　　(3) $y=\frac{|x|}{x}$.　　(4) $y=\frac{\sin x}{x}$.

2. 证明：$x^5-2x^2+x+1=0$ 在 $(-1,1)$ 至少存在一个实数根．

1.5　极限在医学中的应用实例

极限不仅是一个重要的概念，而且是解决实际问题的一种有效的方法．下面以 X 射线的吸收为例，说明极限方法在医学中的实际运用．

例　当 X 射线经过机体组织或其他物质时，它的能量要被吸收一部分．设原来的强度为 I_0，经过单位厚度的物质时有 $p\%$ 被吸收，试问：经过 d 个单位厚度的物质后，剩下的强度 I 等于多少？

解　我们先按单位厚度来考虑．X 射线开始的强度为 I_0，经过第一个单位厚度后，由于被吸收了 $I_0 \cdot p\%$，故剩下的强度为

$$I_0 - I_0 \cdot p\% = I_0(1-p\%)$$

这也就是 X 射线开始进入第二个单位厚度的强度，由于经过第二个单位厚度又要吸收 $p\%$，即吸收 $I_0(1-p\%) \cdot p\%$，故剩下的强度为

$$I_0(1-p\%) - I_0(1-p\%) \cdot p\% = I_0(1-p\%)^2$$

依此类推，经过 d 个单位厚度后，剩下的强度为

$$I_0(1-p\%)^d$$

这实际上只是所求 I 值的近似值，即

$$I \approx I_0(1-p\%)^d$$

原因在于上述解题方法是把吸收过程看作经过一个单位厚度跳跃式地进行的，而实际吸收过程是连续进行的．为了更接近于实际，计算出 I 的准确值，我们采用下面一般化的方法来解决此问题．

将每个单位厚度分成 n 等份，然后按 $\frac{1}{n}$ 单位厚度去计算，于是经过 d 个单位厚度后剩下的强度为

$$I_0\left(1-p\% \cdot \frac{1}{n}\right)^{nd}$$

为清楚起见，令 $\mu = p\%$，将上式改写成

$$I_0\left(1-\frac{\mu}{n}\right)^{nd} = I_0\left[\left(1-\frac{\mu}{n}\right)^{-\frac{n}{\mu}}\right]^{-\mu d}$$

令 $n \to \infty$，对上式求极限，若这个极限存在，则此极限值即为 I 的准确值．由重要极限知

$$\lim_{n\to\infty} I_0\left[\left(1-\frac{\mu}{n}\right)^{-\frac{n}{\mu}}\right]^{-\mu d} = I_0 e^{-\mu d}$$

即

$$I = I_0 e^{-\mu d}$$

这就是 X 射线的吸收规律，μ 称为吸收系数．

复习题 1

1. 求下列函数的定义域．

(1) $f(x) = \dfrac{2x}{x^2-3x+2}$．　　(2) $y = \sqrt{4-x^2} + \dfrac{1}{1-x^2}$．

(3) $f(x) = \ln(2x+1) + \sqrt{4-3x}$．　　(4) $y = \arcsin(1-x) + \dfrac{1}{2}\lg\dfrac{1+x}{1-x}$．

(5) $f(x) = \arcsin(2x+1)$．

2. 计算下列各题．

(1) 设 $f(x) = |x-3| + |x-1|$，计算 $f(-2), f(-1), f(0), f(1), f(2)$．

(2) 若 $f(x) = \begin{cases} -x-1 & 当\ x<0 \\ 0 & 当\ x=0 \\ -x+1 & 当\ x>0 \end{cases}$，求 $f(-1), f(0), f(0.5)$，并做函数图像．

3. 指出下列函数由哪些简单函数复合而成．

(1) $y = \sin^4 x^3$．　　(2) $y = 1 + 2^{\sqrt{1+x^2}}$．

(3) $y=\ln\tan\frac{x}{3}$.　　(4) $y=2^{\sin^2(x+1)}$.

(5) $y=\lg(\lg^2(\lg(x+1)))$.　　(6) $y=\ln\cos^5(\sqrt{\arctan x})$.

4. 研究下列函数的极限是否存在.

(1) $y=\sin x\quad(x\to\infty)$.　　(2) $y=\frac{3x^2}{x-5}\quad(x\to5)$.

(3) $y=\left(1+\frac{1}{x}\right)\left(x-\frac{3}{x}\right)\quad(x\to\infty)$.　　(4) $e^x\sin x\quad(x\to-\infty)$.

5. 求下列极限.

(1) $\lim\limits_{x\to0}\frac{\sin\sin x}{x}$.　　(2) $\lim\limits_{x\to1}\frac{\sin(x^2-1)}{x-1}$.

(3) $\lim\limits_{x\to\infty}\left(2-\frac{1}{x}+\frac{1}{x^2}\right)$.　　(4) $\lim\limits_{x\to\infty}\left(1-\frac{1}{x}\right)^x$.

(5) $\lim\limits_{x\to\infty}\left(1+\frac{5}{x}\right)^x$.　　(6) $\lim\limits_{x\to4}\frac{\sqrt{x}-2}{x-4}$.

(7) $\lim\limits_{x\to2}\frac{x^2-3x+2}{x^2-x-2}$.　　(8) $\lim\limits_{x\to\infty}\left(\frac{x}{1+x}\right)^{4x}$.

(9) $\lim\limits_{x\to1}\frac{x^2-1}{\sqrt{x}-1}$.　　(10) $\lim\limits_{x\to0}\frac{\sqrt{1+x^2}-1}{x}$.

6. 求下列极限.

(1) $\lim\limits_{x\to0}(1+2x)^{\frac{1}{x}}$.　　(2) $\lim\limits_{x\to\infty}x\tan\frac{1}{x}$.

(3) $\lim\limits_{x\to0}\frac{3\arcsin x}{x}$.　　(4) $\lim\limits_{x\to0}(1-5x)^{-\frac{1}{x}}$.

(5) $\lim\limits_{x\to a}\frac{\sin x-\sin a}{x-a}$.　　(6) $\lim\limits_{x\to0}(1-2x)^{\frac{1}{x}}$.

(7) $\lim\limits_{x\to\infty}\left(\frac{2x+3}{2x+1}\right)^{x+1}$.　　(8) $\lim\limits_{x\to0}(1+3\tan x)^{\cot x}$.

7. 试比较下列各无穷小量的阶(当 $x\to0$ 时).

(1) $x^2,\sin x,\sqrt[3]{x}$.　　(2) $\ln(1+x)$ 与 x.

8. 许多肿瘤生长可用下列函数描述

$$V=V_0e^{\frac{A}{\alpha}(1-e^{-\alpha t})}$$

其中,V 代表 t 时刻的肿瘤大小(体积或重量),V_0 为开始时($t=0$)肿瘤大小,α 和 A 都是正常数.问:服从此生长规律的肿瘤是否会无限制地增大?如果不是,那么,肿瘤增大的理论上限值是多少?

9. 指出下列函数的间断点.

(1) $y=\frac{x}{(1+x)^2}$.　　(2) $y=\frac{x^2-1}{x^2-3x+2}$.

(3) $y=\begin{cases}x-1 & 当\ x\leqslant1\\ 3-x & 当\ x>1\end{cases}$.　　(4) $y=\tan\left(x+\frac{\pi}{4}\right)$.

10. a 取何值时,函数 $f(x)=\begin{cases}x+a & 当\ x\leqslant0\\ \frac{1-\cos x}{x^2} & 当\ x>0\end{cases}$ 在$(-\infty,+\infty)$内连续?

11. 证明:方程 $x^5-5x-1=0$ 在$(1,2)$内至少有一个实根.

第2章 导数与微分

导数、微分是微分学的两个基本概念，其中导数用来刻画函数相对于自变量变化的快慢程度，即函数的变化率；微分则是指明当自变量有微小变化时，函数变化的近似数量．

在自然科学中，特别在医药学和生物学中，经常遇到非均匀变化问题，例如酶的反应速度、放射性物质的衰变速度、细胞的增殖速度等．因此，撇开具体的实际意义，从数量关系上来研究函数的变化率，将对很多实际问题的解决具有普遍意义．为此，引进高等数学的重要概念之一——导数．利用导数，可以比较简单地揭示出较复杂函数的特性，用来解决现实生活和医学中的实际问题．

本章重点讨论函数的导数、微分的基本概念，以及求导方法．

2.1 导数的概念

变量、函数还不能从数量关系上完全刻画物质的运动．恩格斯指出："只有微分学才能使自然科学有可能用数学来不仅表明状态，并且也表明过程、运动．"下面我们分析两个实际问题，从中探讨解决问题的基本思想方法，并给出导数的概念．

2.1.1 变化率问题

先考察两个实例．

1. 自由落体的瞬时速度

众所周知，自由落体的速度是不断变化的．假如物体在初始时刻是静止的，并且忽略空气阻力的作用，则在时间 t 内下落的路程为 $s=\frac{1}{2}gt^2$，其中 $g=9.81\ \mathrm{m/s^2}$（自由落体加速度）．

对于匀速运动，利用速度公式

$$\bar{v}=\text{速度}=\frac{\text{路程}}{\text{时间}}=\frac{\Delta s}{\Delta t}$$

来表示各段时刻的速度．但对于类似自由落体这样的变速运动，由于每一时刻的速度都是不断变化的，因此无法利用上述公式来表示某一时刻的速度，需从另外角度来考虑这个问题．

欲求出自由落体运动在 t_0 时刻的瞬时速度 v_0，先考察自由落体运动在 t_0 时刻以前或以后的一个时刻$t_0+\Delta t$，Δt是时间的增量．在 t_0 与 $t_0+\Delta t$ 即 $|\Delta t|$ 这段时间内自由落体所经过的路程为

$$\Delta s=\frac{1}{2}g(t_0+\Delta t)^2-\frac{1}{2}gt_0^2=gt_0\Delta t+\frac{1}{2}g(\Delta t)^2$$

若 $|\Delta t|$ 很小，在这段时间内，我们将速度近似地看成是均匀的，其平均速度为

$$v_{\Delta t}=\frac{\Delta s}{\Delta t}=\frac{gt_0\Delta t+\frac{1}{2}g(\Delta t)^2}{\Delta t}=gt_0+\frac{1}{2}g\cdot\Delta t$$

可以作为 t_0 时刻的瞬时速度的近似值，显然 $|\Delta t|$ 越小，这个近似值越精确．于是，自由落体运动 t_0 时刻的瞬时速度 v_0，就是当 Δt 无限趋于 $0(\Delta t\neq 0)$ 时，平均速度 $v_{\Delta t}$ 的极限，即

$$v_0=\lim_{\Delta t\to 0}v_{\Delta t}=\lim_{\Delta t\to 0}\frac{\Delta s}{\Delta t}=gt_0$$

2. 化学反应的速度

在某一化学反应中，生成某一物质．设该物质的生成量 Q 与时间 t 的函数关系为 $Q=Q(t)$，为确定 t_0 时刻的反应速度，先考察在 t_0 时刻以前或以后的一个时刻 $t_0+\Delta t$，在 t_0 与 $t_0+\Delta t$ 即 $|\Delta t|$ 这段时间内，物质生成量的增量为

$$\Delta Q=Q(t_0+\Delta t)-Q(t_0)$$

化学反应的平均速度为

$$v_{\Delta t}=\frac{\Delta Q}{\Delta t}=\frac{Q(t_0+\Delta t)-Q(t_0)}{\Delta t}$$

显然，当 $\Delta t\to 0$ 时，平均速度 $v_{\Delta t}$ 的极限，就是 t_0 时刻化学反应的速度 v_0，即

$$v_0=\lim_{\Delta t\to 0}v_{\Delta t}=\lim_{\Delta t\to 0}\frac{\Delta Q}{\Delta t}=\lim_{\Delta t\to 0}\frac{Q(t_0+\Delta t)-Q(t_0)}{\Delta t}$$

2.1.2　导数的定义

自由落体运动在某一时刻的瞬时速度问题及化学反应的速度问题，实际上是求函数的增量与自变量的增量之比的极限．许多理论和实际应用上的问题都要求计算这种类型的极限，即函数的变化率问题．

定义 1　设函数 $y=f(x)$ 在 x_0 点的某一邻域内有定义，当自变量 x 在 x_0 点有增量 Δx（点 $x_0+\Delta x$ 仍在该邻域内），函数 y 相应有增量 $\Delta y=f(x_0+\Delta x)-f(x_0)$，若函数的增量与自变量的增量之比当 $\Delta x\to 0$ 时的极限存在，则称函数 $y=f(x)$ 在 x_0 点处**可导**（有导数），该极限值称为函数 $f(x)$ 在 x_0 点处的**导数**（derivative）．记为

$$f'(x_0)=\lim_{\Delta x\to 0}\frac{\Delta y}{\Delta x}=\lim_{\Delta x\to 0}\frac{f(x_0+\Delta x)-f(x_0)}{\Delta x}\tag{2.1}$$

也可记为

$$y'\big|_{x=x_0},\quad \left.\frac{\mathrm{d}y}{\mathrm{d}x}\right|_{x=x_0}\quad 或\quad \left.\frac{\mathrm{d}f(x)}{\mathrm{d}x}\right|_{x=x_0}$$

若此极限不存在，则称函数 $f(x)$ 在 x_0 点**不可导**．若不可导的原因是，$\Delta x\to 0$ 时，$\frac{\Delta y}{\Delta x}\to\infty$，为了方便起见，称 $f(x)$ 在 x_0 点的导数为无穷大，记为 $f'(x_0)=\infty$.

若 $f(x)$ 在开区间 (a,b) 上每一点处都可导，就称函数 $f(x)$ **在开区间** (a,b) **内可导**．

从定义可以看出，$f(x)$ 在 x 点的导数是随 x 的改变而变化的，当任一 $x\in(a,b)$ 时，都对应着 $f(x)$ 的一个确定的导数值 $f'(x)$，所以 $f'(x)$ 可以看成是 x 的一个新函数，我们称其为原来的函数 $y=f(x)$ 的**导函数**，简称**导数**．记为 $f'(x)$，y'，$\frac{\mathrm{d}y}{\mathrm{d}x}$或$\frac{\mathrm{d}f(x)}{\mathrm{d}x}$.

在式(2.1)中，若自变量的增量 Δx 只从大于 0 或只从小于 0 的方向趋于 0，有以下定义．

定义 2　如果极限

$$\lim_{\Delta x\to 0^+}\frac{\Delta y}{\Delta x}=\lim_{\Delta x\to 0^+}\frac{f(x_0+\Delta x)-f(x_0)}{\Delta x}$$

或

$$\lim_{\Delta x\to 0^-}\frac{\Delta y}{\Delta x}=\lim_{\Delta x\to 0^-}\frac{f(x_0+\Delta x)-f(x_0)}{\Delta x}$$

存在，则称其极限值为函数 $f(x)$ 在 x_0 点的**右导数**（derivative on the right）或**左导数**（derivative on the left），记为 $f'_+(x_0)$ 或 $f'_-(x_0)$，且统称为**单侧导数**．

易证，$f(x)$在x_0点可导的充分必要条件是：函数$f(x)$在x_0点的左导数、右导数都存在且相等，即$f'_+(x_0)=f'_-(x_0)$.

若函数$f(x)$在开区间(a,b)内可导，且$f'_+(a)$且$f'_-(b)$存在，就说函数$f(x)$在闭区间$[a,b]$上可导.

例 1　已知函数$y=x^2$，求y'.

解　$\Delta y=(x+\Delta x)^2-x^2=2x\Delta x+(\Delta x)^2$

$$\frac{\Delta y}{\Delta x}=2x+\Delta x$$

$$y'=\lim_{\Delta x\to 0}\frac{\Delta y}{\Delta x}=\lim_{\Delta x\to 0}(2x+\Delta x)=2x$$

例 2　已知函数$y=\sqrt{x}\,(x>0)$，求y'及$y'|_{x=1}$.

解　$\Delta y=\sqrt{x+\Delta x}-\sqrt{x}\quad(x+\Delta x>0)$

$$\frac{\Delta y}{\Delta x}=\frac{\sqrt{x+\Delta x}-\sqrt{x}}{\Delta x}=\frac{(\sqrt{x+\Delta x}-\sqrt{x})(\sqrt{x+\Delta x}+\sqrt{x})}{\Delta x(\sqrt{x+\Delta x}+\sqrt{x})}=\frac{1}{\sqrt{x+\Delta x}+\sqrt{x}}$$

$$y'=\lim_{\Delta x\to 0}\frac{\Delta y}{\Delta x}=\lim_{\Delta x\to 0}\frac{1}{\sqrt{x+\Delta x}+\sqrt{x}}=\frac{1}{2\sqrt{x}}$$

即$(\sqrt{x})'=\dfrac{1}{2\sqrt{x}}$，从而$y'|_{x=1}=\dfrac{1}{2}$.

2.1.3　导数的几何意义

为了使我们对“导数是函数在某点的变化率”有一直观的认识，下面用几何图形来说明导数的几何意义.

在平面直角坐标系xOy上，做函数$y=f(x)$的图形(见图 2-1)，在横坐标上取一点x_0，并给增量Δx，曲线$y=f(x)$上横坐标为x_0和$x_0+\Delta x$的点分别为M_0和M. 显然M_0点为$(x_0,f(x_0))$，M点为$(x_0+\Delta x,f(x_0+\Delta x))$，从而$M_0M$为**割线**(secant). 由图 2-1，割线M_0M的斜率为

$$\tan\varphi=\frac{MP}{M_0P}=\frac{\Delta y}{\Delta x}=\frac{f(x_0+\Delta x)-f(x_0)}{\Delta x}$$

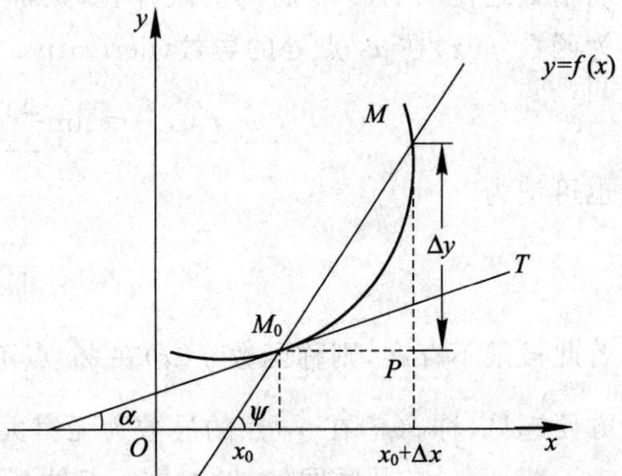

图　2-1

当$\Delta x\to 0$时，M点沿曲线$y=f(x)$趋向于M_0点，割线M_0M趋向于直线M_0T，割线M_0M的极限位置M_0T称为曲线$y=f(x)$在M_0点的**切线**(tangent). 显然，切线M_0T的斜率为

$$\tan\alpha=\lim_{\Delta x\to 0}\tan\varphi=\lim_{\Delta x\to 0}\frac{\Delta y}{\Delta x}=f'(x_0)$$

由此可见，导数$f'(x_0)$的几何意义：$f'(x_0)$**表示曲线**$y=f(x)$**在**$M_0(x_0,f(x_0))$**处的切线斜率**.

过M_0点且与切线垂直的直线称为曲线$y=f(x)$在M_0点的**法线**. 由解析几何知，法线的斜率与切线的斜率互为负倒数. 因此，曲线$y=f(x)$在M_0点的切线方程为

$$y-f(x_0)=f'(x_0)(x-x_0)$$

法线方程为

$$y-f(x_0)=-\frac{1}{f'(x_0)}(x-x_0)\quad(f'(x_0)\neq 0)$$

显然，$f'(x_0)=0$，切线方程为$y=f(x_0)$，法线方程为$x=x_0$；

$f'(x_0)=\infty$，切线方程为$x=x_0$，法线方程为 $y=f(x_0)$.

例 3　求曲线 $y=x^2$ 在 $M_0(1,1)$点处的切线方程与法线方程.

解　由例 1，$y'=2x$，故 $y'|_{x=1}=2$，所以，曲线 $y=x^2$ 在 $M_0(1,1)$处的切线的斜率 k_1 与法线斜率 k_2 分别为 $k_1=y'|_{x=1}=2$，$k_2=-\frac{1}{k_1}=-\frac{1}{2}$. 因此，切线方程为

$$y-1=2(x-1)$$

即

$$y=2x-1$$

法线方程为

$$y-1=-\frac{1}{2}(x-1)$$

即

$$y=-\frac{x}{2}+\frac{3}{2}$$

2.1.4　函数的可导性与连续性的关系

如果函数 $y=f(x)$在 x 点可导，则有

$$\lim_{\Delta x\to 0}\Delta y=\lim_{\Delta x\to 0}\frac{\Delta y}{\Delta x}\lim_{\Delta x\to 0}\Delta x=f'(x)\cdot 0=0$$

表明函数在 x 点连续. 也就是说，**如果函数 $f(x)$在 x 点可导，则在该点必连续**.

函数 $f(x)$在 x 点连续，但在该点不一定可导. 例如 $y=|x|$（见图 2-2），在 $x=0$ 点连续，但在该点不可导.

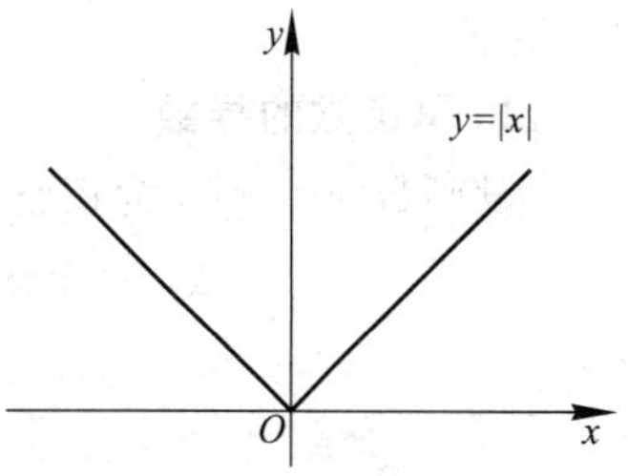

图　2-2

因为 $\lim\limits_{\Delta x\to 0^-}\frac{\Delta y}{\Delta x}=\lim\limits_{\Delta x\to 0^-}\frac{|\Delta x|}{\Delta x}=-1$，$\lim\limits_{\Delta x\to 0^+}\frac{\Delta y}{\Delta x}=\lim\limits_{\Delta x\to 0^+}\frac{|\Delta x|}{\Delta x}=1$，左、右导数不相等，即导数不存在.

习题 2.1

1. 设函数 $f(x)$ 在 x_0点可导，且 $f'(x_0)=k$，计算：

(1) $\lim\limits_{\Delta x\to 0}\frac{f(x_0-\Delta x)-f(x_0)}{\Delta x}$.　　(2) $\lim\limits_{h\to 0}\frac{f(x_0+h)-f(x_0-h)}{h}$.

(3) $\lim\limits_{\Delta x\to 0}\frac{f(x_0+2\Delta x)-f(x_0)}{\Delta x}$.　　(4) $\lim\limits_{h\to 0}\frac{f(x_0+2h)-f(x_0-h)}{2h}$.

2. 按定义计算下列函数在指定点的导数.

(1) $f(x)=\sqrt{1+x}$，在点 $x=0$ 处.　　(2) $f(x)=3x^2-x+4$，在点 $x=0$ 处.

3. 讨论下列函数在 $x=0$ 处是否可导.

(1) $f(x)=\begin{cases}\sin x & 当 x\geqslant 0\\ x & 当 x<0\end{cases}$.　　(2) $f(x)=\begin{cases}x^2 & 当 x\geqslant 0\\ x & 当 x<0\end{cases}$.

4. 设函数 $f(x)=\begin{cases}x^2 & 当 x\leqslant 1\\ ax+b & 当 x>1\end{cases}$. 试确定 a,b 的值，使 $f(x)$在 $x=1$ 点处既连续又可导.

5. 求函数 $f(x)=x^3$ 在(1,1)点处的切线方程与法线方程.

2.2　导数的运算

根据导数的定义，求函数 $y=f(x)$的导数 $f'(x)$可分为三步：

(1) 求增量 $\Delta y=f(x+\Delta x)-f(x)$.

(2) 算比值 Δy 与自变量的增量 Δx 的比：

$$\frac{\Delta y}{\Delta x}=\frac{f(x+\Delta x)-f(x)}{\Delta x}$$

这个比值称为函数的**平均变化率**，又称**差商**.

(3) 取极限 $$\lim_{\Delta x\to 0}\frac{\Delta y}{\Delta x}=\lim_{\Delta x\to 0}\frac{f(x+\Delta x)-f(x)}{\Delta x}$$

若此极限存在，则此极限值就是函数 $f(x)$ 的导数 $f'(x)$.

下面我们根据导数的定义，求几个基本初等函数的导数.

2.2.1　一些基本初等函数的导数

1. 常量的导数

设函数 $y=C$，因对任何 x，有 $y\equiv C$，显然 $\Delta y=0$，所以 $y'=\lim\limits_{\Delta x\to 0}\frac{\Delta y}{\Delta x}=0$，即

$$(C)'=0$$

2. 幂函数的导数

设函数 $y=x^n$（n 为正整数），给 x 以增量 Δx，由二项式展开定理有

$$\begin{aligned}\Delta y&=(x+\Delta x)^n-x^n\\&=x^n+nx^{n-1}\Delta x+\frac{n(n-1)}{2!}x^{n-2}(\Delta x)^2+\cdots+(\Delta x)^n-x^n\\&=nx^{n-1}\Delta x+\frac{n(n-1)}{2!}x^{n-2}(\Delta x)^2+\cdots+(\Delta x)^n\end{aligned}$$

从而 $$\frac{\Delta y}{\Delta x}=nx^{n-1}+\frac{n(n-1)}{2!}x^{n-2}\Delta x+\cdots+(\Delta x)^{n-1}$$

所以 $$y'=\lim_{\Delta x\to 0}\frac{\Delta y}{\Delta x}=\lim_{\Delta x\to 0}\left[nx^{n-1}+\frac{n(n-1)}{2!}\Delta x+\cdots+(\Delta x)^{n-1}\right]=nx^{n-1}$$

即 $$(x^n)'=nx^{n-1}$$

当 $n=1$ 时，上式为 $$x'=1$$

即自变量对其自身的导数等于 1.

更一般地，对于幂函数 $y=x^a$（a 为任意实数），有

$$(x^a)'=ax^{a-1}$$

这就是幂函数的导数公式，此公式的证明将在后面讨论.

3. 对数函数的导数

设函数 $y=\log_a x$（$a>0$ 且 $a\neq 1$）.

给自变量 x 以增量 Δx，则

$$\Delta y=\log_a(x+\Delta x)-\log_a x=\log_a\frac{x+\Delta x}{x}=\log_a\left(1+\frac{\Delta x}{x}\right)$$

从而 $$\frac{\Delta y}{\Delta x}=\frac{1}{\Delta x}\log_a\left(1+\frac{\Delta x}{x}\right)=\frac{1}{x}\frac{x}{\Delta x}\log_a\left(1+\frac{\Delta x}{x}\right)=\frac{1}{x}\log_a\left(1+\frac{\Delta x}{x}\right)^{\frac{x}{\Delta x}}$$

所以 $$y'=\lim_{\Delta x\to 0}\frac{\Delta y}{\Delta x}=\lim_{\Delta x\to 0}\left[\frac{1}{x}\log_a\left(1+\frac{\Delta x}{x}\right)^{\frac{x}{\Delta x}}\right]=\frac{1}{x}\log_a\left[\lim_{\Delta x\to 0}\left(1+\frac{\Delta x}{x}\right)^{\frac{x}{\Delta x}}\right]=\frac{1}{x}\log_a \mathrm{e}=\frac{1}{x\ln a}$$

即 $$(\log_a x)'=\frac{1}{x\ln a}$$

特别地，对于 $a=\mathrm{e}$，则有 $$(\ln x)'=\frac{1}{x}$$

4. 正弦函数和余弦函数的导数

设函数 $y=\sin x$，给自变量 x 以增量 Δx，则 $\Delta y=\sin(x+\Delta x)-\sin x$，由三角函数的和差化积公式，有

$$\Delta y=2\cos\left(x+\frac{\Delta x}{2}\right)\sin\frac{\Delta x}{2}$$

从而

$$\frac{\Delta y}{\Delta x}=\cos\left(x+\frac{\Delta x}{2}\right)\frac{\sin\frac{\Delta x}{2}}{\frac{\Delta x}{2}}$$

所以

$$y'=\lim_{\Delta x\to 0}\frac{\Delta y}{\Delta x}=\lim_{\Delta x\to 0}\left[\cos\left(x+\frac{\Delta x}{2}\right)\frac{\sin\frac{\Delta x}{2}}{\frac{\Delta x}{2}}\right]=\lim_{\Delta x\to 0}\cos\left(x+\frac{\Delta x}{2}\right)\cdot\lim_{\Delta x\to 0}\frac{\sin\frac{\Delta x}{2}}{\frac{\Delta x}{2}}=\cos x$$

即

$$(\sin x)'=\cos x$$

同理可证

$$(\cos x)'=-\sin x$$

2.2.2　函数四则运算的求导法则

设函数 $u=u(x)$，$v=v(x)$ 在 x 点处可导，即 $u'=u'(x)$ 及 $v'=v'(x)$.

法则 1　两个函数的代数和的导数

$$(u\pm v)'=u'\pm v'$$

证明　设 $y=u\pm v$. 给自变量 x 以增量 Δx，函数 y,u,v 的增量依次为 $\Delta y,\Delta u,\Delta v$，有

$$\Delta u=u(x+\Delta x)-u(x)$$
$$\Delta v=v(x+\Delta x)-v(x)$$
$$\begin{aligned}\Delta y&=[u(x+\Delta x)\pm v(x+\Delta x)]-[u(x)\pm v(x)]\\&=[u(x+\Delta x)-u(x)]\pm[v(x+\Delta x)-v(x)]\\&=\Delta u\pm\Delta v\end{aligned}$$

从而

$$\frac{\Delta y}{\Delta x}=\frac{\Delta u}{\Delta x}\pm\frac{\Delta v}{\Delta x}$$

所以

$$y'=\lim_{\Delta x\to 0}\frac{\Delta y}{\Delta x}=\lim_{\Delta x\to 0}\left(\frac{\Delta u}{\Delta x}\pm\frac{\Delta v}{\Delta x}\right)=\lim_{\Delta x\to 0}\frac{\Delta u}{\Delta x}\pm\lim_{\Delta x\to 0}\frac{\Delta v}{\Delta x}=u'\pm v'$$

即

$$(u\pm v)'=u'\pm v'$$

此法则可推广到有限个函数代数和的导数情形，例如 $(u+v-w)'=u'+v'-w'$.

例 1　已知函数 $y=\ln x+\cos x-\sqrt{x}+e^2$，求 y'.

解　$y'=(\ln x+\cos x-\sqrt{x}+e^2)'=(\ln x)'+(\cos x)'-(\sqrt{x})'+(e^2)'=\dfrac{1}{x}-\sin x-\dfrac{1}{2\sqrt{x}}$

法则 2　两个函数乘积的导数

$$(u\cdot v)'=u'v+uv'$$

证明　设函数 $y=uv$，类同法则 1 有

$$\begin{aligned}\Delta y&=u(x+\Delta x)v(x+\Delta x)-u(x)v(x)\\&=u(x+\Delta x)v(x+\Delta x)-u(x+\Delta x)v(x)+u(x+\Delta x)v(x)-u(x)v(x)\\&=u(x+\Delta x)[v(x+\Delta x)-v(x)]+v(x)[u(x+\Delta x)-u(x)]\\&=u(x+\Delta x)\Delta v+v(x)\Delta u\end{aligned}$$

从而

$$\frac{\Delta y}{\Delta x}=u(x+\Delta x)\frac{\Delta v}{\Delta x}+v(x)\frac{\Delta v}{\Delta x}$$

已知函数 $u(x)$，$v(x)$ 在 x 点处可导，则 $u(x)$ 在 x 点处连续，故有

$$y'=\lim_{\Delta x\to 0}\frac{\Delta y}{\Delta x}=\lim_{\Delta x\to 0}\left[u(x+\Delta x)\frac{\Delta v}{\Delta x}+v(x)\frac{\Delta v}{\Delta x}\right]=\lim_{\Delta x\to 0}u(x+\Delta x)\lim_{\Delta x\to 0}\frac{\Delta v}{\Delta x}+v(x)\lim_{\Delta x\to 0}\frac{\Delta u}{\Delta x}$$
$$=u(x)v'(x)+v(x)u'(x)$$

即
$$(uv)'=u'v+uv'$$

推论 1　$(Cu)'=Cu'$.

推论 2　$(uvw)'=u'vw+uv'w+uvw'$.

乘积的法则也可推广到任意有限个函数之积的情形.

例 2　已知 $y=\ln x(\sin x+\cos x)$，求 y'.

解
$$y'=[\ln x(\sin x+\cos x)]'$$
$$=(\ln x)'(\sin x+\cos x)+\ln x(\sin x+\cos x)'$$
$$=\frac{1}{x}(\sin x+\cos x)+\ln x(\cos x-\sin x)$$
$$=\left(\frac{1}{x}-\ln x\right)\sin x+\left(\frac{1}{x}+\ln x\right)\cos x.$$

法则 3　两个函数商的导数
$$\left(\frac{u}{v}\right)'=\frac{u'v-uv'}{v^2}\quad (v\neq 0)$$

推论 3　$\left(\frac{1}{v}\right)'=-\frac{v'}{v^2}\quad (v\neq 0)$.

例 3　已知函数 $y=\tan x$，求 y'.

解
$$y'=(\tan x)'=\left(\frac{\sin x}{\cos x}\right)'=\frac{(\sin x)'\cos x-\sin x(\cos x)'}{\cos^2 x}$$
$$=\frac{(\cos x)\cos x-\sin x(-\sin x)}{\cos^2 x}=\frac{1}{\cos^2 x}=\sec^2 x$$

即
$$(\tan x)'=\frac{1}{\cos^2 x}=\sec^2 x$$

同理可求
$$(\cot x)'=-\frac{1}{\sin^2 x}=-\csc^2 x$$

例 4　已知函数 $y=\sec x$，求 y'.

解
$$y'=(\sec x)'=\left(\frac{1}{\cos x}\right)'=-\frac{(\cos x)'}{\cos^2 x}=\frac{\sin x}{\cos^2 x}=\tan x\cdot\sec x$$

即
$$(\sec x)'=\tan x\cdot\sec x$$

同理可求
$$(\csc x)'=-\cot x\cdot\csc x$$

2.2.3　复合函数的求导法则

法则 4　(链式法则)设函数 $u=\varphi(x)$ 在 x 点处可导，而函数 $y=f(u)$ 在 x 点的对应点 $u(u=\varphi(x))$ 处可导，则复合函数 $y=f(\varphi(x))$ 在 x 点处可导，且其导数为
$$f'(\varphi(x))=f'(u)\varphi'(x)\tag{2.2}$$

或
$$\frac{\mathrm{d}y}{\mathrm{d}x}=\frac{\mathrm{d}y}{\mathrm{d}u}\cdot\frac{\mathrm{d}u}{\mathrm{d}x},\quad y'_x=y'_u\cdot u'_x$$

证明　设 x 有增量 Δx，则相应的函数 u 有增量 Δu，函数 y 有增量 Δy，且
$$\frac{\Delta y}{\Delta x}=\frac{\Delta y}{\Delta u}\cdot\frac{\Delta u}{\Delta x}\quad (\Delta u\neq 0)$$

由于 $u=\varphi(x)$ 在 x 点可导，当然在 x 点连续，故当 $\Delta x\to 0$ 时，有 $\Delta u\to 0$.

所以
$$y'_x=\lim_{\Delta x\to 0}\frac{\Delta y}{\Delta x}=\lim_{\Delta x\to 0}\frac{\Delta y}{\Delta u}\cdot\lim_{\Delta x\to 0}\frac{\Delta u}{\Delta x}=\lim_{\Delta u\to 0}\frac{\Delta y}{\Delta u}\cdot\lim_{\Delta x\to 0}\frac{\Delta u}{\Delta x}=f'(u)\varphi'(x)$$

此法则可以推广到多个中间变量的情形．我们以两个中间变量为例，设 $y=f(u)$，$u=\varphi(v)$，$v=\psi(x)$．则

$$\frac{\mathrm{d}y}{\mathrm{d}x}=\frac{\mathrm{d}y}{\mathrm{d}u}\cdot\frac{\mathrm{d}u}{\mathrm{d}x}$$

而

$$\frac{\mathrm{d}u}{\mathrm{d}x}=\frac{\mathrm{d}u}{\mathrm{d}v}\cdot\frac{\mathrm{d}v}{\mathrm{d}x}$$

故复合函数 $y=f(\varphi(\psi(x)))$ 的导数为

$$\frac{\mathrm{d}y}{\mathrm{d}x}=\frac{\mathrm{d}y}{\mathrm{d}u}\cdot\frac{\mathrm{d}u}{\mathrm{d}v}\cdot\frac{\mathrm{d}v}{\mathrm{d}x}=f'(u)\varphi'(v)\psi'(x)$$

例 5　已知函数 $y=\sin\ln x^2$，求 y'．

解　令 $y=\sin u$，$u=\ln v$，$v=x^2$，则有

$$\begin{aligned}y'&=y'_u\cdot u'_v\cdot v'_x=(\sin u)'\cdot(\ln v)'\cdot(x^2)'\\&=(\cos u)\cdot\left(\frac{1}{v}\right)\cdot(2x)=\cos\ln x^2\cdot\frac{1}{x^2}\cdot 2x=\frac{2\cos\ln x^2}{x}\end{aligned}$$

例 6　已知函数 $y=\sin 8x$，求 y'．

解　令 $y=\sin u$，$u=8x$，则 $\frac{\mathrm{d}y}{\mathrm{d}u}=\cos u$，故

$$\frac{\mathrm{d}y}{\mathrm{d}x}=\frac{\mathrm{d}y}{\mathrm{d}u}\cdot\frac{\mathrm{d}u}{\mathrm{d}x}=\cos u\cdot 8=8\cos 8x$$

对复合函数的分解比较熟练后，就不必再写出中间变量．

例 7　已知函数 $y=\sqrt{1-2x^2}$，求 y'．

解　$y'=[(1-2x^2)^{\frac{1}{2}}]'=\frac{1}{2}(1-2x^2)^{-\frac{1}{2}}\cdot(1-2x^2)'$

$$=\frac{1}{2}(1-2x^2)^{\frac{1}{2}}\cdot(-4x)=-\frac{2x}{\sqrt{1-2x^2}}$$

2.2.4　反函数的求导法则

为了讨论指数函数（对数函数的反函数）与反三角函数（三角函数的反函数）的导数，下面先研究**反函数**（inverse function）的求导法则．

法则 5　如果函数 $y=f(x)$ 在某区间 I_x 内单调、可导，且导数不等于零，则它的反函数 $x=\varphi(y)$ 在对应区间 $I_y=\{y\mid y=f(x),x\in I_x\}$ 上可导，且

$$\varphi'(y)=\frac{1}{f'(x)}$$

此定理说明：一个函数的反函数的导数等于这个函数的导数的倒数．

证明　设函数 $y=f(x)$ 的反函数 $x=\varphi(y)$ 在 y 点有增量 Δy，且 $\Delta y\neq 0$，有

$$\Delta x=\varphi(y+\Delta y)-\varphi(y);\quad \Delta y=f(x+\Delta x)-f(x)$$

当 $\Delta y\to 0$ 时，有 $\Delta x\to 0$；当 $\Delta y\neq 0$ 时，有 $\Delta x\neq 0$，则

$$\frac{\Delta x}{\Delta y}=\frac{1}{\frac{\Delta y}{\Delta x}}$$

有

$$\lim_{\Delta y\to 0}\frac{\Delta x}{\Delta y}=\lim_{\Delta x\to 0}\frac{1}{\frac{\Delta y}{\Delta x}}=\frac{1}{f'(x)}$$

即

$$\varphi'(y)=\frac{1}{f'(x)}$$

例 8　求指数函数 $y=a^x(a>0,a\neq 1)$ 的导数．

解　已知 $y=a^x$ 是 $x=\log_a y$ 的反函数，由 $(\log_a y)'=\dfrac{1}{y\ln a}$，得

$$(a^x)'=\frac{1}{(\log_a y)'}=\frac{1}{\dfrac{1}{y\ln a}}=y\ln a=a^x\ln a$$

即
$$(a^x)'=a^x\ln a$$

特别地，当 $a=\mathrm{e}$ 时，有

$$(\mathrm{e}^x)'=\mathrm{e}^x$$

例 9　求反三角函数的导数．

(1) $y=\arcsin x\quad\left(-1<x<1,-\dfrac{\pi}{2}<y<\dfrac{\pi}{2}\right)$.

解
$$(\arcsin x)'=\frac{1}{(\sin y)'}=\frac{1}{\cos y}=\frac{1}{\sqrt{1-\sin^2 y}}=\frac{1}{\sqrt{1-x^2}}$$

即
$$(\arcsin x)'=\frac{1}{\sqrt{1-x^2}}$$

用类似方法可得
$$(\arccos x)'=-\frac{1}{\sqrt{1-x^2}}$$

(2) $y=\arctan x\quad\left(x\in\mathbf{R},-\dfrac{\pi}{2}<y<\dfrac{\pi}{2}\right)$.

解
$$(\arctan x)'=\frac{1}{(\tan y)'}=\cos^2 y=\frac{1}{1+\tan^2 y}=\frac{1}{1+x^2}$$

即
$$(\arctan x)'=\frac{1}{1+x^2}$$

用类似方法可得

$$(\operatorname{arccot} x)'=-\frac{1}{1+x^2}$$

例 10　求幂函数 $y=x^\alpha$（α 为实数，$x>0$）的导数．

解　由于 $y=\mathrm{e}^{\alpha\ln x}$，故

$$(x^\alpha)'=(\mathrm{e}^{\alpha\ln x})'=\mathrm{e}^{\alpha\ln x}\frac{\alpha}{x}=\alpha x^{\alpha-1}$$

即
$$(x^\alpha)'=\alpha x^{\alpha-1}$$

2.2.5　隐函数的求导法则

前面，我们讨论的求导运算都是针对函数 y 能明确写成自变量 x 的解析式 $y=f(x)$，这样的函数，称为**显函数**(explicit function)．但有时遇到两个自变量 x,y 间的函数关系是由方程 $F(x,y)=0$ 所确定的，这样的函数称为**隐函数**(implicit function)．

例如，$x^2+y^2=1$ 和 $\mathrm{e}^{xy}-xy=0$ 都确定了 x 和 y 之间的某种函数关系．

求隐函数的导数并不需要将 y 从方程 $F(x,y)=0$ 中解出来，亦不需要引进新的法则，只要对方程 $F(x,y)=0$ 的两边分别对 x 求导，便得到所求函数的导数．求导时注意 y 是 x 的函数，利用复合函数求导法则，便能得到所求函数的导数．

例 11　求由方程 $y^3+3y-x-2x^5=0$ 所确定的函数 y 对 x 的导数．

解　方程两边对 x 求导，得

$$\frac{\mathrm{d}}{\mathrm{d}x}(y^3+3y-x-2x^5)=0$$

即
$$3y^2\cdot\frac{\mathrm{d}y}{\mathrm{d}x}+3\frac{\mathrm{d}y}{\mathrm{d}x}-1-10x^4=0$$

$$\frac{dy}{dx}=\frac{1+10x^4}{3y^2+3}$$

例 12　求由方程 $e^y=x^2y+e^x$ 所确定的隐函数 y 的导数 y' 和 $y'|_{x=0}$.

解　方程两边同时对 x 求导,得

$$e^y\cdot y'=2xy+x^2y'+e^x$$

即

$$y'=\frac{e^x+2xy}{e^y-x^2}$$

当 $x=0$ 时,由 $e^y=x^2y+e^x$ 得 $y=0$,代入上式得 $y'|_{x=0}=1$.

2.2.6　对数求导法

将函数的表达式两边取自然对数,并利用对数性质将表达式化简,然后应用复合函数的求导法则,将等式两边对自变量求导,最后得出函数的导数,这种方法称为对数求导法. 下面通过两个例子说明这种方法.

例 13　已知函数 $y=\sqrt{\frac{(x+1)(x+2)}{(x+3)(x+4)}}$,求 y'.

解　将等式两边取对数,得

$$\ln y=\frac{1}{2}(\ln|x+1|+\ln|x+2|-\ln|x+3|-\ln|x+4|)$$

对 x 求导,得

$$\frac{y'}{y}=\frac{1}{2}\left(\frac{1}{x+1}+\frac{1}{x+2}-\frac{1}{x+3}-\frac{1}{x+4}\right)$$

$$y'=\frac{1}{2}\sqrt{\frac{(x+1)(x+2)}{(x+3)(x+4)}}\left(\frac{1}{x+1}+\frac{1}{x+2}-\frac{1}{x+3}-\frac{1}{x+4}\right)$$

例 14　已知函数 $y=x^{\sin x}$,求 y'.

解　两边取对数,化为隐式,得

$$\ln y=\sin x\cdot\ln x$$

两边对 x 求导,得

$$\frac{1}{y}y'=\cos x\cdot\ln x+\frac{\sin x}{x}$$

$$y'=x^{\sin x}\left(\cos x\cdot\ln x+\frac{\sin x}{x}\right)$$

*2.2.7　由参数方程所确定的函数导数

当函数由参数方程

$$\begin{cases}x=x(t)\\ y=y(t)\end{cases}\quad t\in(\alpha,\beta)$$

确定时,在不消去参数 t 的情况下,可以方便地求出 y 对 x 的导数 $\frac{dy}{dx}$. 过程如下:分别求出 y 对 t 的导数 $\frac{dy}{dt}=y'(t)$,及 x 对 t 的导数 $\frac{dx}{dt}=x'(t)$,即得 y 对 x 的导数

$$\frac{dy}{dx}=\frac{\frac{dy}{dt}}{\frac{dx}{dt}}=\frac{y'(t)}{x'(t)}$$

例 15　求由参数方程 $\begin{cases}x=\ln(1+t^2)\\ y=t-\arctan t\end{cases}$ 所确定的函数的导数 $\frac{dy}{dx}$.

解
$$y'(t)=1-\frac{1}{1+t^2},\quad x'(t)=\frac{2t}{1+t^2}$$

故

$$\frac{\mathrm{d}y}{\mathrm{d}x}=\frac{y'(t)}{x'(t)}=\frac{1-\frac{1}{1+t^2}}{\frac{2t}{1+t^2}}=\frac{t^2}{2t}=\frac{t}{2}$$

为了便于查阅，我们列出基本初等函数的导数公式：

1. $(C)'=0$　(C 为常数).
2. $(x^\alpha)'=\alpha x^{\alpha-1}$($\alpha$ 为实数).
3. $(\log_a x)'=\frac{1}{x\ln a}$.
4. $(\ln x)'=\frac{1}{x}$.
5. $(a^x)'=a^x\ln a$.
6. $(\mathrm{e}^x)'=\mathrm{e}^x$.
7. $(\sin x)'=\cos x$.
8. $(\cos x)'=-\sin x$.
9. $(\tan x)'=\frac{1}{\cos^2 x}=\sec^2 x$.
10. $(\cot x)=-\frac{1}{\sin^2 x}=-\csc^2 x$.
11. $(\sec x)'=\tan x\cdot\sec x$.
12. $(\csc x)'=-\cot x\cdot\csc x$.
13. $(\arcsin x)'=\frac{1}{\sqrt{1-x^2}}$.
14. $(\arccos x)'=-\frac{1}{\sqrt{1-x^2}}$.
15. $(\arctan x)'=\frac{1}{1+x^2}$.
16. $(\operatorname{arccot} x)'=-\frac{1}{1+x^2}$.

2.2.8　高阶导数

函数 $y=f(x)$ 的导数 $f'(x)$ 仍然是 x 的函数，我们可以继续讨论 $f'(x)$ 的导数．如果 $f'(x)$ 仍然可导，它的导数就称为函数 $y=f(x)$ 的**二阶导数**(second derivative)，记为

$$f''(x),\quad y''\quad 或\quad \frac{\mathrm{d}^2 y}{\mathrm{d}x^2}$$

依此类推，如果函数 $y=f(x)$ 的 $n-1$ 阶导数的导数存在，它的导数就称为函数 $y=f(x)$ 的 n **阶导数**(n-th derivative)，记为

$$f^{(n)}(x),\quad y^{(n)}\quad 或\quad \frac{\mathrm{d}^n y}{\mathrm{d}x^n}$$

函数 $y=f(x)$ 在 x 点具有 n 阶导数，则 $f(x)$ 在 x 点的某一邻域内必定具有一切低于 n 阶的导数．

二阶以及二阶以上的导数，统称为**高阶导数**(higher derivative).

如物体的运动规律(函数)是 $s=s(t)$，则 $s(t)$ 的导数是物体 t 时刻的瞬时速度 $v(t)$，即 $v(t)=s'(t)$. 加速度等于速度 $v(t)$ 在 t 时刻的导数，即加速度为 $s(t)$ 的二阶导数 $a=s''(t)$. 这就是二阶导数的物理意义．

显然，求一函数的 n 阶导数，只需对函数进行 n 次求导．因此，求高阶导数无须新的方法．

例 16　求 $y=-\ln(x+\sqrt{x^2+1})$ 的二阶导数．

解　$$y'=-\frac{(x+\sqrt{x^2+1})'}{x+\sqrt{x^2+1}}=-\frac{1+\frac{2x}{2\sqrt{x^2+1}}}{x+\sqrt{x^2+1}}=-\frac{1}{\sqrt{x^2+1}}$$

$$y''=(y')'=[-(x^2+1)^{-\frac{1}{2}}]'=\frac{1}{2}(x^2+1)^{-\frac{3}{2}}\cdot(2x)=\frac{x}{(x^2+1)^{\frac{3}{2}}}$$

例 17　求 $y=a^x$ 的 n 阶导数．

解
$$y'=a^x\ln a$$

$$y''=a^x(\ln a)^2$$

$$\cdots$$

$$y^{(n)}=a^x(\ln a)^n$$

即
$$(a^x)^{(n)}=a^x(\ln a)^n$$

显然
$$(e^x)^{(n)}=e^x$$

例 18　求 $y=\sin x$ 的 n 阶导数．

解
$$y'=\cos x=\sin\left(x+\frac{\pi}{2}\right)$$

$$y''=(\cos x)'=-\sin x=\sin\left(x+2\cdot\frac{\pi}{2}\right)$$

$$y'''=(-\sin x)'=-\cos x=\sin\left(x+3\cdot\frac{\pi}{2}\right)$$

$$y^{(4)}=(-\cos x)'=-\sin x=\sin\left(x+4\cdot\frac{\pi}{2}\right)$$

$$\cdots$$

$$y^{(n)}=\sin\left(x+n\cdot\frac{\pi}{2}\right)$$

即
$$(\sin x)^{(n)}=\sin\left(x+n\cdot\frac{\pi}{2}\right)$$

同理可得
$$(\cos x)^{(n)}=\cos\left(x+n\cdot\frac{\pi}{2}\right)$$

习题 2.2

1. 求下列函数的导数．

(1) $y=\frac{2}{x^2}+\frac{x^2}{2}$.　　(2) $y=\sqrt{x}+\sqrt[3]{x}+\frac{1}{x}$.

(3) $y=x\sqrt{x^2+1}$.　　(4) $y=\frac{1-\ln x}{1+\ln x}$.

(5) $y=x^2\sin 2x$.　　(6) $y=\frac{x}{1+x^2}$.

(7) $y=\ln\sqrt{\frac{1+x}{1-x}}$.　　(8) $y=\ln(\tan x)$.

(9) $y=\arctan(x^2+1)$.　　(10) $y=e^{\sin x}$.

(11) $y=\cot^2x-\arccos\sqrt{1-x^2}$.　　(12) $y=\ln[\ln^2(\ln^3x)]$.

(13) $y=(\tan x)^{\sin x}$.　　(14) $y=x^{\ln x}$.

2. 求由下列方程确定的隐函数 $y=f(x)$ 的导数．

(1) $y=1+xe^y$.　　(2) $y=\tan(x+y)$.

(3) $x^3+y^3-3axy=0$

3. 求下列参数方程所确定的函数的导数．

(1) $\begin{cases}x=t^2+1\\ y=t^3+t\end{cases}$.　　(2) $\begin{cases}x=\theta(1-\sin\theta)\\ y=\theta\cos\theta\end{cases}$.

4. 求下列函数的二阶导数．

(1) $y=e^{ax}$.　　(2) $y=(4+x^2)\arctan\frac{x}{2}$.

2.3 微 分

2.3.1 微分的概念

例如，正方形金属薄片的面积 S 是边长 x 的函数 $S=x^2$，当受热后，边长 x_0 有一增量 Δx 时，面积 S 相应地有一个增量

$$\Delta S=(x_0+\Delta x)^2-x_0^2=2x_0\Delta x+(\Delta x)^2$$

由上式，ΔS 分成两部分，第一部分 $2x_0\Delta x$ 是 Δx 的线性函数，即图 2-3 中带有阴影的两个矩形面积之和；而第二部分 $(\Delta x)^2$ 是图中带有阴影的小正方形的面积，且当 $\Delta x\to 0$ 时 $(\Delta x)^2$ 是 Δx 的高阶无穷小，即

$$(\Delta x)^2=o(\Delta x)\qquad (\text{当 } \Delta x\to 0)$$

因此，若边长的增量很微小时，即 $|\Delta x|$ 很小时，面积的增量 ΔS 可近似地用第一部分 $2x_0\Delta x$ 来代替，即 $\Delta S\approx 2x_0\Delta x$，它们之间相差仅仅是一个 Δx 的高阶无穷小．

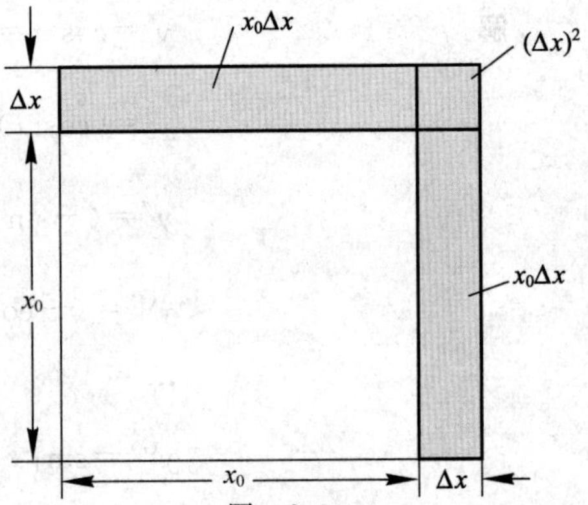

图 2-3

定义 若函数 $y=f(x)$ 在点 x_0 的增量可表示为

$$\Delta y=f(x_0+\Delta x)-f(x_0)=A\Delta x+o(\Delta x)\quad (A \text{ 为不依赖于 } \Delta x \text{ 的常数})$$

则称函数 $y=f(x)$ 在点 x_0 **可微**，而 $A\Delta x$ 称为 $f(x)$ 在点 x_0 的**微分**(differential)，记作 $\mathrm{d}y$ 或 $\mathrm{d}f$，即

$$\mathrm{d}y=A\Delta x \tag{2.3}$$

通常把自变量 x 的增量 Δx 称为自变量的**微分**，记为 $\mathrm{d}x$，即 $\mathrm{d}x=\Delta x$. 故式(2.3)可写成

$$\mathrm{d}y=f'(x)\mathrm{d}x$$

若以 $\mathrm{d}x$ 除以上式两端，得 $\frac{\mathrm{d}y}{\mathrm{d}x}=f'(x)$，即函数的导数等于函数的微分与自变量微分之商．因此，导数又称**微商**．

定理 函数 $y=f(x)$ 在点 x_0 可微的充要条件是 $y=f(x)$ 在点 x_0 处可导，且 $A=f'(x_0)$，即 $\mathrm{d}y=f'(x_0)\Delta x$.

证明 必要性．已知 $y=f(x)$ 在点 x_0 可微，则

$$\Delta y=f(x_0+\Delta x)-f(x_0)=A\Delta x+o(\Delta x)$$

所以

$$\lim_{\Delta x\to 0}\frac{\Delta y}{\Delta x}=\lim_{\Delta x\to 0}\left(A+\frac{o(\Delta x)}{\Delta x}\right)=A$$

故 $y=f(x)$ 在点 x_0 可导，且 $f'(x_0)=A$.

充分性．已知 $y=f(x)$ 在点 x_0 可导，则 $\lim\limits_{\Delta x\to 0}\frac{\Delta y}{\Delta x}=f'(x_0)$. 所以

$$\frac{\Delta y}{\Delta x}=f'(x_0)+\alpha\quad (\lim_{\Delta x\to 0}\alpha=0)$$

故

$$\Delta y=f'(x_0)\Delta x+\alpha\Delta x=f'(x_0)\Delta x+o(\Delta x)$$

即

$$\mathrm{d}y=f'(x_0)\Delta x.$$

注 1：函数的增量 Δy 由两部分构成，第一部分 $f'(x_0)\Delta x$ 是函数增量的主要部分，是 Δx 的线性函数；第二部分 $\alpha\Delta x$ 是在 $\Delta x\to 0$ 时 Δx 的高阶无穷小．

注 2：在 $\Delta x\to 0$ 时 Δy 与 $\mathrm{d}y$ 是等价无穷小，故当 $|\Delta x|$ 很小时，有近似公式 $\Delta y\approx \mathrm{d}y$.

下面从几何图形上说明微分的几何意义．

设函数 $y=f(x)$，其曲线如图 2-4 所示．对于 x 点，曲线上有确定的点 $M(x,y)$，当自变量

x 有微小增量 Δx 时，就得到曲线上另一点 $M'(x+\Delta x, y+\Delta y)$，由图 $MQ=\Delta x, M'Q=\Delta y$，过 M 点做曲线的切线 MT，它的倾角为 α，则

$$\tan\alpha=f'(x)$$

且有 $$PQ=MQ\cdot\tan\alpha=\Delta x f'(x)$$

即 $$PQ=\mathrm{d}y$$

由此得到微分的几何意义：函数 $y=f(x)$ 在 x 点的微分等于曲线在该点的切线的纵坐标的增量．

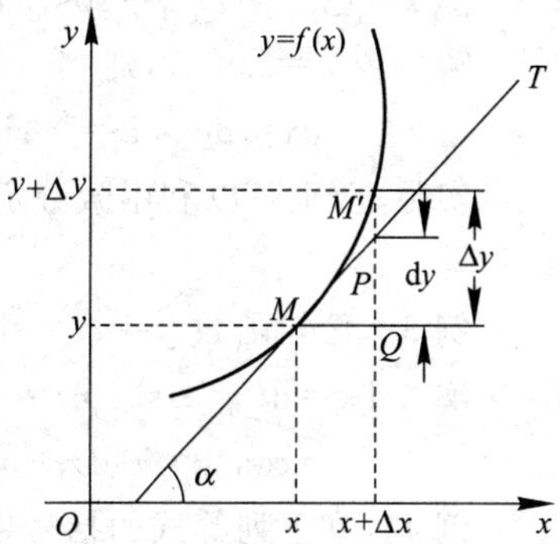

图 2-4

2.3.2 微分的运算法则

由函数的微分定义 $\mathrm{d}y=f'(x)\mathrm{d}x$ 可以看出，要计算函数的微分，只要计算函数的导数，然后乘以自变量的微分．由此从导数的公式和求导法则，可直接得到微分公式及微分运算法则．

1. 微分的基本公式

$\mathrm{d}c=0$ $\qquad$ $\mathrm{d}x^a=ax^{a-1}\mathrm{d}x$

$\mathrm{d}\log_a x=\dfrac{1}{x\ln a}\mathrm{d}x$ $\qquad$ $\mathrm{d}\ln x=\dfrac{1}{x}\mathrm{d}x$

$\mathrm{d}a^x=a^x\ln a\mathrm{d}x$ $\qquad$ $\mathrm{d}e^x=e^x\mathrm{d}x$

$\mathrm{d}\sin x=\cos x\mathrm{d}x$ $\qquad$ $\mathrm{d}\cos x=-\sin x\mathrm{d}x$

$\mathrm{d}\tan x=\dfrac{1}{\cos^2 x}\mathrm{d}x=\sec^2 x\mathrm{d}x$ $\qquad$ $\mathrm{d}\cot x=-\dfrac{1}{\sin^2 x}\mathrm{d}x=-\csc^2 x\mathrm{d}x$

$\mathrm{d}\sec x=\tan x\cdot\sec x\mathrm{d}x$ $\qquad$ $\mathrm{d}\csc x=-\cot x\cdot\csc x\mathrm{d}x$

$\mathrm{d}\arcsin x=\dfrac{1}{\sqrt{1-x^2}}\mathrm{d}x$ $\qquad$ $\mathrm{d}\arccos x=-\dfrac{1}{\sqrt{1-x^2}}\mathrm{d}x$

$\mathrm{d}\arctan x=\dfrac{1}{1+x^2}\mathrm{d}x$ $\qquad$ $\mathrm{d}\,\mathrm{arccot}\, x=-\dfrac{1}{1+x^2}\mathrm{d}x$

2. 微分的四则运算法则

设 u, v 都是 x 的可导函数，则

$$\mathrm{d}(u\pm v)=\mathrm{d}u\pm\mathrm{d}v$$

$$\mathrm{d}(uv)=v\mathrm{d}u+u\mathrm{d}v$$

$$\mathrm{d}\left(\frac{u}{v}\right)=\frac{v\mathrm{d}u-u\mathrm{d}v}{v^2}$$

3. 复合函数的微分法则

设函数 $y=f(u)$ 具有导数，若 u 为自变量时，其微分为

$$\mathrm{d}y=f'(u)\mathrm{d}u$$

若 u 为中间变量，是一个具有导数的函数 $u=\varphi(x)$，则复合函数 $y=f(\varphi(x))$ 的微分为

$$\mathrm{d}y=y'_x\mathrm{d}x=f'(u)\varphi'(x)\mathrm{d}x$$

又由于 $$\mathrm{d}u=\varphi'(x)\mathrm{d}x$$

所以 $$\mathrm{d}y=f'(u)\mathrm{d}u$$

由此可见，不论 u 是自变量，还是中间变量，函数 $y=f(u)$ 的微分形式 $\mathrm{d}y=f'(u)\mathrm{d}u$ 保持不变，这一性质称为**一阶微分形式的不变性**．

例 1 已知函数 $y=x\cdot\ln x+e^x$ 求 $\mathrm{d}y$.

解
$$\begin{aligned}\mathrm{d}y&=\mathrm{d}(x\ln x+e^x)=\mathrm{d}(x\ln x)+\mathrm{d}(e^x)=x\mathrm{d}(\ln x)+\ln x\mathrm{d}x+\mathrm{d}(e^x)\\&=x\cdot\frac{1}{x}\mathrm{d}x+\ln x\mathrm{d}x+e^x\mathrm{d}x=(1+\ln x+e^x)\mathrm{d}x\end{aligned}$$

例 2　已知函数 $y=\cos(2x-1)$，求 dy.

解　令 $u=2x-1$，则

$$dy=d\cos u=-\sin u du=-\sin(2x-1)d(2x-1)=-2\sin(2x-1)dx$$

实际上，也可以利用微分定义求其微分．但在具体运用复合函数微分法则时，中间变量可以不写．

例 3　已知函数 $y=x^n\cdot\sin x$ 求 dy.

解　$dy=d(x^n\cdot\sin x)=x^n d(\sin x)+\sin x d(x^n)$

$$=\cos x\cdot x^n dx+nx^{n-1}\cdot\sin x dx=(x^n\cos x+nx^{n-1}\cdot\sin x)dx$$

例 4　在下列等式的括号中填入适当的函数，使其等式成立．

(1)$d(\quad)=xdx$.　　(2)$d(\quad)=\cos\omega x dx$.

解　(1)因为 $d(x^2)=2xdx$，所以

$$xdx=\frac{1}{2}d(x^2)=d\left(\frac{x^2}{2}\right)$$

故
$$d\left(\frac{x^2}{2}\right)=xdx$$

一般地，有
$$d\left(\frac{x^2}{2}+C\right)=xdx\quad（C\text{ 为任意常数}）$$

(2)因为 $d(\sin\omega x)=\omega\cos\omega x dx$，所以

$$\cos\omega x dx=\frac{1}{\omega}d(\sin\omega x)=d\left(\frac{\sin\omega x}{\omega}\right)$$

故
$$d\left(\frac{\sin\omega x}{\omega}\right)=\cos\omega x dx$$

一般地，有
$$d\left(\frac{\sin\omega x}{\omega}+C\right)=\cos\omega x dx\quad（C\text{ 为任意常数}）$$

*2.3.3　微分在近似计算和误差估计中的应用

微分在许多科学领域与实际计算中是很有用的．下面介绍微分在近似计算中的应用．

前面说过，若函数 $y=f(x)$ 在 x_0 点处可微，且 $f'(x_0)\neq 0$，当 $|\Delta x|$ 很小时，有

$$\Delta y\approx dy=f'(x_0)\Delta x$$

此式可写为

$$\Delta y=f(x_0+\Delta x)-f(x_0)\approx f'(x_0)\Delta x \tag{2.4}$$

或

$$f(x_0+\Delta x)\approx f(x_0)+f'(x_0)\Delta x \tag{2.5}$$

在式(2.5)中，令 $x=x_0+\Delta x$，便有

$$f(x)\approx f(x_0)+f'(x_0)(x-x_0) \tag{2.6}$$

若 $f(x_0)$，$f'(x_0)$ 易计算，则可利用式(2.4)来近似计算函数的增量 Δy，利用式(2.5)来计算 $f(x_0+\Delta x)$ 或利用式(2.6)计算 $f(x)$．这种近似计算的实质为用 x 的线性函数 $f(x_0)+f'(x_0)(x-x_0)$ 来近似地表示函数 $f(x)$．从几何上来看，用曲线 $y=f(x)$ 在点 $(x_0,f(x_0))$ 处的切线来近似地代替切线点邻近部分的曲线．

在式(2.6)中，若取 $x_0=0$，则有

$$f(x)\approx f(0)+f'(0)x \tag{2.7}$$

当 $|x|$ 很小时，它就是求 $f(x)$ 的近似计算公式．由此公式，我们便可得出下面的近似计算公式：当 $|x|$ 很小时，

$$e^x \approx 1+x \qquad \ln(1+x)\approx x$$

$$\sin x \approx x \quad (x\text{ 为弧度}) \qquad \tan x \approx x \quad (x\text{ 为弧度})$$

$$\sqrt{1+x}\approx 1+\frac{1}{2}x \qquad \frac{1}{\sqrt{1+x}}\approx 1-\frac{1}{2}x$$

$$(1+x)^n \approx 1+nx$$

例5　求 $\tan 31^\circ$ 的近似值．

解　令 $f(x)=\tan x$，则 $f'(x)=\sec^2 x$ 取 $x_0=30^\circ=\frac{\pi}{6}$，$\Delta x=1^\circ=\frac{\pi}{180}$，则

$$\tan x \approx \tan x_0+\sec^2 x_0 \cdot \Delta x$$

故
$$\tan 31^\circ \approx \tan 30^\circ+\sec^2 30^\circ \cdot \frac{\pi}{180}=\frac{\sqrt{3}}{3}+\left(\frac{2\sqrt{3}}{3}\right)^2 \cdot \frac{\pi}{180}\approx 0.6$$

例6　有直径为 10 cm 的金属球，外面镀铜，铜的厚度为 0.005 cm，求所用铜的体积的近似值．

解　半径为 R 的球的体积为
$$V=\frac{4}{3}\pi R^3$$

由已知条件
$$R_0=5\text{ cm},\quad \Delta R=0.005\text{ cm}$$

$$\Delta V \approx V'(R_0)\Delta R=4\pi R^2\big|_{R=R_0}\cdot \Delta R=100\pi \times 0.005=\frac{\pi}{2}\approx 1.57(\text{cm}^3)$$

即所用铜的体积的近似值为 1.57 cm^3．

例7　计算 $\sqrt{1.05}$ 的近似值．

解　令 $f(x)=\sqrt{1+x}$，$|x|=0.05$ 时，$|x|$ 很小，可用推导的近似计算公式

$$\sqrt{1+x}\approx 1+\frac{1}{2}x$$

便得
$$\sqrt{1.05}\approx 1+\frac{1}{2}\cdot 0.05=1.025$$

若直接开平方 $\sqrt{1.05}=1.02470$，可见近似计算的结果还是比较精确的．

由于 $\Delta y=f'(x)\Delta x+o(\Delta x)=\mathrm{d}y+o(\Delta x)$，因此，函数的增量 Δy 若用微分 $\mathrm{d}y$ 来近似代替，其误差为 Δx 的高阶无穷小．若 $|\Delta x|$ 足够小，这样近似代替可达到一定精度．

便于讨论，给出误差的几个术语．设某量的精确值为 A，它的近似值为 a，则 $|A-a|$ 称为 a 的**绝对误差**，而绝对误差与 $|a|$ 的比值 $\left|\frac{A-a}{a}\right|$ 称为 a 的**相对误差**．在实际问题中，精确值 A 往往是无法知道的，因此，绝对误差也无法求得．但我们可知道绝对误差的限度，例如，知道 $|A-a|<\delta$，则称 δ 为 a 的**最大绝对误差**，称 $\frac{\delta}{|a|}$ 为 a 的**最大相对误差**．

当 x_0 靠近 x 时，$f(x)$ 可用式(2.6)近似计算，即

$$f(x)\approx f(x_0)+f'(x_0)\Delta x$$

因此，当用 $f(x_0)$ 的值近似代替 $f(x)$ 时，其绝对误差 $|\Delta y|\approx|f'(x_0)\Delta x|=|f'(x_0)||\Delta x|$，相对误差 $\left|\frac{\Delta y}{y}\right|=\left|\frac{\Delta y}{f(x_0)}\right|\approx\left|\frac{f'(x_0)}{f(x_0)}\right||\Delta x|$．

设测量 x 产生的最大绝对误差为 δ_x，即 $|\Delta x|<\delta_x$，y 的最大绝对误差为 δ_y，则

$$\delta_y=|f'(x_0)|\delta_x$$

因为
$$|\Delta y|\approx|f'(x_0)||\Delta x|\leqslant|f'(x_0)|\delta_x$$

故其最大相对误差为

$$\frac{\delta_y}{|y|}\approx\left|\frac{f'(x_0)}{f(x_0)}\right|\delta_x$$

例 8　多次测量血管直径的平均值为 $D=0.50$ mm，绝对误差的平均值为 0.04 mm，试计算血管截面积，并估计误差．

解　已知血管直径为 D 的圆面积为 $S=\frac{\pi}{4}D^2$，则 $S'=\frac{\pi}{2}D$.

由题意　$D=0.5$ mm，$\Delta D=0.04$ mm.

$$S=\frac{1}{4}\pi(0.5)^2\approx 0.196\,4(\text{mm}^2)$$

S 的绝对误差 $|\Delta S|$，为

$$|\Delta S|\approx|\mathrm{d}S|=|S'\Delta D|=\left|\frac{\pi}{2}D\cdot\Delta D\right|=\frac{\pi}{2}\times 0.5\times 0.04\approx 0.031\,4(\text{mm}^2)$$

S 的相对误差 $\left|\frac{\Delta S}{S}\right|$ 为

$$\left|\frac{\Delta S}{S}\right|\approx\left|\frac{\mathrm{d}S}{S}\right|=\left|\frac{\frac{\pi}{2}D\Delta D}{\frac{\pi}{4}D^2}\right|=2\left|\frac{\Delta D}{D}\right|=\frac{2\times 0.04}{0.50}\approx 16\%$$

习题 2.3

1. 求下列函数的微分．

(1) $y=\ln(\ln x)$.　　(2) $y=\sqrt{x}(1+\sin^2 x)$.

(3) $y=\frac{1}{(1+x)^2}$.　　(4) $y=\sin(x\mathrm{e}^x)$.

(5) $y=x^2-x$，在 $x=1$ 处.　　(6) $y=\sqrt{x+1}$，在 $x=0$ 处.

2. 利用微分近似计算．

(1) $\sin 29°$.　　(2) $(1.05)^3$.

复习题 2

1. 函数的平均变化率 $\frac{\Delta y}{\Delta x}=\frac{f(x+\Delta x)-f(x)}{\Delta x}$ 与 x 和 Δx 有关系吗？瞬时变化率 $\lim\limits_{\Delta x\to 0}\frac{f(x+\Delta x)-f(x)}{\Delta x}$ 与 x 和 Δx 有关系吗？在平均变化率取极限的过程中 Δx 是变量还是常量？x 是变量还是常量？

2. 应用导数定义证明．

(1) 可导的偶函数其导函数是奇函数．

(2) 可导的奇函数其导函数是偶函数．

(3) 可导的周期函数其导函数是周期函数，且周期不变．

3. 求下列函数的导数．

(1) $y=7^{x^2+2x}$.　　(2) $y=\arctan\frac{x}{2}+\arctan\frac{2}{x}$.

(3) $y=\arcsin(2x^2-1)+\ln 2$.　　(4) $y=(\sin x)^{\cos x}$.

(5) $y=x^{2x}+(2x)^x$.　　(6) $y=\sqrt[3]{\frac{x(x^3+1)}{(x-1)^2}}$.

(7) $xy=\mathrm{e}^{x+y}$.　　(8) $xy-\mathrm{e}^x+\mathrm{e}^y=0$.

(9) $x^y=y^x$.　　(10) $y=\frac{\sqrt{x+2}(3-x)^4}{(x+1)^5}$.

(11) $\begin{cases} x=a\cos^2 t \\ y=a\sin^2 t \end{cases}$.

4. 求下列函数的微分.

(1) $y=\dfrac{\ln x}{x}$.

(2) $y=x^2\ln(1+x^2)-\dfrac{1}{\sqrt{1-x^2}}$.

第3章 导数的应用

本章将应用导数,来进一步研究函数的性质,以及函数曲线的某种性态,并利用这些知识解决一些实际问题.

3.1 微分中值定理

引理 [费马(Fermat)引理]设函数 $\varphi(x)$ 在点 ξ 及其邻域内连续,且当 $x=\xi+\Delta x$ 在此邻域内时,总有 $\varphi(x)\leqslant\varphi(\xi)$[或总有 $\varphi(x)\geqslant\varphi(\xi)$],则当 $\varphi'(\xi)$ 存在时,有 $\varphi'(\xi)=0$.

证明 设 $\varphi(x)\leqslant\varphi(\xi)$,则对 ξ 附近的任何一点 $x=\xi+\Delta x$ 都有 $\varphi(\xi+\Delta x)-\varphi(\xi)\leqslant 0$.

当 $\Delta x<0$ 时, $\dfrac{\varphi(\xi+\Delta x)-\varphi(\xi)}{\Delta x}\geqslant 0$, 则有 $\lim\limits_{\Delta x\to 0^-}\dfrac{\varphi(\xi+\Delta x)-\varphi(\xi)}{\Delta x}\geqslant 0$;

当 $\Delta x>0$ 时, $\dfrac{\varphi(\xi+\Delta x)-\varphi(\xi)}{\Delta x}\leqslant 0$, 则有 $\lim\limits_{\Delta x\to 0^+}\dfrac{\varphi(\xi+\Delta x)-\varphi(\xi)}{\Delta x}\leqslant 0$.

所以,若 $\varphi'(\xi)$ 存在,且

$$\varphi'(\xi)=\lim_{\Delta x\to 0^-}\frac{\varphi(\xi+\Delta x)-\varphi(\xi)}{\Delta x}=\lim_{\Delta x\to 0^+}\frac{\varphi(\xi+\Delta x)-\varphi(\xi)}{\Delta x}$$

因此只有 $\varphi'(\xi)=0$. $\varphi(x)\geqslant\varphi(\xi)$ 时类似.

定理1 [罗尔(Rolle)定理]设函数 $\varphi(x)$ 在闭区间 $[a,b]$ 上连续,在开区间 (a,b) 内可导,且 $\varphi(a)=\varphi(b)$,则在 (a,b) 内至少存在一点 ξ,使 $\varphi'(\xi)=0$.

证明 若 $\varphi(x)$ 在 $[a,b]$ 上为常数,则 $\varphi'(x)=0(a\leqslant x\leqslant b)$. 那么,$(a,b)$ 内的任何一点都可取作 ξ,并且,$\varphi'(\xi)=0$.

设 $\varphi(x)$ 在 $[a,b]$ 上不是常数,由闭区间上连续函数的性质,$\varphi(x)$ 在 $[a,b]$ 上必有最大值 M 和最小值 m,且 M 与 m 中至少有一个不等于 $\varphi(a)$. 不妨假设 $M\neq\varphi(a)$,则在 (a,b) 内至少存在一点 ξ,使 $\varphi(\xi)=M$. 由于 $\xi\in(a,b)$ 故 $\varphi'(\xi)$ 存在,由引理得知,$\varphi'(\xi)=0$.

定理2 [拉格朗日(Lagrange)中值定理]如果函数 $f(x)$ 在闭区间 $[a,b]$ 上连续,在开区间 (a,b) 内可导,则在 (a,b) 内至少存在一点 ξ,使

$$f'(\xi)=\frac{f(b)-f(a)}{b-a}$$

证明 构造辅助函数

$$\varphi(x)=f(x)-\frac{f(b)-f(a)}{b-a}(x-a)$$

由 $f(x)$ 的可导性,得

$$\varphi'(x)=f'(x)-\frac{f(b)-f(a)}{b-a}$$

易验证 $\varphi(x)$ 满足定理1的三个条件,故至少存在一点 ξ:$a<\xi<b$,使 $\varphi'(\xi)=0$. 即

$$\varphi'(\xi)=f'(\xi)-\frac{f(b)-f(a)}{b-a}=0\Rightarrow f'(\xi)=\frac{f(b)-f(a)}{b-a}$$

定理2的几何意义如图3-1所示. 过曲线 $y=f(x)$ 上两点 $A(a,f(a))$,$B(b,f(b))$ 做割线.

只要在区间(a,b)内每一点，曲线$y=f(x)$都有不垂直于x轴的切线，则通过平移割线AB，一定能在曲线$y=f(x)$上至少找到一点ξ，使过点ξ的切线与割线AB平行．即(a,b)内至少存在一点ξ，使ξ点处切线的斜率$=f'(\xi)=\dfrac{f(b)-f(a)}{b-a}=$割线$AB$的斜率．

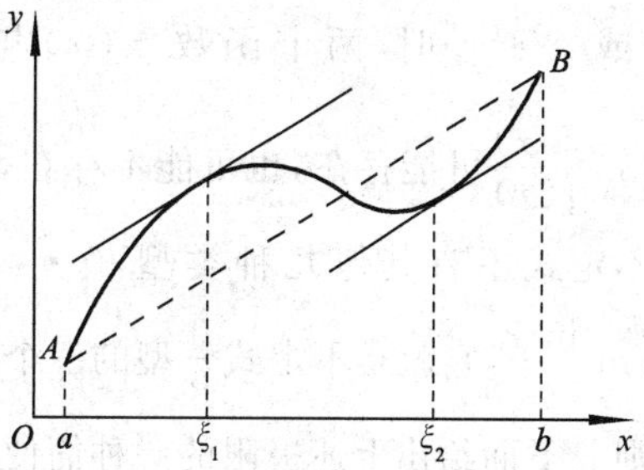

图　3-1

特别地，如果还有$f(a)=f(b)$，则有$f'(\xi)=0$，曲线$y=f(x)$在此处的切线与x轴平行．这就是定理1的情形，故定理1是定理2的特例．

推论1　若$x\in(a,b)$时$f'(x)\equiv 0$，则$f(x)\equiv C$（C为常数，$a<x<b$）．

推论2　若$x\in(a,b)$时$f'(x)\equiv g'(x)$，则$f(x)=g(x)+C$（C为常数，$a<x<b$）．

例1　证明：$\arcsin x+\arccos x=\dfrac{\pi}{2}$.

证明　设$f(x)=\arcsin x+\arccos x$，则由

$$f'(x)=(\arcsin x)'+(\arccos x)'=\frac{1}{\sqrt{1-x^2}}+\frac{-1}{\sqrt{1-x^2}}\equiv 0$$

知$f(x)\equiv C$. 取$x=0$，$f(0)=\arcsin 0+\arccos 0=0+\dfrac{\pi}{2}=C$，则$C=\dfrac{\pi}{2}$.

例2　证明：当$x>0$时，$\dfrac{x}{1+x}<\ln(1+x)<x$.

证明　设$f(t)=\ln(1+t)$，则$f(t)$在$[0,x]$上满足拉格朗日中值定理条件，因此应有

$$f(x)-f(0)=f'(\xi)(x-0)\quad(0<\xi<x)$$

即

$$\ln(1+x)=\frac{x}{1+\xi},\quad 0<\xi<x$$

因为

$$\frac{x}{1+x}<\frac{x}{1+\xi}<x$$

故

$$\frac{x}{1+x}<\ln(1+x)<x\quad(x>0)$$

定理3　［柯西(Cauchy)中值定理］如果函数$f(x)$和$g(x)$在闭区间$[a,b]$上连续，在开区间(a,b)内可导，且$f'(x)$和$g'(x)$不同时为零，$g(a)\neq g(b)$，则在(a,b)内至少存在一点ξ，使

$$\frac{f'(\xi)}{g'(\xi)}=\frac{f(b)-f(a)}{g(b)-g(a)}$$

证明从略．

习题3.1

1. 验证拉格朗日中值定理对函数$y=x^2$在$[1,2]$上的正确性，并求出ξ值．

2. 应用拉格朗日中值定理证明曲线弧$f(x)=x^2+2x-3$（$-1\leqslant x\leqslant 2$）上至少有一点处的切线平行于该连续曲线弧两端点的弦，求出曲线弧上该点的坐标．

3. 证明下列不等式．

(1)$x>1$时，$e^x>e\cdot x$.

(2)$|\arctan b-\arctan a|\leqslant|b-a|$.

3.2　洛必达法则

在计算函数极限时，我们会遇到两种不能用极限法则来求极限的问题，即如果$x\to a$

(或 $x\to\infty$)时,两个函数 $f(x)$ 与 $g(x)$ 都趋于零或都趋于无穷大,那么极限 $\lim\limits_{x\to a}\dfrac{f(x)}{g(x)}$ 或 $\lim\limits_{x\to\infty}\dfrac{f(x)}{g(x)}$ 可能存在,也可能不存在,通常将这种极限称为**不定式(未定式)**,并分别记为 $\dfrac{0}{0}$ 或 $\dfrac{\infty}{\infty}$. 不定式还有其他几种类型:$0\cdot\infty$,$\infty-\infty$,1^{∞},0^0,∞^0 等. 在第 1 章中,我们讨论过极限 $\lim\limits_{x\to 0}\dfrac{\sin x}{x}$,它就是不定式 $\dfrac{0}{0}$ 型的一个例子. 对于这类极限,即使极限存在,也不能用"商的极限"法则. 下面给出上述极限的一种简便且重要的计算方法:洛必达(L'Hospital)法则.

1. $\dfrac{0}{0}$ 型不定式

定理 1　若函数 $f(x)$,$g(x)$ 满足条件:

(1) $\lim\limits_{x\to a}f(x)=0$,$\lim\limits_{x\to a}g(x)=0$.

(2)在点 a 的某去心邻域内,$f'(x)$ 及 $g'(x)$ 都存在,且 $g'(x)\neq 0$.

(3) $\lim\limits_{x\to a}\dfrac{f'(x)}{g'(x)}$ 存在(或为无穷大).

则有 $\lim\limits_{x\to a}\dfrac{f(x)}{g(x)}=\lim\limits_{x\to a}\dfrac{f'(x)}{g'(x)}$.

2. $\dfrac{\infty}{\infty}$ 型不定式

定理 2　若函数 $f(x)$,$g(x)$ 满足条件:

(1) $\lim\limits_{x\to a}f(x)=\infty$,$\lim\limits_{x\to a}g(x)=\infty$.

(2)在点 a 的某去心邻域内,$f'(x)$ 及 $g'(x)$ 都存在,且 $g'(x)\neq 0$.

(3) $\lim\limits_{x\to a}\dfrac{f'(x)}{g'(x)}$ 存在(或为无穷大).

则有　$\lim\limits_{x\to a}\dfrac{f(x)}{g(x)}=\lim\limits_{x\to a}\dfrac{f'(x)}{g'(x)}$.

也就是说,当 $\lim\limits_{x\to a}\dfrac{f'(x)}{g'(x)}$ 存在时,$\lim\limits_{x\to a}\dfrac{f(x)}{g(x)}$ 也存在且等于 $\lim\limits_{x\to a}\dfrac{f'(x)}{g'(x)}$;当 $\lim\limits_{x\to a}\dfrac{f'(x)}{g'(x)}$ 为无穷大时,$\lim\limits_{x\to a}\dfrac{f(x)}{g(x)}$ 也是无穷大. 这种在一定条件下,通过分子、分母分别求导再求极限来确定不定式的值的方法,称为**洛必达(L'Hospital)法则**.

如果当 $x\to a$ 时,$\dfrac{f'(x)}{g'(x)}$ 仍属 $\dfrac{0}{0}$ 型或 $\dfrac{\infty}{\infty}$ 型,且这时 $f'(x)$,$g'(x)$ 满足定理中的条件,则可以继续使用洛必达法则来确定 $\lim\limits_{x\to a}\dfrac{f'(x)}{g'(x)}$,即

$$\lim_{x\to a}\frac{f(x)}{g(x)}=\lim_{x\to a}\frac{f'(x)}{g'(x)}=\lim_{x\to a}\frac{f''(x)}{g''(x)}$$

需要指出,在洛必达法则中,如果把 $x\to a$,换成 $x\to a^+$,$x\to a^-$,$x\to-\infty$,$x\to+\infty$ 或 $x\to\infty$ 时,定理中的结论仍然成立.

例 1　求 $\lim\limits_{x\to 0}\dfrac{e^{2x}-1}{\sin x}$.

解　$\lim\limits_{x\to 0}\dfrac{e^{2x}-1}{\sin x}=\lim\limits_{x\to 0}\dfrac{2e^{2x}}{\cos x}=2$.

例 2　求 $\lim\limits_{x\to 0}\dfrac{2x-\sin 2x}{x^3}$.

解　$\lim\limits_{x\to 0}\dfrac{2x-\sin 2x}{x^3}=\lim\limits_{x\to 0}\dfrac{2-2\cos 2x}{3x^2}=\dfrac{2}{3}\lim\limits_{x\to 0}\dfrac{2\sin 2x}{2x}=\dfrac{4}{3}$.

当我们每次使用洛必达法则时，都必须检验法则的条件是否满足，否则可能会导致错误的结论．

例3 求 $\lim\limits_{x\to+\infty}\dfrac{\dfrac{\pi}{2}-\arctan x}{\dfrac{1}{x}}$.

解 $\lim\limits_{x\to+\infty}\dfrac{\dfrac{\pi}{2}-\arctan x}{\dfrac{1}{x}}=\lim\limits_{x\to+\infty}\dfrac{-\dfrac{1}{1+x^2}}{-\dfrac{1}{x^2}}=\lim\limits_{x\to+\infty}\dfrac{x^2}{1+x^2}=\lim\limits_{x\to+\infty}\dfrac{2x}{2x}=1.$

例4 求 $\lim\limits_{x\to+\infty}\dfrac{\ln x}{x^a}\quad(a>0)$.

解 $\lim\limits_{x\to+\infty}\dfrac{\ln x}{x^a}=\lim\limits_{x\to+\infty}\dfrac{\dfrac{1}{x}}{ax^{a-1}}=\lim\limits_{x\to+\infty}\dfrac{1}{ax^a}=0.$

例5 求 $\lim\limits_{x\to+\infty}\dfrac{x^n}{e^{\lambda x}}$ （n 为正整数，$\lambda>0$）.

解 连续应用 n 次洛必达法则，有

$$\lim_{x\to+\infty}\frac{x^n}{e^{\lambda x}}=\lim_{x\to+\infty}\frac{nx^{n-1}}{\lambda e^{\lambda x}}=\lim_{x\to+\infty}\frac{n(n-1)x^{n-2}}{\lambda^2 e^{\lambda x}}=\cdots=\lim_{x\to+\infty}\frac{n!}{\lambda^n e^{\lambda x}}=0$$

3. 其他不定式

除$\dfrac{0}{0}$型，$\dfrac{\infty}{\infty}$型的不定式，还有 $0\cdot\infty,\infty-\infty,0^0,1^\infty,\infty^0$ 等类型的不定式．这些不定式的极限，我们可将其化为$\dfrac{0}{0}$型或$\dfrac{\infty}{\infty}$型，然后再用洛必达法则求其极限．

如果乘积 $f(x)\cdot g(x)$ 为不定式 $0\cdot\infty$ 型，先将其改写成

$$f\cdot g=\frac{f}{\dfrac{1}{g}}\quad 或\quad f\cdot g=\frac{g}{\dfrac{1}{f}}$$

使其成为$\dfrac{0}{0}$型$\left(或\dfrac{\infty}{\infty}型\right)$，再用洛必达法则求其极限.

如果 $f(x)-g(x)$ 为不定式$\infty-\infty$型，先将其化为$\dfrac{0}{0}$型不定式

$$f-g=\frac{\dfrac{1}{g}-\dfrac{1}{f}}{\dfrac{1}{f}\cdot\dfrac{1}{g}}$$

使其成为$\dfrac{0}{0}$型，再用洛必达法则求其极限．

如果 $f(x)^{g(x)}$ 为 $1^\infty,0^0,\infty^0$ 型不定式，可以将其令为 $y=f(x)^{g(x)}$，两边取对数：$\ln y=g\ln f$，使 $\ln y$ 成为 $0\cdot\infty$ 型，然后利用 $0\cdot\infty$ 的变化，求出 $\ln y$ 的极限，从而得出 $y=f(x)^{g(x)}$ 的极限．

例6 求 $\lim\limits_{x\to0^+}x^2\ln x$.

解 这是不定式 $0\cdot\infty$ 型.

$$x^2\ln x=\frac{\ln x}{\dfrac{1}{x^2}}$$

当 $x\to0^+$ 时，上式是$\dfrac{\infty}{\infty}$型不定式，可用洛必达法则，得

$$\lim_{x\to 0^+} x^2\ln x=\lim_{x\to 0^+}\frac{\ln x}{\frac{1}{x^2}}=\lim_{x\to 0^+}\frac{\frac{1}{x}}{-2x^{-3}}=\lim_{x\to 0^+}\left(-\frac{x^2}{2}\right)=0$$

例 7　求$\lim\limits_{x\to 0}\left(\frac{1}{x}-\frac{1}{e^x-1}\right)$.

解　$\lim\limits_{x\to 0}\left(\frac{1}{x}-\frac{1}{e^x-1}\right)=\lim\limits_{x\to 0}\frac{e^x-1-x}{x(e^x-1)}\left(\frac{0}{0}\text{型}\right)$

$$=\lim_{x\to 0}\frac{e^x-1}{xe^x+e^x-1}=\lim_{x\to 0}\frac{e^x}{xe^x+2e^x}=\frac{1}{2}.$$

例 8　求$\lim\limits_{x\to 0^+} x^x$.

解　这是 0^0 型不定式，令 $y=x^x$，取对数 $\ln y=x\ln x$，当 $x\to 0^+$ 时，此式变为 $0\cdot\infty$型不定式，得

$$\lim_{x\to 0^+}\ln y=\lim_{x\to 0^+} x\ln x=0\quad\text{或}\quad\lim_{x\to 0^+} x^x=\lim_{x\to 0^+} e^{x\cdot\ln x}$$

因此

$$\lim_{x\to 0^+} x^x=\lim_{x\to 0^+} y=\lim_{x\to 0^+} e^{\ln y}=e^{\lim\limits_{x\to 0^+}\ln y}=e^0=1.$$

例 9　求$\lim\limits_{x\to 0^+}(\sin x)^x$.

解　$\lim\limits_{x\to 0^+}(\sin x)^x=\lim\limits_{x\to 0^+} e^{\ln(\sin x)^x}=\lim\limits_{x\to 0^+} e^{x\cdot\ln\sin x}$

$$=e^{\lim\limits_{x\to 0^+}\frac{\ln\sin x}{\frac{1}{x}}}=e^{\lim\limits_{x\to 0^+}\frac{\frac{\cos x}{\sin x}}{-\frac{1}{x^2}}}$$

$$=e^{\lim\limits_{x\to 0^+}(-x)g\lim\limits_{x\to 0^+}\frac{x}{\sin x}g\lim\limits_{x\to 0^+}\cos x}=e^0=1$$

例 10　求$\lim\limits_{x\to\infty}\frac{x+\sin x}{x}$.

解　因为$|\sin x|\leqslant 1$，所以这是$\frac{\infty}{\infty}$型不定式，因为$\lim\limits_{x\to\infty}\frac{(x+\sin x)'}{(x)'}=\lim\limits_{x\to\infty}(1+\cos x)$，显然这个极限是不存在的，又不是无穷大，所以不满足洛必达法则的条件，但可用下面方法计算：

$$\lim_{x\to\infty}\frac{x+\sin x}{x}=\lim_{x\to\infty}\left(1+\frac{\sin x}{x}\right)=1+\lim_{x\to\infty}\frac{\sin x}{x}=1$$

从上列式中看到，洛必达法则是计算不定式极限的有力工具，但运用时，需要注意以下几点：

(1)必须是$\frac{0}{0}$或$\frac{\infty}{\infty}$型不定式.

(2)必须满足洛必达法则的条件.

(3)用洛必达法则求不定式极限，虽然十分方便，但它也不是万能的．有些不定式虽满足洛必达法则的条件，极限也存在，但用它无法求出极限．

(4)用洛必达法则求不定式极限时，最好能与第 1 章求极限方法结合起来使用．

例 11　求$\lim\limits_{x\to+\infty}\frac{e^x-e^{-x}}{e^x+e^{-x}}$.

解　直接用洛必达法则失效．

方法 1：用 e^{-x} 同乘分子、分母；

$$\lim_{x\to+\infty}\frac{e^x-e^{-x}}{e^x+e^{-x}}=\lim_{x\to+\infty}\frac{1-e^{-2x}}{1+e^{-2x}}=1$$

方法 2：用 e^x 同乘分子、分母．

$$\lim_{x\to+\infty}\frac{e^x-e^{-x}}{e^x+e^{-x}}=\lim_{x\to+\infty}\frac{e^{2x}-1}{e^{2x}+1}\left(\frac{\infty}{\infty}\text{型}\right)$$

此时用洛必达法则

$$\lim_{x\to+\infty}\frac{e^x-e^{-x}}{e^x+e^{-x}}\left(\frac{\infty}{\infty}\text{型}\right)=\lim_{x\to+\infty}\frac{e^{2x}-1}{e^{2x}+1}\left(\frac{\infty}{\infty}\text{型}\right)=\lim_{x\to+\infty}\frac{2e^{2x}}{2e^{2x}}=1$$

习题 3.2

用洛必达法则计算下列极限.

(1) $\lim\limits_{x\to0}\frac{e^x-e^{-x}}{\sin x}$.　　(2) $\lim\limits_{x\to0}\frac{\ln(x+1)}{x^2}$.

(3) $\lim\limits_{x\to0}\frac{\tan x-x}{x-\sin x}$.　　(4) $\lim\limits_{x\to0}\frac{e^x-1}{xe^x+e^x-1}$.

(5) $\lim\limits_{x\to a}\frac{x^m-a^m}{x^n-a^n}$.　　(6) $\lim\limits_{x\to0}\frac{\sin(\sin x)}{x}$.

(7) $\lim\limits_{x\to0^+}\frac{\ln x}{\ln(e^x-1)}$.　　(8) $\lim\limits_{x\to1}\left(\frac{1}{\ln x}-\frac{1}{x-1}\right)$.

3.3　函数的研究与作图

3.3.1　函数的单调性和极值

1. 单调性

定义 1　设函数 $f(x)$在区间$[a,b]$内有定义，且对于区间$[a,b]$上任意两点 x_1,x_2，当$x_1<x_2$时，恒有$f(x_1)<f(x_2)$，则称函数 $f(x)$在区间$[a,b]$上是**单调增加**(monotonic increase)(见图 3-2)；如果对于区间$[a,b]$上任意两点 x_1,x_2，当 $x_1<x_2$ 时，恒有 $f(x_1)>f(x_2)$，则称函数$f(x)$在区间$[a,b]$上是**单调减少**(monotonic decrease)(见图 3-3). 在定义域内单调增加(或单调减少)的函数，称为单调增加(或单调减少)函数. 单调增加和单调减少函数，统称为**单调函数**(monotonic function).

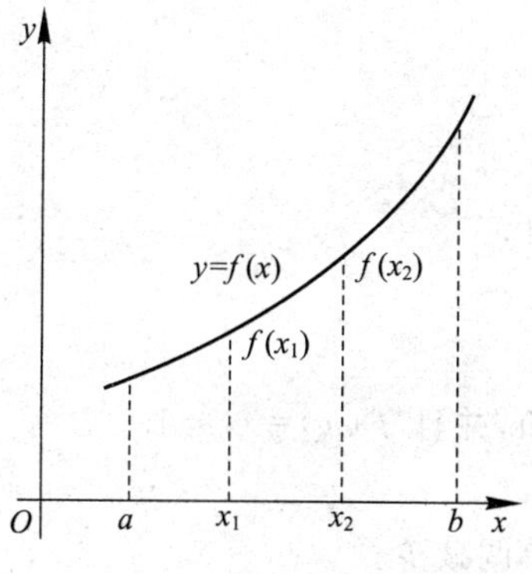

图　3-2

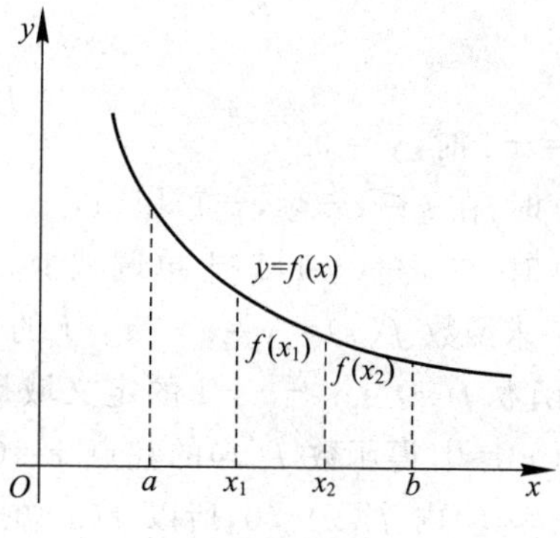

图　3-3

如果函数 $f(x)$在区间$[a,b]$上单调增加(单调减少)，那么它的图形是一条沿 x 轴正向上升(下降)的曲线. 这时，曲线上各点的切线斜率是非负的(非正的)，即 $y'=f'(x)\geqslant0$ $[y'=f'(x)\leqslant0]$，如图 3-4 所示. 由此可见，函数的单调性与导数的符号有着密切联系.

定理 1　设函数 $f(x)$在区间$[a,b]$上可导，且单调增加(单调减少)，则函数 $f(x)$在区间$[a,b]$上$f'(x)\geqslant0(\leqslant0)$.

证明　由导数定义　$f'(x)=\lim\limits_{\Delta x\to0}\frac{f(x+\Delta x)-f(x)}{\Delta x}$

又由假设，函数 $f(x)$是单调增加的，则 Δx 与 $f(x+\Delta x)-f(x)$符号相同. 因此

$$\frac{f(x+\Delta x)-f(x)}{\Delta x}>0$$

则$\lim\limits_{\Delta x \to 0}\dfrac{f(x+\Delta x)-f(x)}{\Delta x} \geqslant 0$，即 $f'(x) \geqslant 0$.

对于单调减少情况，同理可证 $f'(x) \leqslant 0$.

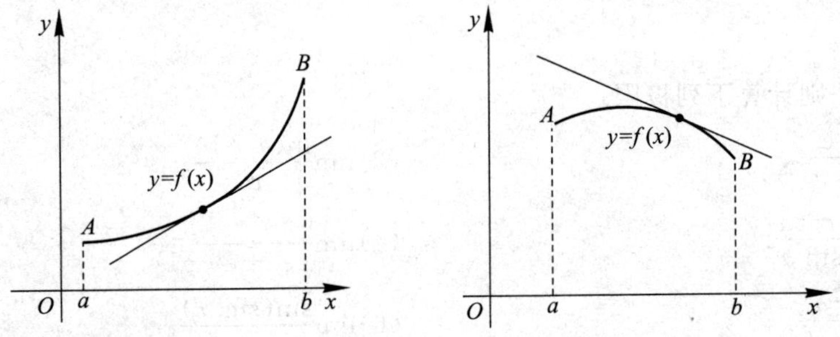

图　3-4

定理 2　设函数 $f(x)$在闭区间$[a,b]$上连续，在开区间(a,b)内可导，若在(a,b)内 $f'(x)>0$ (<0)，则函数$f(x)$在$[a,b]$上单调增加(单调减少).

证明　在$[a,b]$上任取两点 x_1, x_2，假设 $x_1<x_2$，由拉格朗日中值定理，有

$$f(x_2)-f(x_1)=f'(\xi)(x_2-x_1) \qquad (x_1<\xi<x_2)$$

由于
$$x_2-x_1>0, f'(\xi)>0$$

所以 $f(x_2)-f(x_1)>0$，即 $f(x_2)>f(x_1)$.

故 $f(x)$在区间$[a,b]$上是单调增加的.

同理可证，$f'(x)<0$ 时，$f(x)$在$[a,b]$上是单调减少的.

若将定理中的闭区间换成其他各种区间(包括无穷区间)，那么结论仍然成立.

例 1　求函数 $y=x+\dfrac{1}{x}$的单调区间.

解　$y'=1+(x^{-1})'=1-x^{-2}$，即

$$y'=1-\frac{1}{x^2}$$

当 $x=\pm 1$ 时，$y'=0$.

$y'>0$ 时，在 $x \in (-\infty,-1) \cup (1,+\infty)$上单调增加.

$y'<0$ 时，在 $x \in (-1,1)$上单调减少.

例 2　求函数 $f(x)=y=\mathrm{e}^x-x-1$ 的单调区间.

解　函数 $f(x)=\mathrm{e}^x-x-1$ 的定义域是$(-\infty,+\infty)$，并且 $f'(x)=\mathrm{e}^x-1$.

令 $f'(x)=0$，得函数 $f(x)$的驻点 $x=0$.

在$(-\infty,0)$内 $f'(x)<0$，所以 $f(x)$在$(-\infty,0]$上单调减少；

在$(0,+\infty)$内 $f'(x)>0$，所以 $f(x)$在$[0,+\infty)$上单调增加.

例 3　求函数 $f(x)=\sqrt[3]{x^2}$ 的单调区间.

解　此函数的定义域为$(-\infty,+\infty)$.

由 $f'(x)=\dfrac{2}{3\sqrt[3]{x}}(x \neq 0)$，当 $x=0$ 时，$f'(x)$不存在.

在$(-\infty,0)$上，$f'(x)<0$，则函数 $f(x)$在$(-\infty,0)$上单调减少；在$(0,+\infty)$上，$f'(x)>0$，则函数 $f(x)$在$(0,+\infty)$上单调增加(见图 3-5).

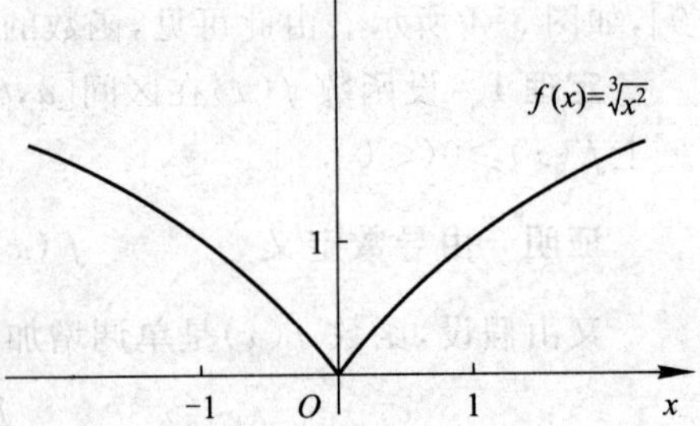

图　3-5

例 4　试证明：当 $x>0$ 时，$\ln(1+x)>\dfrac{x}{1+x}$.

证明　令 $f(x)=\ln(1+x)-\frac{x}{1+x}$，故

$$f'(x)=\frac{1}{1+x}-\frac{1}{(1+x)^2}=\frac{x}{(1+x)^2}$$

$f(x)$在$[0+,\infty)$上连续，在$(0+,\infty)$上有 $f'(x)>0$，因此在$[0+,\infty)$上 $f(x)$单调增加，从而当$x>0$时，$f(x)>f(0)$，由于 $f(0)=0$，故 $f(x)>0$，即

$$\ln(1+x)>\frac{x}{1+x}\quad(x>0)$$

2. 极值

定义 2　设函数 $y=f(x)$在 x_0 点某一邻域内有定义，若函数 $f(x)$在该邻域内：

(1) $f(x_0)$比除 x_0 点外的各点函数值都大，即

$$f(x_0)>f(x)\quad(x\neq x_0)$$

则称函数 $f(x)$在 x_0 点取得**极大值**(local maximum) $f(x_0)$，而将 x_0 点称为**极大值点**(local maximum point)；

(2) $f(x_0)$比除 x_0 点外的各点函数值都小，即

$$f(x_0)<f(x)\quad(x\neq x_0)$$

则称函数 $f(x)$在 x_0 点取得**极小值**(local minimum) $f(x_0)$，而将 x_0 点称为**极小值点**(local minimum point)。

函数的极大值和极小值统称为**极值**(extremum)，函数极大值点和极小值点统称为**极值点**(extreme point)。

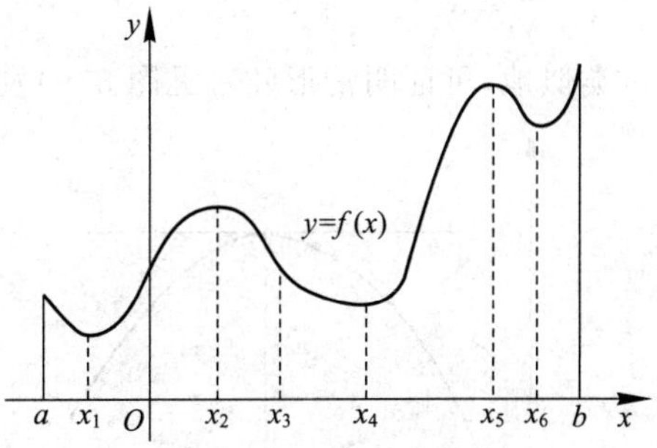

图　3-6

极值的概念是局部性的，它们是根据 x_0 点的函数值与其附近有一个局部范围内的点的函数值比较而得来的，极大(小)值不一定是整个定义域区间上函数的最大(小)值，函数在某一区间上可能有若干极大值和极小值，极大值可能比极小值还小．整个区间上的最大(小)值，不一定是极大(小)值，但极大(小)值，有可能为最大(小)值．由图3-6可以看到函数 $f(x)$有两个极大值$f(x_2)$，$f(x_5)$；三个极小值 $f(x_1)$，$f(x_4)$，$f(x_6)$．其中极大值 $f(x_2)$比极小值 $f(x_6)$还小．函数 $f(x)$在$[a,b]$上最大值$f(b)$，最小值 $f(x_1)$．最大值 $f(b)$不是极大值，极小值 $f(x_1)$为最小值．

由图 3-6 还可看到，在函数取得极值处，曲线上存在切线，且切线是水平的，即函数在该点的导数$f'(x)=0$．但要注意，在导数 $f'(x)=0$ 点处(即曲线在该点的切线平行于 x 轴)，函数不一定取得极值．例如，$f'(x_3)=0$，但 $f(x_3)$并不是函数的极值．下面给出极值的有关定理．

定理 3　(极值的必要条件)若函数 $f(x)$在 x_0 点处具有导数，且在 x_0 点处取得极值，则必有 $f'(x_0)=0$．

证明　不妨设 $f(x_0)$是极大值(极小值情形可类似证明)．

因此，在 x_0 点某个邻域内，对于任意 x(除 x_0 点外)，$f(x)<f(x_0)$成立．

当 $x<x_0$ 时
$$\frac{f(x)-f(x_0)}{x-x_0}>0$$

因此
$$f'_-(x_0)=\lim_{x\to x_0^-}\frac{f(x)-f(x_0)}{x-x_0}\geqslant 0$$

当 $x>x_0$ 时
$$\frac{f(x)-f(x_0)}{x-x_0}<0$$

因此
$$f'_+(x_0)=\lim_{x\to x_0^+}\frac{f(x)-f(x_0)}{x-x_0}\leqslant 0$$

由于函数 $f(x)$ 在 x_0 点处可导，因此 $f'_-(x_0)=f'_+(x_0)=f'(x_0)$，从而 $f'(x_0)=0$.

使导数为零的点[即方程 $f'(x)=0$ 的实根]，称为函数 $f(x)$ 的**驻点**(critical point)．由定理 3 可知，可导函数的极值点，必定是它的驻点．但反过来，函数的驻点，却不一定都是极值点．例如 $f(x)=x^3$ 的导数 $f'(x)=3x^2$，$x=0$ 是函数 $f(x)=x^3$ 的驻点，但 $x=0$ 却不是函数的极值点(见图 3-7).

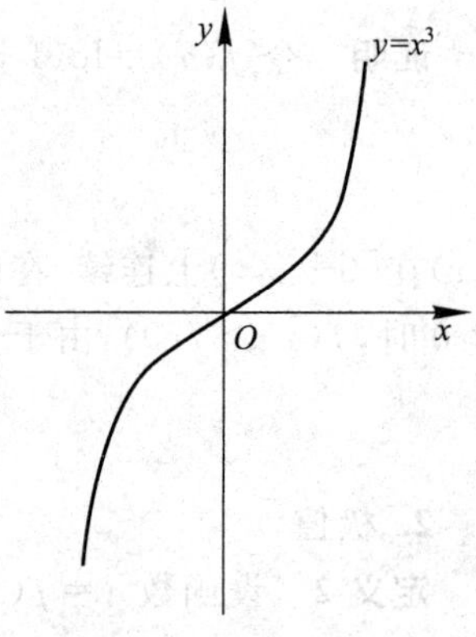

图　3-7

对于驻点是不是极值点，如何判别呢？

定理 4　(极值判别法 1)设函数 $f(x)$ 在 x_0 点的某个邻域内可导，且 $f'(x_0)=0$.

(1)若 $x<x_0$ 时，恒有 $f'(x)>0$；$x>x_0$ 时，恒有 $f'(x)<0$，则函数 $f(x)$ 在 x_0 点取得极大值.

(2)若 $x<x_0$ 时，恒有 $f'(x)<0$；$x>x_0$ 时，恒有 $f'(x)>0$，则函数 $f(x)$ 在 x_0 点取得极小值.

(3)在当 x 取 x_0 点左右两侧的值时，$f'(x)$ 符号不变，则函数 $f(x)$ 在 x_0 点不取极值.

证明　就情形(1)，设 x 是 x_0 的某邻域内任一点，由拉格朗日中值定理，有

$$f(x)-f(x_0)=f'(\xi)(x-x_0)\quad(\xi\text{在 }x_0\text{ 与 }x\text{ 之间})$$

当 $x<x_0$ 时，有 $f'(\xi)>0$，得 $f'(\xi)(x-x_0)<0$，有 $f(x)<f(x_0)$；当 $x>x_0$ 时，有 $f'(\xi)<0$，得 $f'(\xi)(x-x_0)<0$，有 $f(x)<f(x_0)$．根据极值定义知，$f(x)$ 在 x_0 点处取得极大值 $f(x_0)$(见图 3-8).

类似地，可证明情形(2)(见图 3-9)及情形(3)(见图 3-10 和图 3-11).

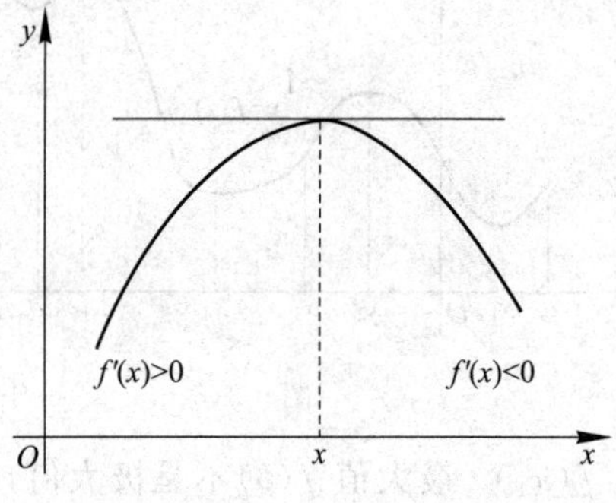

图　3-8

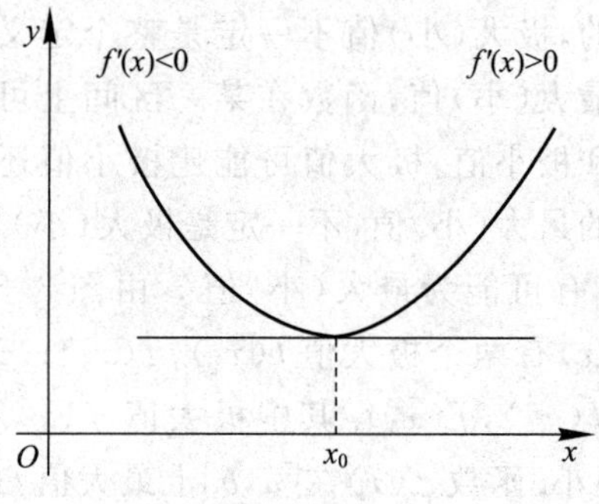

图　3-9

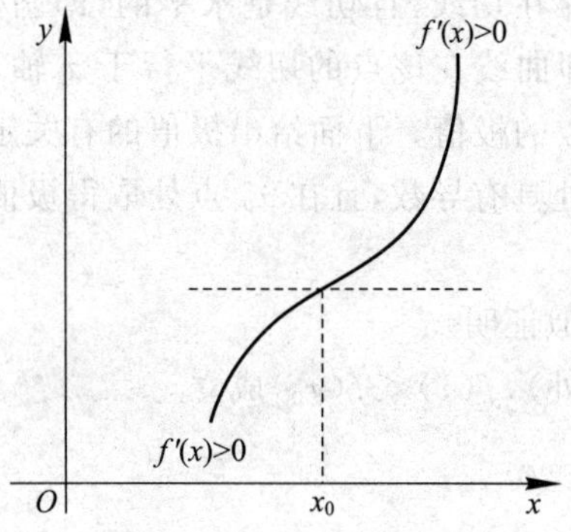

图　3-10

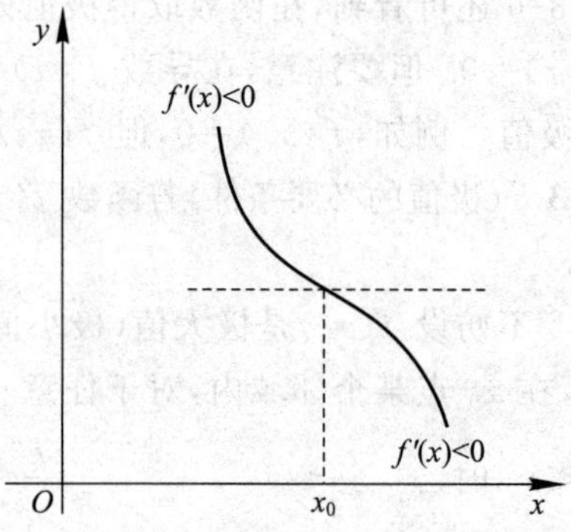

图　3-11

由上述两个定理，可得出求函数(可导的函数)极值点和极值的方法：

(1)求出导数 $f'(x)$.

(2)解方程 $f'(x)=0$,求出 $f(x)$ 的全部驻点.

(3)考察导数 $f'(x)$ 在每个驻点的左、右邻近点的符号,并由定理4判定该点是否为极值点.若是,是极大值点,还是极小值点;

(4)求出各极值点处的函数值,便求出函数的全部极值点及极值.

例5　求函数 $f(x)=\frac{1}{4}x^4-\frac{2}{3}x^3+\frac{1}{2}x^2+2$ 的极值.

解　函数 $f(x)$ 的定义域为 $(-\infty,+\infty)$.

$$f'(x)=x^3-2x^2+x=x(x-1)^2$$

$f'(x)=0$ 的点:$x=0$,$x=1$.

$f'(x)$ 不存在的点:无.

列表如下:

x	$(-\infty,0)$	0	$(0,1)$	1	$(1,+\infty)$
$f'(x)$	$-$	0	$+$	0	$+$
$f(x)$	↘	极小值	↗	不是极值	↗

故 $x=0$ 是极小值点,极小值为 $f(0)=2$.

当函数 $f(x)$ 在驻点处,二阶导数存在且不为0,也可以利用下面定理,来判定驻点处取得极大值还是极小值.

定理5　(极值判别法2)　设函数 $f(x)$ 在 x_0 点处具有二阶导数,且 $f'(x_0)=0$,则:

(1)当 $f''(x_0)<0$ 时,函数 $f(x)$ 在 x_0 点处取得极大值;

(2)当 $f''(x_0)>0$ 时,函数 $f(x)$ 在 x_0 点处取得极小值;

(3)当 $f''(x_0)=0$ 时,不能判定函数 $f(x)$ 在 x_0 点是否取得极值.

证明　(1)设 $f''(x_0)<0$.

因
$$f''(x_0)=\lim_{x\to x_0}\frac{f'(x)-f'(x_0)}{x-x_0}=\lim_{x\to x_0}\frac{f'(x)}{x-x_0}$$

当 x 充分接近 x_0 时,必有
$$\frac{f'(x)}{x-x_0}<0\quad(x\neq x_0)$$

所以,当 $x<x_0$ 时,$f'(x_0)>0$;当 $x>x_0$ 时,$f'(x)<0$,由定理6,则函数 $f(x)$ 在 x_0 点取得极大值.

(2)同理可证,当 $f''(x)>0$ 时,函数 $f(x)$ 在 x_0 点处取得极小值.

(3)$f''(x_0)=0$ 时,无法判定驻点是否为极值点.例如,$f(x)=x^3$ 和 $g(x)=x^4$,在 $x=0$ 点处的一阶和二阶导数都等于零,即 $f'(0)=0$,$g'(0)=0$;$f''(0)=0$,$g''(0)=0$.但 $f(x)=x^3$ 在 $x=0$ 处无极值;而 $g(x)=x^4$,在 $x=0$ 处取得极小值,$g(0)=0$(见图3-12).

例6　求函数 $f(x)=(x^2-1)^3+1$ 的极值.

解　$f'(x)=6x(x^2-1)^2$,$f''(x)=6(x^2-1)(5x^2-1)$.

令 $f'(x)=0$,即 $6x(x^2-1)=0$,故其根为 $x_1=0$,$x_2=-1$,$x_3=1$.

因 $f''(0)=6>0$,所以 $f(x)$ 在 $x=0$ 处,取得极小值 $f(0)=0$;

因 $f''(-1)=f''(1)=0$,由定理5无法判别.

这时,当 $x<-1$ 时,$f'(x)<0$;当 $-1<x<0$ 时,$f'(x)<0$,所以 $f(x)$ 在 $x=-1$ 处没有极值;同理,$f(x)$ 在 $x=1$ 处也没有极值(见图3-13).

以上,我们讨论函数的极值时,假定函数在所讨论的区间内可导.在此条件下,由定理3我们知道,函数的极值点一定是驻点,因此求出全部驻点后,再逐一考察各个驻点是否为极值点就行了.但如果函数在个别点处不可导,那么上述条件就不满足,这时,便不能肯定极值点一定是驻点了.事实上,在导数不存在点处,函数也可能取得极值,见下面例子.

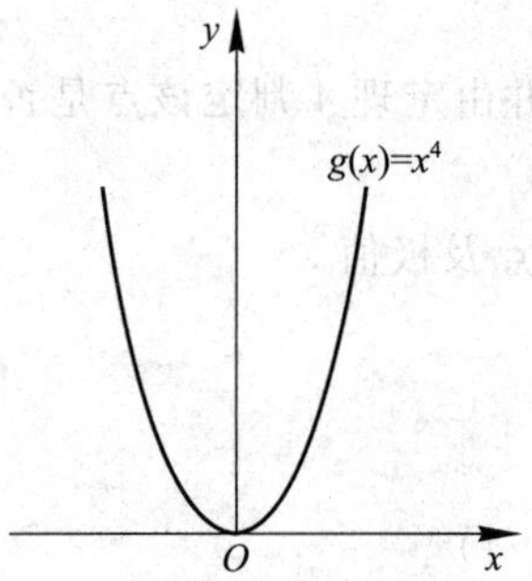

图　3-12

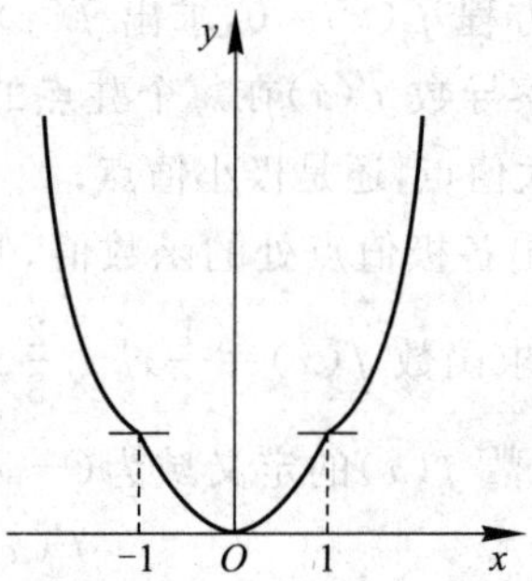

图　3-13

例 7　求函数 $f(x)=\frac{2}{3}x-(x-1)^{\frac{2}{3}}$ 的极值.

解　$f'(x)=\frac{2}{3}-\frac{2}{3}(x-1)^{-\frac{1}{3}}=\frac{2}{3}\frac{\sqrt[3]{x-1}-1}{\sqrt[3]{x-1}}$.

令 $f'(x)=0$，得驻点 $x=2$；又 $x=1$ 时，$f'(x)$不存在.

列表讨论 $f'(x)$的符号变化情况：

x	$(-\infty,1)$	1	$(1,2)$	2	$(2,+\infty)$
$f'(x)$	+	不存在	−	0	+
$f(x)$	↗	极大值	↘	极小值	↗

当 $x=1$ 时，$f'(x)$不存在，但函数 $f(x)$在该点连续，由上面得到的函数单调性，可知在$x=1$处，函数$f(x)$取得极大值：$f(1)=\frac{2}{3}$；在 $x=2$ 处，函数取得极小值：$f(2)=\frac{1}{3}$.

在科学技术和生产实践中，经常会遇到这样一类问题：在一定条件下，怎样使"产品最多""用料最省""成本最低"等．在医药学中，也会遇到类似问题．例如，口服或肌肉注射一定剂量的某种药物后，血药浓度何时达到最高值？在一定条件下，如何使用药最经济、疗效最佳、毒性最小等问题．这类问题反映在数学上，就是函数最大值、最小值问题．

显然，函数的最大值点、最小值点，或是函数的极值点[包括驻点和 $f'(x)$不存在的点]，或是闭区间的端点．因此，求函数的最大值或最小值，需将这些点的函数值进行比较，找出其中最大值和最小值．函数的最大值或最小值与局部性的极值概念不同，它是整体性概念．

例 8　求函数 $f(x)=2x^3+3x^2-12x+14$ 在$[-3,4]$上的最大值与最小值．

解　$f'(x)=6x^2+6x-12=6(x+2)(x-1)$，解方程 $f'(x)=0$，得 $x_1=-2$，$x_2=1$. 故

$$f(-2)=34,\quad f(1)=7,\quad f(-3)=23,\quad f(4)=142.$$

比较上面各值，得 $f(x)$在区间$[-3,4]$上的最大值为 $f(4)=142$，最小值为 $f(1)=7$.

如果连续函数在闭区间上单调，那么最大值和最小值必定是区间端点的函数值．如果可导函数 $f(x)$在该区间只有一个极值 $f(x_0)$，$f(x_0)$若是极大值，则 $f(x_0)$便是此区间的最大值；若是极小值，则 $f(x_0)$便是此区间的最小值．

实际问题中，往往是根据问题的性质，就可以断定函数 $f(x)$的最大值或最小值．

3.3.2　函数曲线的凹凸性和拐点、渐近线

函数的单调性与极值对于描绘函数的图形起着很大作用．但是，仅仅知道这些，还不能比较准确地描绘函数的图形．函数曲线的弯曲方向是又一个重要特性，如图 3-14 所示．关于曲线的弯曲方向，我们用曲线与其切线的相对位置来描述．

定义 3　设曲线 $y=f(x)$，如果曲线 $f(x)$ 在某区间内，位于切线的上方，则称这段曲线为（向上）**凹的**（concave），如图 3-15所示；如果曲线 $f(x)$ 位于切线的下方，则称这段曲线为（向上）**凸的**（convex），如图 3-16 所示．

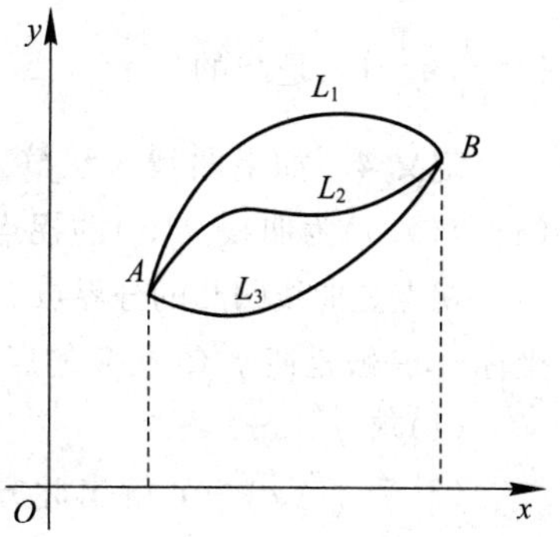

图　3-14

下面利用函数的二阶导数来讨论函数曲线的凹凸性．

设函数 $y=f(x)$ 在 $[a,b]$ 上连续，在 (a,b) 上一阶、二阶导数存在．由图 3-15 可以看出，当函数 $f(x)$ 的曲线为凹的时，曲线上的点 $M(x,y)$ 随着横坐标 x 增大而沿曲线变动时，该点的切线斜率 $\tan\alpha$ 也随着 x 的增大而增大．所以，导数 $f'(x)$ 是单调增加的，故有 $f''(x)>0$. 同理，当函数 $f(x)$ 曲线为凸的时（见图 3-16），曲线上 $M(x,y)$ 点，切线的斜率 $\tan\alpha$ 随着 x 的增大而减少，所以，导数 $f'(x)$ 是单调减少的，故有 $f''(x)<0$.

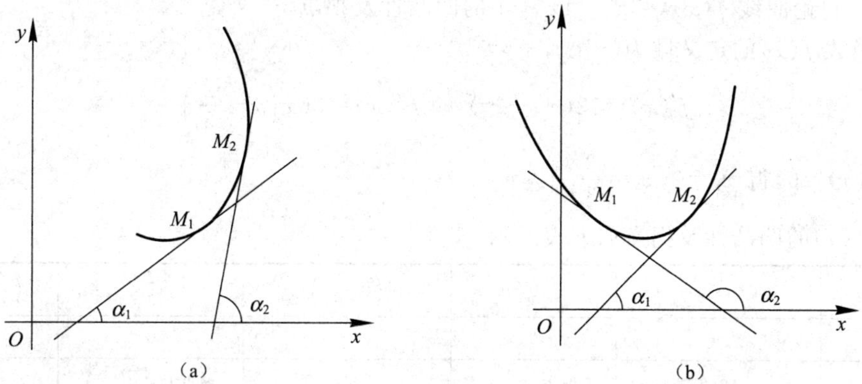

图　3-15

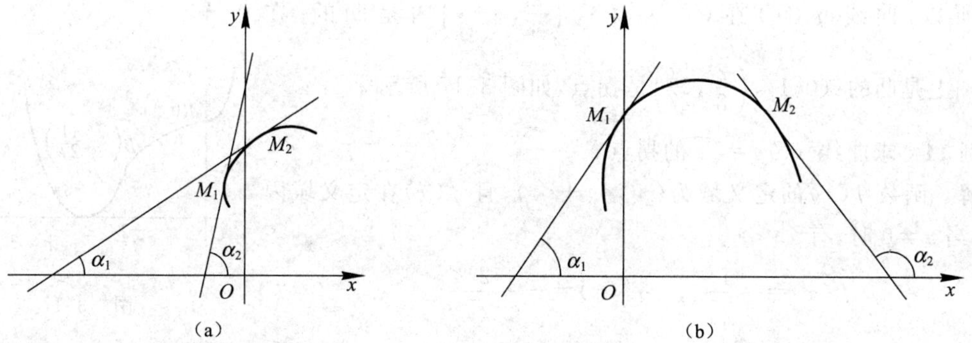

图　3-16

于是，我们便得到了曲线凹凸性的判别定理．

定理 6　设函数 $y=f(x)$ 在 (a,b) 内具有二阶导数，那么：

(1) 若在 (a,b) 内，$f''(x)>0$，则曲线 $y=f(x)$ 在 (a,b) 上是凹的；

(2) 若在 (a,b) 内，$f''(x)<0$，则曲线 $y=f(x)$ 在 (a,b) 上是凸的．

例 9　判别曲线 $f(x)=e^{-x^2}$ 的凹凸性．

解　定义域为 $(-\infty,+\infty)$.

$$y'=-2xe^{-x^2}$$
$$y''=2(2x^2-1)e^{-x^2}$$

$y''=0$ 的点 $x=\pm\frac{1}{\sqrt{2}}$，即在区间 $\left(-\infty,-\frac{1}{\sqrt{2}}\right)$ 和区间 $\left(\frac{1}{\sqrt{2}},+\infty\right)$ 内是凹的，在区间

$\left(-\frac{1}{\sqrt{2}},\frac{1}{\sqrt{2}}\right)$内是凸的．

定义 4　如果曲线 $y=f(x)$ 在其上一点 $(x_0,f(x_0))$ 的一侧是凹的，另一侧是凸的，则称点 $(x_0,f(x_0))$ 为曲线 $f(x)$ 的**拐点**(point of inflection)．

拐点是曲线凹凸的分界点．在拐点横坐标的左右近旁处 $f''(x)$ 要变号．因此，$y=f(x)$ 拐点的横坐标 x，一般是使 $f''(x)=0$ 的点．于是，可按下列步骤判别曲线的凹凸性及拐点：

(1)求 $f''(x)$．

(2)令 $f''(x)=0$，解出此方程在函数 $y=f(x)$ 定义域内的实根，这些点将其定义域分成若干开区间．

(3)判别 $f''(x)$ 在每个开区间内的符号，从而得出函数 $f(x)$ 在各个区间内的凹凸性，同时确定上述各点是否为拐点．

例 10　讨论曲线 $f(x)=3x^4-4x^3+1$ 的凹凸性及拐点．

解　函数 $f(x)$ 的定义域为 $(-\infty,+\infty)$

$$f'(x)=12(x^3-x^2),\quad f''(x)=36x\left(x-\frac{2}{3}\right)$$

令 $f''(x)=0$，得 $x_1=0,x_2=\frac{2}{3}$．

曲线 $f(x)$ 的凹凸性及拐点如下表所示．

x	$(-\infty,0)$	0	$\left(0,\frac{2}{3}\right)$	$\frac{2}{3}$	$\left(\frac{2}{3},+\infty\right)$
$f''(x)$	$+$	0	$-$	0	$+$
$f(x)$	凹的	拐点$(0,1)$	凸的	拐点$\left(\frac{2}{3},\frac{11}{27}\right)$	凹的

所以，曲线 $f(x)$ 在 $(-\infty,0)$，$\left(\frac{2}{3},+\infty\right)$ 内是凹的；在 $\left(0,\frac{2}{3}\right)$ 上是凸的；$(0,1)$，$\left(\frac{2}{3},\frac{11}{27}\right)$ 是拐点，如图 3-17 所示．

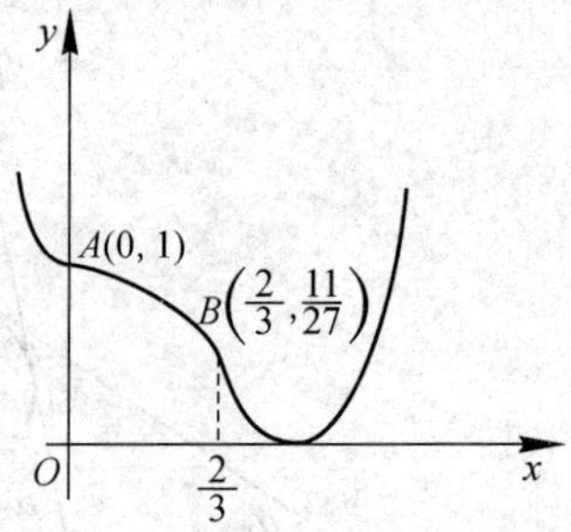

图　3-17

例 11　求曲线 $f(x)=\sqrt[3]{x}$ 的拐点．

解　函数 $f(x)$ 的定义域为 $(-\infty,+\infty)$，且 $f(x)$ 在定义域内连续，当 $x\neq 0$ 时，有

$$f'(x)=\frac{1}{3\sqrt[3]{x^2}},\quad f''(x)=-\frac{2}{9\sqrt[3]{x^5}}$$

当 $x=0$ 时，$f'(x)$，$f''(x)$ 都不存在，故二阶导数在 $(-\infty,+\infty)$ 内不连续，且不具有零点．但 $x=0$ 为 $f''(x)$ 不存在的点，并把 $(-\infty,+\infty)$ 分成 $(-\infty,0]$ 和 $[0,+\infty)$．

在 $(-\infty,0)$ 内，$f''(x)>0$，此曲线在 $(-\infty,0)$ 上是凹的．在 $(0,+\infty)$ 内，$f''(x)<0$，此曲线在 $[0,+\infty)$ 上是凸的．

又 $f(0)=0$，故点 $(0,0)$ 为曲线的一个拐点．

为了更准确地描绘函数图形，我们最后介绍渐近线的概念．

定义 5　当曲线上的动点沿该曲线无限远离原点时，若动点与某一直线的距离趋向于零，则称此直线为该曲线的**渐近线**(asymptote)．

一般地，有以下几种．

1. 垂直渐近线(vertical asymptote)

若 $\lim\limits_{x\to x_0^-}f(x)=\infty$ 或 $\lim\limits_{x\to x_0^+}f(x)=\infty$，则直线 $x=x_0$ 是曲线 $y=f(x)$ 的一条垂直渐近线．

例如，对于函数曲线 $y=\tan x$，$\lim\limits_{x\to\frac{\pi}{2}}\tan x=\infty$，故直线 $x=\frac{\pi}{2}$ 是曲线 $y=\tan x$ 的一条垂直渐近线；又如，函数曲线 $y=\ln x$，$\lim\limits_{x\to 0^+}\ln x=\infty$，故直线 $x=0$(即 y 轴)是曲线$y=\ln x$的一条垂直渐近线．

2. 水平渐近线(horizontal asymptote)

若 $\lim\limits_{x\to-\infty}f(x)=b$ 或 $\lim\limits_{x\to+\infty}f(x)=b$($b$ 为常数)，则直线 $y=b$ 是曲线 $y=f(x)$的一条水平渐近线．例如，对于函数曲线 $y=\arctan x$，$\lim\limits_{x\to-\infty}\arctan x=-\frac{\pi}{2}$，故直线 $y=-\frac{\pi}{2}$ 是曲线$y=\arctan x$ 的一条水平渐近线；又 $\lim\limits_{x\to+\infty}\arctan x=\frac{\pi}{2}$，故直线 $y=\frac{\pi}{2}$ 是曲线 $y=\arctan x$ 的另一条水平渐近线．

例 12　求曲线 $y=\frac{1}{x-1}+2$ 的水平渐近线和垂直渐近线．

解　因为$\lim\limits_{x\to\infty}\left(\frac{1}{x-1}+2\right)=2$，所以 $y=2$ 为水平渐近线.

因为$\lim\limits_{x\to 1}\left(\frac{1}{x-1}+2\right)=\infty$，所以 $x=1$ 为垂直渐近线.

3. 斜渐近线(oblique asymptote)

若 $\lim\limits_{x\to+\infty}[f(x)-(kx+b)]=0$ 或 $\lim\limits_{x\to-\infty}[f(x)-(kx+b)]=0$($k$ 和 b 为常数)，则称直线 $y=kx+b$ 为曲线 $y=f(x)$的斜渐近性．

由于
$$\lim_{x\to+\infty}x\left[\frac{f(x)}{x}-k-\frac{b}{x}\right]=0 \quad 或 \quad \lim_{x\to-\infty}x\left[\frac{f(x)}{x}-k-\frac{b}{x}\right]=0$$
即
$$\lim_{x\to+\infty}\left[\frac{f(x)}{x}-k-\frac{b}{x}\right]=0 \quad 或 \quad \lim_{x\to-\infty}\left[\frac{f(x)}{x}-k-\frac{b}{x}\right]=0$$
则
$$k=\lim_{x\to+\infty}\left[\frac{f(x)}{x}-\frac{b}{x}\right] \quad 或 \quad k=\lim_{x\to-\infty}\left[\frac{f(x)}{x}-\frac{b}{x}\right]$$
所以
$$k=\lim_{x\to+\infty}\frac{f(x)}{x} \quad 或 \quad k=\lim_{x\to-\infty}\frac{f(x)}{x}$$
$$b=\lim_{x\to+\infty}[f(x)-kx] \quad 或 \quad b=\lim_{x\to-\infty}[f(x)-kx].$$

例 13　求曲线 $y=\frac{x^3}{x^2+2x-3}$的渐近线．

解　因为
$$\lim_{x\to-3}\frac{x^3}{x^2+2x-3}=\infty \quad 或 \quad \lim_{x\to 1}\frac{x^3}{x^2+2x-3}=\infty$$
所以曲线有垂直渐近线 $x=-3$ 和 $x=1$.

又因为
$$k=\lim_{x\to\infty}\frac{f(x)}{x}=\lim_{x\to\infty}\frac{x^2}{x^2+2x-3}=1$$
$$b=\lim_{x\to\infty}[f(x)-kx]=\lim_{x\to\infty}\frac{-2x^2+3x}{x^2+2x-3}=-2$$
所以曲线有斜渐近线 $y=x-2$.

3.3.3　函数图形的描绘

函数的图形能够直观地反映函数的各种特性，对函数进行定性分析是很有用的．

以前我们画函数图形时，都是利用描点法，而一些关键性的点(如极值点和拐点)，却不易得到；曲线的单调性、凹凸性等一些重要的性态也没有掌握．因此，用描点法所描绘的函数图形常常不能比较真实地表现出函数的图形．现在，我们已掌握了函数的单调性、凹凸性、极值、拐点等，从而能比较准确地描绘函数的图形．下面就给出利用导数描绘函数图形的具体方法．

(1)确定函数 $y=f(x)$的定义域(确定函数图形的范围)．

(2)判别函数 $f(x)$是否具有奇偶性或周期性(缩小描绘函数图形的范围，以便通过部分掌握整体)．

(3)求函数 $f(x)$的间断点，并讨论函数 $f(x)$在该点的左右变化情况，可能存在的极限，也可能趋于无穷，此时有垂直渐近线．如果定义域是无穷区间，还要讨论当$|x|$无限增加时，函数 $f(x)$的变化趋势，如果存在极限，此时有水平渐近线．

(4)求函数 $f(x)$的一阶、二阶导数，并求解方程 $f'(x)=0$，$f''(x)=0$ 的根，用这些根和间断点以及一阶、二阶导数不存在的点，把函数定义域划分成几个区间．并分别讨论函数的单调性、极值、凹凸性与拐点，列成表格．

(5)求出曲线的驻点、极值点、拐点及曲线与坐标轴的交点，有时还要给出某些个别点．

(6)在直角坐标系中，首先标明一些关键点，画出渐近线，其次按照曲线的性态逐段描绘，便得到函数$y=f(x)$的图形．

例 14　描绘函数 $y=\mathrm{e}^{-x^2}$ 的图形．

解　函数 y 的定义域为$(-\infty,+\infty)$，且在整个定义域上连续．

又因为 $f(-x)=\mathrm{e}^{-(-x)^2}=\mathrm{e}^{-x^2}=f(x)$，所以该函数为偶函数，故函数关于 y 轴对称．$\lim\limits_{x\to\infty}\mathrm{e}^{-x^2}=0$，所以 $y=0$(x 轴)为水平渐近线．

$$f'(x)=-2x\mathrm{e}^{-x^2},\quad f''(x)=2(2x^2-1)\mathrm{e}^{-x^2}$$

令 $f'(x)=0$，得 $x_1=0$；令 $f''(x)=0$，得 $x_2=-\dfrac{1}{\sqrt{2}}$，$x_3=\dfrac{1}{\sqrt{2}}$.

列表如下：

x	$\left(-\infty,-\frac{1}{\sqrt{2}}\right)$	$-\frac{1}{\sqrt{2}}$	$\left(-\frac{1}{\sqrt{2}},0\right)$	0	$\left(0,\frac{1}{\sqrt{2}}\right)$	$\frac{1}{\sqrt{2}}$	$\left(\frac{1}{\sqrt{2}},+\infty\right)$
y'	+	+	+	0	−	−	−
y''	+	0	−	−	−	0	+
$y=f(x)$	↗	拐点	↗	极大值	↘	拐点	↘

$f\left(-\dfrac{1}{\sqrt{2}}\right)=\dfrac{1}{\sqrt{\mathrm{e}}}$，$f(0)=1$，$f\left(\dfrac{1}{\sqrt{2}}\right)=\dfrac{1}{\sqrt{\mathrm{e}}}$．

函数 $y=\mathrm{e}^{-x^2}$ 的图形如图 3-18 所示．

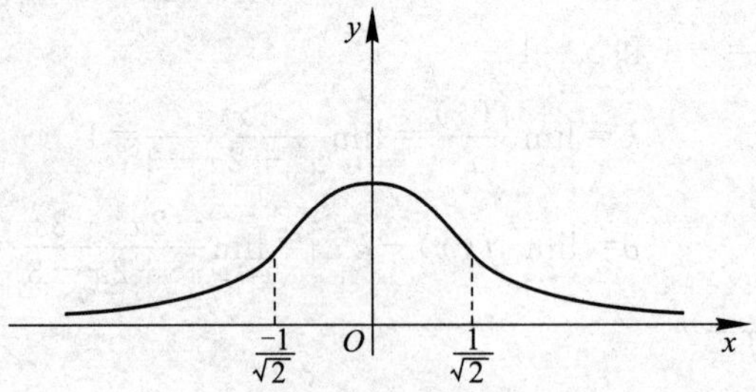

图　3-18

例 15　描绘函数 $y=1+\dfrac{36x}{(x+3)^2}$的图形．

解　函数 y 的定义域为$(-\infty,-3)$，$(-3,+\infty)$且在整个定义域上连续的，$x_1=-3$ 为间断点.

$$f'(x)=\frac{36(3-x)}{(x+3)^3},\quad f''(x)=\frac{72(x-6)}{(x+3)^4}$$

令 $f'(x)=0$，得 $x_2=3$；令 $f''(x)=0$，得 $x_3=6$.

$\lim\limits_{x\to\infty}f(x)=1$，所以 $y=1$ 为水平渐近线；$\lim\limits_{x\to-3}f(x)=-\infty$，所以 $x=-3$ 为垂直渐近线.

列表如下：

x	$(-\infty,-3)$	$(-3,3)$	3	$(3,6)$	6	$(6,+\infty)$
y'	$-$	$+$	0	$-$	$-$	$-$
y''	$-$	$-$	$-$	$-$	0	$+$
$y=f(x)$	↘	↗	极大值	↘	拐点	↘

$f(3)=4$，$f(6)=\dfrac{1}{3}$，再求一些点的函数值 $f(0)=1$，$f(-1)=-8$，$f(-9)=-8$，$f(-15)=-\dfrac{11}{4}$，函数 $y=1+\dfrac{36x}{(x+3)^2}$ 的图形如图 3-19 所示.

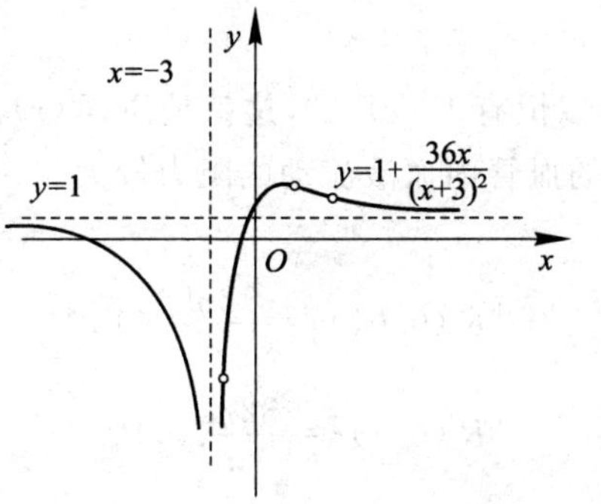

图　3-19

习题 3.3

1. 求下列函数的单调区间.

(1) $f(x)=x^3-6x^2+9x+2$.　　(2) $f(x)=2x^2-\ln x$.

(3) $f(x)=\ln(x+\sqrt{1+x^2})$.

2. 求下列函数的极值.

(1) $f(x)=3x-x^3$.　　(2) $f(x)=x^2\ln x$.

(3) $f(x)=\dfrac{6x}{x^2+1}$.　　(4) $f(x)=2-(x-1)^{\frac{2}{3}}$.

3. 试问 a 为何值时，函数 $f(x)=a\sin x+\dfrac{1}{3}\sin 3x$ 在 $x=\dfrac{\pi}{3}$ 处具有极值？它是极大值，还是极小值？并求此极值.

4. 判别下列曲线的凹凸性.

(1) $y=\sqrt{1+x^2}$.　　(2) $y=e^x+(x+1)^4$.

(3) $y=x\arctan x$.　　(4) $y=\sqrt{1+x^2}$.

5. 求下列曲线的凹凸区间及拐点.

(1) $y=3x^4-4x^3+1$.　　(2) $y=\ln(x^2+1)$.

(3) $y=x^3(1-x)$.

6. 求下列曲线的水平渐近线和垂直渐近线.

(1) $y=\dfrac{1}{x^2+x}$.　　(2) $y=1+e^{\frac{1}{x}}$.

3.4　导数在医学中的应用

导数是研究函数的变化速度(即变化率)的有力工具．因此，在医药学中的许多问题，如细胞的增长率、酶的反应速率、血药浓度的变化率、人群的生长趋势等，都可用导数去解决．

例 1　在血液循环系统中，血管内影响血液流动的阻力 R 是血管半径 r 的函数

$$R(r)=\frac{8\eta L}{\pi r^4}$$

其中，η 为血液黏滞系数，L 为血管长度．讨论当 r 在 0.01～1 mm 范围内变化时，R 相应的变化情况．

解　$R'(r)=\frac{32\eta L}{\pi r^5}$.

因为 $\eta>0$，$L>0$，$r>0$，所以恒有 $R'(r)<0$，这就是说，$R(r)$ 是一个递减函数，即较粗的血管内血液流动的阻力较小，较细的血管内血液流动的阻力较大．

进一步计算得

$$|R'(0.01)|=\frac{32\eta L}{\pi}\times 10^{10}$$

$$|R'(0.1)|=\frac{32\eta L}{\pi}\times 10^{5}$$

$$|R'(1)|=\frac{32\eta L}{\pi}$$

这表明，对于半径 r 较小的动脉，r 的微小变化，将引起流动阻力 R 较大的改变；反之，对于半径 r 较大的动脉，r 的微小变化，所引起的流动阻力 R 的改变较小．人体就是用神经系统来控制和调节微小动脉的半径，改变其流动阻力，从而达到改善或控制局部血液流动的快慢和血液的供应．

例 2　按 1 mg/kg 的比率给小鼠注射磺胺药物后，小鼠血液中磺胺药物的浓度可用下面的方程表示

$$y=f(t)=-1.06+2.59t-0.77t^2$$

式中，y 表示血液中磺胺药物的浓度(g/100 L)；t 表示注射后经历的时间(min)．问：t 为何值时，小鼠血液中磺胺药物的浓度 y 达到最大值？

解　函数的定义域为$[0,+\infty)$.

$$f'(t)=2.59-1.54t$$

令 $f'(t)=0$，解得

$$t=1.682(\text{min})$$

即给小鼠注射磺胺药物后，当 $t=1.682$ min 时，小鼠血液中磺胺药物的浓度达到最大值，最大值为

$$f(1.682)=1.118(\text{g/100 L})$$

例 3　在人口限制增长的问题中，已知在时间 t 时人群的个体数和时间 t 的函数关系是

$$y=\frac{B}{1+K\mathrm{e}^{-\lambda Bt}}$$

式中，B 是人口的最大限制常数，K 和 λ 都是和人口增长有关的常数．

试分析此函数图形的大致性态，然后画出此函数图形，并指出人群增长的趋势．

解　(1)函数的定义域为$(-\infty,+\infty)$.

(2)
$$y'=\left(\frac{B}{1+K\mathrm{e}^{-\lambda Bt}}\right)'=\frac{\lambda B^2K\mathrm{e}^{-\lambda Bt}}{(1+K\mathrm{e}^{-\lambda Bt})^2}=\lambda y(B-y)$$
$$y''=\lambda(B-y)y'-\lambda yy'=\lambda(B-2y)y'$$
由 y' 的表达式可知，不论 t 为何值，y' 恒为正，即 $y'>0$，故曲线单调上升．

令 $y''=0$ 得 $y=0$ 或 $y=\frac{B}{2}$（$y=0$ 于本题无实际意义，舍去），把 $y=\frac{B}{2}$ 代入已知的原函数求得
$$t=\frac{\ln K}{B\lambda}$$

当 $0<t<\frac{\ln K}{B\lambda}$ 时，$y''>0$，故曲线是凹的，当 $\frac{\ln K}{B\lambda}<t<+\infty$ 时，$y''<0$，故曲线是凸的，所以点 $\left(\frac{\ln K}{B\lambda},\frac{B}{2}\right)$ 为曲线的一个拐点．

$\lim\limits_{t\to-\infty}f(x)\lim\limits_{t\to-\infty}\frac{B}{1+K\mathrm{e}^{-\lambda Bt}}=0$，$y=0$ 是一条水平渐近线；

$\lim\limits_{t\to+\infty}f(x)=\lim\limits_{t\to+\infty}\frac{B}{1+K\mathrm{e}^{-\lambda Bt}}=B$，$y=B$ 是另一条水平渐近线.

把上面的讨论列表如下：

t	$\left(-\infty,\frac{\ln K}{B\lambda}\right)$	$\frac{\ln K}{B\lambda}$	$\left(\frac{\ln K}{B\lambda},+\infty\right)$
y'	+	+	+
y''	+	0	−
y	↗	$\frac{B}{2}$	↘
$y=0,y=B$ 是水平渐近线			

又当 $t=0$ 时，$y=\frac{B}{1+K}$，故曲线和 y 轴相交于 $\left(0,\frac{B}{1+K}\right)$，根据上述分析，画出人口增长的变化曲线如图 3-20 所示．

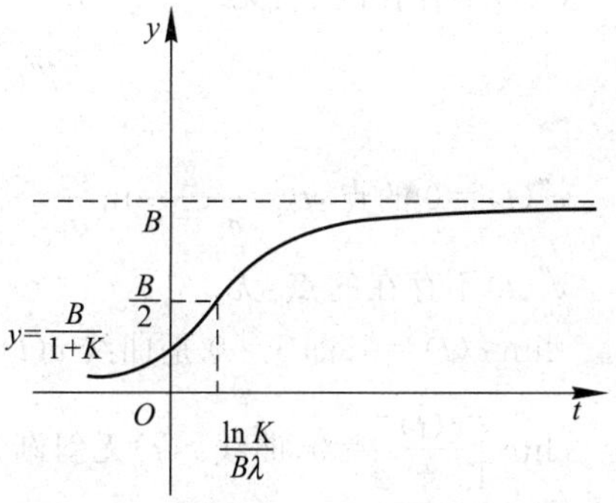

图 3-20

由图可以看出，人口增长开始时是缓慢的，然后较快，最后又变缓慢，而在拐点的附近，人口增长最快．

例 4 某地区沙眼患病率（y）与年龄（t，岁）的关系式为
$$y=2.27(\mathrm{e}^{0.050t}-\mathrm{e}^{-0.072t})$$
问：(1)该地区沙眼患病率随年龄的变化趋势怎样？

(2)患病率最高的年龄是多少？最高患病率是多少？

解 $y'=2.27(-0.050\mathrm{e}^{-0.050t}+0.072\mathrm{e}^{-0.072t})$.

令 $y'=0$，得 $t=16.6$.

(1)不难算出，当 $t<16.6$ 时，$y'>0$；当 $t>16.6$ 时，$y'<0$. 因此可知年龄小于 16.6 岁的少年儿童，沙眼的患病随年龄增大而上升，年龄大于 16.6 岁的青年和成人，沙眼患病率则随年龄增大而下降．

(2)由于函数 y 在$[0,+\infty)$上只有一个极大值点，且 $t\to+\infty$ 时，$y\to0$，所以 $t=16.6$ 岁时，y 达到最大值
$$y_{\max}=2.27(\mathrm{e}^{-0.050\times16.6}-\mathrm{e}^{-0.072\times16.6})\approx0.3028$$
即该地区 16.6 岁的少年儿童沙眼患病率最高，最高患病率 30.28%.

例 5　动物或植物的重量是时间 t 的函数 $w=f(t)$，Page 于 1970 年在实验饲养雌小鼠，收集了大量资料，得雌小鼠的生长曲线为

$$W=\frac{36}{1+30\mathrm{e}^{-\frac{2}{3}t}}$$

如图 3-21 所示，生长率为

$$f'(t)=\frac{\mathrm{d}w}{\mathrm{d}t}=-\frac{36}{\left(1+30\mathrm{e}^{-\frac{2}{3}t}\right)^2}\left(-\frac{2}{3}\right)30\mathrm{e}^{-\frac{2}{3}t}$$

$$=\frac{720}{\left(1+30\mathrm{e}^{-\frac{2}{3}t}\right)^2}\mathrm{e}^{-\frac{2}{3}t}$$

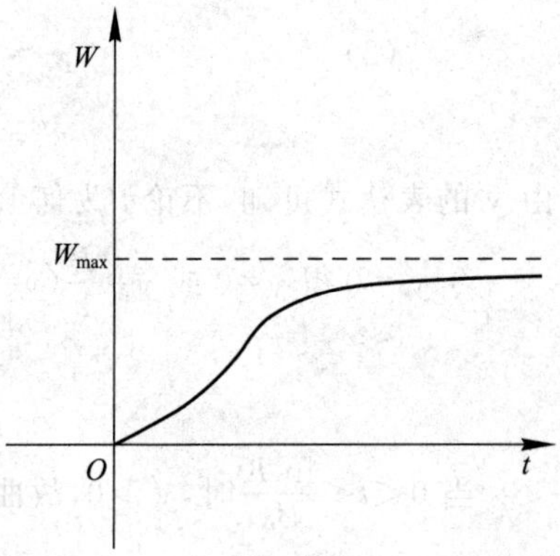

图　3-21

相对生长率为

$$\frac{f'(t)}{f(t)}=\frac{1}{w}\frac{\mathrm{d}w}{\mathrm{d}t}=\frac{20\mathrm{e}^{-\frac{2}{3}t}}{1+30\mathrm{e}^{-\frac{2}{3}t}}$$

例 6　试描绘出肌肉或下皮注射血药浓度数学模型

$$c(t)=\frac{A(\mathrm{e}^{-\sigma_1 t}-\mathrm{e}^{-\sigma_2 t})}{\sigma_2-\sigma_1}$$

的图像，其中 A,σ_1,σ_2 为正常数且 $\sigma_2>\sigma_1$.

解　函数的定义域为$[0,+\infty)$.

$$c'(t)=\frac{A(\sigma_2\mathrm{e}^{-\sigma_2 t}-\sigma_1\mathrm{e}^{-\sigma_1 t})}{\sigma_2-\sigma_1}$$

$c'(t)=0$ 的点：$t_1=\dfrac{1}{\sigma_2-\sigma_1}\ln\dfrac{\sigma_2}{\sigma_1}$.

$c'(t)$不存在的点：无.

$$c''(t)=\frac{A(\sigma_1^2\mathrm{e}^{-\sigma_1 t}-\sigma_2^2\mathrm{e}^{-\sigma_2 t})}{\sigma_2-\sigma_1}$$

$c''(t)=0$ 的点：$t_2=\dfrac{2}{\sigma_2-\sigma_1}\ln\dfrac{\sigma_2}{\sigma_1}$

$c''(t)$不存在的点：无.

$\lim\limits_{t\to+\infty}c(t)=0$，即 $y=0$ 是曲线 $c(t)$的水平渐近线.

$\lim\limits_{t\to+\infty}\left[\dfrac{c(t)}{t}\right]=0$，曲线 $c(t)$无斜渐近线.

列表讨论如下：

t	$(0,t_1)$	t_1	(t_1,t_2)	t_2	$(t_2,+\infty)$
$c'(t)$	+	0	−		−
$c''(t)$	−		−	0	+
$c(t)$	↗	极大值	↘	拐点	↘

$c(t)$的最大值：$c_{\max}=c(t_1)=\dfrac{A}{\sigma_1}\left(\dfrac{\sigma_2}{\sigma_1}\right)^{\frac{\sigma_2}{\sigma_1-\sigma_2}}$.

$c(t)$的拐点：$\left(\dfrac{2}{\sigma_2-\sigma_1}\ln\dfrac{\sigma_2}{\sigma_1},\dfrac{A(\sigma_1+\sigma_2)}{\sigma_1^2}\left(\dfrac{\sigma_2}{\sigma_1}\right)^{\frac{2\sigma_2}{\sigma_1-\sigma_2}}\right)$，函数图像如图 3-22 所示.

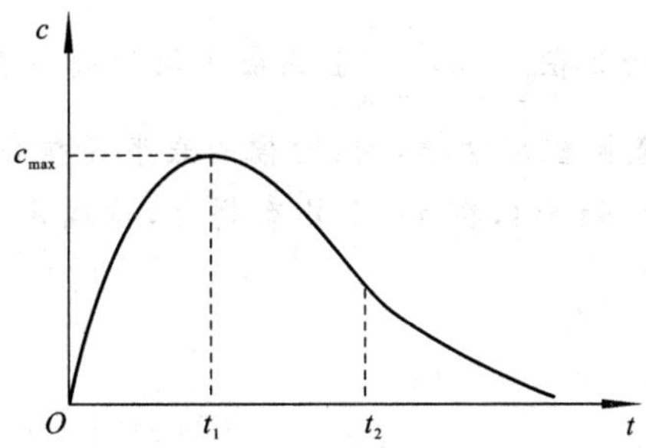

图　3-22

习题 3.4

1. 按 1 mg/kg 体重的比率给小鼠注射磺胺药物后，计算在不同时间内血液中磺胺药物的浓度，可用方程

$$y=-1.06+2.59x-0.77x^2$$

表示，这里 y 表示血中磺胺浓度（单位：mg/100 mL）以 10 为底的对数，x 表示注射后经历的时间（单位：min）以 10 为底的对数．求 x 取什么值时，y 取极大值（以 y 的单位来测量）？（参考图 3-23 中的拟合抛物线，明显看出，当 $x\approx1.7$ 时，y 取极大值，进一步用公式，计算可得．）

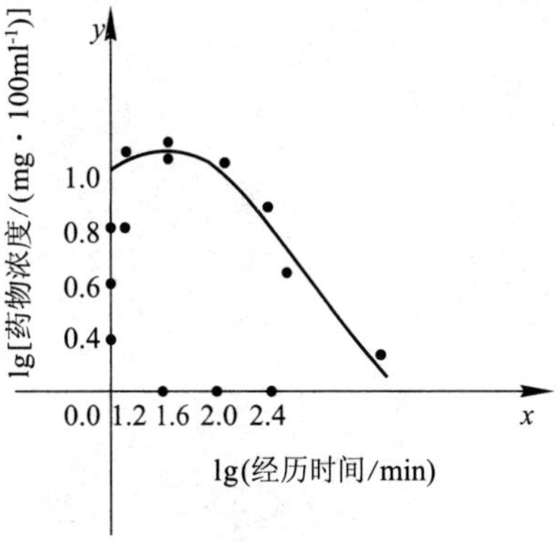

图　3-23

2. 1～9 个月婴儿体重 w(g)的增长与月龄 t 的关系有经验公式

$$\ln w-\ln(341.5-w)=k(t-16.6)$$

问：t 为何值时婴儿的体重增长率 V 最快？

复习题 3

1. 证明 3.1 节的定理 3（柯西中值定理）．

2. 证明：若函数 $f(x)$ 在 $\mathbf{R}$ 可导，且 $f(0)=0$，对于任意 $x\in R$，有 $|f'(x)|\leqslant1$，则对于任意 $x\in\mathbf{R}$，有 $|f(x)|\leqslant|x|$．

3. 证明下列不等式．

(1) $|\sin x-\sin y|\leqslant|x-y|,\quad x,y\in\mathbf{R}$.　　(2) $\dfrac{x-y}{x}<\ln\dfrac{x}{y}<\dfrac{x-y}{y},0<y<x$.

4. 用洛必达法则计算下列极限．

(1) $\lim\limits_{x\to0}(x+e^x)^{\frac{1}{x}}$.　　(2) $\lim\limits_{x\to0}\left(\dfrac{\sin x}{x}\right)^{\frac{1}{x}}$.

(3) $\lim\limits_{x\to0^+}x^{\sin x}$.　　(4) $\lim\limits_{x\to1}\left(\dfrac{2}{x^2-1}-\dfrac{1}{x-1}\right)$.

5. 证明下列不等式.

(1) 当 $x>1$ 时，$2\sqrt{x}>3-\dfrac{1}{x}$.

(2) 当 $x>0$ 时，$x-\dfrac{x^3}{6}<\sin x<x$.

6. 求函数 $f(x)=x^3-3x+2$ 在 $\left[-3,\dfrac{3}{2}\right]$ 上的最大值和最小值．

7. 造一个容积为 V 的有盖圆柱形油桶，问：油桶的底半径和高各为多少时，用料最少？

8. 已知曲线 $y=x^3+ax^2-9x+4$，在 $x=1$ 处有拐点，试确定系数 a，并求曲线的拐点及凹凸区间．

9. 描绘下列函数的图像．

(1) $y=\dfrac{\ln x}{x}$．　　(2) $y=1+x^2-\dfrac{x^4}{2}$．

第4章 不定积分

前面我们讨论了函数的导数与微分，本章将要研究与此相反的问题，就是给出函数的导数或微分求出原来的函数，这是积分学的基本问题．

4.1 不定积分的概念与性质

4.1.1 不定积分的概念

引进不定积分概念之前，先看一个实例．

例 求通过点(2,3)，且它的切线斜率为 $2x$ 的曲线方程．

解 设所求的曲线方程为 $y=f(x)$，因为切线斜率为 $2x$，即 $y'=2x$，所以

$$y=x^2+C$$

又所求曲线过点(2,3)，代入上式

$$3=2^2+C,\quad C=-1$$

故所求曲线方程为

$$y=x^2-1$$

对于以上问题，可以归结为一般的数学问题加以研究．

已知关系式 $F'(x)=f(x)$ 或 $\mathrm{d}F(x)=f(x)\mathrm{d}x$ 求 $F(x)$，就是求它求导前的函数．

定义 1 如果在区间 I 上函数 $F(x)$ 的导数是 $f(x)$，或函数 $F(x)$ 的微分是 $f(x)\mathrm{d}x$，即

$$F'(x)=f(x)\quad 或 \quad \mathrm{d}F(x)=f(x)\mathrm{d}x$$

则称 $F(x)$ 为 $f(x)$ 的**原函数**(primitive function)．

例如，x^2 是 $2x$ 的原函数．

对 x^2 来说，它不是 $2x$ 的唯一的原函数．因为 $(x^2+1)'=2x$，$(x^2+8)'=2x$，所以 x^2+1 与 x^2+8 都是 $2x$ 的原函数．

对于原函数，提出以下两个问题：

第一，如果函数 $f(x)$ 有原函数，那么原函数共有多少个？

显然，如果 $F(x)$ 是 $f(x)$ 的一个原函数，即 $F'(x)=f(x)$，又因为 $[F(x)+C]'=f(x)$，所以函数族 $F(x)+C$（C 是一个任意常数）中的任何一个函数也一定是 $f(x)$ 的原函数，所以如果 $f(x)$ 有原函数，则原函数有无穷多个．

第二，函数族 $F(x)+C$ 是否包含了 $f(x)$ 的所有原函数？

设 $\Phi(x)$ 是 $f(x)$ 的任意一个原函数，则有 $\Phi'(x)=f(x)$，而 $F'(x)=f(x)$，所以

$$[\Phi(x)-F(x)]'=\Phi'(x)-F'(x)=0$$

由第 3 章 3.1 节拉格朗日中值定理推论可知：

$$\Phi(x)-F(x)=C$$

即

$$\Phi(x)=F(x)+C$$

由此看出,函数族 $F(x)+C$ 包含了 $f(x)$ 的所有原函数,是函数 $f(x)$ 原函数的全体.

定义 2　在区间 I 上,如果函数 $F(x)$ 是函数 $f(x)$ 的一个原函数,则函数 $f(x)$ 的原函数的全体 $F(x)+C$ 称为 $f(x)$ 在区间 I 上的**不定积分**(indefinite integral),记为 $\int f(x)\mathrm{d}x$,即

$$\int f(x)\mathrm{d}x=F(x)+C \tag{4.1}$$

式中,C 为任意常数,也称**积分常数**(integral constant);$\int$ 称为**积分号**(sign of integration);$f(x)$ 称为**被积函数**(integrand);$f(x)\mathrm{d}x$ 称为**被积表达式**(integrand expression),x 称为**积分变量**(variable of integration).

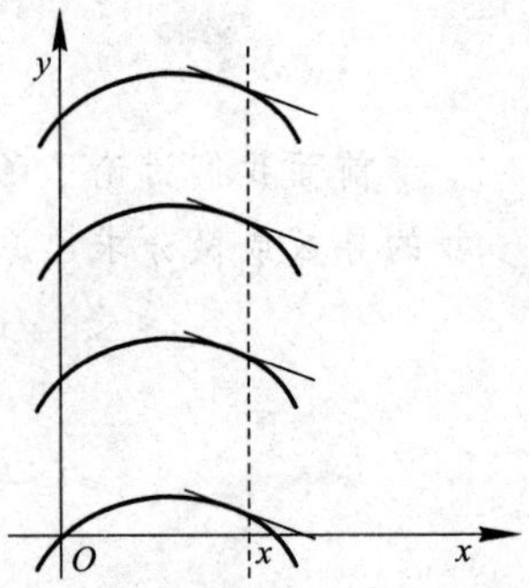

图 4-1

不定积分的几何意义:若 $F(x)$ 是 $f(x)$ 的一个原函数,$F(x)$ 的图形称为 $f(x)$ 的**积分曲线**(integral curve).不定积分 $\int f(x)\mathrm{d}x$ 在几何上表示积分曲线族,其方程是 $y=F(x)+C$,由 $[F(x)+C]'=f(x)$ 可知,在积分曲线族上,横坐标相同点处的切线互相平行,如图 4-1 所示.

4.1.2　不定积分的性质

根据不定积分定义,能推出以下两个性质:

性质 1　不定积分的导数等于被积函数;不定积分的微分等于被积表达式.即

$$\left[\int f(x)\mathrm{d}x\right]'=f(x),\quad \mathrm{d}\int f(x)\mathrm{d}x=f(x)\mathrm{d}x \tag{4.2}$$

性质 2　某函数的导数或微分的不定积分等于该函数加上一个任意常数.即

$$\int F'(x)\mathrm{d}x=F(x)+C \quad 或 \quad \int \mathrm{d}F(x)=F(x)+C \tag{4.3}$$

以上两个性质表明,若不计常数项,无论是先积分后微分,还是先微分后积分,作用都互相抵消.

性质 3　不为零的常数因子可由积分号内提出.即

$$\int kf(x)\mathrm{d}x=k\int f(x)\mathrm{d}x \quad (k\neq 0) \tag{4.4}$$

证明　对上式两边分别求导数,由性质 1 及导数运算法则,得

$$\left[\int kf(x)\mathrm{d}x\right]'=kf(x)$$

$$\left[k\int f(x)\mathrm{d}x\right]'=k\left[\int f(x)\mathrm{d}x\right]'=kf(x)$$

因为这两个函数有相同的导数,所以由第 3 章 3.1 节拉格朗日中值定理推论可知,两者只可能相差一个常数,因常数总被认为包含在不定积分之中,没有必要写出,故式(4.4)成立.

性质 4　两个函数的代数和的不定积分等于各个函数的不定积分的代数和,即

$$\int (u\pm v)\mathrm{d}x=\int u\mathrm{d}x\pm\int v\mathrm{d}x \tag{4.5}$$

证明　对上式两边分别求导数,由性质 1 及导数运算法则得

$$\left[\int (u\pm v)\mathrm{d}x\right]'=u\pm v$$

$$\left(\int u\mathrm{d}x\pm\int v\mathrm{d}x\right)'=\left(\int u\mathrm{d}x\right)'\pm\left(\int v\mathrm{d}x\right)'=u\pm v$$

由于两边导数相等,且都具有积分符号,故式(4.5)成立.

4.1.3　不定积分的基本公式

由于求不定积分是求导数的逆运算，所以由一个导数公式就可以相应地得到一个不定积分公式．

例如，因为$\left(\frac{x^{a+1}}{a+1}\right)'=x^a\quad(a\neq-1)$，于是得到不定积分公式

$$\int x^a\mathrm{d}x=\frac{1}{a+1}x^{a+1}+C\quad(a\neq-1)$$

类似地可得到其他积分公式．现把基本积分公式介绍如下：

公式 1　$\int 0\mathrm{d}x=C.$

公式 2　$\int x^a\mathrm{d}x=\frac{x^{a+1}}{a+1}+C\quad(a\neq-1).$

公式 3　$\int\frac{1}{x}\mathrm{d}x=\ln|x|+C.$

公式 4　$\int a^x\mathrm{d}x=\frac{a^x}{\ln a}+C.$

公式 5　$\int \mathrm{e}^x\mathrm{d}x=\mathrm{e}^x+C.$

公式 6　$\int\sin x\mathrm{d}x=-\cos x+C.$

公式 7　$\int\cos x\mathrm{d}x=\sin x+C.$

公式 8　$\int\sec^2x\mathrm{d}x=\tan x+C.$

公式 9　$\int\csc^2x\mathrm{d}x=-\cot x+C.$

公式 10　$\int\frac{\mathrm{d}x}{\sqrt{1-x^2}}=\arcsin x+C=-\arccos x+C.$

公式 11　$\int\frac{\mathrm{d}x}{1+x^2}=\arctan x+C=-\mathrm{arccot}\, x+C.$

公式 12　$\int\sec x\tan x\mathrm{d}x=\sec x+C.$

公式 13　$\int\csc x\cot x\mathrm{d}x=-\csc x+C.$

以上 13 个基本积分公式是求不定积分的基础，必须熟记．

习题 4.1

1. 选择题．

(1)设$\left[\int f(x)\mathrm{d}x\right]'=\ln x$，则 $f(x)=($　　$)$.

A. $\ln x$　　B. $\frac{1}{x}$　　C. $\ln x+C$　　D. $\frac{1}{x}+C$

(2)$f(x)=\frac{1}{\sin x}$，则$\int f'(x)\mathrm{d}x=($　　$)$．

A. $\frac{1}{\sin x}$　　B. $\frac{1}{\sin x}+C$　　C. $\frac{1}{\cos x}+C$　　D. $\frac{1}{\cos x}$

(3)$\int(x^3+3^x)\mathrm{d}x=($　　$)$.

A. $\dfrac{x^3}{\ln x}+\dfrac{3^x}{\ln 3}$　　B. $\dfrac{x^4}{4}+\dfrac{3^x}{\ln 3}$　　C. $\dfrac{x^3}{\ln x}+\dfrac{3^x}{\ln 3}+C$　　D. $\dfrac{x^4}{4}+\dfrac{3^x}{\ln 3}+C$

2. 填空题 .

(1)若 $f(x)$的原函数为 $\tan x$,则 $\int f(x)\mathrm{d}x=$ ________ .

(2)$\dfrac{1}{\sqrt{x}}\mathrm{d}x=$ ________ .

(3) 若 $\int f(x)\mathrm{d}x=\arcsin x+C$,则 $f(x)=$ ________ .

3. 利用直接积分法求下列函数的不定积分 .

(1) $\int \sqrt[3]{x}\,\mathrm{d}x$.　　(2) $\int\left(\dfrac{1}{\sqrt{x}}+\sin x\right)\mathrm{d}x$.

(3) $\int (\mathrm{e}^x-2)\mathrm{d}x$.　　(4) $\int \dfrac{\sqrt{1+x^2}}{\sqrt{1-x^4}}\mathrm{d}x$.

(5) $\int 3^{x+2}\mathrm{d}x$.　　(6) $\int \dfrac{3x+1}{x^2}\mathrm{d}x$.

(7) $\int \dfrac{x^4}{1+x^2}\mathrm{d}x$.　　(8) $\int \dfrac{1-x^2}{1+x^2}\mathrm{d}x$.

(9) $\int (3+\cos x+\tan^2 x)\mathrm{d}x$.　　(10) $\int \sec x(\sec x-\tan x)\mathrm{d}x$.

4.2 不定积分的运算

4.2.1 直接积分法

被积函数经过简单的恒等变形,利用不定积分的性质和基本积分公式就能求出不定积分,通常把这种求不定积分的方法称为**直接积分法**(immediate integration). 利用这种方法可以求出一些简单函数的不定积分,下面看几个例子 .

例 1 求 $\int x^4\mathrm{d}x$.

解 $\int x^4\mathrm{d}x=\dfrac{1}{5}\int (x^5)'\mathrm{d}x=\dfrac{x^5}{5}+C.$

例 2 求 $\int\left(\cos x+\dfrac{2}{x}-\mathrm{e}^x\right)\mathrm{d}x$.

解
$$\int\left(\cos x+\frac{2}{x}-\mathrm{e}^x\right)\mathrm{d}x=\int\cos x\mathrm{d}x+\int\frac{2}{x}\mathrm{d}x-\int\mathrm{e}^x\mathrm{d}x$$
$$=\sin x+2\ln|x|-\mathrm{e}^x+C.$$

例 3 求 $\int\dfrac{1}{x}\mathrm{d}x$.

解 当 $x>0$ 时,$(\ln x)'=\dfrac{1}{x}$,所以
$$\int\frac{1}{x}\mathrm{d}x=\ln x+C$$

当 $x<0$ 时,$[\ln(-x)]'=\dfrac{1}{-x}\cdot(-1)=\dfrac{1}{x}$,所以

$$\int \frac{1}{x}\mathrm{d}x=\ln(-x)+C$$

合并两式得

$$\int \frac{1}{x}=\ln|x|+C \qquad (x\neq 0)$$

例 4　求 $\int \frac{x^2}{1+x^2}\mathrm{d}x$.

解　$\int \frac{x^2}{1+x^2}\mathrm{d}x=\int \left(1-\frac{1}{1+x^2}\right)\mathrm{d}x=\int \mathrm{d}x-\int \frac{\mathrm{d}x}{1+x^2}=x-\arctan x+C.$

例 5　求 $\int \sin^2 \frac{x}{2}\mathrm{d}x$.

解　$\int \sin^2 \frac{x}{2}\mathrm{d}x=\int \frac{1-\cos x}{2}\mathrm{d}x=\frac{1}{2}\int \mathrm{d}x-\frac{1}{2}\int \cos x\mathrm{d}x=\frac{1}{2}x-\frac{1}{2}\sin x+C.$

例 6　求 $\int \frac{1}{\sin^2 x\cos^2 x}\mathrm{d}x$.

解　
$$\begin{aligned}\int \frac{1}{\sin^2 x\cos^2 x}\mathrm{d}x &= \int \left(\frac{1}{\cos^2 x}+\frac{1}{\sin^2 x}\right)\mathrm{d}x=\int \frac{1}{\cos^2 x}\mathrm{d}x+\int \frac{1}{\sin^2 x}\mathrm{d}x \\ &=\tan x-\cot x+C.\end{aligned}$$

4.2.2　换元积分法

利用直接积分法所能求的不定积分是非常有限的，因此还要进一步研究求不定积分的方法——**换元积分法**(integration by substitution，简称换元法)．换元积分法分为第一类换元法与第二类换元法．

1. 第一类换元积分法(“凑”微分法)

我们先看一个例题．

例 7　求 $\int \sin(2x+1)\mathrm{d}x$.

解　这个积分用基本公式不能直接求得，按基本公式 6 进行变换：

令 $u=2x+1$，得

$$\int \sin(2x+1)\mathrm{d}x=\frac{1}{2}\int \sin u\mathrm{d}u=\frac{1}{2}(-\cos u)+C=-\frac{1}{2}\cos(2x+1)+C$$

在例 7 的计算过程中，首先把要求的不定积分与已知的基本积分公式进行对比，利用变量代换，把要求的积分“凑”成公式中已有的形式，积出后，再把原来的变量代回即可．

一般地，在计算复合函数积分时，先把被积表达式变形，“凑”成如下形式：

$$\int f(\varphi(x))\varphi'(x)\mathrm{d}x$$

即

$$\int f(\varphi(x))\mathrm{d}\varphi(x)$$

令 $u=\varphi(x)$，上式变为 $\int f(u)\mathrm{d}u$，如果此积分能求出，即得

$$\int f(u)\mathrm{d}u=F(u)+C$$

再把 u 换为 $\varphi(x)$，即得

$$\int f(\varphi(x))\varphi'(x)\mathrm{d}x=F(\varphi(x))+C \tag{4.6}$$

这种积分方法称为**第一类换元法**，也称“凑”微分法．

例 8　求$\int\frac{1}{\sqrt{4x+1}}\mathrm{d}x$.

解　$\int\frac{1}{\sqrt{4x+1}}\mathrm{d}x=\frac{1}{4}\int\frac{\mathrm{d}(4x+1)}{\sqrt{4x+1}}\overset{\text{令 } u=4x+1}{=\!=\!=\!=\!=}\frac{1}{4}\int u^{-\frac{1}{2}}\mathrm{d}u$

$=\frac{1}{2}u^{\frac{1}{2}}+C=\frac{1}{2}\sqrt{4x+1}+C.$

当计算比较熟练后，可不把 u 写出来，如下面例题所示．

例 9　求$\int\tan x\mathrm{d}x$.

解　$\int\tan x\mathrm{d}x=\int\frac{\sin x}{\cos x}\mathrm{d}x=\int\frac{-\mathrm{d}\cos x}{\cos x}=-\ln|\cos x|+C.$

同理可得　$\int\cot x\mathrm{d}x=\ln|\sin x|+C.$

例 10　求$\int\cos^3 x\mathrm{d}x$.

解　$\int\cos^3 x\mathrm{d}x=\int\cos x\cdot\cos^2 x\mathrm{d}x=\int\cos x(1-\sin^2 x)\mathrm{d}x=\int\cos x\mathrm{d}x-\int\sin^2 x\mathrm{d}\sin x$

$=\sin x-\frac{1}{3}\sin^3 x+C.$

例 11　求$\int\frac{\mathrm{d}x}{a^2+x^2}$　$(a\neq0)$.

解　$\int\frac{\mathrm{d}x}{a^2+x^2}=\int\frac{a\mathrm{d}\left(\frac{x}{a}\right)}{a^2\left[1+\left(\frac{x}{a}\right)^2\right]}=\frac{1}{a}\arctan\frac{x}{a}+C.$

例 12　求$\int\frac{\mathrm{d}x}{\sqrt{a^2-x^2}}$　$(a>0)$.

解　$\int\frac{\mathrm{d}x}{\sqrt{a^2-x^2}}=\int\frac{a\mathrm{d}\left(\frac{x}{a}\right)}{\sqrt{a^2\left[1-\left(\frac{x}{a}\right)^2\right]}}=\int\frac{\mathrm{d}\left(\frac{x}{a}\right)}{\sqrt{1-\left(\frac{x}{a}\right)^2}}=\arcsin\frac{x}{a}+C.$

例 13　求$\int\frac{\mathrm{d}x}{x^2-a^2}$　$(a\neq0)$.

解　$\int\frac{\mathrm{d}x}{x^2-a^2}=\int\frac{1}{2a}\left(\frac{1}{x-a}-\frac{1}{x+a}\right)\mathrm{d}x=\frac{1}{2a}\left[\int\frac{\mathrm{d}(x-a)}{x-a}-\int\frac{\mathrm{d}(x+a)}{x+a}\right]$

$=\frac{1}{2a}(\ln|x-a|-\ln|x+a|)+C=\frac{1}{2a}\ln\left|\frac{x-a}{x+a}\right|+C.$

例 14　求$\int\frac{\mathrm{d}x}{\sin x}$.

解　$\int\frac{\mathrm{d}x}{\sin x}=\int\frac{\sin x}{\sin^2 x}\mathrm{d}x=-\int\frac{\mathrm{d}\cos x}{1-\cos^2 x}=\int\frac{\mathrm{d}\cos x}{\cos^2 x-1}=\frac{1}{2}\ln\left|\frac{\cos x-1}{\cos x+1}\right|+C$

$=\frac{1}{2}\ln\left|\frac{(1-\cos x)^2}{1-\cos^2 x}\right|+C=\ln|\csc x-\cot x|+C.$

同理可得$\int\frac{\mathrm{d}x}{\cos x}=\ln|\sec x+\tan x|+C.$

上面各例，都是用第一类换元法计算，即形如 $u=\varphi(x)$ 的变量替换，下面介绍另一种形式的变量替换 $x=\psi(t)$，即所谓的第二类换元法．

2. 第二类换元积分法

第一类换元是通过变量代换：$u=\varphi(x)$，将积分 $\int f(\varphi(x))\varphi'(x)\mathrm{d}x$ 化为积分 $\int f(u)\mathrm{d}u$ 来计算．但是，我们也常会遇到相反的情况．此时，适当地选择变量代换 $x=\psi(t)$，要求函数$x=\psi(t)$有连续导数，且存在反函数 $t=\psi^{-1}(x)$．将积分 $\int f(x)\mathrm{d}x$ 化为 $\int f(\psi(t))\psi'(t)\mathrm{d}t$．其公式为

$$\int f(x)\mathrm{d}x=\int f(\psi(t))\psi'(t)\mathrm{d}t \tag{4.7}$$

右端积分算出后，再将 $t=\psi^{-1}(x)$代回，这种方法称为**第二类换元积分法**．

在第二类换元法中，比较常用的一种方法叫**三角换元法**，见如下几例：

例 15　求 $\int \sqrt{a^2-x^2}\,\mathrm{d}x \quad (a>0)$．

解　令 $x=a\sin t$，则 $\mathrm{d}x=a\cos t\mathrm{d}t$

$$\begin{aligned}\int \sqrt{a^2-x^2}\,\mathrm{d}x &= \int a\cos t\cdot a\cos t\mathrm{d}t=a^2\int \cos^2 t\mathrm{d}t=\frac{a^2}{2}\int(1+\cos 2t)\mathrm{d}t\\ &=\frac{a^2}{2}t+\frac{a^2}{2}\sin t\cos t+C=\frac{a^2}{2}\arcsin\frac{x}{a}+\frac{a^2}{2}\cdot\frac{x}{a}\cdot\frac{\sqrt{a^2-x^2}}{a}+C\\ &=\frac{a^2}{2}\arcsin\frac{x}{a}+\frac{x}{2}\sqrt{a^2-x^2}+C\end{aligned}$$

例 16　求 $\int \frac{\mathrm{d}x}{\sqrt{x^2-a^2}} \quad (a>0)$．

解　令 $x=a\sec t$，则 $\mathrm{d}x=a\sec t\cdot\tan t\mathrm{d}t$

$$\begin{aligned}\int\frac{\mathrm{d}x}{\sqrt{x^2-a^2}}&=\int\frac{a\sec t\cdot\tan t}{a\tan t}\mathrm{d}t=\int\sec t\mathrm{d}t=\ln|\sec t+\tan t|+C_1\\ &=\ln\left|\frac{x}{a}+\frac{\sqrt{x^2-a^2}}{a}\right|+C_1=\ln\left|x+\sqrt{x^2-a^2}\right|+C\quad(\text{其中 } C=C_1-\ln a)\end{aligned}$$

例 17　求 $\int \frac{\mathrm{d}x}{\sqrt{x^2+a^2}} \quad (a>0)$．

解　设 $x=a\tan t$　则 $\mathrm{d}x=a\sec^2 t\mathrm{d}t$

$$\begin{aligned}\int\frac{\mathrm{d}x}{\sqrt{x^2+a^2}}&=\int\frac{a\sec^2 t}{a\sec t}\mathrm{d}t=\int\sec t\mathrm{d}t=\ln|\sec t+\tan t|+C_1\\ &=\ln\left|\frac{\sqrt{x^2+a^2}}{a}+\frac{x}{a}\right|+C_1\\ &=\ln\left|\sqrt{x^2+a^2}+x\right|+C\quad(\text{其中 } C=C_1-\ln a)\end{aligned}$$

以上三例表明，当被积函数含有根式$\sqrt{a^2-x^2}$或$\sqrt{x^2\pm a^2}$时，利用三角替换的方法化去根式，这种方法称为三角换元法．

如果被积函数中出现了其他的形式，有时候也要选用其他的代换法，如倒代换、根式代换等等．还需要注意的是，在一个题目的求解过程中，不一定只限于一种代换的方法，有时候会出现两种代换结合在一起的情况．

例 18　求 $\int \frac{\mathrm{d}x}{x\sqrt{x^2-1}} \quad (x>0)$．

解　令 $x=\frac{1}{u}(u>0)$，$\mathrm{d}x=-\frac{1}{u^2}\mathrm{d}u$．

$$\int\frac{\mathrm{d}x}{x\sqrt{x^2-1}}=\int\frac{-\frac{1}{u^2}\mathrm{d}u}{\frac{1}{u}\sqrt{\frac{1}{u^2}-1}}=-\int\frac{\mathrm{d}u}{\sqrt{1-u^2}}=-\arcsin u+C=-\arcsin\frac{1}{x}+C$$

本题中，采用了代换 $x=\frac{1}{u}$，这样的代换称为**倒代换**．

例 19　求 $\int \frac{dx}{(x+1)\sqrt{x+2}}$.

解　令 $u=\sqrt{x+2}$，则 $x=u^2-2$，$dx=2udu$

$$\int \frac{dx}{(x+1)\sqrt{x+2}}=\int \frac{2udu}{(u^2-1)u}=\int \frac{2du}{u^2-1}=\int \left(\frac{1}{u-1}-\frac{1}{u+1}\right)du$$

$$=\ln\left|\frac{u-1}{u+1}\right|+C=\ln\left|\frac{\sqrt{x+2}-1}{\sqrt{x+2}+1}\right|+C$$

本题中，采用了代换 $u=\sqrt{x+2}$，称为根式代换．

例 20　求 $\int \frac{2x+1}{\sqrt{x^2+2x+5}}dx$.

解　令 $x+1=u$，$dx=du$

$$\int \frac{2x+1}{\sqrt{x^2+2x+5}}dx=\int \frac{2x+1}{\sqrt{(x+1)^2+4}}dx=\int \frac{2u-1}{\sqrt{u^2+4}}du$$

$$=2\int \frac{udu}{\sqrt{u^2+4}}-\int \frac{1}{\sqrt{u^2+4}}du=2\int \frac{\frac{1}{2}d(u^2+4)}{\sqrt{u^2+4}}-\int \frac{1}{\sqrt{u^2+2^2}}du$$

$$=2\sqrt{u^2+4}-\ln\left|u+\sqrt{u^2+4}\right|+C$$

$$=2\sqrt{x^2+2x+5}-\ln\left|x+1+\sqrt{x^2+2x+5}\right|+C$$

例 21　求 $\int \sqrt{3+2x-x^2}\,dx$.

解　$\int \sqrt{3+2x-x^2}\,dx=\int \sqrt{4-(x-1)^2}\,d(x-1)$

$$=\frac{x-1}{2}\sqrt{4-(x-1)^2}+2\arcsin\frac{x-1}{2}+C$$

$$=\frac{x-1}{2}\sqrt{3+2x-x^2}+2\arcsin\frac{x-1}{2}+C$$

本节例题中，有几个不定积分，以后经常用，可做积分公式使用，现列出如下：

公式 14　$\int \tan x dx=-\ln|\cos x|+C.$

公式 15　$\int \cot x dx=\ln|\sin x|+C.$

公式 16　$\int \sec x dx=\ln|\sec x+\tan x|+C.$

公式 17　$\int \csc x dx=\ln|\csc x-\cot x|+C.$

公式 18　$\int \frac{1}{x^2+a^2}dx=\frac{1}{a}\arctan\frac{x}{a}+C.$

公式 19　$\int \frac{1}{x^2-a^2}dx=\frac{1}{2a}\ln\left|\frac{x-a}{x+a}\right|+C.$

公式 20　$\int \frac{dx}{\sqrt{a^2-x^2}}=\arcsin\frac{x}{a}+C.$

公式 21　$\int \frac{dx}{\sqrt{x^2+a^2}}=\ln\left|x+\sqrt{x^2+a^2}\right|+C.$

公式 22 $\int \frac{dx}{\sqrt{x^2-a^2}}=\ln\left|x+\sqrt{x^2-a^2}\right|+C.$

公式 23 $\int \sqrt{a^2-x^2}\,dx=\frac{x}{2}\sqrt{a^2-x^2}+\frac{a^2}{2}\arcsin\frac{x}{a}+C.$

4.2.3 分部积分法

换元积分法解决了一部分不定积分的计算问题，但遇到被积函数是两类不同类型函数的乘积时，如$\int x^2 e^x dx$，$\int e^x\cos x dx$ 等一类不定积分，就无法解决了．下面我们利用两个函数乘积的微分法则，来导出两个函数乘积的积分方法——**分部积分法**(integration by parts)．

设 $u=u(x)$，$v=v(x)$可微且具有连续导数 $u'(x)$，$v'(x)$，根据乘积的微分公式，有

$$d(uv)=udv+vdu$$

移项得

$$udv=d(uv)-vdu$$

两边积分，得

$$\int udv=uv-\int vdu \tag{4.8}$$

此公式称为不定积分的**分部积分公式**．用本公式注意两点：

(1)恰当地选择 u，dv；

(2)$\int vdu$ 计算要比$\int udv$ 容易．这样，把求积分$\int udv$ 转化为求积分$\int vdu$.

例 22 求$\int x\sin x dx$.

解 令 $u=x$，$dv=\sin x dx$，则 $du=dx$，$v=-\cos x$.

按分部积分公式，有

$$\int x\sin x dx=-x\cos x+\int\cos x dx=-x\cos x+\sin x+C$$

例 23 求$\int x^2\ln x dx$.

解 令 $u=\ln x$，$dv=x^2 dx$，则 $du=\frac{dx}{x}$，$v=\frac{1}{3}x^3$.

于是 $$\int x^2\ln x dx=\frac{1}{3}x^3\ln x-\frac{1}{3}\int x^3\cdot\frac{1}{x}dx=\frac{1}{3}x^3\ln x-\frac{1}{9}x^3+C.$$

当比较熟练之后，就不必把 u，dv 写出，用分部积分公式直接计算即可．

例 24 求$\int \arctan x dx$.

$$\begin{aligned}\int\arctan x dx&=x\arctan x-\int\frac{x}{1+x^2}dx=x\arctan x-\frac{1}{2}\int\frac{d(1+x^2)}{1+x^2}\\&=x\arctan x-\frac{1}{2}\ln(1+x^2)+C\end{aligned}$$

例 25 求$\int e^x\sin x dx$.

解 $$\begin{aligned}\int e^x\sin x dx&=\int\sin x de^x=e^x\sin x-\int e^x\cos x dx=e^x\sin x-\left(e^x\cos x-\int e^x d\cos x\right)\\&=e^x(\sin x-\cos x)-\int e^x\sin x dx\end{aligned}$$

移项并化简，得 $$\int e^x\sin x dx=\frac{1}{2}e^x(\sin x-\cos x)+C$$

例 26 求$\int e^{\sqrt{x}}dx$.

解　令$\sqrt{x}=u$，则 $x=u^2$，$dx=2udu$.

$$\int e^{\sqrt{x}}dx=\int e^u 2udu=2\int ude^u=2ue^u-2\int e^u du=2ue^u-2e^u+C$$
$$=2e^{\sqrt{x}}(\sqrt{x}-1)+C$$

利用分部积分法经常解决的一些积分类型归纳如下：

对于$\int p_n(x)e^{ax}dx$，$\int p_n(x)\cos ax dx$，$\int p_n(x)\sin ax dx$，其中 $p_n(x)$ 为 n 次多项式，可设 $u=p_n(x)$，而 dv 分别为 $e^{ax}dx$，$\cos ax dx$，$\sin ax dx$.

对于$\int p_n(x)\ln x dx$，$\int p_n(x)\arcsin x dx$，$\int p_n(x)\arctan x dx$，可设 $dv=p_n(x)dx$，u 分别为 $\ln x$，$\arcsin x$，$\arctan x$.

对于$\int e^{ax}\cos bx dx$，$\int e^{ax}\sin bx dx$ 可设 $u=e^{ax}$，dv 分别为 $\cos bx dx$，$\sin bx dx$；也可设 $dv=e^{ax}dx$，u 分别为 $\cos bx$，$\sin bx$.

例 27　求不定积分$\int\sqrt{x^2-a^2}\,dx\quad(a>0)$.

解
$$\int\sqrt{x^2-a^2}\,dx=x\sqrt{x^2-a^2}-\int\frac{x^2}{\sqrt{x^2-a^2}}dx$$
$$=x\sqrt{x^2-a^2}-\int\frac{x^2-a^2+a^2}{\sqrt{x^2-a^2}}dx$$
$$=x\sqrt{x^2-a^2}-\int\sqrt{x^2-a^2}\,dx-a^2\int\frac{dx}{\sqrt{x^2-a^2}}$$
$$=x\sqrt{x^2-a^2}-\int\sqrt{x^2-a^2}\,dx-a^2\ln\left|x+\sqrt{x^2-a^2}\right|$$

移项并化简，得
$$\int\sqrt{x^2-a^2}\,dx=\frac{x}{2}\sqrt{x^2-a^2}-\frac{a^2}{2}\ln\left|x+\sqrt{x^2-a^2}\right|+C$$

例 28　已知$\frac{\sin x}{x}$是 $f(x)$的原函数，求不定积分$\int xf'(x)dx$.

解　因为$\frac{\sin x}{x}$是 $f(x)$的原函数，所以 $f(x)=\left(\frac{\sin x}{x}\right)'=\frac{x\cos-\sin x}{x^2}$，因此
$$\int xf'(x)dx=\int xd(f(x))=xf(x)-\int f(x)dx$$
$$=x\cdot\frac{x\cos x-\sin x}{x^2}-\frac{\sin x}{x}+C$$
$$=\cos x-\frac{2\sin x}{x}+C$$

最后还要指出，有些初等函数的不定积分是不能用初等函数来表示的．例如，$\int\frac{1}{\sqrt{1+x^4}}dx$，$\int e^{-x^2}dx$，$\int\frac{1}{\ln x}dx$，$\int\frac{\sin x}{x}dx$ 等.

4.2.4　积分表的使用

前面我们学习了不定积分的几种计算方法，可以看出，不定积分的计算比较灵活，有些不定积分的计算也比较复杂，为了便于计算和实际应用，把常用积分的计算结果汇集成表，就是积分表．积分表是按被积函数的类型分类的．求不定积分时，可根据被积函数的类型，在积分表中查找相应的公式，有时被积函数在表中查不到公式，这时需要加以适当的变换，把被积函数化成

表中所列形式．本书附录 C 附有简单积分表，可供查阅．

例 29　求 $\int \frac{x^2}{\sqrt{1-x^2}}\mathrm{d}x$.

解　被积函数含有 $\sqrt{a^2-x^2}$，利用附录 C 公式 25

$$\int \frac{x^2}{\sqrt{a^2-x^2}}\mathrm{d}x=-\frac{x}{2}\sqrt{a^2-x^2}+\frac{a^2}{2}\arcsin\frac{x}{a}+C$$

当 $a=1$ 时，有

$$\int \frac{x^2}{\sqrt{1-x^2}}\mathrm{d}x=-\frac{x}{2}\sqrt{1-x^2}+\frac{1}{2}\arcsin x+C$$

例 30　求 $\int \frac{x}{(6+7x)^2}\mathrm{d}x$.

解　被积函数含有 $a+bx$ 项，利用公式 4

$$\int \frac{x}{(a+bx)^2}\mathrm{d}x=\frac{1}{b^2}\left(\frac{a}{a+bx}+\ln|a+bx|\right)+C$$

当 $a=6,b=7$ 时，有

$$\int \frac{x}{(6+7x)^2}\mathrm{d}x=\frac{1}{49}\left(\frac{1}{6+7x}+\ln|6+7x|\right)+C$$

例 31　求 $\int \frac{\sqrt{9-x^2}}{3x}\mathrm{d}x$.

解　被积函数含有 $\sqrt{a^2-x^2}$ 项，利用公式 33

$$\int \frac{\sqrt{a^2-x^2}}{x}\mathrm{d}x=\sqrt{a^2-x^2}-a\ln\left|\frac{a+\sqrt{a^2-x^2}}{x}\right|+C$$

当 $a=3$ 时，有

$$\int \frac{\sqrt{9-x^2}}{3x}\mathrm{d}x=\frac{1}{3}\int \frac{\sqrt{3^2-x^2}}{x}\mathrm{d}x=\frac{1}{3}\sqrt{9-x^2}-\ln\left|\frac{3+\sqrt{9-x^2}}{x}\right|+C$$

习题 4.2

1. 填空题．

(1) $\mathrm{d}x=$ ________ $\mathrm{d}(4x+1)$.　　(2) $x^2\mathrm{d}x=$ ________ $\mathrm{d}(2x^3+1)$.

(3) $\sin\frac{2}{3}x\mathrm{d}x=$ ________ $\mathrm{d}\left(\cos\frac{2}{3}x\right)$.　　(4) $\frac{\mathrm{d}x}{x}=$ ________ $\mathrm{d}(2-3\ln|x|)$.

(5) $\frac{x\mathrm{d}x}{\sqrt{1-x^2}}=$ ________ $\mathrm{d}\sqrt{1-x^2}$.

2. 利用换元积分法求下列函数的不定积分．

(1) $\int \cos 5x\mathrm{d}x$.　　(2) $\int \sqrt{x-1}\mathrm{d}x$.

(3) $\int 2x\mathrm{e}^{x^2}\mathrm{d}x$.　　(4) $\int \sin 2x\cos^3 x\mathrm{d}x$.

(5) $\int \frac{\mathrm{e}^x}{1+\mathrm{e}^x}\mathrm{d}x$.　　(6) $\int \frac{\mathrm{d}x}{x(1+\ln x)}$.

(7) $\int \frac{\mathrm{d}x}{\arcsin^3 x\sqrt{1-x^2}}$.　　(8) $\int \frac{\mathrm{d}x}{\sqrt{x}(1+x)}$.

(9) $\int \frac{x^2}{\sqrt{4-x^2}}\mathrm{d}x$.　　(10) $\int \frac{\sqrt{x^2-1}}{x^3}\mathrm{d}x$.

(11) $\int \frac{1+\sqrt{x}}{\sqrt[3]{x}}dx$.

3. 利用分部积分法求下列函数的不定积分.

(1) $\int x^5 \ln x dx$.　　(2) $\int e^{-x}\cos x dx$.

(3) $\int \arcsin^2 x dx$.　　(4) $\int x\tan^2 x dx$.

(5) $\int \frac{\ln(x+1)}{\sqrt{x+1}}dx$.　　(6) $\int \ln(x+\sqrt{1+x^2})dx$.

(7) $\int e^{\sqrt{x}}dx$.　　(8) $\int \frac{x^2}{(16-x^2)^{\frac{3}{2}}}dx$.

复习题 4

1. 用直接积分法求下列函数的不定积分.

(1) $\int x\sqrt{x}dx$.　　(2) $\int e^x\left(1-\frac{e^{-x}}{x^2}\right)dx$.

(3) $\int \frac{(1-x)^2}{\sqrt{x}}dx$.　　(4) $\int \left(\frac{2}{1+x^2}-\frac{3}{\sqrt{1-x^2}}\right)dx$.

(5) $\int \frac{3\cdot 2^x-4\cdot 3^x}{2^x}dx$.　　(6) $\int \cos^2\frac{x}{2}dx$.

(7) $\int \frac{1+2x^2}{x^2(x^2+1)}dx$.　　(8) $\int \frac{1}{1+\cos 2x}dx$.

(9) $\int \frac{4x^4+4x^2+1}{x^2+1}dx$.　　(10) $\int \frac{2+\cot^2 x}{\cos^2 x}dx$.

(11) $\int \cos x(\tan x+\sec x)dx$.　　(12) $\int \frac{1}{\sin^2 x\cdot\cos^2 x}dx$.

(13) $\int \frac{\cos 2x}{\cos x-\sin x}dx$.

2. 用换元积分法求下列函数的不定积分.

(1) $\int (\sin ax+e^{bx})dx$　(a,b 为常数).　　(2) $\int \frac{6}{3x+2}dx$.

(3) $\int \sqrt{1-2x}dx$.　　(4) $\int x\cdot\tan x^2 dx$.

(5) $\int \frac{1}{x^2}\cos\frac{1}{x}dx$.　　(6) $\int \frac{1+\cos x}{x+\sin x}dx$.

(7) $\int \frac{3x^2+4x}{x^3+2x^2+1}dx$.　　(8) $\int \frac{dx}{x\cdot\ln x\cdot\ln\ln x}$.

(9) $\int 2^{\sqrt{1+x^2}}\cdot\frac{x}{\sqrt{1+x^2}}dx$.　　(10) $\int \frac{dx}{\sqrt{1+e^{2x}}}$.

(11) $\int \frac{e^{\arccos x}}{\sqrt{1-x^2}}dx$.　　(12) $\int \frac{dx}{e^x+e^{-x}}$.

(13) $\int \frac{x^2}{(16-x^2)^{\frac{3}{2}}}dx$.　　(14) $\int \frac{\cos\sqrt{x+1}+(x+1)^2}{\sqrt{x+1}}dx$.

(15) $\int \frac{3x-4}{\sqrt{x^2+2x+5}}dx$.

(16) $\int \frac{x+4}{\sqrt{3-2x-x^2}}dx$.

(17) $\int \cos^2 x\sin^2 xdx$.

(18) $\int \frac{1}{(1+2\sqrt[3]{x})\sqrt{x}}dx$.

(19) $\int x(1-x)^{\frac{1}{3}}dx$.

(20) $\int \frac{x-1}{x\sqrt{x-1}}dx$.

(21) $\int \frac{dx}{(1-x^2)^{\frac{3}{2}}}$.

(22) $\int \frac{\sin^4 x}{\cos^6 x}dx$.

(23) $\int \frac{dx}{\sin^3 x\cos^5 x}$.

3. 用分部积分法求下列函数的不定积分.

(1) $\int x^2 \cdot 2^x dx$.

(2) $\int x\sin 2xdx$.

(3) $\int \cos x\ln\sin xdx$.

(4) $\int x^2 \cdot \arctan xdx$.

(5) $\int x \cdot \arccos xdx$.

(6) $\int \ln^2 xdx$.

(7) $\int \tan^4 xdx$.

(8) $\int \frac{\ln^2 x}{x^2}dx$.

(9) $\int x\arcsin xdx$.

(10) $\int \frac{\arctan\sqrt{x}}{\sqrt{x}}dx$.

(11) $\int \arcsin\sqrt{x}dx$.

(12) $\int \frac{x}{\sqrt{1-2x}}dx$ （两种方法，换元、分部）.

(13) $\int \ln\sqrt{1+x}dx$.

(14) $\int x^2\sin xdx$.

(15) $\int e^{2x}\sin 3xdx$.

(16) $\int (x+1)^2 e^x dx$.

(17) $\int \frac{e^{\sqrt{x+1}}}{(x+1)^2}dx$.

(18) $\int x\sin\sqrt{x}dx$.

(19) $\int \frac{x \cdot \arcsin x}{\sqrt{1-x^2}}dx$.

(20) $\int x \cdot \sec^2 xdx$.

第5章 定积分

定积分是具有确定结构的和的极限，它与导数的概念一样，是由于研究实际问题的需要而引进的．定积分在自然科学及医药学中有着广泛的应用，本章将着重讨论它的概念、性质、运算及应用．

5.1 定积分的概念

5.1.1 问题的引入

1. 曲边梯形(curvilinear trapezoid)**的面积**

曲边梯形是指由三条直线 $x=a$，$x=b$，x 轴及一条曲线 $y=f(x)$（假定 $f(x)>0$，$a<b$）围成的图形（见图 5-1），其中 $f(x)$ 是连续曲线．

为了计算曲边梯形的面积，首先将区间 $[a,b]$ 分成 n 个小区间，相应地把曲边梯形分割成 n 个小曲边梯形．已知曲边 $f(x)$ 在区间 $[a,b]$ 上是连续变化的，由于每个小区间长度很小，这时 $f(x)$ 在每个小区间上变化很小，我们可以近似地看作不变，从而每一个小的曲边梯形的面积都可以用相应的小矩形面积近似代替，把这些小矩形面积累加起来，便得到整个曲边梯形面积的近似值（见图 5-2），当分割越来越细时这个近似值就无限地接近于所求的曲边梯形的面积，那么这个近似值的极限就可作为该曲边梯形的面积．

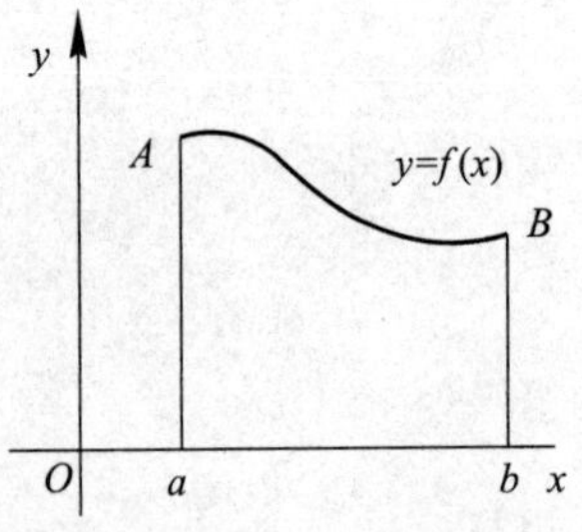

图 5-1

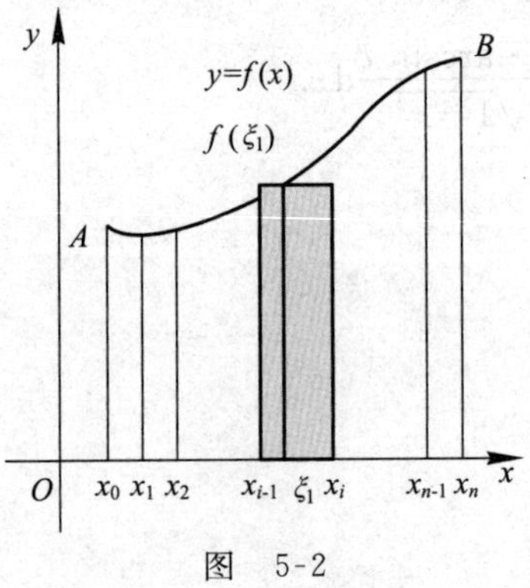

图 5-2

上述解决问题的思想方法可归纳为如下四步．

(1)分割．把曲边梯形分割为 n 个小曲边梯形，首先我们用 $n+1$ 个分点：$a=x_0<x_1<\cdots<x_{i-1}<x_i<\cdots<x_{n-1}<x_n=b$，把区间 $[a,b]$ 分割成 n 个小区间 $[x_{i-1},x_i]$，每个小区间的长度为 $\Delta x_i=x_i-x_{i-1}(i=1,2,\cdots,n)$．然后经过每一个分点 x_i 做平行于 y 轴的直线与曲线相交，这样便把曲边梯形分成 n 个小曲边梯形．每个小曲边梯形的面积记为 $\Delta A_i(i=1,2,\cdots,n)$．

(2)近似代替．在每一个小区间上用小矩形近似代替小曲边梯形．为此，在每个小区间 $[x_{i-1},x_i]$ 上任取一点 $\xi_i(i=1,2,\cdots,n)$，用以 $f(\xi_i)$ 为高，相应的小区间长度 Δx_i 为底的小矩形

的面积 $f(\xi_i)\cdot\Delta x_i$ 去近似代替相应的小曲边梯形面积，所以每个小曲边梯形面积的近似值为 $\Delta A_i\approx f(\xi_i)\cdot\Delta x_i\quad(x_{i-1}\leqslant\xi_i\leqslant x_i,i=1,2,\cdots,n)$.

(3)求和．把 n 个小矩形的面积相加，便得到曲边梯形面积 A 的近似值为

$$A=\sum_{i=1}^{n}\Delta A_i\approx\sum_{i=1}^{n}f(\xi_i)\cdot\Delta x_i$$

(4)取极限．记 $\lambda=\max\limits_{1\leqslant i\leqslant n}\{\Delta x_i\}$，当 $\lambda\to 0$ 时，此时 $n\to\infty$，于是有

$$A=\lim_{\lambda\to 0}\sum_{i=1}^{n}f(\xi_i)\cdot\Delta x_i$$

此和式的极限便是所求曲边梯形面积的精确值．

2. 变速直线运动的路程

若物体做匀速直线运动，此时速度 $v(t)$ 是个常数．这时物体在时间 t 内所经过的路程为 $s=vt$. 而求变速直线运动的路程，其速度 $v(t)$ 随时间的变化而变化，不能直接用上式计算，假如速度函数是连续的，在很短的一段时间内，速度变化很小，可视为匀速．因此，可以仿照解决曲边梯形面积的方法来求出变速直线运动的路程．

(1)分割．用分点 $a=t_0<t_1<\cdots<t_i<\cdots<t_{n-1}<t_n=b$，把时间区间 $[a,b]$ 分成 n 个小时间段区间 $[t_{i-1},t_i]$，每小段时间长为 $\Delta t_i=t_i-t_{i-1}$，相应各小段路程为 $\Delta s_i(i=1,2,\cdots,n)$.

(2)近似代替．在时间区间 $[t_{i-1},t_i]$ 内取一时刻 τ_i，以此时刻的速度 $v(\tau_i)$ 代替该区间上各个时刻的速度，这样，每小段路程 Δs_i 的近似值为

$$\Delta s_i\approx v(\tau_i)\cdot\Delta t_i\quad(t_{i-1}\leqslant\tau_i\leqslant t_i,i=1,2,\cdots,n)$$

(3)求和．把各小段路程的近似值相加，便求出总路程 s 的近似值为

$$s=\sum_{i=1}^{n}\Delta s_i\approx\sum_{i=1}^{n}v(\tau_i)\cdot\Delta t_i$$

(4)取极限．令 $n\to\infty$，且 $\lambda=\max\limits_{1\leqslant i\leqslant n}\{\Delta t_i\}\to 0$，则有

$$s=\lim_{\lambda\to 0}\sum_{i=1}^{n}v(\tau_i)\cdot\Delta t_i$$

此和式的极限就为总路程的精确值．

5.1.2　定积分的定义

从以上两个例子来考察，尽管问题来自不同的领域，但解决问题的方法却完全一样，所求的量都通过分割、近似代替、求和、取极限这四步，最后归结到计算一个特殊结构和的极限．这种类型的极限，在实际中有着广泛的应用，将它们的共同特点抽象出来，就得到了定积分的概念．

定义　设函数 $f(x)$ 在 $[a,b]$ 上有定义，用分点 $a=x_0<x_1<\cdots<x_{n-1}<x_n=b$，将 $[a,b]$ 分成 n 个小区间，在每个小区间 $[x_{i-1},x_i]$ 上任取一点 ξ_i，做和式

$$\sum_{i=1}^{n}f(\xi_i)\cdot\Delta x_i \tag{5.1}$$

式中，$\Delta x_i=x_i-x_{i-1}(i=1,2,\cdots,n)$，当 $\lambda=\max\limits_{1\leqslant i\leqslant n}\{\Delta x_i\}\to 0$ 时，如果和式(5.1)的极限存在，且此极限不依赖于 $[a,b]$ 的分法和 ξ_i 的取法，则称此极限值为 $f(x)$ 在 $[a,b]$ 上的**定积分**(definite integral)，记为

$$\int_a^b f(x)\mathrm{d}x=\lim_{\lambda\to 0}\sum_{i=1}^{n}f(\xi_i)\cdot\Delta x_i \tag{5.2}$$

其中，a,b 分别称为**积分下限**(lower limit)与**积分上限**(upper limit)，区间 $[a,b]$ 称为**积分区间**(integral interval)，函数 $f(x)$ 称为**被积函数**(integrand)，$f(x)\mathrm{d}x$ 称为**被积表达式**(integrand expression)，x 称为**积分变量**(variable of integral)，和式(5.1)称为**积分和**(integral sum).

根据定积分的定义，前面两个实际问题可分别表述为：

以 $f(x)\geqslant 0$ 为曲边的曲边梯形的面积 A 等于函数 $f(x)$ 在区间 $[a,b]$ 上的定积分，即

$$A=\int_a^b f(x)\mathrm{d}x$$

以速度 $v(t)\geqslant 0$ 做变速直线运动的物体在时间 $[a,b]$ 内经过的路程 s 等于速度函数 $v(t)$ 在时间区间 $[a,b]$ 上的定积分，即

$$s=\int_a^b v(t)\mathrm{d}t$$

关于定积分概念的几点说明：

(1)为了应用方便，我们规定：

当 $a=b$ 时，$\int_a^b f(x)\mathrm{d}x=0$；

当 $a>b$ 时，$\int_a^b f(x)\mathrm{d}x=-\int_b^a f(x)\mathrm{d}x$．

(2)定积分表示的是一个数值，这个数值只取决于积分区间和被积函数，与积分变量的记号无关，即

$$\int_a^b f(x)\mathrm{d}x=\int_a^b f(t)\mathrm{d}t$$

(3)定积分定义中并不要求被积函数一定连续，但可以证明：①若 $f(x)$ 在 $[a,b]$ 上连续，则 $\int_a^b f(x)\mathrm{d}x$ 存在；②若 $f(x)$ 在 $[a,b]$ 上有界，且有有限个间断点，则 $f(x)$ 在 $[a,b]$ 上可积．

(4)定积分的几何意义．当函数 $f(x)>0$ 时，$\int_a^b f(x)\mathrm{d}x$ 表示曲边梯形的面积；当函数 $f(x)<0$ 时，函数曲线在 x 轴的下方，$\int_a^b f(x)\mathrm{d}x$ 是一个负数，它的绝对值等于曲边梯形的面积；当函数 $f(x)$ 时正时负时，定积分的值是曲线在 x 轴上方部分与下方部分曲边梯形面积的代数和(见图 5-3)．

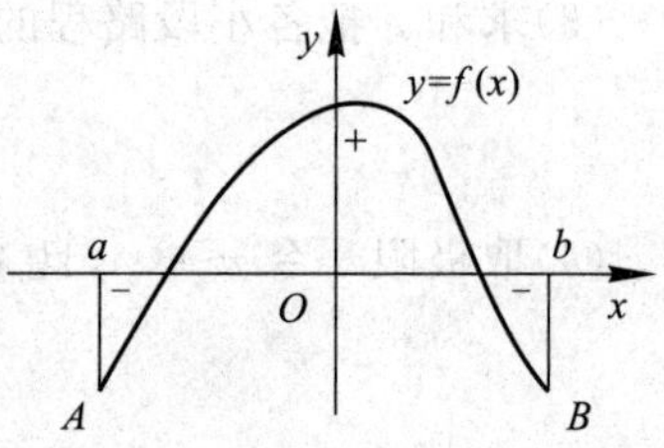

图 5-3

例　利用定积分定义计算定积分 $\int_0^1 x^2\mathrm{d}x$．

解　因为被积函数 $f(x)=x^2$ 在 $[0,1]$ 上是连续的，故定积分存在，从而积分值与区间 $[0,1]$ 的分割及点 ξ_i 怎样选取无关，为了便于计算，把区间 $[0,1]$ n 等分，分点为 $x_i=\frac{1}{n}i\,(i=1,2,\cdots,n)$，各小区间长度相等，即为 $\Delta x_i=\frac{1}{n}$，取 $\xi_i=x_i=\frac{1}{n}i$ 做积分和：

$$\sum_{i=1}^{n}f(\xi_i)\cdot\Delta x_i=\sum_{i=1}^{n}(\xi_i)^2\cdot\Delta x_i=\sum_{i=1}^{n}\left(\frac{1}{n}i\right)^2\cdot\frac{1}{n}=(1^2+2^2+\cdots+n^2)\left(\frac{1}{n}\right)^3$$

$$=\frac{n(n+1)(2n+1)}{6}\left(\frac{1}{n}\right)^3=\frac{1}{6}\left(1+\frac{1}{n}\right)\left(2+\frac{1}{n}\right)$$

令 $n\to\infty$，由定积分定义得

$$\int_0^1 x^2\mathrm{d}x=\lim_{\lambda\to 0}\sum_{i=1}^{n}(\xi_i)^2\cdot\Delta x_i=\lim_{n\to\infty}\frac{1}{6}\left(1+\frac{1}{n}\right)\left(2+\frac{1}{n}\right)=\frac{1}{3}$$

5.1.3　定积分的性质

假定下列所讨论的定积分均存在．

性质 1　被积函数的非零常数因子可提到积分号外，即

$$\int_a^b kf(x)\mathrm{d}x = k\int_a^b f(x)\mathrm{d}x \quad (k\text{为非零常数}) \tag{5.3}$$

这是因为 $\int_a^b kf(x)\mathrm{d}x = \lim\limits_{\lambda\to 0}\sum\limits_{i=1}^n kf(\xi_i)\Delta x_i = k\lim\limits_{\lambda\to 0}\sum\limits_{i=1}^n f(\xi_i)\Delta x_i = k\int_a^b f(x)\mathrm{d}x$

性质2 两个(或有限个)函数的代数和的定积分等于它们的定积分的代数和,即

$$\int_a^b [f_1(x)\pm f_2(x)]\mathrm{d}x = \int_a^b f_1(x)\mathrm{d}x \pm \int_a^b f_2(x)\mathrm{d}x \tag{5.4}$$

这是因为 $\int_a^b [f_1(x)\pm f_2(x)]\mathrm{d}x = \lim\limits_{\lambda\to 0}\sum\limits_{i=1}^n [f_1(\xi_i)\pm f_2(\xi_i)]\cdot\Delta x_i$

$$= \lim_{\lambda\to 0}\sum_{i=1}^n f_1(\xi_i)\Delta x_i \pm \lim_{\lambda\to 0}\sum_{i=1}^n f_2(\xi_i)\Delta x_i = \int_a^b f_1(x)\mathrm{d}x \pm \int_a^b f_2(x)\mathrm{d}x$$

性质3 若在$[a,b]$上 $f(x)\equiv k$,则有

$$\int_a^b f(x)\mathrm{d}x = k(b-a) \tag{5.5}$$

从几何意义上讲,$\int_a^b \mathrm{d}x$ 表示以 $b-a$ 为底,1 为高的矩形面积,故 $\int_a^b \mathrm{d}x = b-a$.

性质4 若 $f(x)$在$[a,b]$上可积,$a<c<b$,则恒有

$$\int_a^b f(x)\mathrm{d}x = \int_a^c f(x)\mathrm{d}x + \int_c^b f(x)\mathrm{d}x \tag{5.6}$$

这个性质表明定积分对于积分区间具有可加性.由定积分的定义,对于任意 a,b,c,式(5.6)都成立.

性质5 如果在区间$[a,b]$上有 $f(x)\leqslant g(x)$,则

$$\int_a^b f(x)\mathrm{d}x \leqslant \int_a^b g(x)\mathrm{d}x \tag{5.7}$$

这是因为 $f(x)\leqslant g(x)$,所以 $f(\xi_i)\leqslant g(\xi_i)$,又由于 $\Delta x_i>0$,故有

$$f(\xi_i)\Delta x_i \leqslant g(\xi_i)\Delta x_i \quad (i=1,2,\cdots,n)$$

从而有 $\sum\limits_{i=1}^n f(\xi_i)\Delta x_i \leqslant \sum\limits_{i=1}^n g(\xi_i)\Delta x_i$,令 $\lambda\to 0$,上式两边取极限即得.

性质6 设在区间$[a,b]$上函数 $f(x)$连续,其最大值和最小值分别是 M 和 m,则

$$m(b-a)\leqslant \int_a^b f(x)\mathrm{d}x \leqslant M(b-a) \tag{5.8}$$

由已知条件知,$m\leqslant f(x)\leqslant M$,根据性质5,得

$$\int_a^b m\mathrm{d}x \leqslant \int_a^b f(x)\mathrm{d}x \leqslant \int_a^b M\mathrm{d}x$$

即

$$m(b-a)\leqslant \int_a^b f(x)\mathrm{d}x \leqslant M(b-a)$$

性质7 (积分中值定理)设函数 $f(x)$在区间$[a,b]$上连续,则在区间(a,b)内至少存在一点 ξ,使得

$$\int_a^b f(x)\mathrm{d}x = f(\xi)(b-a) \quad (a<\xi<b) \tag{5.9}$$

这个公式即为**积分中值公式**.

因为函数 $f(x)$ 在区间$[a,b]$上连续,所以 $f(x)$ 在$[a,b]$上有最大值 M 和最小值 m,由性质6可得 $m\leqslant \dfrac{\int_a^b f(x)\mathrm{d}x}{b-a}\leqslant M$. 由于定值 $\dfrac{\int_a^b f(x)\mathrm{d}x}{b-a}$ 介于函数 $f(x)$ 的最大值和最小值之间,根据闭

区间上连续函数的介值定理，可知在区间(a,b)内至少存在一点ξ，使得 $f(\xi)=\dfrac{\int_a^b f(x)\mathrm{d}x}{b-a}$，即

$$\int_a^b f(x)\mathrm{d}x = f(\xi)(b-a)\quad (a<\xi<b)$$

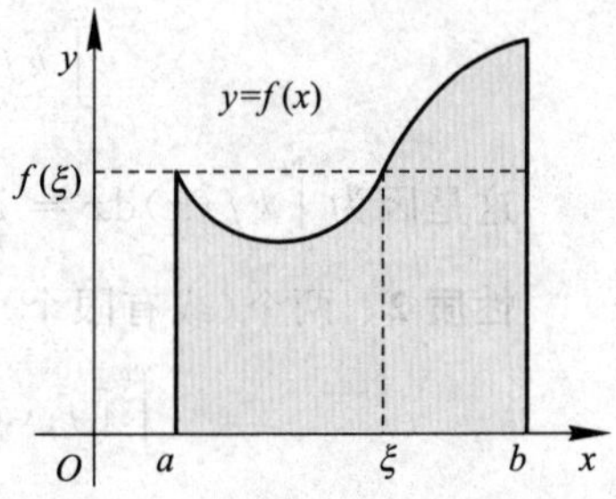

图　5-4

积分中值定理的几何意义：在区间(a,b)内至少存在一点ξ，使得以曲线 $y=f(x)$ 为曲边的曲边梯形的面积恰好等于以$f(\xi)$为高、$[a,b]$为底的矩形的面积(见图 5-4).

由此可见，$f(\xi)$具有函数 $f(x)$在区间$[a,b]$上的平均值的意义.

习题 5.1

1. 定积分 $\int_a^b f(x)\mathrm{d}x$ (其中 a,b 为常数)是函数还是常数？它与哪些量有关？

2. 利用定积分的概念计算下列积分.

(1) $\int_0^1 (2x+1)\mathrm{d}x$.　　(2) $\int_{-1}^1 \sqrt{1-x^2}\,\mathrm{d}x$.

3. 判断下列各式是否一定正确.

(1) $\int_a^b f(x)\mathrm{d}x \geqslant 0$　(其中 $f(x)\geqslant 0$).

(2) $\int_a^b |f(x)|\mathrm{d}x \geqslant \int_a^b f(x)\mathrm{d}x$　(其中 $a<b$).

4. 根据定积分的几何意义，判断下列定积分的符号.

(1) $\int_0^{\frac{\pi}{2}} \sin x\mathrm{d}x$.　　(2) $\int_{\frac{1}{2}}^1 \ln x\mathrm{d}x$.

5. 利用定积分的几何意义，判断下列等式是否成立，并说明理由.

(1) $\int_{-\pi}^{\pi} \sin x\mathrm{d}x = 0$.　　(2) $\int_{-\frac{\pi}{2}}^{\frac{\pi}{2}} \cos x\mathrm{d}x = \int_0^{\pi} \cos x\mathrm{d}x$.

6. 利用定积分的性质，估计下列各积分值范围.

(1) $\int_1^4 (x^2+1)\mathrm{d}x$.　　(2) $\int_0^{\frac{\pi}{2}} (1+\sin^2 x)\mathrm{d}x$.

7. 设 $\int_{-2}^2 2f(x)\mathrm{d}x = 10$，$\int_2^4 f(x) = 6$，$\int_{-2}^4 g(x)\mathrm{d}x = 3$，求下列定积分.

(1) $\int_{-2}^2 f(x)\mathrm{d}x$.　　(2) $\int_{-2}^4 f(x)\mathrm{d}x$.

(3) $\int_{-2}^4 [2f(x)+3g(x)]\mathrm{d}x$.　　(4) $\int_{-2}^4 [4g(x)-f(x)]\mathrm{d}x$.

5.2　定积分的运算

利用定义来计算定积分，即使被积函数非常简单，也是很麻烦的，有时是非常困难的，因此需要建立一种简单的计算方法. 我们将通过揭示定积分与不定积分的关系，给出定积分的计算方法.

5.2.1　微积分基本定理

为了导出微积分基本公式，首先，我们定义积分上限(integral upper limit)的函数并求其导数.

设函数 $f(x)$ 在$[a,b]$上连续，那么定积分$\int_a^b f(x)\mathrm{d}x$存在，我们知道定积分$\int_a^b f(x)\mathrm{d}x$的值只取决于被积函数 $f(x)$ 和积分区间$[a,b]$，函数 $f(x)$ 被确定以后，它就只由积分区间$[a,b]$来确定，现在让积分下限确定，积分上限在$[a,b]$上变动，并记上限为 x，则对于该区间上的每一个 x 值，定积分$\int_a^x f(t)\mathrm{d}t$都有一个确定的值与之对应，所以定积分$\int_a^x f(t)\mathrm{d}t$是上限 x 的函数，不妨记为 $\Phi(x)$，即

$$\Phi(x)=\int_a^x f(t)\mathrm{d}t \quad (a\leqslant x\leqslant b)$$

称 $\Phi(x)$为**积分上限函数**．

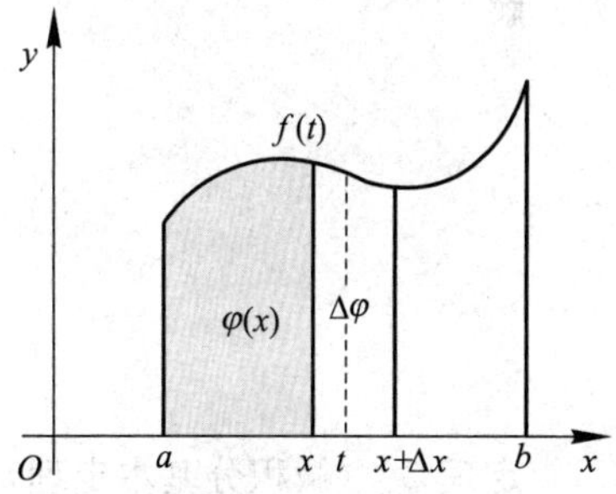

图　5-5

积分上限函数 $\Phi(x)$几何意义为见图 5-5 中阴影部分曲边梯形的面积．

下面讨论 $\Phi(x)$的导数．

定理 1　如果函数 $f(x)$在区间$[a,b]$上连续，则积分上限函数 $\Phi(x)=\int_a^x f(t)\mathrm{d}t$ 具有导数，并且

$$\Phi'(x)=\frac{\mathrm{d}}{\mathrm{d}x}\int_a^x f(t)\mathrm{d}t=f(x) \tag{5.10}$$

证明　首先给自变量 x 一个增量 Δx，相应的函数 $\Phi(x)$的增量为

$$\begin{aligned}\Delta\Phi(x)&=\Phi(x+\Delta x)-\Phi(x)\\&=\int_a^{x+\Delta x}f(t)\mathrm{d}t-\int_a^x f(t)\mathrm{d}t\\&=\int_a^x f(t)\mathrm{d}t+\int_x^{x+\Delta x}f(t)\mathrm{d}t-\int_a^x f(t)\mathrm{d}t=\int_x^{x+\Delta x}f(t)\mathrm{d}t\end{aligned}$$

在区间$[x,x+\Delta x]$上应用积分中值定理，有

$$\Delta\Phi(x)=\int_x^{x+\Delta x}f(t)\mathrm{d}t=f(\xi)\cdot\Delta x$$

或

$$\frac{\Delta\Phi(x)}{\Delta x}=f(\xi)\quad(x<\xi<x+\Delta x)$$

根据导数的定义及 $f(x)$的连续性知，当 $\Delta x\to 0$ 时有 $\xi\to x$，则有

$$\Phi'(x)=\lim_{\Delta x\to 0}\frac{\Delta\Phi(x)}{\Delta x}=\lim_{\xi\to x}f(\xi)=f(x)$$

由此可知，积分上限函数 $\Phi(x)$是被积函数 $f(x)$的一个原函数．它的意义在于，它既肯定了连续函数必存在原函数，又揭示了不定积分与定积分之间的内在联系．

例 1　求函数 $\Phi(x)=\int_0^x \sin^2 t\mathrm{d}t$ 在 $x=\frac{\pi}{3}$处的导数．

解　$\Phi'(x)=\left(\int_0^x \sin^2 t\mathrm{d}t\right)'=\sin^2 x$.

故 $\Phi'\left(\frac{\pi}{3}\right)=\left(\frac{\sqrt{3}}{2}\right)^2=\frac{3}{4}$.

例 2　求函数 $y=\int_0^{x^2}\frac{\mathrm{d}t}{1+t^3}$ 对 x 的导数．

解　设 $u=x^2$，则 $y=\int_0^u\frac{\mathrm{d}t}{1+t^3}=f(u)$，于是

$$y'_x=y'_u\cdot u'_x=\frac{1}{1+u^3}\cdot 2x=\frac{2x}{1+x^6}$$

例 3　求$\lim\limits_{x\to 0}\dfrac{\int_0^{x^2}\tan t\mathrm{d}t}{x^4}$.

解
$$\lim_{x\to 0}\frac{\int_0^{x^2}\tan t\mathrm{d}t}{x^4}=\lim_{x\to 0}\frac{\tan x^2\cdot 2x}{4x^3}$$
$$=\lim_{x\to 0}\frac{\tan x^2}{2x^2}$$
$$=\lim_{x\to 0}\frac{\sec^2 x^2\cdot 2x}{4x}$$
$$=\frac{1}{2}$$

定理 2　（微积分基本定理）如果函数 $F(x)$是连续函数 $f(x)$在区间$[a,b]$上的任一原函数，则
$$\int_a^b f(x)\mathrm{d}x=F(b)-F(a)$$

证明　已知 $F(x)$是 $f(x)$的一个原函数，由定理 1 知，$\Phi(x)=\int_a^x f(t)\mathrm{d}t$ 也是 $f(x)$的一个原函数，由 3.1 节知这两个原函数只相差一常数，即
$$F(x)=\Phi(x)+C=\int_a^x f(t)\mathrm{d}t+C$$
若令 $x=a$，并注意到$\int_a^a f(t)\mathrm{d}t=0$，便得 $C=F(a)$，所以
$$F(x)=\int_a^x f(t)\mathrm{d}t+F(a)$$

再令 $x=b$，则得 $F(b)=\int_a^b f(t)\mathrm{d}t+F(a)$

从而得到
$$\int_a^b f(t)\mathrm{d}t=F(b)-F(a)$$
即
$$\int_a^b f(x)\mathrm{d}x=F(b)-F(a)\tag{5.11}$$
这个公式称为**牛顿-莱布尼茨**(Newton-Leibniz)**公式**，又称**微积分基本公式**，上述公式又可写成如下形式：
$$\int_a^b f(x)\mathrm{d}x=F(x)\big|_a^b=F(b)-F(a)$$
其中，$F(x)$是 $f(x)$是一个原函数．

这样，当求一个函数在$[a,b]$上的定积分时，就转为利用不定积分法去求该函数的原函数在区间$[a,b]$上的增量．

例 4　计算定积分$\int_0^1 x^2\mathrm{d}x$．

解　由式(5.11)，得
$$\int_0^1 x^2\mathrm{d}x=\frac{1}{3}x^3\bigg|_0^1=\frac{1}{3}-0=\frac{1}{3}$$

例 5　计算$\int_{-1}^1\dfrac{1}{1+x^2}\mathrm{d}x$．

解
$$\int_{-1}^1\frac{1}{1+x^2}\mathrm{d}x=\arctan x\big|_{-1}^1=\arctan 1-\arctan(-1)$$
$$=\frac{\pi}{4}-\left(-\frac{\pi}{4}\right)=\frac{\pi}{2}$$

例 6 计算$\int_{\frac{\pi}{6}}^{\frac{\pi}{2}}\cos^2 u\mathrm{d}u$.

解

$$\begin{aligned}\int_{\frac{\pi}{6}}^{\frac{\pi}{2}}\cos^2 u\mathrm{d}u &= \frac{1}{2}\int_{\frac{\pi}{6}}^{\frac{\pi}{2}}(1+\cos 2u)\mathrm{d}u = \frac{1}{2}\int_{\frac{\pi}{6}}^{\frac{\pi}{2}}\mathrm{d}u+\frac{1}{2}\int_{\frac{\pi}{6}}^{\frac{\pi}{2}}\cos 2u\mathrm{d}u\\ &= \frac{1}{2}u\Big|_{\frac{\pi}{6}}^{\frac{\pi}{2}}+\frac{1}{4}\sin 2u\Big|_{\frac{\pi}{6}}^{\frac{\pi}{2}} = \frac{\pi}{6}-\frac{\sqrt{3}}{8}\end{aligned}$$

例 7 计算$\int_0^2|1-x|\mathrm{d}x$.

解

$$\begin{aligned}\int_0^2|1-x|\mathrm{d}x &= \int_0^1|1-x|\mathrm{d}x+\int_1^2|1-x|\mathrm{d}x\\ &= \int_0^1(1-x)\mathrm{d}x+\int_1^2(x-1)\mathrm{d}x\\ &= \left(x-\frac{x^2}{2}\right)\Big|_0^1+\left(\frac{x^2}{2}-x\right)\Big|_1^2\\ &= \left(1-\frac{1}{2}\right)-\left(\frac{1}{2}-1\right)=1\end{aligned}$$

例 8 设$f(x)=\begin{cases}2x, & 当\ 0\leqslant x\leqslant 1\\ x^2, & 当\ 1<x\leqslant 2\end{cases}$,求$\int_0^2 f(x)\mathrm{d}x$.

解

$$\begin{aligned}\int_0^2 f(x)\mathrm{d}x &= \int_0^1 f(x)\mathrm{d}x+\int_1^2 f(x)\mathrm{d}x = \int_0^1 2x\mathrm{d}x+\int_1^2 x^2\mathrm{d}x\\ &= x^2\Big|_0^1+\frac{1}{3}x^3\Big|_1^2 = 1+\frac{1}{3}(8-1) = \frac{10}{3}\end{aligned}$$

5.2.2 定积分的换元法

牛顿-莱布尼茨公式将定积分的求值问题转化为求不定积分的问题,而不定积分中的换元法与分部积分法在定积分的计算中也有相应的运用.

定理 3 设函数$f(x)$在区间$[a,b]$上连续;函数$x=\varphi(t)$在区间$[\alpha,\beta]$上是单值的且有连续导数,当t在区间$[\alpha,\beta]$上变化时,$x=\varphi(t)$的值在$[a,b]$上连续变化,且$\varphi(\alpha)=a$,$\varphi(\beta)=b$,则有

$$\int_a^b f(x)\mathrm{d}x = \int_\alpha^\beta f(\varphi(t))\varphi'(t)\mathrm{d}t \tag{5.12}$$

这个公式称为**定积分的换元积分公式**.

例 9 计算$\int_0^a\sqrt{a^2-x^2}\mathrm{d}x\quad(a>0)$.

解法一 设$x=a\sin t$,$\mathrm{d}x=a\cos t\mathrm{d}t$,所以

$$\begin{aligned}\int\sqrt{a^2-x^2}\mathrm{d}x &= \int\sqrt{a^2-a^2\sin^2 t}\cdot a\cdot\cos t\mathrm{d}t\\ &= a^2\int\cos^2 t\mathrm{d}t = \frac{a^2}{2}\int(1+\cos 2t)\mathrm{d}t\\ &= \frac{a^2}{2}\left(t+\frac{\sin 2t}{2}\right)+C\\ &= \frac{a^2}{2}\arcsin\frac{x}{a}+\frac{x}{2}\sqrt{a^2-x^2}+C\end{aligned}$$

因此,$\int_0^a\sqrt{a^2-x^2}\mathrm{d}x = \left(\frac{a^2}{2}\arcsin\frac{x}{a}+\frac{x}{2}\sqrt{a^2-x^2}\right)\Big|_0^a = \frac{\pi a^2}{4}$.

解法二 设$x=a\sin t$,则$\mathrm{d}x=a\cos t\mathrm{d}t$,当$x=0$时$t=0$,当$x=a$时,$t=\frac{\pi}{2}$,则

$$\int_0^a \sqrt{a^2-x^2}\,\mathrm{d}x = a^2\int_0^{\frac{\pi}{2}}\cos^2 t\,\mathrm{d}t$$
$$= \frac{a^2}{2}\left(t+\frac{\sin 2t}{2}\right)\Big|_0^{\frac{\pi}{2}}$$
$$= \frac{\pi a^2}{4}$$

例 10　计算 $\int_0^{\ln 2}\sqrt{\mathrm{e}^x-1}\,\mathrm{d}x$．

解　设 $\sqrt{\mathrm{e}^x-1}=t$，$\mathrm{e}^x=t^2+1$，$\mathrm{d}x=\frac{2t}{1+t^2}\mathrm{d}t$，当 $x=0$ 时，$t=0$；当 $x=\ln 2$ 时，$t=1$；所以

$$\int_0^{\ln 2}\sqrt{\mathrm{e}^x-1}\,\mathrm{d}x = 2\int_0^1 \frac{t^2}{1+t^2}\mathrm{d}t = 2\int_0^1\left(1-\frac{1}{1+t^2}\right)\mathrm{d}t = 2[t-\arctan t]|_0^1$$
$$= 2(1-\arctan 1) = 2-\frac{\pi}{2}$$

例 11　试证：若 $f(x)$ 在 $[-a,a]$ 上为连续的偶函数，则 $\int_{-a}^a f(x)\mathrm{d}x = 2\int_0^a f(x)\mathrm{d}x$．

证明　$\int_{-a}^a f(x)\mathrm{d}x = \int_{-a}^0 f(x)\mathrm{d}x + \int_0^a f(x)\mathrm{d}x$.

令 $x=-t$，则当 $x=-a$ 时，$t=a$；当 $x=0$ 时，$t=0$，于是

$$\int_{-a}^0 f(x)\mathrm{d}x = -\int_a^0 f(-t)\mathrm{d}t = \int_0^a f(-t)\mathrm{d}t = \int_0^a f(-x)\mathrm{d}x$$

代入上式有　$\int_{-a}^a f(x)\mathrm{d}x = \int_0^a f(-x)\mathrm{d}x + \int_0^a f(x)\mathrm{d}x = \int_0^a [f(-x)+f(x)]\mathrm{d}x$

由于 $f(x)$ 为偶函数，则有 $f(-x)=f(x)$，代入上式，得 $\int_{-a}^a f(x)\mathrm{d}x = 2\int_0^a f(x)\mathrm{d}x$.

若 $f(x)$ 在 $[-a,a]$ 上为连续的奇函数，则 $\int_{-a}^a f(x)\mathrm{d}x=0$，读者可自己证明．

需强调指出，在运用换元法时，如不注意 $x=\varphi(t)$ 的条件，可能导致错误的结果．例如，

$$\int_{-1}^2 x^2\mathrm{d}x = \frac{1}{3}x^3\Big|_{-1}^2 = 3$$

若是这样计算：令 $x^2=t$，$2x\mathrm{d}x=\mathrm{d}t$，$\mathrm{d}x=\frac{\mathrm{d}t}{2\sqrt{t}}$，于是

$$\int_{-1}^2 x^2\mathrm{d}x = \int_1^4 \frac{t\mathrm{d}t}{2\sqrt{t}} = \frac{1}{2}\int_1^4\sqrt{t}\,\mathrm{d}t = \frac{1}{3}t^{\frac{3}{2}}\Big|_1^4 = \frac{7}{3}$$

则结果显然是错误的，原因在于 $x^2=t$ 不是单值的，当 $-1\leqslant x\leqslant 0$ 时，要用 $x=-\sqrt{t}$，当 $0<x\leqslant 2$ 时，要用 $x=\sqrt{t}$，而不能不加分析地都用 $x=\sqrt{t}$ 去计算．

5.2.3　定积分的分部法

设 $u(x)$，$v(x)$ 在区间 $[a,b]$ 上有连续的导数，则有 $(uv)'=uv'+vu'$，即

$$uv'=(uv)'-vu'$$

对上式两端积分，则有

$$\int_a^b uv'\mathrm{d}x = \int_a^b (uv)'\mathrm{d}x - \int_a^b vu'\mathrm{d}x$$

根据牛顿-莱布尼茨公式有 $\int_a^b (uv)'\mathrm{d}x = u(x)v(x)\Big|_a^b$，代入上式就得到定积分的分部积分公式

$$\int_a^b uv'\mathrm{d}x = uv\Big|_a^b - \int_a^b u'v\mathrm{d}x \quad 或 \quad \int_a^b u\mathrm{d}v = uv\Big|_a^b - \int_a^b v\mathrm{d}u \tag{5.13}$$

例 12　计算 $\int_0^1 te^t\mathrm{d}t$.

解　设 $u=t,\mathrm{d}v=e^t\mathrm{d}t,v=e^t$，利用分部积分公式，得

$$\int_0^1 te^t\mathrm{d}t = te^t\Big|_0^1-\int_0^1 e^t\mathrm{d}t = e-(e-1)=1$$

例 13　计算 $\int_0^{\frac{\pi}{4}} x\cos x\mathrm{d}x$.

解　设 $u=x,\mathrm{d}v=\cos x\mathrm{d}x,\mathrm{d}u=\mathrm{d}x,v=\sin x$，利用分部积分公式，得

$$\int_0^{\frac{\pi}{4}} x\cos x\mathrm{d}x = x\sin x\Big|_0^{\frac{\pi}{4}}-\int_0^{\frac{\pi}{4}}\sin x\mathrm{d}x = x\sin x\Big|_0^{\frac{\pi}{4}}+\cos x\Big|_0^{\frac{\pi}{4}}=\frac{\sqrt{2}}{8}\pi+\frac{\sqrt{2}}{2}-1$$

习题 5.2

1. 求函数 $y=\int_0^x te^{-t^2}\mathrm{d}t$ 的极值与拐点.

2. 求 $y=\int_{\frac{1}{x}}^{\sqrt{x}}\cos t^2\mathrm{d}t$ 的导函数 $y'(x)(x>0)$.

3. 求由方程 $\int_0^y e^t\mathrm{d}t+\int_0^x\cos t\mathrm{d}t=0$ 所确定的隐函数 y 关于 x 的导数.

4. 计算下列函数的导数.

(1) $\int_1^{x^2}\sqrt{1-t^2}\,\mathrm{d}t$.　　(2) $\int_x^1\frac{\mathrm{d}t}{\sqrt{1-t^3}}$.

(3) $\int_{x^2}^{x^3} te^t\mathrm{d}t$.　　(4) $\int_{\sin x}^{\cos x}(1+t^2)\mathrm{d}t$.

5. 计算下列定积分.

(1) $\int_0^{\frac{\pi}{2}}\cos x\mathrm{d}x$.　　(2) $\int_1^e\frac{1+\ln x}{x}\mathrm{d}x$.

(3) $\int_{-1}^1 x|x|\mathrm{d}x$.　　(4) $\int_0^{\frac{\pi}{4}}\tan^3\theta\mathrm{d}\theta$.

(5) $\int_0^1\frac{1}{1+e^x}\mathrm{d}x$.　　(6) $\int_{-1}^1\frac{x}{\sqrt{5-4x}}\mathrm{d}x$.

(7) $\int_0^1 te^{-t}\mathrm{d}t$.　　(8) $\int_1^4\frac{\ln x}{\sqrt{x}}\mathrm{d}x$.

6. 求下列极限.

(1) $\lim\limits_{x\to0}\frac{\int_0^x\sin x\mathrm{d}x}{x^2}$　　(2) $\lim\limits_{x\to0}\frac{\ln(1+x)}{\int_0^x e^t\mathrm{d}t}$

5.3　定积分的应用

本节将应用前面所学过的定积分的理论及计算方法，解决几何、物理及医药学中的一些问题，以掌握定积分解决实际问题的一般方法.

5.3.1　微元法

前面我们讲过，将实际问题提炼为积分问题的过程，是通过分割、近似代替、求和、取极限这

四个步骤来完成的，其中分割、求和、取极限这三步对于任何问题都是千篇一律的，只有近似代替这一步对于不同的问题要选用不同的方法来处理，是关键的步骤．为了简化将实际问题提炼为积分的步骤，现给出在应用上很重要的**微元法**(differentiation).

微元法可归纳成以下两步：

(1)列出所求量的微元(微分)．为此在$[a,b]$上任取一个小区间$[x,x+\mathrm{d}x]$，用近似代替的方法求出该小区间上所求量的近似值，即微元：$\mathrm{d}A=f(x)\mathrm{d}x$.

(2)求积分．对上式两侧分别积分，便得到

$$A=\int_a^b \mathrm{d}A=\int_a^b f(x)\mathrm{d}x$$

例如，在求曲边梯形面积时，应用微元法有：在$[a,b]$上任取一个小区间$[x,x+\mathrm{d}x]$，在区间$[x,x+\mathrm{d}x]$上用以 $f(x)$为高，$\mathrm{d}x$ 为宽的矩形面积做面积微元，即 $\mathrm{d}A=f(x)\mathrm{d}x$．再将上式从 a 到 b 求定积分，则曲边梯形的面积为

$$A=\int_a^b f(x)\mathrm{d}x$$

5.3.2　平面图形的面积

求由曲线 $y=f(x)$，$y=g(x)[f(x)>g(x)]$和直线 $x=a$，$x=b(a<b)$围成的平面图形的面积(area of plane figure)A(见图 5-6).

应用微元法，取小区间$[x,x+\mathrm{d}x]$，它所对应的一小条面积(图 5-6 中阴影部分)近似地等于高为 $f(x)-g(x)$，底为 $\mathrm{d}x$ 的矩形面积，故面积的微元为

$$\mathrm{d}A=[f(x)-g(x)]\mathrm{d}x$$

从而

$$A=\int_a^b [f(x)-g(x)]\mathrm{d}x \tag{5.14}$$

特别地，当 $g(x)=0$ 时，便得 $A=\int_a^b f(x)\mathrm{d}x$．这就是本章开始讨论的曲边梯形的面积．

同理，可求出由曲线 $x=\varphi(y)$，$x=\psi(y)[\psi(y)<\varphi(y)]$及 $y=c$，$y=d(c<d)$所围成的平面图形的面积(见图 5-7)为

$$A=\int_c^d [\varphi(y)-\psi(y)]\mathrm{d}y \tag{5.15}$$

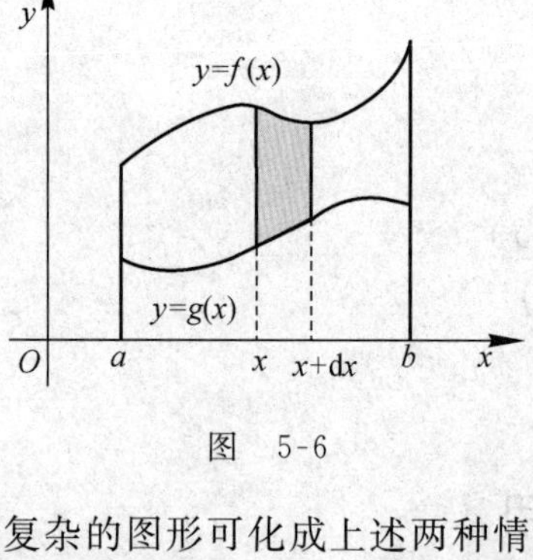

图　5-6

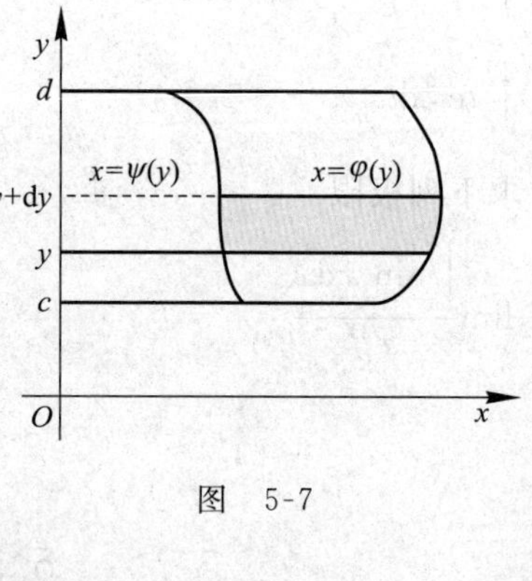

图　5-7

较复杂的图形可化成上述两种情形来处理．

例 1　求由曲线 $y=x^2$，$y=x+2$ 围成图形的面积．

解　先画草图(见图 5-8)，为了确定积分的上下限，需求出抛物线与直线的交点，即解方程组$\begin{cases}y=x+2\\y=x^2\end{cases}$，得交点 $A(-1,1)$，$B(2,4)$．取横坐标为积分变量，则此平面图形的面积为

$$A=\int_{-1}^2 (x+2-x^2)\mathrm{d}x$$

$$= \left(\frac{1}{2}x^2 + 2x - \frac{x^3}{3}\right)\Bigg|_{-1}^{2}$$
$$= \left(2+4-\frac{8}{3}\right) - \left(\frac{1}{2} - 2 + \frac{1}{3}\right)$$
$$= \frac{9}{2}\text{(面积单位)}$$

例 2　求抛物线 $y^2=2x$ 与直线 $x-y=4$ 所围成的图形的面积．

解　画出草图(见图 5-9)，抛物线与直线的交点为(2,−2)与(8,4)，抛物线 $y^2=2x$ 在 x 轴之上的一支为 $y_1=\sqrt{2x}$，在 x 轴之下的一支为 $y_2=-\sqrt{2x}$，设在直线 $x=2$ 左边的部分为 S_1，在直线 $x=2$ 右边的部分为 S_2，则有

$$S_1 = \int_0^2 (y_1 - y_2)\mathrm{d}x = 2\int_0^2 \sqrt{2x}\,\mathrm{d}x$$
$$= 2\sqrt{2}\cdot\frac{2}{3}x^{\frac{3}{2}}\Bigg|_0^2 = \frac{16}{3}\text{(面积单位)}$$
$$S_2 = \int_2^8 [\sqrt{2x} - (x-4)]\mathrm{d}x$$
$$= \left(\frac{2\sqrt{2}}{3}x^{\frac{3}{2}} - \frac{1}{2}x^2 + 4x\right)\Bigg|_2^8$$
$$= \frac{38}{3}\text{(面积单位)}$$

故　　总面积 $S=S_1+S_2=\frac{16}{3}+\frac{38}{3}=18$(面积单位)

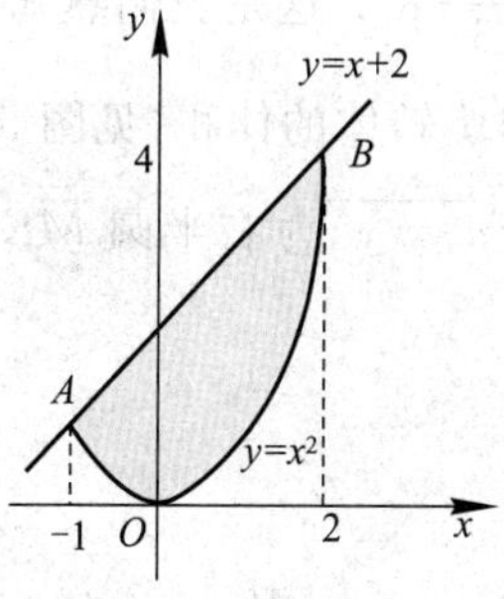

图　5-8

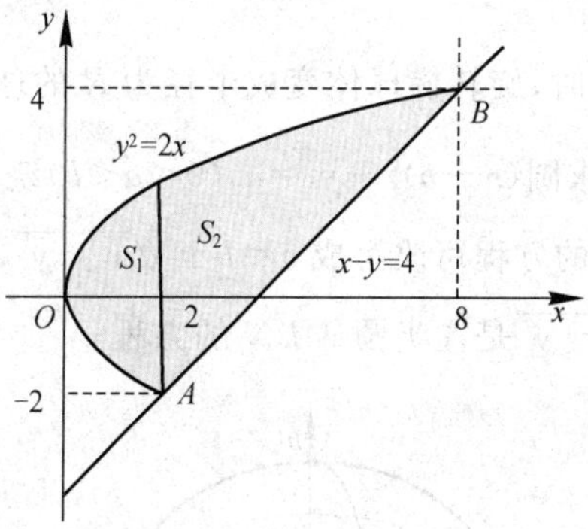

图　5-9

还有一种方法：以 y 为积分变量，则所求面积 S 为

$$S = \int_{-2}^{4}\left[(y+4) - \left(\frac{1}{2}y^2\right)\right]\mathrm{d}y = \left(\frac{1}{2}y^2 + 4y - \frac{1}{6}y^3\right)\Bigg|_{-2}^{4} = 18\text{(面积单位)}$$

这个方法更简单，所以应该根据具体问题来选择积分变量．

5.3.3　旋转体体积

旋转体是由一个平面图形绕此平面内一条直线(称为旋转轴)旋转一周而形成的立体，下面求由曲线 $y=f(x)$ 与直线 $x=a$，$x=b(a<b)$ 及 x 轴所围成的平面图形绕 x 轴旋转一周而成的旋转体的体积(volume of the solid of revolution)(见图 5-10)．

在区间 $[a,b]$ 上任取一个小区间 $[x,x+\mathrm{d}x]$，则该小区间所对应的体积微元 $\mathrm{d}V$ 是以 $f(x)$ 为半径，以 $\mathrm{d}x$ 为厚度的圆柱体体积．即

$$\mathrm{d}V = \pi y^2\mathrm{d}x = \pi[f(x)]^2\mathrm{d}x.$$

将体积微元由 a 到 b 求定积分，即为旋转体体积

$$V=\int_a^b \pi y^2\,\mathrm{d}x=\int_a^b \pi[f(x)]^2\,\mathrm{d}x \qquad (5.16)$$

类似地，由平面曲线 $x=\varphi(y)$ 与直线 $y=c,y=d,(c<d)$ 及 y 轴围成的图形绕 y 轴旋转所得的旋转体的体积为

$$V=\int_c^d \pi[\varphi(y)]^2\,\mathrm{d}y \qquad (5.17)$$

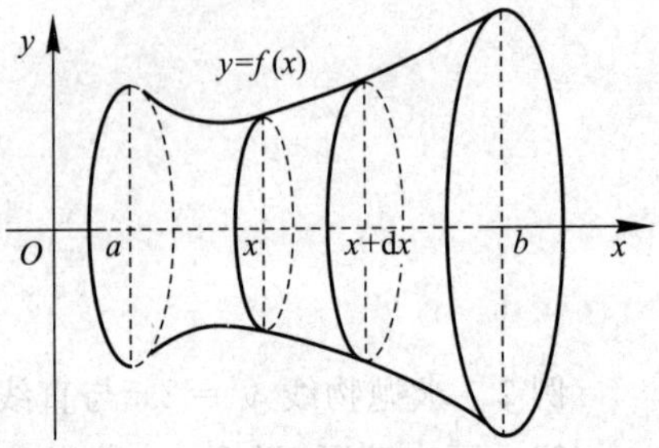

图　5-10

例 3　求由椭圆 $\frac{x^2}{a^2}+\frac{y^2}{b^2}=1$ 绕 x 轴旋转而成的椭球体体积(见图 5-11).

解　以 x 为积分变量，积分区间为$[-a,a]$，椭圆方程为 $y^2=b^2\left(1-\frac{x^2}{a^2}\right)$. 由旋转体体积公式(5.16)，有

$$\begin{aligned}V&=\int_{-a}^{a}\pi y^2\,\mathrm{d}x\\&=2\pi\int_0^a b^2\left(1-\frac{x^2}{a^2}\right)\mathrm{d}x\\&=2\pi\cdot\frac{b^2}{a^2}\int_0^a (a^2-x^2)\,\mathrm{d}x\\&=2\pi\cdot\frac{b^2}{a^2}\left(a^2x-\frac{x^3}{3}\right)\Big|_0^a\\&=\frac{4}{3}\pi ab^2(\text{体积单位})\end{aligned}$$

当 $a=b=R$ 时，旋转椭球体变成半径为 R 的球体，其体积 $V=\frac{4}{3}\pi R^3$. 这是我们熟知的.

例 4　求圆 $(x-b)^2+y^2=a^2\,(0<a<b)$ 绕 y 轴旋转所成的旋转体的体积(见图 5-12).

解　圆的方程可改写成 $x=b\pm\sqrt{a^2-y^2}$. 其中 $x=b+\sqrt{a^2-y^2}$ 为右半圆 MKN 的方程，$x=b-\sqrt{a^2-y^2}$ 是左半圆 MLN 的方程.

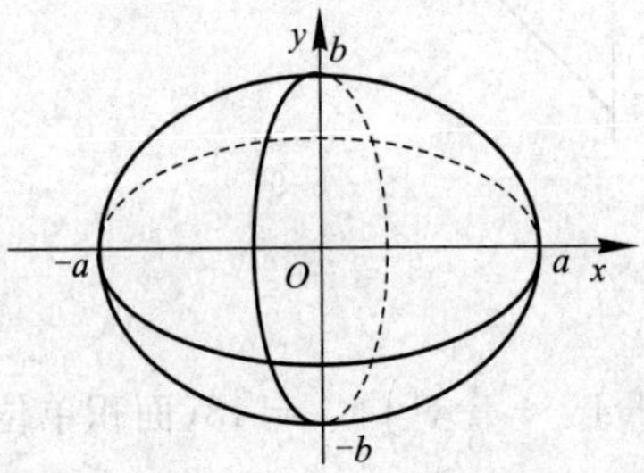

图　5-11

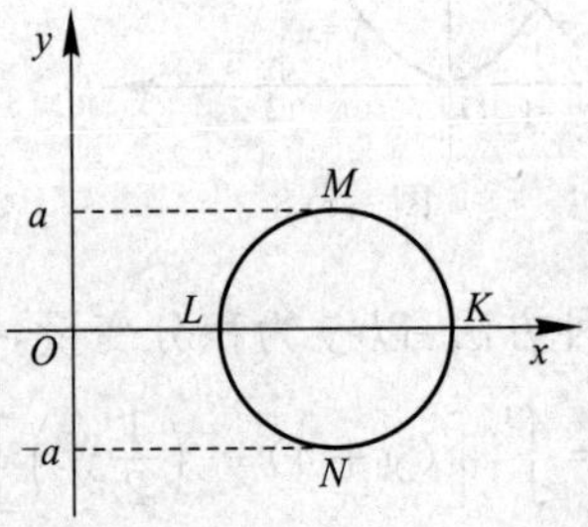

图　5-12

环的体积是两个半圆 MKN 与 MLN 绕 y 轴旋转体的差，积分区间为$[-a,a]$，因此

$$\begin{aligned}v&=\pi\int_{-a}^{a}(b+\sqrt{a^2-y^2})^2\,\mathrm{d}y-\pi\int_{-a}^{a}(b-\sqrt{a^2-y^2})^2\,\mathrm{d}y=\pi\int_{-a}^{a}4b\sqrt{a^2-y^2}\,\mathrm{d}y\\&=4\pi b\int_{-a}^{a}\sqrt{a^2-y^2}\,\mathrm{d}y=4\pi b\left(\frac{1}{2}y\sqrt{a^2-y^2}+\frac{a^2}{2}\arcsin\frac{y}{a}\right)\Big|_{-a}^{a}\\&=4\pi b\left[\frac{1}{2}a^2\arcsin 1-\frac{1}{2}a^2\arcsin(-1)\right]\\&=2\pi^2a^2b(\text{体积单位})\end{aligned}$$

*5.3.4　定积分在物理方面的应用

如果一个不变的力 F 作用在一个物体上，使物体沿着力的方向产生位移 s，则该力所做的功为：$W=F\cdot s$. 但是，在许多情况下，F 是不断变化的，是位移 s 的函数 $F=f(s)$，可先取小位移$[s,s+\mathrm{d}s]$，在小位移$[s,s+\mathrm{d}s]$上把力 F 近似地看做不变，等于在 s 处的力 $f(s)$，则所求的功的微元为

$$\mathrm{d}W=F\cdot \mathrm{d}s=f(s)\cdot \mathrm{d}s$$

于是，物体由位移 $s=a$ 到 $s=b$，变力所做的功为

$$W=\int_a^b F\,\mathrm{d}s=\int_a^b f(s)\mathrm{d}s \tag{5.18}$$

例5　设弹簧的弹性系数为 k(g/cm)，求将弹簧从平衡位置拉长 20 cm 所做的功．

解　取平衡位置为坐标原点，弹簧伸长的方向为 x 轴的正方向．由胡克定律知，使弹簧伸长所用的力 F 与弹簧的伸长 x 成正比，即

$$F=kx$$

从而

$$W=\int_0^{20} kx\,\mathrm{d}x=\frac{1}{2}kx^2\Big|_0^{20}=0.019\ 6k\ (\mathrm{J})$$

例6　底半径为 3 m，高为 2 m 的圆锥形水池装满了水(见图 5-13)，欲将池水全部抽出，需做多少功?

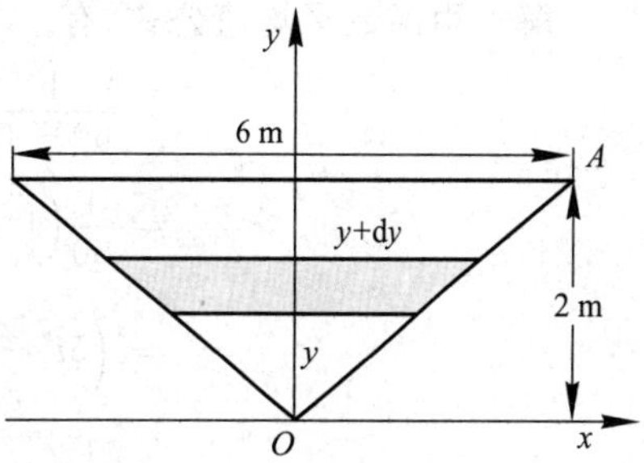

图　5-13

解　取深度 y 为积分变量，其变化区间为$[0,2]$，把从深度 y 到 $y+\mathrm{d}y$ 这一薄层水近似地看做圆柱体，其高为 $\mathrm{d}y$，底半径为 x，故体积微元 $\mathrm{d}v=\pi x^2\mathrm{d}y$ 这层水距顶面的距离为$(2-y)$，水的密度为 $\rho=1\times10^3\ \mathrm{kg/m^3}$，且直线 OA 的方程为 $y=\frac{2}{3}x$ 或 $x=\frac{3}{2}y$，故把这一薄层水抽出水池需做功

$$\mathrm{d}W=\rho\pi x^2\mathrm{d}yg(2-y)=\frac{9}{4}\pi\rho\cdot g(2-y)y^2\mathrm{d}y$$

从 0 到 2 积分，便得全部抽出池水需做功为

$$\begin{aligned}W&=\int_0^2\frac{9}{4}\pi\rho\cdot g(20-y)y^2\mathrm{d}y\\&=\frac{9}{4}\pi\rho\cdot g\left(\frac{2}{3}y^3-\frac{1}{4}y^4\right)\Big|_0^2\\&=3\pi\rho g\approx 92\ 316\ (\mathrm{J})\end{aligned}$$

*5.3.5　连续函数的平均值

我们知道如何求 n 个数据的算术平均值，现在讨论一个连续函数在某个区间上的平均值的问题．

设函数 $y=f(x)$在区间$[a,b]$上连续，首先把区间$[a,b]$用分点 $a=x_0<x_1<x_2<\cdots<x_{i-1}<x_i<\cdots<x_n=b$ 分成 n 个相等的小区间，其长度 $\Delta x=\frac{b-a}{n}$，并在每个小区间 Δx_i 上任意取一点 ξ_i，求得 n 个相应的函数值 $f(\xi_i)(i=1,2,\cdots,n)$. 我们把函数 $f(x)$在区间$[a,b]$上的平均值定义为这 n 个函数值的算术平均值的极限，即 $\bar{y}=\lim\limits_{n\to\infty}\frac{\sum\limits_{i=1}^{n}f(\xi_i)}{n}$，由于 $\Delta x=\frac{b-a}{n}$，故

$$\bar{y}=\lim_{n\to\infty}\frac{\sum\limits_{i=1}^{n}f(\xi_i)}{n}=\lim_{n\to\infty}\frac{\sum\limits_{i=1}^{n}f(\xi_i)\Delta x}{n\cdot\Delta x}$$

$$= \frac{1}{b-a} \lim_{n\to\infty} \sum_{i=1}^{n} f(\xi_i) \Delta x$$

由定积分定义，便得函数 $y=f(x)$ 在区间 $[a,b]$ 上的平均值公式

$$\bar{y} = \frac{1}{b-a}\int_a^b f(x)\,\mathrm{d}x \tag{5.19}$$

例 7　在正常人血液中胰岛素的含量是受当前血糖含量影响的．当血糖浓度增加时，由胰腺分泌的胰岛素就进入血液，进入血液以后，胰岛素的生化特性变得不活泼并呈现指数衰减．在一项实验中，某病人节制饮食以降低血糖浓度，同时注入大量葡萄糖，实验中所测到的血液中胰岛素浓度 $c(t)$ 符合如下函数：

$$c(t)=\begin{cases}10t-t^2 & \text{当 } 0\leqslant t\leqslant 5\\ 25\mathrm{e}^{-k(t-5)} & \text{当 } t>5\end{cases}$$

其中，$k=\frac{1}{20}\ln 2$，求在 $[0,60]$ 区间（即一小时）内胰岛素的平均浓度（见图 5-14）．求血液中胰岛素浓度的平均值．

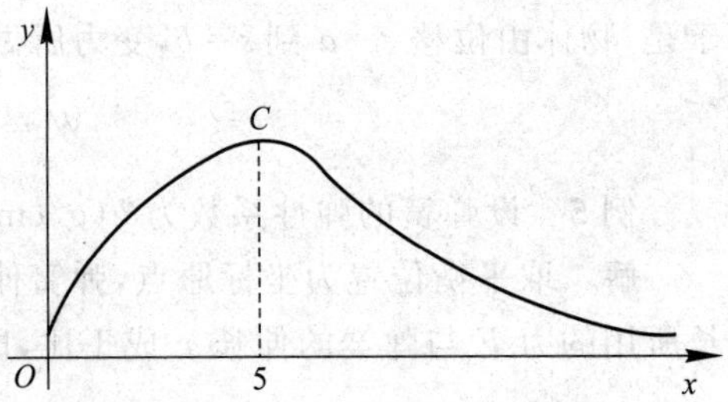

图　5-14

解　由函数平均值公式，有

$$\begin{aligned}\bar{c} &= \frac{1}{60-0}\int_0^{60} c(t)\,\mathrm{d}t\\ &= \frac{1}{60}\left(\int_0^5 (10t-t^2)\,\mathrm{d}t + \int_5^{60} 25\mathrm{e}^{-k(t-5)}\,\mathrm{d}t\right)\\ &= \left(5t^2-\frac{1}{3}t^3\right)\Bigg|_0^5 + \frac{5}{12}\left(-\frac{1}{k}\mathrm{e}^{-k(t-5)}\right)\Bigg|_5^{60}\\ &= \frac{1}{60}\left(125-\frac{125}{3}\right) - \frac{5}{12k}(\mathrm{e}^{-55k}-1)\\ &\approx 11.63\end{aligned}$$

5.3.6　定积分在医学中的应用

定积分在医学方面的应用是非常广泛的，这里仅举两个例子加以说明．

例 8　药物被病人服用后，首先由血液系统吸收，然后才能发挥它的作用．然而，并非所有的剂量都可以被吸收产生效用．为了测量血液系统中有效药量的总量，就必须监测药物在人体尿中的排泄速率，目前在临床上已有标准测定法．如果排泄速率为 $r(t)$（t 为时间），则在时间间隔 $[0,T]$ 内，药物通过人体后排出的总量为

$$D=\int_0^T r(t)\,\mathrm{d}t$$

时间的上限 T 应是直到药物检测不到的时刻，在理论上应为 $T\to+\infty$（见图 5-15），现在只考虑 T 为有限值．求药物的有效利用量．

解　从定积分的定义可知，有效药物剂量可用时间坐标 $t=0$ 到 $t=T$ 之间 $r(t)$ 下面的面积来表示．标准排出速率函数为

$$f(t)=t\mathrm{e}^{-kt}\quad (K>0)$$

这里的 K 称为消除常数，相应的有效药物利用量为

$$D=\int_0^T t\mathrm{e}^{-kt}\,\mathrm{d}t = -\mathrm{e}^{-kt}\left(\frac{t}{K}+\frac{1}{K^2}\right)\Bigg|_0^T = \frac{1}{K^2}-\mathrm{e}^{-kt}\left(\frac{T}{K}+\frac{1}{K^2}\right)$$

当 T 很大时，上式中的第二项就很小，可以忽略不计．此时，药物的有效利用量可近似地表示为

$$D\approx\frac{1}{K^2}.$$

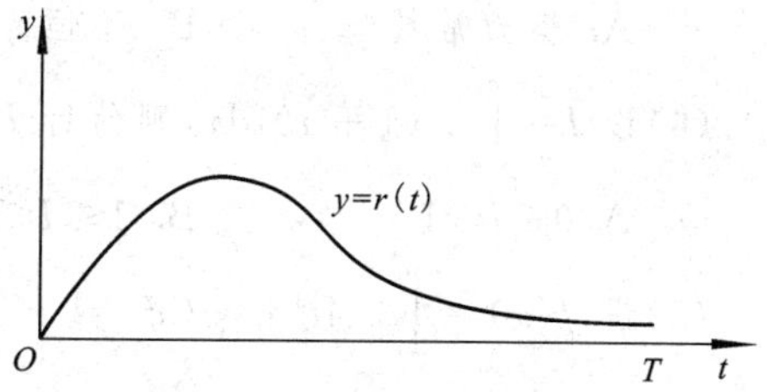

图　5-15

例 9　在某一实验中，先让病人禁食（以降低体内的血糖水平），然后通过注射给以大量的葡萄糖．假设实验测定血液中胰岛素浓度 $c(t)$（单位/mL）符合下列函数

$$c(t)=\begin{cases}t(10-t) & 当\ 0\leqslant t\leqslant 5\\ 25\mathrm{e}^{-k(t-5)} & 当\ t>5\end{cases}$$

其中，$k=\frac{1}{20}\ln 2$，时间 t 的单位为 min，求 1 h 内血液中胰岛素的平均浓度．

解　$$\overline{c(t)}=\frac{1}{60}\int_0^{60}c(t)\mathrm{d}t=\frac{1}{60}\left[\int_0^5 t(10-t)\mathrm{d}t+\int_0^{60}25\mathrm{e}^{-k(t-5)}\mathrm{d}t\right]$$

$$=\frac{1}{60}\int_0^5(10t-t^2)\mathrm{d}t+\frac{5}{12}\int_5^{60}\mathrm{e}^{-k(t-5)}\mathrm{d}(t-5)$$

$$=\frac{1}{60}\left(5t^2-\frac{1}{3}t^3\right)\Big|_0^5-\frac{5}{12k}\mathrm{e}^{-k(t-5)}\Big|_5^{60}$$

$$=\frac{1}{60}\left(125-\frac{125}{3}\right)-\frac{5}{12k}(\mathrm{e}^{-55k}-1)$$

$$\approx 11.62（单位/mL）$$

习题 5.3

1. 求抛物线 $y=x^2-4x+5$，横轴及直线 $x=3$，$x=5$ 所围成图形的面积．
2. 求由 $y=4-x^2$ 与 $y=3x$ 所围成的图形的面积．
3. 求由曲线 $y=\ln x$，纵轴及直线 $y=\ln a$，$y=\ln b(b>a>0)$ 所围成的图形面积．
4. 求由曲线 $y=\frac{1}{2}x^2$ 分割圆 $x^2+y^2\leqslant 8$ 所成两部分图形的面积．
5. 求由曲线 $y=\mathrm{e}^x$，$y=\mathrm{e}^{-x}$ 及直线 $x=1$ 所围成的图形的面积．
6. 求由曲线 $y=x^2$ 与直线 $y=x$，$y=2x$ 所围成图形的面积．
7. 求由曲线 $xy=a(a>0)$ 与直线 $x=a$，$x=2a$ 及 $y=0$ 所围成图形绕 x 轴旋转产生的旋转体的体积．
8. 求上题中图形绕 y 轴旋转所产生的旋转体体积．
9. 求由曲线 $y=x^2$ 和 $y^2=x$ 所围成的平面图形绕 y 轴旋转而成的体积．
10. 半径为 R 的半球形水池充满了水，今将水抽尽，要做多少功？

复习题 5

1. 选择题．

(1) 下列积分等于零的是（　　）．

A. $\int_{-1}^{1}x^3\mathrm{d}x$　　B. $\int_{-1}^{1}x^2\mathrm{d}x$　　C. $\int_{-1}^{1}\mathrm{e}^x\mathrm{d}x$　　D. $\int_{-1}^{1}\sin x\mathrm{d}x$.

(2) $\int_{-\pi}^{\pi}\frac{\sin x}{1+\sin^2 x}\mathrm{d}x=$（　　）．

A. 1　　B. -1　　C. 2　　D. 0

(3) 设 $F(x)=\int_x^{x^2}\mathrm{e}^t\mathrm{d}t$，则 $F(x)$（　　）．

A. 恒为常数　　B. 不恒为常数　　C. 0　　D. 恒为正数

(4)设 $I=\int_0^1 2^x(1+x^2)\mathrm{d}x$,则估计 I 的大致范围为(　　).

A. $0\leqslant I\leqslant 1$　　B. $1\leqslant I\leqslant 2$　　C. $1\leqslant I\leqslant 4$　　D. $0\leqslant I\leqslant 2$

(5)设 $f(x)=\int_0^{\sin x} 4t^3\mathrm{d}t$,$g(x)=x^4$,则当 $x\to 0$ 时,$f(x)$ 是 $g(x)$ 的(　　).

A. 等价无穷小　　B. 同价但非等价无穷小

C. 高阶无穷小　　D. 低阶无穷小

2. 填空题.

(1)函数 $f(x)$在$[a,b]$上有界是 $f(x)$在$[a,b]$上可积的________条件,而 $f(x)$在$[a,b]$上连续是 $f(x)$在$[a,b]$上可积的________条件.

(2) 设函数 $f(x)$连续,则 $\dfrac{\mathrm{d}}{\mathrm{d}x}\left(\int_0^x t(\mathrm{e}^t-t^2)\mathrm{d}t\right)=$________.

(3)若 $F(x)=\int_x^{\ln x} t\cdot f(t)\mathrm{d}t$,则 $F'(x)=$________.

(4)已知 $f(0)=1$,$f(1)=3$,$f'(1)=7$,则 $\int_0^1 xf''(x)\mathrm{d}x=$________.

(5) $\lim\limits_{x\to 0}\dfrac{\int_0^x (t^2+t)\mathrm{d}t}{1-\cos x}=$________.

3. 计算下列定积分.

(1) $\int_0^{2\pi}|\cos x|\mathrm{d}x$.　　(2) $\int_0^1 \dfrac{1}{1+x^2}\mathrm{d}x$.

(3) $\int_1^{\mathrm{e}}\dfrac{\mathrm{d}x}{x\sqrt{1+\ln x}}$.　　(4) $\int_{\mathrm{e}}^{\mathrm{e}^2}\dfrac{1}{x\ln x}\mathrm{d}x$.

(5) $\int_0^2(3x^3+2x^2+\sqrt{x})\mathrm{d}x$.　　(6) $\int_{-1}^2 \mathrm{e}^{-|x|}\mathrm{d}x$.

(7) $\int_0^{\frac{\pi}{3}}\tan^2 x\mathrm{d}x$.　　(8) $\int_0^{\frac{\pi}{2}}\cos^5 x\sin 2x\mathrm{d}x$.

(9) $\int_0^1\left(x^3\mathrm{e}^x+\dfrac{1}{\mathrm{e}^x}\right)\mathrm{d}x$.　　(10) $\int_0^4\dfrac{1}{1+\sqrt{x}}\mathrm{d}x$.

(11) $\int_{-1}^1\dfrac{\arcsin x}{\sqrt{1-x^2}}\mathrm{d}x$.　　(12) $\int_0^a x^2\sqrt{a^2-x^2}\,\mathrm{d}x\quad(a>0)$.

(13) $\int_0^{\pi}\cos x\cdot \mathrm{e}^x\mathrm{d}x$.　　(14) $\int_0^1 x\cdot\arctan x\mathrm{d}x$.

(15) $\int_1^2 x\sqrt{x-1}\,\mathrm{d}x$.　　(16) $\int_1^{\mathrm{e}} x\ln x\mathrm{d}x$.

4. 求下列极限.

(1) $\lim\limits_{x\to 0}\dfrac{\int_0^x\sqrt{1-t^2}\,\mathrm{d}t}{x^3+2x}$.　　(2) $\lim\limits_{x\to 1}\dfrac{\int_x^1 2^t\cdot t\mathrm{d}t}{\int_1^x t\mathrm{d}t}$.

(3) $\lim\limits_{x\to 0}\dfrac{\int_0^x\arctan t\mathrm{d}t}{x^3+x^2}$.　　(4) $\lim\limits_{x\to 0}\dfrac{\int_0^x\ln(1+t)\mathrm{d}t}{\int_0^x t\cdot e^t\mathrm{d}t}$.

5. 求由下列各曲线所围成的图形的面积.

(1) $y=x^2$ 和直线 $y=2x+3$.

(2) $y=\frac{1}{x}$，直线 $y=x$，直线 $x=3$.

(3) $y=\sin x$，x 轴，直线 $x=\frac{\pi}{2}$，$x\in\left(0,\frac{\pi}{2}\right)$.

(4) $y^2=4(x+1)$，$y^2=4(1-x)$.

(5) $y=e^x$，直线 $y=x+1$，直线 $y=2$.

6. 求下列已知曲线所围成的图形按指定的轴旋转所产生的旋转体的体积.

(1) $y=x^2+2$，$y=2x^2+1$，绕 x 轴.

(2) $y=\arcsin x$，$x=1$，$y=0$，绕 x 轴.

(3) $x^2+(y-1)^2=4$，绕 x 轴.

(4) $y=x^3$，$x=2$，$y=0$ 分别绕 x 轴、y 轴.

7. 计算函数 $y=2xe^{-x}$ 在 $[0,2]$ 上的平均值.

第6章 常微分方程

在生物科学和医药科学的研究过程中，经常需要寻求变量之间的函数关系．而微分学和积分学是从已知函数出发，来研究它的变化率和原函数．可在许多实际问题中，所需要的函数关系往往不能直接得到，而依照问题所提供的情况，有时可以列出含有未知函数及其导数的关系式．这样的关系式就是所谓的微分方程．微分方程建立后，找出未知函数的过程就是解微分方程的过程．本章主要介绍微分方程的基本概念，讨论常用的一、二阶微分方程的解法．

6.1 微分方程的概念

6.1.1 两个实例

例1 一曲线通过点(0,1)，且在该曲线上任意点 $M(x,y)$ 处的切线的斜率为 $2x$，求该曲线的方程．

解 根据导数的几何意义，设所求曲线为 $y=f(x)$，且满足方程

$$\frac{dy}{dx}=2x \quad \text{或} \quad dy=2xdx \tag{6.1}$$

对式(6.1)两端积分，得

$$y=\int 2xdx \quad \text{即} \quad y=x^2+C \tag{6.2}$$

其中 C 为任意常数．

因曲线通过点 $M(0,1)$，所以曲线方程(6.2)还应满足条件

$$y|_{x=0}=1 \tag{6.3}$$

将式(6.3)代入式(6.2)中，得 $C=1$，于是，所求曲线方程为 $y=x^2+1$.

例2 一物体在重力作用下自由下落，若略去空气阻力，已知物体下落初始位置时的 $s_0=0$，$v_0=0$，求物体下落的路程 s 与时间 t 的函数关系式．

解 设物体下落过程中路程 s 与时间 t 的函数关系式为 $s=s(t)$，已知自由落体的加速度为 g，即

$$\frac{d^2s}{dt^2}=g \tag{6.4}$$

将上式改写为

$$d\left(\frac{ds}{dt}\right)=gdt$$

两边同时积分，得

$$\frac{ds}{dt}=gt+C_1 \tag{6.5}$$

再一次积分,得
$$s=\frac{1}{2}gt^2+C_1t+C_2 \tag{6.6}$$
其中,c_1,c_2 为任意常数,方程还应满足条件
$$\begin{cases} s|_{t=0}=s_0=0 \\ \left.\frac{\mathrm{d}s}{\mathrm{d}t}\right|_{t=0}=v_0=0 \end{cases} \tag{6.7}$$
将式(6.7)代入式(6.5)和式(6.6)中,得 $C_1=0$,$C_2=0$,于是,所求物体下落路程 s 与时间 t 的函数关系式为
$$s=\frac{1}{2}gt^2$$

从以上两个例子中可以看出,求这类问题的未知函数,首先要建立含有未知函数的导数或微分的方程,然后用积分的方法求出未知函数.

6.1.2　微分方程的基本概念

上述两个例子中的方程(6.1)和(6.4)都是微分方程.通常,把含有自变量、未知函数及其导数或微分的方程称为**微分方程**(differential equation),如果微分方程中出现的未知函数只含一个自变量,即未知函数是一元函数则称这种方程为**常微分方程**(ordinary differential equation),其一般形式为
$$F(x,y,y',y'',\cdots,y^{(n)})=0$$
其中,x 是自变量,y 是未知函数.本章只讨论常微分方程,下面所说的微分方程都是指常微分方程.

在一个微分方程中,未知函数的导数(或微分)的最高阶数称为微分方程的**阶**(order).例1中的微分方程(6.1)是一阶微分方程,例2中的微分方程(6.4)是二阶微分方程.

如果把某个函数以及它的导数或微分代入微分方程,能使该方程成为恒等式,则这个函数称为该微分方程的**解**(solution).或者说,满足微分方程的函数称为该微分方程的解.微分方程的解中含有独立的任意常数的个数与微分方程的阶数相同,把具有这种性质的解称为微分方程的**通解**(general solution).例1中的式(6.2),例2中的式(6.6)都是微分方程的通解.

一个微分方程刻画一个运动过程,要表达某一具体过程的特定规律,必须确定通解中的任意常数的数值.利用已知条件确定出通解中任意常数的数值,从而得到的解称为**特解**(particular solution).所给的已知条件称为定解条件,通常称为**初始条件**(initial condition).

求微分方程的解的过程,称为**解微分方程**.解微分方程时,一般是先求通解,然后利用初始条件来确定任意常数,求出特解.

例3　验证函数 $y=C_1\mathrm{e}^x+C_2\mathrm{e}^{-2x}$ 是微分方程
$$y''+y'-2y=0$$
的通解,并求出满足初始条件 $y|_{x=0}=3$,$y'|_{x=0}=0$ 的特解.

解　由题意得
$$y'=C_1\mathrm{e}^x-2C_2\mathrm{e}^{-2x}$$
$$y''=C_1\mathrm{e}^x+4C_2\mathrm{e}^{-2x}$$
将 y,y' 及 y'' 代入微分方程得
$$(C_1\mathrm{e}^x+4C_2\mathrm{e}^{-2x})+(C_1\mathrm{e}^x-2C_2\mathrm{e}^{-2x})-2(C_1\mathrm{e}^x+C_2\mathrm{e}^{-2x})\equiv 0$$
所以,函数是微分方程的解,又因为函数式中有两个独立的常数 C_1 和 C_2,故其是微分方程的通解.

由初始条件 $y|_{x=0}=3$,$y'|_{x=0}=0$,有

$$\begin{cases} C_1+C_2=3 \\ C_1-2C_2=0 \end{cases}$$

解之得 $C_1=2, C_2=1$，故微分方程的特解为 $y=2e^x+e^{-2x}$.

6.1.3 微分方程的几何意义

微分方程的解是一个函数 $y=f(x)$，它在平面上所对应的几何图形称为微分方程的**积分曲线**(integral curve)．通解中含有任意常数，所以它的几何图形是一簇积分曲线．例 1 中，方程(6.1)的通解为 $y=x^2+C$，它表示的几何图形是一簇抛物线，如图 6-1 所示．它可以看成是由抛物线 $y=x^2$ 沿 y 轴上下平行移动而得的．

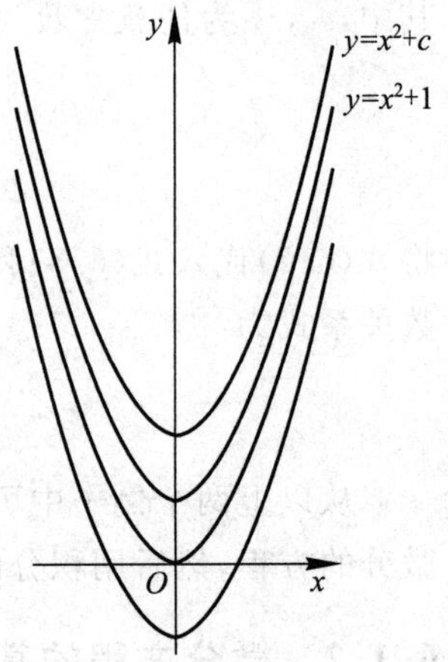

图 6-1

由于 $(x^2+C)'=2x$，所以这一簇抛物线在任意一点 (x,y) 处的切线斜率都等于 $2x$.

特解所对应的几何图形是表示通解的一簇积分曲线中满足初始条件的某一条．

习题 6.1

1. 选择题．

(1)下列函数中，(　　)是微分方程 $dy+2xdx=0$ 的解．

A. $y=-x$　　B. $y=-x^2$　　C. $y=x^2+2$　　D. $2x$

(2)微分方程 $y''-2yy'=0$ 满足初始条件 $y(0)=1$，$y'(0)=2$ 的特解为(　　).

A. $y=\tan\left(x+\frac{\pi}{4}\right)$　　B. $y=\arctan\left(x+\frac{\pi}{4}\right)$

C. $y=\arcsin\left(x+\frac{\pi}{4}\right)$　　D. $y=\sin\left(x+\frac{\pi}{4}\right)$

2. 填空题．

(1)方程 $y''+2y'-3y=x$ 是________阶微分方程．

(2)方程 $x^3(y')^2-y^4+2x=0$ 是________阶微分方程．

(3)方程 $\frac{d^3y}{dx^3}-\frac{dy}{dx}+y=0$ 的通解中应含________个独立常数．

3. 指出下列各题中的函数是否为所给微分方程的解．

(1) $\frac{dy}{x}+\frac{dx}{y}=0$，$y=\sqrt{1-x^2}$.

(2) $y'=e^{-2x}-3y$，$y=3e^{-3x}+e^{-2x}$.

(3) $y''-y=2x$，$y=x^2-2x$.

(4) $y'+y\cdot\cos x=e^{-\sin x}$，$y=x\,e^{-\sin x}$.

4. 验证 $y_1=\cos\omega t$，$y_2=\sin\omega t$ 都是 $y''+\omega^2y=0$ 的解，并写出该方程的通解．

6.2 一阶可分离变量的微分方程

定义 1 如果一阶微分方程 $F(x,y,y')=0$ 可化为形如 $y'=f(x)g(y)$ 的方程，则称它为一阶可分离变量的微分方程．

这类方程的解法是：把方程改写成

$$\frac{\mathrm{d}y}{g(y)}=f(x)\mathrm{d}x \quad [g(y)\neq 0]$$

即把变量 x 和 y 分离开来，使等式的一边是 $\mathrm{d}x$ 乘以 x 的函数，另一边是 $\mathrm{d}y$ 乘以 y 的函数，然后两边积分

$$\int \frac{\mathrm{d}y}{g(y)}=\int f(x)\mathrm{d}x$$

得到方程的通解．

例 1　求微分方程 $\frac{\mathrm{d}y}{\mathrm{d}x}=2xy$ 的通解．

解　方程是可分离变量的，分离变量后得

$$\frac{\mathrm{d}y}{y}=2x\mathrm{d}x$$

两边积分
$$\int \frac{\mathrm{d}y}{y}=\int 2x\mathrm{d}x$$

于是
$$\ln|y|=x^2+C_1$$

从而
$$|y|=\mathrm{e}^{x^2+C_1}=\mathrm{e}^{C_1}\cdot \mathrm{e}^{x^2}$$

即
$$y=\pm \mathrm{e}^{C_1}\cdot \mathrm{e}^{x^2}=C\cdot \mathrm{e}^{x^2}$$

式中，$C=\pm \mathrm{e}^{C_1}$ 仍为任意常数，在求解过程中，用 y 除时，我们失掉了解 $y\equiv 0$，但如果认为 C 也可以取值 0，那么这个解就包含在解族中了．于是最后得到方程的通解为 $y=C\mathrm{e}^{x^2}$（C 为任意常数）．

例 2　求微分方程

$$\begin{cases} x(y^2+1)\mathrm{d}x+y(1-x^2)\mathrm{d}y=0 \\ y|_{x=0}=1 \end{cases}$$

的通解和特解．

解　分离变量后，方程可化为

$$\frac{y}{1+y^2}\mathrm{d}y=\frac{-x}{1-x^2}\mathrm{d}x$$

两边积分

$$\frac{1}{2}\int \frac{1}{1+y^2}\mathrm{d}(1+y^2)=\frac{1}{2}\int \frac{1}{1-x^2}\mathrm{d}(1-x^2)$$

$$\frac{1}{2}\ln(1+y^2)=\frac{1}{2}\ln(1-x^2)+\frac{1}{2}\ln C$$

这里用 $\frac{1}{2}\ln C$ 作为积分常数，于是得通解为

$$\frac{1+y^2}{1-x^2}=C$$

把初始条件 $y|_{x=0}=1$ 代入通解中，得 $C=2$. 于是，方程的特解为

$$2x^2+y^2=1$$

定义 2　如果一阶微分方程

$$\frac{\mathrm{d}y}{\mathrm{d}x}=f(x,y)$$

中的函数 $f(x,y)$ 可以写成关于 $\frac{y}{x}$ 的函数，即 $f(x,y)=\varphi\left(\frac{y}{x}\right)$，则称这种方程为**齐次微分方程**．

解这类方程，可先进行变量代换，令 $u=\frac{y}{x}$，即 $y=ux$. 将 $y=ux$ 两边对 x 求导数，有

$$\frac{dy}{dx}=u+x\frac{du}{dx}$$

代入微分方程，得

$$u+x\frac{du}{dx}=\varphi(u)$$

分离变量后
$$\frac{du}{\varphi(u)-u}=\frac{dx}{x}$$

两边积分
$$\int\frac{du}{\varphi(u)-u}=\int\frac{dx}{x}$$

求出积分后，再用$\frac{y}{x}$代替 u，便得到所求的齐次方程的通解．

例 3　求微分方程$\frac{dy}{dx}=\frac{y}{x}+\tan\frac{y}{x}$的通解．

解　这是一个齐次微分方程，得

$$u+x\frac{du}{dx}=u+\tan u$$

即
$$x\frac{du}{dx}=\tan u$$

分离变量，得
$$\cot u du=\frac{dx}{x}$$

两边积分，得
$$\ln\sin u=\ln x+\ln C$$

即
$$\sin u=Cx$$

代回$\frac{y}{x}=u$，即得所求方程的通解为

$$\sin\frac{y}{x}=Cx$$

例 4　求微分方程$\begin{cases}y'=\frac{y}{x}+\frac{x}{y}\\ y|_{x=1}=2\end{cases}$的特解．

解　令$\frac{y}{x}=u$，$y=ux$，求导后代入方程中，得

$$u+x\frac{du}{dx}=\frac{1}{u}+u$$

化简，分离变量，得
$$u du=\frac{dx}{x}.$$

两边积分，得
$$\frac{u^2}{2}=\ln x+C_1$$

即
$$u^2=2(\ln x+C_1)$$

将 $u=\frac{y}{x}$代入上式，得
$$\frac{y^2}{x^2}=2\ln x+C$$

上式中 $C=2C_1$ 仍为任意常数，把初始条件 $y|_{x=1}=2$ 代入上式，得 $C=4$. 于是，齐次方程的特解为

$$y^2=2x^2\ln x+4x^2$$

习题 6.2

1. 选择题．

(1)下列微分方程中，可分离变量的是(　　)．

A. $\frac{dy}{dx}+\frac{y^2}{x}=2$　　B. $y'=3(x-1)(y-2)$　　C. $\frac{dy}{dx}=\tan xy$　　D. $y'+e^y=e^x$

(2)下列函数中，为微分方程 $xdx+ydy=0$ 的通解是(　　).

A. $x+y=C$　　B. $x^2+y^2=C$　　C. $Cx+y=0$　　D. $Cx^2+y=0$

2. 填空题.

(1)形如________的方程称为齐次方程.

(2)微分方程$\frac{dy}{dx}=2xy$ 的通解是________.

3. 解下列微分方程.

(1) $xy'-y\ln y=0$.　　(2) $(1-x^2)ydy=x(y^2-1)dx$.

(3) $\cos x\sin ydy=\cos y\sin xdx, y|_{x=0}=\frac{\pi}{4}$.　　(4) $xdy=2ydx, y|_{x=2}=1$.

(5) $y'=\sqrt{\frac{1-y^2}{1-x^2}}$.

4. 求齐次微分方程的解.

(1) $xy'-y-\sqrt{y^2-x^2}=0$.　　(2) $y^2+x^2\frac{dy}{dx}=xy\frac{dy}{dx}, y|_{x=1}=1$.

(3) $x\frac{dy}{dx}=y\ln\frac{y}{x}$.　　(4) $\frac{dy}{dx}=\frac{x-y}{x+y}$.

6.3　一阶线性微分方程

6.3.1　线性微分方程

定义 1　形如

$$\frac{dy}{dx}+p(x)y=Q(x) \tag{6.8}$$

的方程称为**一阶线性微分方程**(first order linear differential equation). 如果 $Q(x)\equiv 0$，则方程(6.8)称为**一阶线性齐次微分方程**(homogeneous first order linear differential equation)；如果 $Q(x)$ 不恒等于零，则方程(6.8)称为**一阶线性非齐次微分方程**(nonhomogenous first order linear differential equation).

非齐次线性方程(6.8)所对应的齐次方程为

$$\frac{dy}{dx}+p(x)y=0 \tag{6.9}$$

它是可分离变量的方程，分离变量后得

$$\frac{dy}{y}=-p(x)dx$$

两边积分，得

$$\ln y=-\int p(x)dx+\ln C$$

即得齐次方程通解

$$y=Ce^{-\int p(x)dx} \tag{6.10}$$

式中，$\int p(x)dx$ 表示 $p(x)$ 的某个确定的原函数.

现在我们使用所谓**常数变易法**(variation constant)来求非齐次线性方程(6.8)的通解. 这种方法是把方程(6.9)的通解(6.10)中的 C 看作 x 的未知函数 $C(x)$，即令

$$y=C(x)e^{-\int p(x)dx} \tag{6.11}$$

为非齐次方程(6.8)的通解，$C(x)$为待定函数．

$$\frac{dy}{dx}=C'(x)e^{-\int p(x)dx}-C(x)p(x)e^{-\int p(x)dx} \tag{6.12}$$

把式(6.11)和式(6.12)代入方程(6.8)中，得

$$C'(x)e^{-\int p(x)dx}-C(x)p(x)e^{-\int p(x)dx}+p(x)C(x)e^{-\int p(x)dx}=Q(x)$$

即
$$C'(x)e^{-\int p(x)dx}=Q(x)$$

$$C'(x)=Q(x)e^{\int p(x)dx}$$

积分，得
$$C(x)=\int Q(x)e^{\int p(x)dx}dx+C$$

把上式代入式(6.11)中，便得出非齐次方程(6.8)的通解

$$y=e^{-\int p(x)dx}\left(\int Q(x)e^{\int p(x)dx}dx+C\right) \tag{6.13}$$

若将式(6.13)改写成两项之和

$$y=Ce^{-\int p(x)dx}+e^{-\int p(x)dx}\int Q(x)e^{\int p(x)dx}dx$$

上式右端第一项是对应的齐次方程(6.9)的通解，第二项是原非齐次方程(6.8)的一个特解[在方程(6.8)的通解(6.13)中取$C=0$便得到这个特解]．由此可知，一阶线性非齐次方程的通解等于对应的齐次方程的通解与非齐次方程的一个特解之和．

例1　求微分方程$\frac{dy}{dx}+y\cos x=e^{-\sin x}$的通解．

解　先求对应的齐次方程的通解：

$$\frac{dy}{dx}+y\cos x=0$$

将齐次方程分离变量，得
$$\frac{dy}{y}=-\cos x dx$$

两边积分，得
$$\ln y=-\sin x+\ln C$$

于是
$$y=Ce^{-\sin x}$$

下面用常数变易法求原非齐次方程的通解，设原非齐次方程的通解为

$$y=C(x)e^{-\sin x}$$

对其求导数，得
$$y'=C'(x)e^{-\sin x}-\cos x\cdot C(x)e^{-\sin x}$$

将y及y'代入原方程中，得

$$C'(x)e^{-\sin x}-\cos x\cdot C(x)\cdot e^{-\sin x}+\cos\cdot C(x)e^{-\sin x}=e^{-\sin x}$$

$$C'(x)=1$$

积分，得
$$C(x)=x+C$$

于是，所求方程的通解为
$$y=(x+C)e^{-\sin x}$$

例2　求微分方程$x dy-y dx=y^2e^y dy$的通解．

解　将方程改写为$\frac{dy}{dx}=\frac{y}{x-y^2e^y}$.

这不是线性方程，但若变形为$\frac{dx}{dy}=\frac{x-y^2e^y}{y}$或$\frac{dx}{dy}-\frac{1}{y}x=-ye^y$，它便是以$y$为自变量，$x$为未知函数的线性方程．先求其对应的齐次方程

$$\frac{dx}{dy}-\frac{1}{y}x=0$$

的通解，分离变量并积分得$x=Cy$.

再设$x=C(y)y$为原方程的解，代入原方程得

$$C'(y)y+C(y)-\frac{1}{y}C(y)y=-ye^y$$

即
$$C'(y)=-e^y$$

两边积分，得
$$C(y)=-e^y+C$$

其中，C 为任意常数，于是原方程的通解为

$$x=y(-e^y+C)$$

例 3　求微分方程 $\begin{cases}(x^2-1)y'+2xy-\cos x=0\\ y|_{x=0}=1\end{cases}$ 的特解．

解　将方程改写成 $\frac{dy}{dx}+\frac{2x}{x^2-1}y=\frac{\cos x}{x^2-1}$，它是一阶非齐次线性方程，它所对应的齐次方程为

$$\frac{dy}{dx}+\frac{2x}{x^2-1}y=0$$

分离变量，得
$$\frac{dy}{y}=-\frac{2x}{x^2-1}dx$$

两边积分，得
$$\ln y=-\ln(x^2-1)+\ln C$$

即
$$y=\frac{C}{x^2-1}$$

令非齐次方程的通解为

$$y=\frac{C(x)}{x^2-1}$$

代入原方程中，得

$$C'(x)\frac{1}{x^2-1}-C(x)\frac{2x}{(x^2-1)^2}+C(x)\frac{2x}{(x^2-1)^2}=\frac{\cos x}{x^2-1}$$

化简，得
$$C'(x)=\cos x$$

积分，得
$$C(x)=\sin x+C$$

代入后得所求方程的通解为

$$y=\frac{1}{x^2-1}(\sin x+C)$$

将初始条件 $y|_{x=0}=1$ 代入上式，得 $C=-1$，则所求方程的特解为

$$y=\frac{1}{x^2-1}(\sin x-1)$$

注：以上各例也可直接应用非齐次方程(6.8)的通解公式(6.13)求解．

*6.3.2　伯努利方程

定义 2　形如

$$\frac{dy}{dx}+p(x)y=Q(x)y^{\alpha}\ (\alpha\neq 0,1) \tag{6.14}$$

的方程称为**伯努利**(Bernoulli)方程．当 $\alpha=0$ 时，方程是一阶线性非齐次方程；当 $\alpha=1$ 时，方程是一阶线性齐次方程；当 $\alpha\neq 0,1$ 时，方程是非线性的，但是通过变量的代换，便可把它化为线性的．事实上，以 y^{α} 除方程(6.14)的两端，得

$$y^{-\alpha}\frac{dy}{dx}+p(x)y^{1-\alpha}=Q(x) \tag{6.15}$$

容易看出，为了将上式化成线性方程，我们引入新的未知函数

$$z=y^{1-\alpha}$$

那么
$$\frac{dz}{dx}=(1-\alpha)y^{-\alpha}\frac{dy}{dx}$$

用$(1-\alpha)$同乘方程(6.15)的两端，再通过上述代换便得线性方程

$$\frac{dz}{dx}+(1-\alpha)p(x)z=(1-\alpha)Q(x)$$

求出这方程的通解后，以$y^{1-\alpha}$代替z，便得到伯努利方程的通解．

例4　求方程$\frac{dy}{dx}+\frac{y}{x}=a(\ln x)y^2$的通解．

解　以y^2除方程的两端，得

$$y^{-2}\frac{dy}{dx}+\frac{1}{x}y^{-1}=a\ln x$$

令$z=y^{-1}$，则$\frac{dz}{dx}=-y^{-2}\frac{dy}{dx}$，即$y^{-2}\frac{dy}{dx}=-\frac{dz}{dx}$. 则上述方程成为

$$\frac{dz}{dx}-\frac{z}{x}=-a\ln x$$

这是一个一阶线性非齐次微分方程，它的通解为

$$z=x\left[C-\frac{a}{2}(\ln x)^2\right]$$

将y^{-1}代z，得所求方程的通解为

$$yx\left[C-\frac{a}{2}(\ln x)^2\right]=1$$

习题6.3

1. 选择题．

一阶线性非齐次微分方程的任意两个非零解之差(　　).

A. 不是其对应齐次微分方程的解　　B. 是非齐次微分方程的解

C. 是其对应齐次微分方程的解　　D. 是非齐次微分方程的通解

2. 填空题．

(1)形如________________的方程称为一阶线性微分方程，形如________________的方程称为一阶线性齐次微分方程．

(2)一阶线性微分方程$\frac{dy}{dx}+2xy=\sin x+y$对应的齐次方程的通解是________．

(3)已知微分方程$y'+p(x)y=(x+1)^{\frac{5}{2}}$的一个特解为$y=\frac{2}{3}(x+1)^{\frac{7}{2}}$，则此微分方程的通解是________．

3. 求下列一阶线性方程的解．

(1)$y'+y\tan x=\sin 2x$.　　(2)$\frac{dy}{dx}+2xy=4x$.

(3)$xy'-y=\frac{x}{\ln x}$.　　(4)$\frac{dy}{dx}-y=xy^5$.

(5)$y'-3xy=xy^2$.

4. 求下列满足初始条件的特解．

(1)$y'+y\cos x=\sin x\cos x$，$y|_{x=0}=1$.　　(2)$\frac{dy}{dx}+\frac{y}{x}=e^x$，$y|_{x=1}=6$.

(3)$y'+\frac{y}{x}=\frac{\sin x}{x}$，$y|_{x=\pi}=1$.

*6.4　几种可降阶的微分方程

二阶及二阶以上的微分方程称为**高阶微分方程**(higher order differential equation).在本节我们将介绍几种特殊类型的高阶微分方程的解法.其主要方法是通过代换或两边积分,将它化为较低阶的方程来求解.下面介绍三种容易降阶的高阶微分方程的求解方法.

6.4.1　$y^{(n)}=f(x)$型的微分方程

微分方程
$$y^{(n)}=f(x) \tag{6.16}$$
的右端仅含有自变量 x,容易看出,只要两边积分,就得到一个 $n-1$ 阶的微分方程
$$y^{(n-1)}=\int f(x)\mathrm{d}x+C_1$$
同理可得
$$y^{(n-2)}=\int\left[\int f(x)\mathrm{d}x+C_1\right]\mathrm{d}x+C_2$$
依此法继续进行,连续积分 n 次,便得方程(6.16)的含有 n 个任意常数的通解(直接积分法).

例 1　求微分方程 $y'''=x\mathrm{e}^x$ 的通解.

解　对所给方程连续积分三次,得
$$y''=\int x\mathrm{e}^x\mathrm{d}x+C_1=x\mathrm{e}^x-\mathrm{e}^x+C_1$$
再积分一次,得
$$y'=\int(x\mathrm{e}^x-\mathrm{e}^x+C_1)\mathrm{d}x+C_2=x\mathrm{e}^x-2\mathrm{e}^x+C_1x+C_2$$
最后积分一次得微分方程的通解
$$\begin{aligned}y&=\int(x\mathrm{e}^x-2\mathrm{e}^x+C_1x+C_2)\mathrm{d}x+C_3\\&=x\mathrm{e}^x-3\mathrm{e}^x+\frac{1}{2}C_1x^2+C_2x+C_3\end{aligned}$$

6.4.2　$y''=f(x,y')$型的微分方程

方程
$$y''=f(x,y') \tag{6.17}$$
的右端不显含有未知函数 y,可设 $y'=p(x)$,那么 $y''=\dfrac{\mathrm{d}p}{\mathrm{d}x}=p'$,而方程(6.17)就成为
$$p'=f(x,p)$$
这是一个关于变量 x,p 的一阶微分方程,求其通解为 $p=\varphi(x,C_1)$.

又因 $p=\dfrac{\mathrm{d}y}{\mathrm{d}x}$,因此又得到一个一阶微分方程
$$\frac{\mathrm{d}y}{\mathrm{d}x}=\varphi(x,C_1)$$
对它进行积分,便得到方程(6.17)的通解为 $y=\int\varphi(x,C_1)\mathrm{d}x+C_2$.

例 2　求微分方程 $y''=\dfrac{2y'x}{x^2+1}$满足初始条件 $y|_{x=0}=1,y'|_{x=0}=3$ 的特解.

解　所给方程是 $y''=f(x,y')$型的,设 $y'=p$,代入方程并分离变量后,有
$$\frac{\mathrm{d}p}{p}=\frac{2x}{1+x^2}\mathrm{d}x$$
两边积分,得
$$\ln p=\ln(x^2+1)+\ln C_1$$

$$p=C_1(x^2+1)$$

即
$$y'=C_1(x^2+1)$$

由初始条件 $y'|_{x=0}=3$，得 $C_1=3$，所以 $y'=3(1+x^2)$，再积分，得

$$y=x^3+3x+C_2$$

又由条件 $y|_{x=0}=1$，得 $C_2=1$，于是，所求方程的特解为

$$y=x^3+3x+1$$

6.4.3　$y''=f(y,y')$型的微分方程

方程
$$y''=f(y,y') \tag{6.18}$$

的右端不显含有自变量 x，设 $y'=p(y)$，则有

$$y''=\frac{\mathrm{d}p}{\mathrm{d}x}=\frac{\mathrm{d}p}{\mathrm{d}y}\cdot\frac{\mathrm{d}y}{\mathrm{d}x}=p\frac{\mathrm{d}p}{\mathrm{d}y}$$

这样，方程式(6.18)就变为

$$p\frac{\mathrm{d}p}{\mathrm{d}y}=f(y,p)$$

这是一个关于变量 y,p 的一阶微分方程，设它的解为 $p=\varphi(y,C_1)$，则有

$$\int\frac{\mathrm{d}y}{\varphi(y,C_1)}=x+C_2$$

例 3　求二阶微分方程 $y''=2yy'$的通解．

解　设 $y'=p$，则 $y''=\frac{\mathrm{d}p}{\mathrm{d}y}\cdot\frac{\mathrm{d}y}{\mathrm{d}x}=p\frac{\mathrm{d}p}{\mathrm{d}y}$，代入方程得

$$p\frac{\mathrm{d}p}{\mathrm{d}y}=2yp$$

将方程两边同除以 p，便得方程
$$\frac{\mathrm{d}p}{\mathrm{d}y}=2y$$

分离变量后两边积分得
$$p=y^2+C_1^2$$

即
$$y'=y^2+C_1^2$$

再分离变量积分，得通解为

$$\arctan\frac{y}{C_1}=x+C_2$$

即
$$y=C_1\tan(x+C_2)$$

习题 6.4

1. 解下列微分方程．

(1) $y'''=\mathrm{e}^{2x}-\cos x$.　　(2) $y''=\sec x\cdot y'$.

(3) $yy''+y'^2=0$.

2. 求微分方程 $y''=y'\cot x$ 满足初始条件 $x=\frac{\pi}{2}$，$y=0$，$y'=-1$ 的特解．

3. 求微分方程 $y'''=\mathrm{e}^{ax}$ 满足初始条件 $y|_{x=1}=0$，$y'|_{x=1}=0$，$y''|_{x=1}=0$ 的特解．

6.5　二阶常系数线性微分方程

定义 1　形如
$$\frac{\mathrm{d}^2y}{\mathrm{d}x^2}+p(x)\frac{\mathrm{d}y}{\mathrm{d}x}+q(x)y=f(x) \tag{6.19}$$

的方程称为**二阶线性微分方程**，其中 $p(x)$，$q(x)$，$f(x)$都是自变量 x 的函数．当方程的右端 $f(x)\equiv 0$ 时，方程是齐次的；当 $f(x)\not\equiv 0$ 时，方程是非齐次的．

6.5.1　线性微分方程解的结构

1. 二阶线性齐次方程解的结构

设二阶线性齐次方程为
$$y''+p(x)y'+q(x)y=0 \tag{6.20}$$

性质 1　如果函数 y_1 与 y_2 是方程(6.20)的两个解，则
$$y=C_1y_1+C_2y_2 \tag{6.21}$$
也是方程(6.20)的解，其中 C_1，C_2 是任意常数．

线性齐次方程的这个特有的性质表明它的解符合**叠加原理**(principle of superposition)．

这个性质的成立，是由于将式(6.21)代入式(6.20)中就可得知满足方程式(6.20)．

根据上述性质，从一个二阶线性齐次方程的两个解 y_1 和 y_2 出发，可以得到无数个新的解，那么 $y=C_1y_1+C_2y_2$ 是否就是方程的通解呢？回答是：不一定．下面讨论 $y_1(x)$，$y_2(x)$的关系．

如果 $y_1(x)$和 $y_2(x)$满足$\dfrac{y_1(x)}{y_2(x)}=k$(k 为常数)，即
$$y_1(x)=ky_2(x)$$
于是
$$\begin{aligned} y&=C_1y_1(x)+C_2y_2(x)=C_1ky_2(x)+C_2y_2(x)\\ &=(C_1k+C_2)y_2(x)=Cy_2(x)\quad (C=C_1k+C_2)\end{aligned}$$
可见，它实际上只含一个任意常数，因而它不是方程的通解．

若 $y_1(x)$和 $y_2(x)$不满足$\dfrac{y_1(x)}{y_2(x)}=k$，即一个解不是另一个解的常数倍，那么解 $y=C_1y_1(x)+C_2y_2(x)$含有两个独立的任意常数，它是方程的通解．

定义 2　满足关系式$\dfrac{y_1(x)}{y_2(x)}=k$ 的两个解 $y_1(x)$和 $y_2(x)$称为**线性相关**(linear dependence)的解，否则称为**线性无关**(linear independence)的解，由此得到下面的性质．

性质 2　若 $y_1(x)$和 $y_2(x)$是二阶线性齐次方程(6.20)的两个线性无关的解，则 $y=C_1y_1(x)+C_2y_2(x)$是方程(6.20)的通解，其中 C_1 和 C_2 是任意常数．

例如，方程 $y''+y=0$ 是二阶线性齐次方程．容易验证，$y_1=\cos x$ 与 $y_2=\sin x$ 是所给方程的两个解，且$\dfrac{y_2}{y_1}=\tan x\neq$常数，即它们是线性无关的．因此，通解为
$$y=C_1\cos x+C_2\sin x$$

2. 二阶线性非齐次微分方程解的结构

在 6.3 节中我们已经看到，一阶线性非齐次微分方程的通解由两部分构成：一部分是对应的齐次方程的通解；另一部分是非齐次方程的一个特解．而二阶线性非齐次微分方程的通解也具有同样的结构．

性质 3　设 y^* 是二阶线性非齐次微分方程
$$y''+p(x)y'+q(x)y=f(x)$$
的一个特解，Y 是与方程(6.19)对应的齐次方程(6.20)的通解，则
$$y=Y+y^* \tag{6.22}$$
是二阶线性非齐次微分方程(6.19)的通解．

这是由于将式(6.22)代入方程(6.19)中，便知方程(6.19)得到满足，从而式(6.22)是方程(6.19)的解．又由于 Y 是带有两个独立常数齐次方程的通解，故式(6.22)是方程(6.19)的通解．

例如，方程 $y''+y=x^2$ 是二阶线性非齐次微分方程．已知 $Y=C_1\cos x+C_2\sin x$ 是对应的齐次方程 $y''+y=0$ 的通解；又容易验证 $y^*=x^2-2$ 是所给方程的一个特解．因此

$$y=C_1\cos x+C_2\sin x+x^2-2$$

是所给方程的通解．

6.5.2　二阶常系数线性齐次微分方程

定义 3　在二阶线性齐次微分方程 $y''+p(x)y'+q(x)y=0$ 中，如果 y'，y 的系数均为常数即

$$y''+py'+qy=0 \tag{6.23}$$

其中，p，q 是常数，则称方程(6.23)为**二阶常系数线性齐次微分方程**．

我们知道，要找微分方程(6.23)的通解，可以先求出它的两个解 y_1，y_2，如果 $\frac{y_2}{y_1}\neq$ 常数，即 y_1 与 y_2 线性无关，则 $y=C_1y_1+C_2y_2$ 就是方程(6.23)的通解．

当 r 为常数时，指数函数 $y=e^{rx}$ 和它的各阶导数都只差一个常数因子．由于指数函数有这个特点，因此我们用 $y=e^{rx}$ 来尝试，看能否选取适当的常数 r，使 $y=e^{rx}$ 满足方程(6.23).

将 $y=e^{rx}$ 求导，得到　　$y'=re^{rx}$，　$y''=r^2e^{rx}$

把 y，y' 和 y'' 代入方程(6.23)，得

$$r^2e^{rx}+pre^{rx}+qe^{rx}=0$$

由于 $e^{rx}\neq 0$，所以

$$r^2+pr+q=0 \tag{6.24}$$

由此可见，只要 r 满足代数方程(6.24)，函数 $y=e^{rx}$ 就是微分方程(6.23)的解．我们把代数方程(6.24)称为微分方程(6.23)的**特征方程**(characteristic equation).

特征方程(6.24)是一个二次代数方程，其中 r^2，r 的系数及常数项恰好依次是微分方程(6.23)中 y''，y' 和 y 的系数．

特征方程(6.24)的两个根 r_1，r_2 可以用公式

$$r_{1,2}=\frac{-p\pm\sqrt{p^2-4q}}{2}$$

求出，它们有三种不同的情形：

(1)当 $p^2-4q>0$ 时，r_1，r_2 是两个不相等的实根

$$r_1=\frac{-p+\sqrt{p^2-4q}}{2},\quad r_2=\frac{-p-\sqrt{p^2-4q}}{2};$$

(2)当 $p^2-4q=0$ 时，r_1，r_2 是两个相等的实根

$$r_1=r_2=-\frac{p}{2}$$

(3)当 $p^2-4q<0$ 时，r_1，r_2 是一对共轭复根

$$r_1=\alpha+i\beta,\quad r_2=\alpha-i\beta$$

其中，$\alpha=-\frac{p}{2}$，$\beta=\frac{\sqrt{4q-p^2}}{2}$.

相应地，微分方程(6.23)的通解也就有三种不同的情形．现在分别讨论如下：

(1)特征方程有两个不相等的实根：$r_1\neq r_2$.

由上面的讨论可知，$y_1=e^{r_1x}$，$y_2=e^{r_2x}$ 是微分方程(6.23)的两个解，并且

$$\frac{y_2}{y_1}=\frac{e^{r_2x}}{e^{r_1x}}=e^{(r_2-r_1)x}$$

不是常数，因此微分方程(6.23)的通解为

$$y=C_1e^{r_1x}+C_2e^{r_2x}$$

(2)特征方程有两个相等实根：$r_1=r_2$.

这时，我们只得到微分方程(6.23)的一个解

$$y_1=e^{r_1x}$$

为了得出微分方程(6.23)的通解,我们还需求出另一个解 y_2,并且要求$\frac{y_2}{y_1}$不是常数.

设$\frac{y_2}{y_1}=u(x)$,即 $y_2=e^{r_1x}u(x)$,下面来求 $u(x)$.

将 y_2 求导,得

$$y_2'=e^{r_1x}(u'+r_1u)$$
$$y_2''=e^{r_1x}(u''+2r_1u'+r_1^2u)$$

将 y_2,y_2'和 y_2''代入微分方程(6.23)中,得

$$e^{r_1x}[(u''+2r_1u'+r_1^2u)+p(u'+r_1u)+qu]=0$$

约去 e^{r_1x},并以 u'',u',u 为准合并同类项,得

$$u''+(2r_1+p)u'+(r_1^2+pr_1+q)u=0$$

由于 r_1 是特征方程(6.24)的二重根,因此,$r_1^2+pr_1+q=0$ 且 $2r_1+p=0$,于是得 $u''=0$.因为我们只要得到一个不为常数的解,所以不妨选取 $u=x$,由此得到微分方程(6.23)的另一个解

$$y_2=xe^{r_1x}$$

从而,微分方程(6.23)的通解为

$$y=C_1e^{r_1x}+C_2xe^{r_1x}$$

即

$$y=(C_1+C_2x)e^{r_1x}$$

(3)特征方程有一对共轭复根:$r_1=\alpha+i\beta$,$r_2=\alpha-i\beta(\beta\neq0)$.

这时,$y_1=e^{(\alpha+i\beta)x}$,$y_2=e^{(\alpha-i\beta)x}$是微分方程(6.23)的两个解,但它们是复函数形式.为了得出实函数形式,我们先利用欧拉公式 $e^{i\theta}=\cos\theta+i\sin\theta$ 把 y_1,y_2 改写成

$$y_1=e^{(\alpha+i\beta)x}=e^{\alpha x}\cdot e^{i\beta x}=e^{\alpha x}(\cos\beta x+i\sin\beta x)$$
$$y_2=e^{(\alpha-i\beta)x}=e^{\alpha x}\cdot e^{-i\beta x}=e^{\alpha x}(\cos\beta x-i\sin\beta x)$$

再消去 i,因此,取它们的和除以 2 及取它们的差除以 2i 就得到

$$\overline{y}_1=\frac{1}{2}(y_1+y_2)=e^{\alpha x}\cos\beta x$$

$$\overline{y}_2=\frac{1}{2i}(y_1-y_2)=e^{\alpha x}\sin\beta x$$

由叠加原理知$\overline{y}_1$,$\overline{y}_2$ 还是微分方程(6.23)的解,且$\frac{\overline{y}_1}{\overline{y}_2}=\frac{e^{\alpha x}\cos\beta x}{e^{\alpha x}\sin\beta x}=\cot\beta x$ 不是常数,所以微分方程(6.23)的通解为 $y=e^{\alpha x}(C_1\cos\beta x+C_2\sin\beta x)$.

综上所述,求二阶常系数齐次线性微分方程 $y''+py'+qy=0$[即方程(6.23)]的通解步骤如下:

第一步:写出微分方程(6.23)的特征方程 $r^2+pr+q=0$[即方程(6.24)].

第二步:求出特征方程(6.24)的两个根 r_1,r_2.

第三步:根据特征方程(6.24)的两个根的不同情形,按照下表写出微分方程(6.23)的通解:

特征方程 $r^2+pr+q=0$ 的两个根 r_1,r_2	微分方程 $y''+py'+qy=0$ 的通解
两个不相等的实根 r_1,r_2	$y=C_1e^{r_1x}+C_2e^{r_2x}$
两个相等的实根 $r_1=r_2$	$y=(C_1+C_2x)e^{r_1x}$
一对共轭复根 $r_{1,2}=\alpha\pm i\beta$	$y=e^{\alpha x}(C_1\cos\beta x+C_2\sin\beta x)$

例 1　求微分方程 $y''-2y'-3y=0$ 的通解.

解　特征方程为

$$r^2-2r-3=0$$

其特征根 $r_1=-1,r_2=3$ 是两个不相等的实根，所以原方程的通解为

$$y=C_1\mathrm{e}^{-x}+C_2\mathrm{e}^{3x}$$

例 2　求微分方程 $y''-6y'+9y=0$ 的通解．

解　特征方程为

$$r^2-6r+9=0$$

其特征根为 $r_1=r_2=3$，所以原方程的通解为

$$y=(C_1+C_2x)\mathrm{e}^{3x}$$

例 3　求微分方程 $y''+4y'+13y=0$ 满足初始条件 $y(0)=0,y'(0)=1$ 的特解．

解　特征方程为

$$r^2+4r+13=0$$

其特征根为 $r_{1,2}=-2\pm3\mathrm{i}$，所以原方程的通解为

$$y=\mathrm{e}^{-2x}(C_1\cos 3x+C_2\sin 3x)$$

对上式求导得

$$y'=\mathrm{e}^{-2x}[(3C_2-2C_1)\cos 3x-(3C_1+2C_2)\sin 3x]$$

将 $y(0)=0,y'(0)=1$ 代入以上两式得 $C_1=0,C_2=\dfrac{1}{3}$. 所以原方程的特解为

$$y=\frac{1}{3}\mathrm{e}^{-2x}\sin 3x$$

*6.5.3　二阶常系数线性非齐次微分方程

二阶常系数线性非齐次微分方程的一般形式是

$$y''+py'+qy=f(x) \tag{6.25}$$

式中，p,q 是常数．

根据性质 3 二阶常系数线性非齐次微分方程的通解为对应的齐次方程

$$y''+py'+qy=0$$

的通解加上非齐次方程(6.25)本身的一个特解．由于二阶常系数线性齐次微分方程的通解的求法已在前面得到解决，所以这里只需讨论求二阶非齐次常系数线性微分方程的一个特解 y^* 的方法．

下面只介绍当方程(6.25)中的 $f(x)$ 取几种特殊形式时求特解 y^* 的方法．这种方法的特点是不用积分就可求出 y^* 来，它称为待定系数法．

我们仅研究 $f(x)$ 形如下面表中所列的三种形式的特解，且不加证明地给出它们的一般形式及其解的公式．

非齐次项 $f(x)$	特解的形式
$ax+b$	(1)当 0 不是特征根时：$y^*=Ax+B$ (2)当 0 是特征根(单根)时：$y^*=x(Ax+B)$ (3)当 0 是特征根(重根)时：$y^*=x^2(Ax+B)$
$b\mathrm{e}^{ax}$	(1)当 a 不是特征根时：$y^*=A\mathrm{e}^{ax}$ (2)当 a 是特征根(单根)时：$y^*=Ax\mathrm{e}^{ax}$ (3)当 a 是特征根(重根)时：$y^*=Ax^2\mathrm{e}^{ax}$
$b\cos ax$ 或 $b\sin ax$	(1)当 $\mathrm{i}a$ 不是特征根时：$y^*=A\cos ax+B\sin ax$ (2)当 $\mathrm{i}a$ 是特征根时：$y^*=x(A\cos ax+B\sin ax)$

例 4　求微分方程 $y''+y'+4y=x+2$ 的一个特解．

解　因为该方程对应的齐次方程的特征根不为 0，所以可设方程的特解为 $y^*=Ax+B$，则

$$(y^*)'=A,\quad (y^*)''=0$$

代入原方程，得

$$A+4(Ax+B)=x+2$$

比较两边的系数，得

$$\begin{cases}4A=1\\A+4B=2\end{cases}$$

解得

$$\begin{cases}A=\dfrac{1}{4}\\[2mm]B=\dfrac{7}{16}\end{cases}$$

即非齐次方程的特解为

$$y^*=\frac{1}{4}x+\frac{7}{16}$$

例 5　求微分方程 $y''+2y'+3y=3\cos 2x$ 的通解．

解　该方程所对应的齐次方程的特征方程为

$$r^2+2r+3=0$$

它有两个复根 $r_{1,2}=-1\pm\mathrm{i}\sqrt{2}$，故所对应的齐次方程的通解为

$$Y=\mathrm{e}^{-x}(C_1\cos\sqrt{2}x+C_2\sin\sqrt{2}x)$$

因为 $\mathrm{i}a=\mathrm{i}2$ 不是特征根，所以可设方程的一个特解为 $y^*=A\cos 2x+B\sin 2x$，则

$$(y^*)'=-2A\sin 2x+2B\cos 2x,\quad (y^*)''=-4A\cos 2x-4B\sin 2x$$

代入原方程，得

$$-4A\cos 2x-4B\sin 2x+2(-2A\sin 2x+2B\cos 2x)+3(A\cos 2x+B\sin 2x)=3\cos 2x$$

比较两端的系数，得

$$\begin{cases}-A+4B=3\\-4A-B=0\end{cases}$$

解得

$$\begin{cases}A=-\dfrac{3}{17}\\[2mm]B=\dfrac{12}{17}\end{cases}$$

即非齐次方程的特解为

$$y^*=-\frac{3}{17}\cos 2x+\frac{12}{17}\sin 2x$$

故原方程的通解为

$$y=Y+y^*=\mathrm{e}^{-x}(C_1\cos\sqrt{2}x+C_2\sin\sqrt{2}x)-\frac{3}{17}\cos 2x+\frac{12}{17}\sin 2x$$

例 6　求微分方程 $y''+3y'+2y=2\mathrm{e}^x$ 的通解．

解　该方程所对应的齐次方程的特征方程为

$$r^2+3r+2=0$$

它有两个不相等实根 $r_1=-2, r_2=-1$，故所对应的齐次方程的通解为

$$Y=C_1\mathrm{e}^{-2x}+C_2\mathrm{e}^{-x}$$

因为 $a=1$ 不是特征根，所以设原方程的一个特解为 $y^*=A\mathrm{e}^x$，则

$$(y^*)'=Ae^x,\quad (y^*)''=Ae^x$$

代入原方程，得

$$Ae^x+3Ae^x+2Ae^x=2e^x$$

比较两边的系数，得 $6A=2$，$A=\frac{1}{3}$，即非齐次方程的特解为

$$y^*=\frac{1}{3}e^x$$

故原方程的通解为

$$y=Y+y^*=C_1e^{-2x}+C_2e^{-x}+\frac{1}{3}e^x$$

习题 6.5

1. 选择题．

(1)下列微分方程中，(　　)是二阶常系数齐次线性微分方程．

A. $2y''-y=0$　　B. $y''-2xy'+y^2=0$　　C. $3y''-2x=0$　　D. $y''-4y'+6=0$

(2)微分方程 $y''+y=\sin x$ 的一个特解具有形式是(　　)．

A. $y^*=a\sin x$　　B. $y^*=a\cos x$

C. $y^*=x(a\sin x+b\cos x)$　　D. $y^*=a\sin x+b\cos x$

2. 填空题．

(1)二阶常系数齐次线性微分方程基本解组中解的个数恰好是________个．

(2)二阶常系数齐次线性微分方程的两个解 $y_1(x)$，$y_2(x)$ 为方程的基本解组充分必要条件是________．

3. 解下列二阶线性齐次微分方程．

(1) $y''+y'-2y=0$.　　(2) $y''+y=0$.

(3) $y''+4y'+4y=0$.　　(4) $y''-y'+y=0$.

4. 解下列微分方程．

(1) $y''-6y'+9y=2x^2-x+3$.　　(2) $y''-6y'+9y=e^{3x}$.

(3) $y''-7y'+6y=\sin x$.

6.6　微分方程在医学中的应用

随着计算机的普及和广泛应用，促进了生物科学的数学化，医药学也越来越普遍地利用数学方法来解决其发展中所遇到的问题，以揭示其中数量的规律性．这种表示医药学问题中各变量之间关系的数学方程称为**数学模型**(mathematical model)，其中以微分方程的应用最为广泛，在这里我们仅就微分方程在医药学数学模型中的应用作简单的介绍．

例 1　放射性碘 ^{131}I 广泛用来研究甲状腺机能．^{131}I 的瞬时放射速率与它当时所存在的量成正比，已知 ^{131}I 原有质量为 15mg，其半衰期 $T_{1/2}=8$ 天，问：12 天后还剩多少？

解　设 t 时刻 ^{131}I 的质量为 $N(t)$．由其放射速率与它当时所存在的质量成正比，可列出微分方程

$$\frac{dN(t)}{dt}=-kN(t)$$

其中，$k>0$ 为比例系数(衰变常数)，初始条件为 $t=0$ 时，$N(t)=N(0)=15$ mg，将列出的微分方程分离变量，得

$$\frac{dN(t)}{N(t)}=-kdt$$

两边积分，得

$$\ln N(t) = -kt + \ln C$$

$$N(t) = Ce^{-kt}$$

代入初始条件得　　$15 = Ce^0 = C$

于是衰变规律为　　$N(t) = 15e^{-kt}$

因为[131] I 的半衰期 $T_{\frac{1}{2}} = 8$ 天，即 $t = 8$ 时，$N(8) = \dfrac{N(0)}{2} = 7.5$，将它代入上式，得

$$7.5 = 15e^{-8k}$$

$$\frac{1}{2} = e^{-8k}$$

$$-8k = -\ln 2$$

$$k = \frac{1}{8}\ln 2 \approx 0.086\,6$$

所以　　$N(t) = 15e^{-\frac{1}{8}\ln 2t} \approx 15e^{-0.086\,6t}$

在 12 天后还剩　　$N(12) = 15e^{-0.086\,6\times 12} = 5.306(\text{mg})$

即经过 12 天后[131] I 还剩 5.306 mg.

例 2　已知霍乱弧菌的繁殖速率与霍乱弧菌的数量成正比．设开始时霍乱弧菌的数量为 200 个，其繁殖周期 $T_c = 30$ min，求 4 h 后霍乱弧菌的数量．

解　设 t 时刻霍乱弧菌的数量为 $M(t)$，则 $\dfrac{dM(t)}{dt}$ 为霍乱弧菌的繁殖速率，由已知条件有

$$\frac{dM(t)}{dt} = kM(t)$$

初始条件为 $t=0$ 时，$M(t) = M(0) = 200$，将上面的方程分离变量，得

$$\frac{dM(t)}{M(t)} = k\,dt$$

两边积分得

$$\ln M(t) = kt + \ln C$$

$$M(t) = Ce^{kt}$$

将初始条件代入上式得

$$200 = C \cdot e^0 = C$$

于是　　$M(t) = 200e^{kt}$

因为题中还给出了繁殖周期 $T_c = 30$ min. 这是细菌繁殖一个世代（细菌由一个繁殖成两个）所需要的时间，即 $t = T_c = 30\text{ min} = \dfrac{1}{2}\text{h}$，$M(t) = M(T_c) = 2M(0) = 400$ 个，把它代入上式可求出 k.

$$400 = 200e^{k\cdot\frac{1}{2}}$$

$$k = 2\ln 2 \approx 1.386$$

则　　$M(t) = 200e^{2\ln 2\cdot t} \approx 200e^{1.386t}$

那么，4 h 后霍乱弧菌的数量为

$$M(4) = 200e^{2\ln 2\times 4} = 200e^{8\ln 2}$$

$$= 200\times 2^8 = 51\,200(\text{个})$$

例 3　药物对生物膜的渗透．图 6-2 是药物对生物膜渗透的一个模型．假设生物膜内因不断补充可维持药物浓度为 8%，开始时膜外的药物浓度为 0%，其渗透速度正比于它们的浓度差．现测得 2 h 后，膜外浓度为 2%，求多少小时后膜外浓度可达 4%.

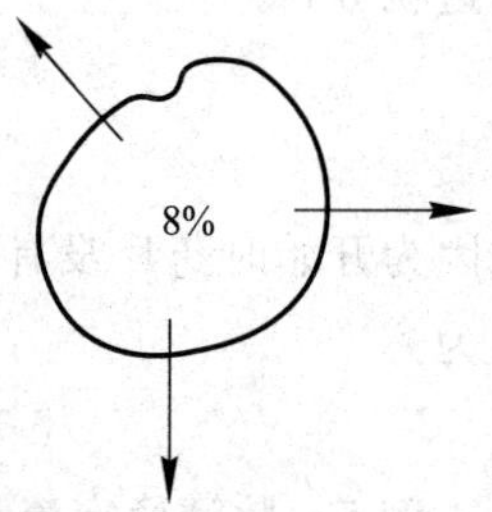

图　6-2

解　设 t 时刻膜外浓度为 $c(t)$，则由已知条件可列出如下微分方程

$$\frac{\mathrm{d}c(t)}{\mathrm{d}t}=k[8\%-c(t)]$$

其中，$k>0$ 为正比例常数(渗透速率常数)．初始条件为 $t=0$ 时 $c(0)=0\%$.

将方程分离变量，得

$$\frac{\mathrm{d}c(t)}{8\%-c(t)}=k\mathrm{d}t$$

两边积分，得

$$\ln[8\%-c(t)]=-kt+\ln A$$

$$c(t)=8\%-A\mathrm{e}^{-kt}\quad (A\text{ 为任意常数})$$

代入初始条件，得　$0=8\%-A\mathrm{e}^{0}, A=8\%$，则

$$c(t)=8\%(1-\mathrm{e}^{-kt})$$

因为，已知 $t=2$ 时，$c(t)=c(2)=2\%$，把它代入上式，可定出 k 值

$$2\%=8\%(1-\mathrm{e}^{-2k})$$

$$\frac{1}{4}=1-\mathrm{e}^{-2k},\quad \mathrm{e}^{-2k}=\frac{3}{4}$$

可解得

$$k=-\frac{1}{2}\ln\frac{3}{4}\approx 0.143\,8$$

于是

$$c(t)\approx 8\%(1-\mathrm{e}^{-0.143\,8t})$$

设 $t=T$ 时，$c(t)$ 为 4%，代入上式，得

$$4\%=8\%(1-\mathrm{e}^{-0.143\,8T})$$

$$\mathrm{e}^{-0.143\,8T}=\frac{1}{2}$$

$$T=4.82(\mathrm{h})$$

即经过 4.82 h，膜外浓度可达 4%.

例 4　在口服药片的疗效研究中，需要了解药片的溶解浓度，溶解浓度 C 是时间 t 的函数，记为 $C=C(t)$．由实验可知，微溶药(如阿司匹林)在时刻 t 的溶解速度与药片的表面积 A 及浓度差 C_s-C 的乘积成正比(C_s 是药溶液的饱和浓度；把药片嵌在管内，仅一表面与溶液接触，A 是不变的常量)，求药片的溶解浓度．

解　根据题意可列出微分方程

$$\frac{\mathrm{d}C}{\mathrm{d}t}=DA(C_s-C)$$

式中，D,A,C_s 均为常数．D 称为溶解常数．分离变量，得

$$\frac{\mathrm{d}C}{C_s-C}=DA\mathrm{d}t$$

两边积分，得

$$\ln(C_s-C)=-DAt+\ln B$$

即

$$C_s-C=B\mathrm{e}^{-DAt}\quad (B\text{ 为任意常数})$$

又因为开始时药片没有溶出，即初始条件为 $t=0$ 时，$C=0$，由此得 $B=C_s$，于是，药片的溶解浓度为

$$C=C_s-C_s\mathrm{e}^{-DAt}=C_s(1-\mathrm{e}^{-DAt})$$

例 5　脉管稳定流动中的血液流速问题．如图 6-3 所示，血管的一段，其长度为 L，左端为相对动脉端，血压为 P_1，右端为相对静脉端，血压为 P_2 $(P_1>P_2)$，设此血管半径为 R，则显然在血

管中心与边缘血液的流速是不一样的，在血管横切面上取坐标轴 r，原点在血管中心，那么显然，在 $r=0$ 处流速最大，在 $r=R$ 时，流速最小，求 $0<r<R$ 时的流速 v.

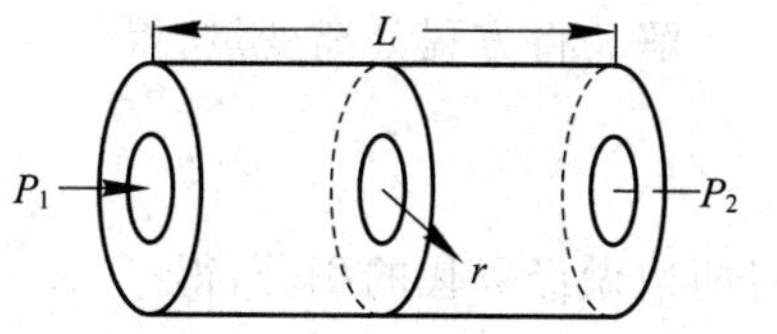

图 6-3

解　由于血液流动是稳定流动，因此，推动血液前进的力应该恰巧等于它所克服的阻力．现考虑离血管中心距离为 r 的地方，那么作用在底为 πr^2，长为 L 的圆柱上向前推动的力为

$$F_{(\text{向前推力})}=\pi r^2(P_1-P_2)$$

而作用在此血柱上向后的阻力为

$$F_{(\text{向后阻力})}=-\eta\cdot 2\pi rL\frac{\mathrm{d}V}{\mathrm{d}r}$$

其中，η 为血液的黏滞系数，$\frac{\mathrm{d}v}{\mathrm{d}r}$ 为 v 关于 r 的变化率．于是得方程

$$-\eta 2\pi rL\frac{\mathrm{d}v}{\mathrm{d}r}=\pi r^2(P_1-P_2)$$

初始条件为 $r=R$ 时，$v(R)=0$. 将方程分离变量，得

$$\mathrm{d}v=-(P_1-P_2)\frac{1}{2L\eta}r\,\mathrm{d}r$$

两边积分，得

$$\begin{aligned}v&=-(P_1-P_2)\frac{1}{2L\eta}\cdot\frac{r^2}{2}+C\\&=-\frac{P_1-P_2}{4\eta L}r^2+C\end{aligned}$$

由初始条件，$r=R$ 时，$v(R)=0$，得

$$0=-\frac{P_1-P_2}{4\eta L}R^2+C$$

$$C=\frac{P_1-P_2}{4\eta L}R^2$$

于是血液的流速为

$$v=\frac{P_1-P_2}{4\eta L}(R^2-r^2)$$

由此式可分析出其生理意义：

(1)血液流速的大、小与血液黏滞系数 η 成反比．

(2)血液流速的大、小与脉管首端与尾端的压力差成正比．

(3)血液流速的大、小与血管半径有关，半径 R 大，则流速大；R 小则流速较小．

(4)血液流速在 $r=0$ 处，即血管中心处，流速最大．其数值为

$$v=\frac{P_1-P_2}{4\eta L}R^2$$

在 $r=R$ 处，即在血管管壁处，其流速最小，为 $v=0$.

例 6　在 W. B. Mather 博士的数量遗传学原理中讨论影响 Hardy Weibeig 定律的第二种力量——选择．在对隐性的不完全选择的研究中，设 S 是对特定基因型的选择系数，q 为基因频率，它是时间 t 的函数，已知 q 的变化率满足微分方程

$$\frac{\mathrm{d}q}{\mathrm{d}t}=-Sq^2(1-q)$$

试计算基因频率从 q_0 减少到 q_n 所需的世代数．

解　将方程分离变量，得

$$\frac{dq}{q^2(1-q)}=-Sdt$$

对两边做经 n 代的积分，得

$$\int_{q_0}^{q_n}\frac{dq}{q^2(1-q)}=-\int_0^n Sdt=-Sn$$

由于积分
$$\int\frac{1}{x^2(ax+b)}dx=-\frac{1}{bx}+\frac{a}{b^2}\ln\left|\frac{ax+b}{x}\right|+C$$

则当 $a=-1,b=1$ 时，有

$$\int\frac{dx}{x^2(1-x)}=-\frac{1}{x}-\ln\left|\frac{1-x}{x}\right|+C$$

所以

$$Sn=\frac{1}{q_n}-\frac{1}{q_0}+\ln\frac{1-q_n}{q_n}-\ln\frac{1-q_0}{q_0}$$

经整理

$$n=\frac{1}{S}\left\{\frac{q_0-q_n}{q_0q_n}+\ln\left[\frac{q_0}{q_n}\left(\frac{1-q_n}{1-q_0}\right)\right]\right\}$$

若令 $S=0.01$，隐性的比例由 50%降低到 1%所需要的世代数为（其中 $q_0=\sqrt{0.50}=0.707\ 1$，$q_n=\sqrt{0.01}=0.1$）

$$n=\frac{1}{0.01}\left(\frac{0.707\ 1}{0.070\ 7}+\ln\frac{0.707\times0.9}{0.1\times0.293}\right)=1\ 167(\text{代})$$

例 7　图 6-4 所示为房室模型的示意图，房室中物质的量是时间 t 的函数，记为 $Q(t)$，$I(t)=Q_{in}$ 是物质进入房室的变化率，$Q_{out}=kQ(t)$，k 为比例常数．若 $Q'(t)=\frac{dQ(t)}{dt}=Q_{in}(t)-Q_{out}(t)$，则可得到 $Q(t)$ 的微分方程

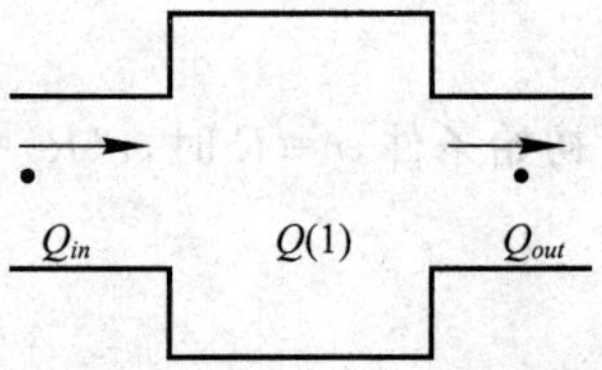

图　6-4

$$\frac{dQ(t)}{dt}=I(t)-kQ(t) \tag{6.26}$$

若把房室看作是一器官或人体组织，则上述模型也适用．

式(6.26)是一个一阶线性微分方程，它的通解为

$$Q(t)=Ce^{-kt}+e^{-kt}\int I(t)e^{kt}dt$$

如果 $t=0$ 时，$Q(t)=Q(0)=C_0$，则

$$Q(t)=C_0e^{-kt}+e^{-kt}\int I(t)e^{kt}dt$$

显然，$Q(t)$确切的形式将依赖于输入函数 $I(t)$.

若 $I(t)=A$（常数），则

$$\int I(t)e^{kt}dt=\int Ae^{kt}dt=\frac{A}{k}e^{kt}$$

因此

$$Q(t)=C_0e^{-kt}+\frac{A}{k}$$

式中，C_0e^{-kt} 一项表示在没有输入的情况下，即 $I(t)=0$，$Q(t)$ 呈自然衰减．当输入为常数即 $I(t)\neq0$ 时，以上的结果 Q 是以速率$\frac{A}{k}$水平上升的．

若 $I(t)$ 是周期函数，如 $I(t)=1+\sin(\lambda t)$，则

$$\int I(t)e^{kt}dt=\int[1+\sin(\lambda t)]e^{kt}dt=\int e^{kt}dt+\int e^{kt}\sin\lambda t\,dt$$

用分部积分法可求得上式第二项

$$\int e^{kt}\sin\lambda t\,dt=\frac{k^2}{k^2+\lambda^2}\left(\sin\lambda t\cdot\frac{e^{kt}}{k}-\lambda\cos\lambda t\,\frac{e^{kt}}{k^2}\right)$$

于是

$$Q(t)=C_0e^{-kt}+\left(\frac{1}{k}+\frac{k\sin\lambda t-\lambda\cos\lambda t}{k^2+\lambda^2}\right)$$

例 8 用某药进行静脉注射，其血药浓度下降是一级速率过程，第一次注射后，经一小时浓度降至初始浓度的 $\frac{\sqrt{2}}{2}$，如果要使血药浓度不低于初始浓度的一半，问经过多长时间要进行第二次注射？

解 设 t 时刻血药浓度为 $C=C(t)$，$C|_{t=0}=C_0$，则由题意知

$$\frac{dC}{dt}=-kC$$

k 为一级速度常数，易知

$$C=C_0e^{-kt}$$

将已知条件 $C|_{t=1}=\frac{\sqrt{2}}{2}C_0$ 代入，得

$$k=\ln\sqrt{2}$$

从而有

$$C=C_0e^{-(\ln\sqrt{2})t}=C_0e^{[\ln(2)^{-\frac{1}{2}}]t}=C_0(e^{\ln\frac{1}{2}})^{\frac{t}{2}}=C_0\left(\frac{1}{2}\right)^{\frac{t}{2}}$$

当 $C=\frac{C_0}{2}$ 时，$t=2$. 即经过 2 小时要进行第二次注射 .

例 9 设液体以 5 mL/s 的速率将药物送入容积是 400 mL 的器官中(器官中充满体液)，且液体以同样的速度离开器官 . 若液体中药物浓度是 0.1 g/mL，并假设 $t=0$ 时，器官内没有药物，试计算 t 时刻器官内的药物量 .

解 设 t 时刻器官内药物含量为 $x(t)$，则 $\frac{dx}{dt}$ 表示器官内的药物含量的变化率，显然，药物含量的变化率为药物进入器官的速度与药物离开器官的速率之差 . 药物进入器官的速率为

$$5\times0.1=0.5(g/s)$$

药物离开器官的速率为

$$5\times\frac{x}{400}=\frac{x}{80}(g/s)$$

于是，我们有如下模型

$$\begin{cases}\frac{dx}{dt}=0.5-\frac{x}{80}\\ x(0)=0\end{cases}$$

上述方程是可分离变量的方程，解之得

$$x(t)=40-Ce^{-\frac{1}{80}t}$$

将初始条件 $x(0)=0$ 代入上式得 $C=40$. 故 t 时刻器官内的药物含量为

$$x(t)=40-40e^{-\frac{1}{80}t}$$

例 10　设一容器内有 400 L 盐溶液，其中含盐 25 g，以 16 L/min 的速率向容器内注入每升含有 1.5 g 盐的盐水溶液，采用搅拌使容器内各部分具有相同的浓度，并同时以 8 L/min 的速率从容器中排出溶液，求 t 时刻容器内溶液的含盐量．

解　设 t 时刻容器内溶液的含盐量为 $x(t)$，据题意从 t 到 $t+\mathrm{d}t$ 这段时间内，容器中的含盐量从 x 变到 $x+\mathrm{d}x$，$\mathrm{d}x$ 是含盐量的改变量，由于每分钟注入 16 L 溶液，且每升溶液含盐量为 1.5 g，故 $\mathrm{d}t$ 这段时间内增加的含盐量为 $1.5\times16\mathrm{d}t$，同时由于以每分钟 8 L 的速率从容器中排出溶液，故在时刻 t 容器中溶液的总量为 $400+16t-8t$，溶液的浓度为每升含盐量 $\frac{x}{400+16t-8t}$，因此在 $\mathrm{d}t$ 这段时间内溶液中减少的含盐量为

$$\frac{x}{400+16t-8t}\times8\mathrm{d}t$$

于是，我们有如下模型

$$\mathrm{d}x=1.5\times16\mathrm{d}t-\frac{x}{400+16t-8t}\times8\mathrm{d}t$$

即

$$\frac{\mathrm{d}x}{\mathrm{d}t}+\frac{1}{50+t}x=24$$

显然，它是一阶线性非齐次微分方程，且满足初始条件 $x|_{t=0}=25$，通解为

$$x=\mathrm{e}^{-\int\frac{1}{50+t}\mathrm{d}t}\left(\int24\times\mathrm{e}^{\int\frac{1}{50+t}\mathrm{d}t}\mathrm{d}t+C\right)=\frac{1}{50+t}\left[\int24(50+t)\mathrm{d}t+C\right]$$

$$=\frac{12t^2+1\,200t+C}{50+t}$$

其中，C 为任意常数，由初始条件 $x|_{t=0}=25$，知 $C=1250$，故 t min 后，容器中的含盐量为

$$x(t)=\frac{12t^2+1\,200t+1\,250}{50+t}$$

习题 6.6

1. 一曲线过点(2,1)，其在坐标轴间的切线段均被切点所平分，求此曲线方程．

2. 牛顿冷却定律指出，物体冷却速度与物体同外界的温度差成正比，如果外界温度保持在 20 ℃，一物体在 20 min 内从 80 ℃冷却到 60 ℃，求 40 min 时物体的温度，经过多长时间物体温度降到 40 ℃．

3. 由原子物理学知，镭的衰变有如下规律：镭的衰变速度与镭所存在的量成正比，比例系数为 k，若在 $t=0$ 时，镭的量为 M_0，求在衰变过程，镭的量随时间 t 的变化规律．

4. 一个细菌群体的增长率与细菌当时的数目成正比，比例系数为 k.

(1)若细菌数目经过 8 h，增长一倍，问：经过 24 h 增长多少倍？

(2)若在 3 h 后有 1 000 个，5 h 后有 4 000 个，问：开始有多少个？

复习题 6

1. 什么是微分方程的阶？并指出下列微分方程的阶数．

(1) $y''-4y'+7y=2x$.　　(2) $\frac{\mathrm{d}x}{\mathrm{d}t}+tx^2=\cos t$.

(3) $\frac{\mathrm{d}^2y}{\mathrm{d}x^2}-\frac{\mathrm{d}y}{\mathrm{d}x}+y=0$.　　(4) $x(y')^2-y+3x=0$.

2. 解下列微分方程.

(1) $y-xy'=a(y^2+y')$.　(2) $(x^2+yx^2)y'+y^2+xy^2=0$.

(3) $\sqrt{1-x^2}\,y'=1+y^2$.　(4) $y'=e^y\tan^2 x$.

(5) $y'\sin x=y\ln y,\ y|_{x=\frac{\pi}{2}}=e$.

3. 求齐次微分方程的解.

(1) $\dfrac{dy}{dx}=\sqrt{1-\left(\dfrac{y}{x}\right)^2}+\dfrac{y}{x}$.　(2) $\dfrac{dy}{dx}=\dfrac{x^4+y^3}{xy^2}$.

(3) $x^2y'=xy+\dfrac{x^5}{x^2+y^2}$.　(4) $(1+x^2)y'=\dfrac{y}{x}+xy+x$.

4. 求下列一阶线性方程的解.

(1) $\dfrac{dy}{dx}=\dfrac{y}{x+y^3}$.　(2) $\dfrac{dy}{dx}+3y=e^{2x}$.

(3) $\dfrac{dy}{dx}=y+\sin x$.　(4) $\dfrac{dy}{dx}-2(x+1)y=(x+1)^3$.

(5) $\dfrac{dy}{dx}=\dfrac{e^y+3x}{x^2}$.

5. 求下列高阶微分方程的解.

(1) $y'''=2\sec^2 x\tan x$.　(2) $y''=y'+x$.

(3) $y'''=-\dfrac{1}{x^2},\ y|_{x=1}=\dfrac{3}{2},\ y'|_{x=1}=2,\ y''|_{x=1}=2$.

6. 解下列二阶线性齐次微分方程.

(1) $y''-4y=0$.　(2) $y''+9y=0$.

(3) $y''-2y'+y=0$.　(4) $y''-2y+2=0$.

(5) $y''-y'-6y=0,\ y|_{x=0}=3,\ y'|_{x=0}=-1$.

(6) $y''-2\sqrt{3}y'+3=0,\ y|_{x=0}=\sqrt{3},\ y'|_{x=0}=1$.

7. 解下列微分方程.

(1) $y''-y=\dfrac{1}{2}e^x$.　(2) $y''-5y'=\sin 5x$.

8. 试求$y''=x$的经过点$M(0,1)$且在此点与直线$y=\dfrac{x}{2}+1$相切的积分曲线.

9. 已知连续函数$f(x)$满足条件$f(x)=\displaystyle\int_0^{2x} f\left(\frac{t}{2}\right)dt+e^{3x}$,求$f(x)$.

10. 设静脉快速注射某药物剂量为D_0,瞬时达到平衡,若药物在体内排泄速率与该时刻药物量成正比,求药物在人体内药量随时间的变化规律.

第7章 多元函数微分学

前面几章中,我们所讨论的都是只含有一个自变量的函数,称之为一元函数.在实际问题中,我们还常会碰到依赖于两个或两个以上自变量的函数,即多元函数.本章将讨论多元函数的微分学(以二元函数为主).

7.1 多元函数的基本概念

7.1.1 空间直角坐标系

为了确定空间某一点 P 的位置,取互相垂直且有公共原点 O 的三条有序数轴 Ox,Oy,Oz 分别称为 x 轴、y 轴、z 轴或横轴、纵轴、竖轴,O 称为原点.每两条坐标轴所决定的平面 xOy,yOz,zOx 称为坐标面.这样就构成了空间直角坐标系 $O-xyz$(见图 7-1).

取定空间直角坐标系后,即可建立空间中的点与有序数组之间的对应关系.

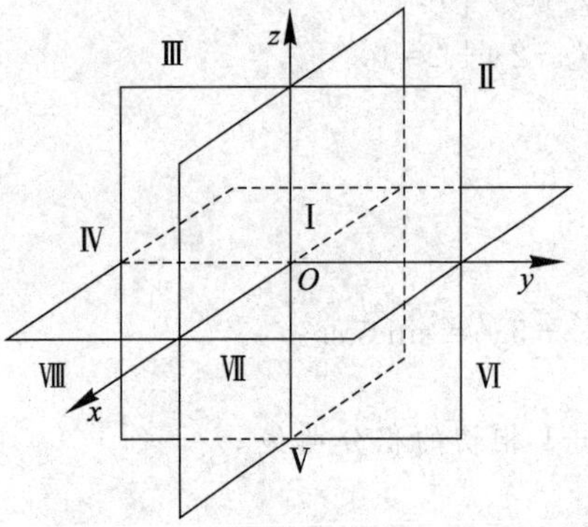

图 7-1

设 P 为空间中任意一点,过 P 点做三个分别与 x,y,z 轴垂直的平面,交点依次为 A,B,C(见图 7-2),若这三点在 x 轴、y 轴、z 轴上的坐标分别为 x,y,z,则对于空间中任意一点 P 都有唯一的一组有序实数 (x,y,z),用同样的方法可以找到的空间中的点 P 与之对应,这样就建立了空间中的点 P 与一组有序实数 (x,y,z) 的一一对应关系.称 (x,y,z) 为点 P 的**坐标**,记为 $P(x,y,z)$.其中的 x,y,z 分别称为点 P 的**横坐标**、**纵坐标**、**竖坐标**.

同平面直角坐标系一样,在空间直角坐标系中也可以利用点的坐标计算空间任意两点间的距离.

设 $P_1(x_1,y_1,z_1)$ 和 $P_2(x_2,y_2,z_2)$ 为空间任意两点,过 P_1,P_2 各做三个平面分别垂直于三个坐标轴,这六个平面构成一个以线段 P_1P_2 为对角线的长方体(见图 7-3).容易得出

$$\begin{aligned}|P_1P_2|^2&=|P_1A|^2+|AD|^2+|P_2D|^2\\&=(x_2-x_1)^2+(y_2-y_1)^2+(z_2-z_1)^2\end{aligned}$$

由此得出,空间中任意两点 $P_1(x_1,y_1,z_1)$ 和 $P_2(x_2,y_2,z_1)$ 间的距离公式为

$$|P_1P_2|=\sqrt{(x_2-x_1)^2+(y_2-y_1)^2+(z_2-z_1)^2} \tag{7.1}$$

由公式(7.1)容易得出:空间中任意一点 $P(x,y,z)$ 与原点 $O(0,0,0)$ 之间的距离为

$$|OP|=\sqrt{x^2+y^2+z^2} \tag{7.2}$$

例 1 在 x 轴上求与点 $P(1,2,3)$ 和 $Q(-5,3,-2)$ 等距离的点.

解 设所求的点为 M,由于 M 在 x 轴上,因此设其坐标为 $M(x,0,0)$.按题意有

$$|MP|=|MQ|$$

或

$$\sqrt{(x-1)^2+(0-2)^2+(0-3)^2}=\sqrt{(x+5)^2+(0-3)^2+(0+2)^2}$$

两边平方并整理得 $x=-2$,故所求点的坐标为 $M(-2,0,0)$.

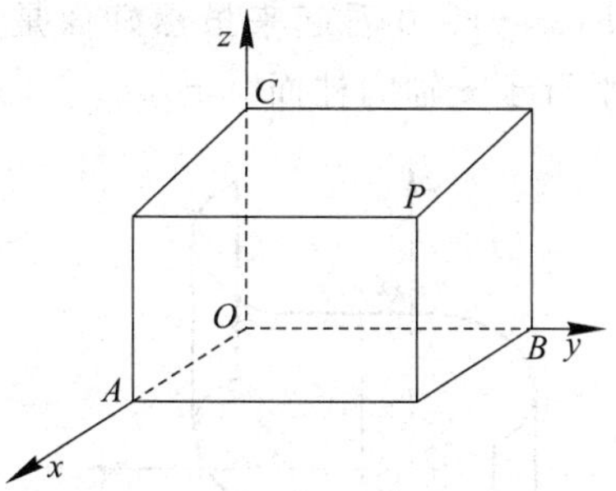

图　7-2

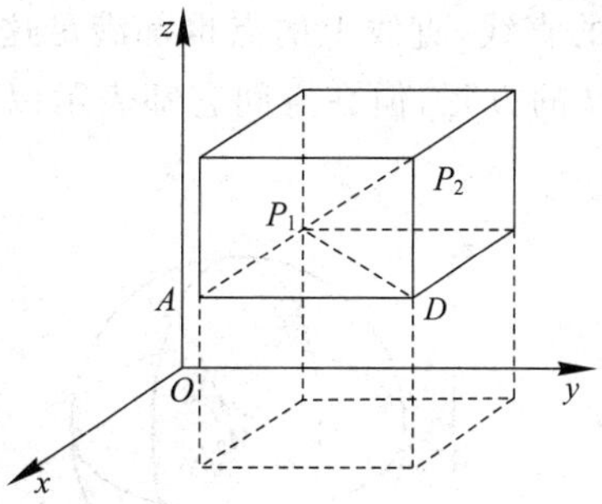

图　7-3

7.1.2　空间曲面和曲线

在空间直角坐标系下,可以建立空间曲面与三元方程 $F(x,y,z)=0$ 间的对应关系,空间曲面是满足一定条件的空间点的轨迹,如果曲面与三元方程 $F(x,y,z)=0$ 存在下述关系:

(1)曲面上所有点的坐标都满足这个方程.

(2)不在此曲面上的点的坐标都不满足此方程.

则称方程 $F(x,y,z)=0$ 为此**曲面方程**.而此曲面称为 $F(x,y,z)=0$ 的图形.

下面介绍几个常用的曲面方程:

1. 平面(plane)

例 2　求坐标面的方程.

解　在 xOy 坐标平面上任取一点,它的 z 坐标为 0,即 $z=0$.

反之,满足 $z=0$ 的点的坐标必为$(x,y,0)$,即在 xOy 平面上,所以 xOy 坐标面的方程为 $z=0$.

同理可得,yOz 平面的方程为 $x=0$,zOx 平面的方程为 $y=0$.

例 3　求与两定点 $P(1,2,3)$与 $Q(3,5,-2)$等距离的点的轨迹.

解　设所求点为 $M(x,y,z)$,由题意知$|MP|=|MQ|$,即

$$\sqrt{(x-1)^2+(y-2)^2+(z-3)^2}=\sqrt{(x-3)^2+(y-5)^2+(z+2)^2}$$

化简得

$$2x+3y-5z-12=0$$

可以证明,空间中任意一个平面的方程都是三元一次方程

$$Ax+By+Cz+D=0$$

式中,A,B,C,D 均为常数,且 A,B,C 不能同时为零.

2. 球面(spherical)

与一定点距离等于定长的点的轨迹所形成的曲面称为球面.该定点称为球心,定长称为半径.

例 4　求球心为 $M_0(x_0,y_0,z_0)$半径为 R 的球面方程.

解　设球面上任意一点的坐标为 $P(x,y,z)$,则$|PM_0|=R$,如图 7-4 所示.

即

$$\sqrt{(x-x_0)^2+(y-y_0)^2+(z-z_0)^2}=R$$

$$(x-x_0)^2+(y-y_0)^2+(z-z_0)^2=R^2$$

特别是当球心在原点时,球面方程为 $x^2+y^2+z^2=R^2$.

3. 柱面(cylinder)

一直线沿已知曲线平行移动所形成的曲面称为柱面,移动的直线称为柱面的母线,所沿曲线称为准线.

方程 $F(x,y)=0$ 在空间表示平行于 z 轴的柱面,其准线是 xOy 面上的曲线.因为方程中竖坐标 z 未出现,所以 z 可取任意值,即如果点$(x_0,y_0,0)$满足方程,则点(x_0,y_0,z)也满足

方程，如图 7-5 所示，设 xOy 面上曲线 l 的所有点均满足此方程，则过曲线 l 上任意点做平行于 z 轴的直线，直线上的点也都满足这个方程．因此 $F(x,y)=0$ 看起来虽然好像是 xOy 面上曲线 l 的方程，但在空间它却表示以 l 为准线，母线平行于 z 轴的柱面．

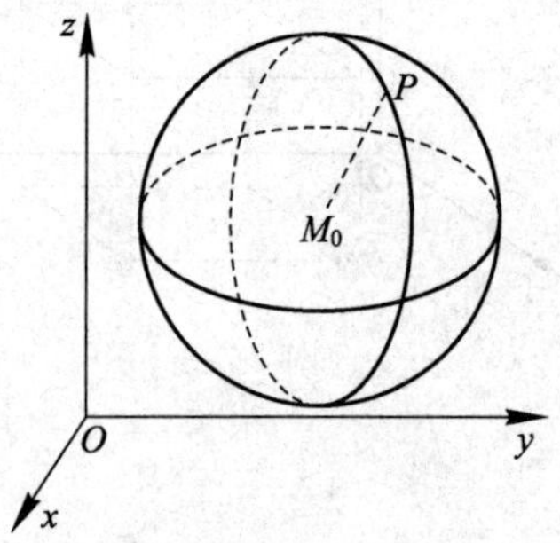

图 7-4

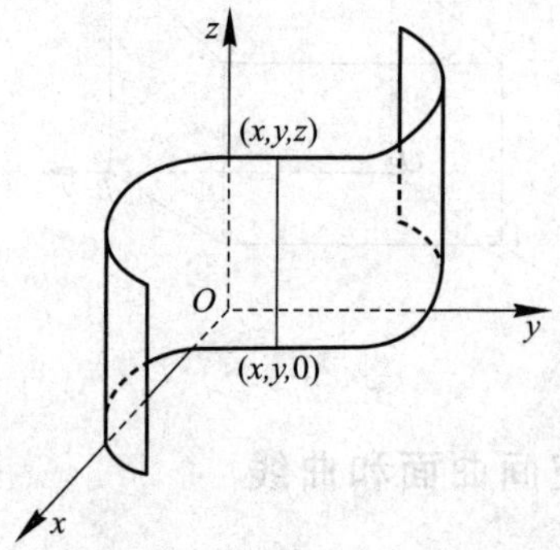

图 7-5

例如，方程 $x^2+y^2=R^2$ 和 $y^2=2px$ 分别表示母线平行于 z 轴的圆柱面和抛物柱面（见图 7-6 和图 7-7），它们的准线分别是 xOy 面上的二次曲线．

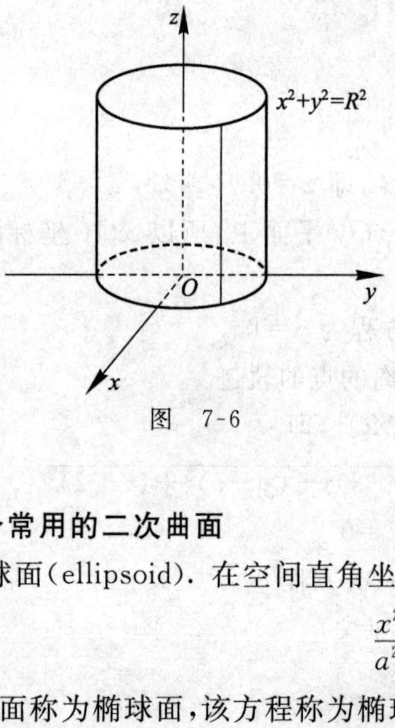

图 7-6

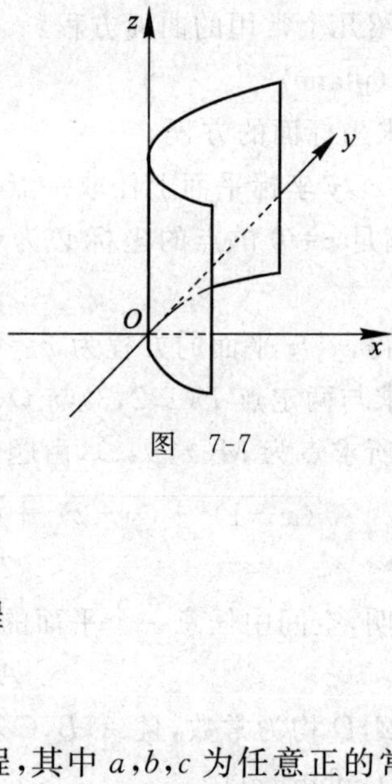

图 7-7

4. 几个常用的二次曲面

(1)椭球面(ellipsoid)．在空间直角坐标系中，由方程

$$\frac{x^2}{a^2}+\frac{y^2}{b^2}+\frac{z^2}{c^2}=1$$

所表示的曲面称为椭球面，该方程称为椭球面的标准方程，其中 a,b,c 为任意正的常数，通常假定 $a\geqslant b\geqslant c$，如图 7-8 所示．

(2)椭圆抛物面．由方程

$$z=\frac{x^2}{a^2}+\frac{y^2}{b^2}\quad(a>0,b>0)$$

所表示的曲面称为**椭圆抛物面**(elliptic paraboloid)，如图 7-9 所示．

(3)双曲抛物面．由方程

$$z=\frac{x^2}{a^2}-\frac{y^2}{b^2}$$

所表示的曲面称为**双曲抛物面**(hyperbolic paraboloid)，因其形状像马鞍，故又称马鞍面，如图 7-10 所示．

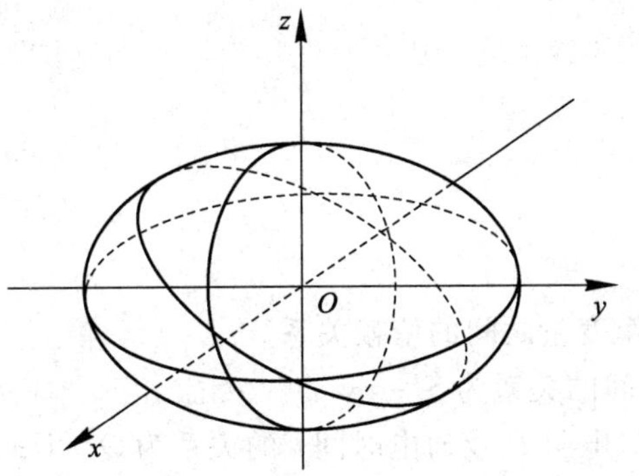

图　7-8

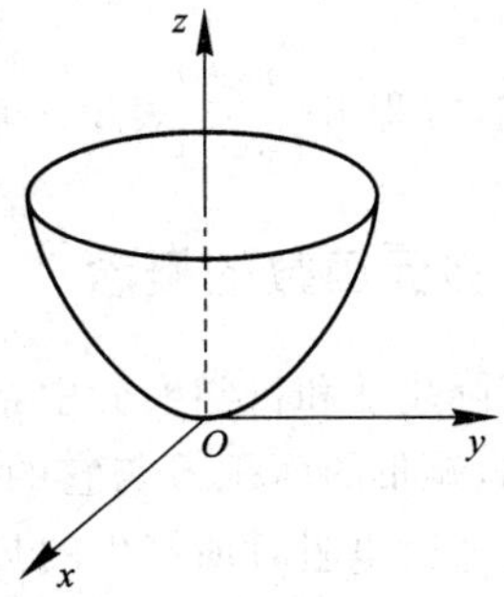

图　7-9

(4)双曲面．由方程

$$\frac{x^2}{a^2}+\frac{y^2}{b^2}-\frac{z^2}{c^2}=1 \quad (a>0,b>0,c>0)$$

所表示的曲面，称为**单叶双曲面**(hyperboloid of one sheet)，如图 7-11 所示．

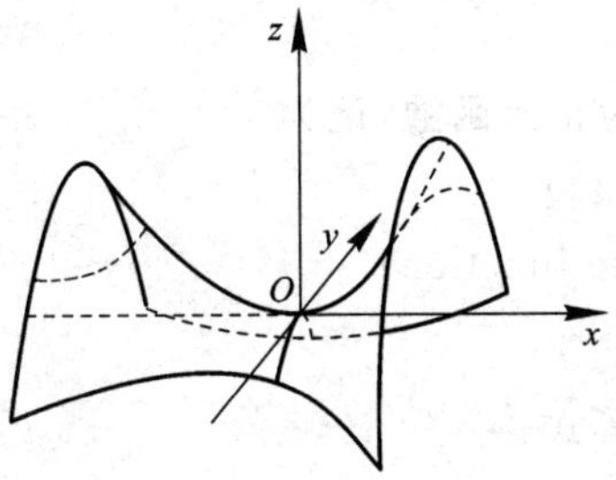

图　7-10

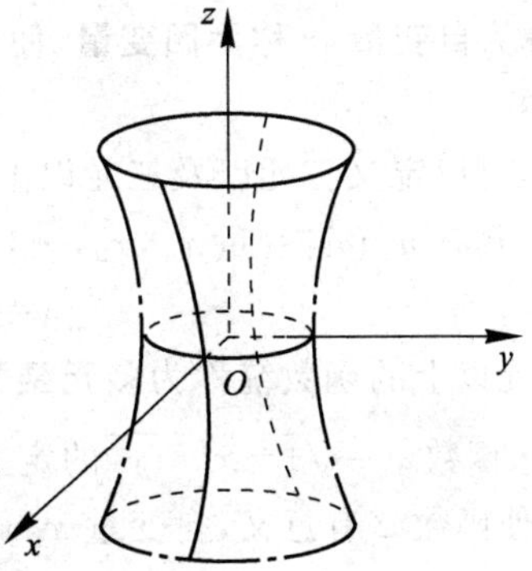

图　7-11

由方程

$$\frac{x^2}{a^2}+\frac{y^2}{b^2}-\frac{z^2}{c^2}=-1 \quad (a>0,b>0,c>0)$$

所表示的曲面称为**双叶双曲面**(hyperboloid of two sheet)，如图 7-12 所示．

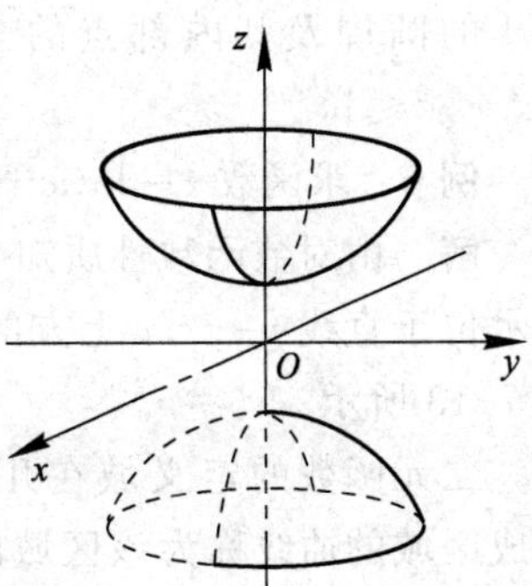

图　7-12

5. 空间曲线(space curve)

空间曲线可看成是两个空间曲面的交线．因此，可用一个方程组来表示空间曲线

$$\begin{cases}F(x,y,z)=0\\G(x,y,z)=0\end{cases}$$

这个方程组称为空间曲线的一般方程．

例如，方程组 $\begin{cases}x^2+y^2+z^2=1\\z=0\end{cases}$ 表示球心在原点的单位球面与 xOy 平面的交线，它是 xOy 平面上以原点为圆心的单位圆．

另外，方程组 $\begin{cases}x^2+y^2=1\\x=0\end{cases}$ 和 $\begin{cases}x^2+y^2+z^2=1\\x^2+y^2=1\end{cases}$ 也表示 xOy 平面上以原点为圆心的单位圆．由此可见，表示空间曲线的方程组不是唯一的．

空间直线是两个平面的交线，因此它的一般方程为

$$\begin{cases}A_1x+B_1y+C_1z+D_1=0\\A_2x+B_2y+C_2z+D_2=0\end{cases}$$

例如，方程组$\begin{cases}x=0\\y=0\end{cases}$表示 z 轴所在的直线．

7.1.3　多元函数的概念

在实际生活和科学实验中，经常会遇到几个变量之间的依赖关系．

例如，矩形的面积 S 与它的长 x 及宽 y 之间的关系为 $S=xy$.

电流通过电阻时所产生的热量 Q 与电流 I、电阻 R 及通电时间 t 的关系为 $Q=I^2Rt$.

我们抛开这些例子的具体意义，可以抽象出多元函数的定义．

定义 1　设在某一变化过程中有三个变量 x,y,z，如果对于变量 x,y 在其允许范围内所取定的每一组值，变量 z 按照一定的规律，总有唯一确定的值与之对应，则称变量 z 为变量 x,y 的**二元函数**(bivariate function)，记为

$$z=f(x,y)\quad 或\quad z=z(x,y)$$

式中，x,y 称为**自变量**，z 称为**因变量**，使对应规律有意义的自变量 x,y 的取值范围称为函数的**定义域**．

类似地，可以定义三元以及三元以上的函数．

一般地，具有 n 个自变量 $x_1,x_2,\cdots,x_n$ 的函数称为 n **元函数**，记为

$$y=f(x_1,x_2,\cdots,x_n)$$

二元以及二元以上的函数统称为**多元函数**(multivariate function).

例 5　求函数 $z=\sqrt{1-x^2-y^2}$ 的定义域．

解　要使函数 z 有意义，自变量 x,y 必须满足不等式

$$1-x^2-y^2\geqslant 0\quad 即\quad x^2+y^2\leqslant 1$$

所以 z 的定义域 D 是 xOy 平面上中心在原点，半径为 1 的圆周及其内部点的全体，记作 $D=\{(x,y)\mid x^2+y^2\leqslant 1\}$.

例 6　求函数 $z=\ln(x+y)$ 的定义域．

解　由对数函数性质知 $x+y>0$，即 $y>-x$，它表示位于直线 $y=-x$ 上方的所有点构成的区域，如图 7-13 所示．

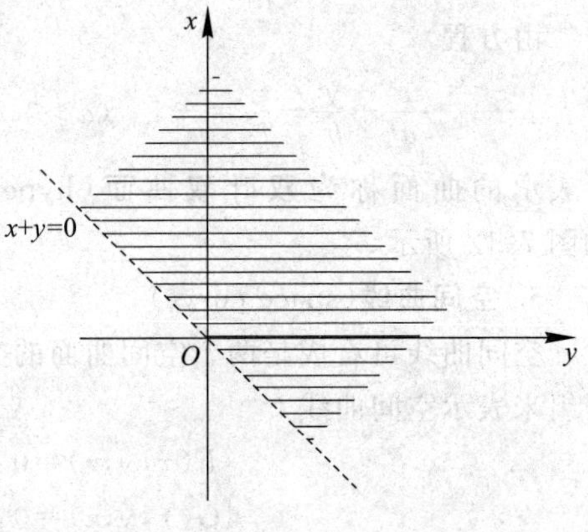

图　7-13

二元函数的定义域在几何上是一个平面区域，围成区域的曲线称为该区域的边界．包括所有边界的平面区域称为**闭区域**(简称闭域)，不包括边界的平面区域称为**开区域**(简称开域)，如果区域延伸到无限远处，称此区域为无界区域．例如，例 4 中的定义域是闭区域，例 5 中的定义域是无界开区域．

二元函数中点 (x_0,y_0) 的某一邻域指的是以 (x_0,y_0) 为中心的圆形开区域 $\sqrt{(x-x_0)^2+(y-y_0)^2}<\rho(\rho>0$ 为常数).

7.1.4　二元函数的极限和连续

1. 二元函数的极限

与一元函数类似，对于二元函数 $z=f(x,y)$ 的极限，主要是讨论点 $P(x,y)$ 趋于点 $P_0(x_0,y_0)$，或 $x\to x_0,y\to y_0$ 时函数的变化趋势(见图 7-14)．点 $(x,y)\to(x_0,y_0)$ 的方向可以有任意多个，路径

多种多样，于是我们做如下定义．

定义 2　设二元函数 $z=f(x,y)$ 在点 $P_0(x_0,y_0)$ 的某一去心邻域内有定义，如果点 $P(x,y)$ 沿任何方式趋近于 $P_0(x_0,y_0)$ 时，函数 $z=f(x,y)$ 趋近于一个确定的常数 A，并且要多近有多近，则称 A 是函数 $f(x,y)$ 当点 $P(x,y)$ 趋于点 $P(x_0,y_0)$ 时的**极限**，记为

$$\lim_{\substack{x\to x_0\\ y\to y_0}} f(x,y)=A \quad 或 \quad \lim_{(x,y)\to(x_0,y_0)} f(x,y)=A$$

在这里 $P\to P_0$ 是指点 P 与点 P_0 的距离趋近于零．

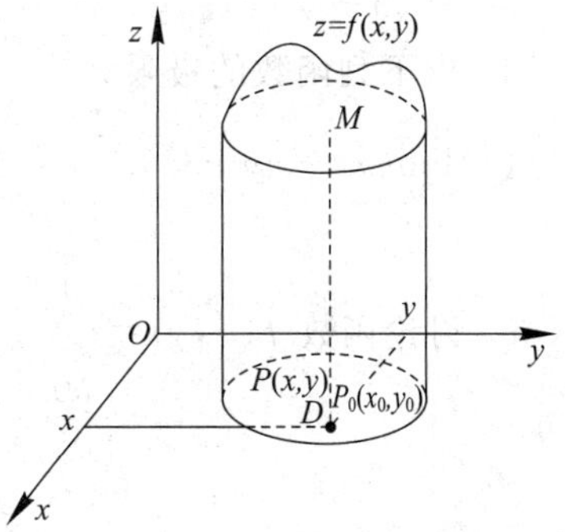

图　7-14

如何求二元函数的极限呢？我们可以把一元函数极限运算的方法类似地推广到二元函数上．例如

$$\lim_{\substack{x\to 2\\ y\to -1}}\frac{xy+1}{(x+y)^2}=\frac{\lim\limits_{\substack{x\to 2\\ y\to -1}}(xy+1)}{\lim\limits_{\substack{x\to 2\\ y\to -1}}(x+y)\lim\limits_{\substack{x\to 2\\ y\to -1}}(x+y)}=\frac{2(-1)+1}{(2-1)^2}=-1$$

确定其极限是存在的，因为"任何方式"是不能穷举的，但若沿特定方向的极限不存在，则可以断定极限不存在．沿两个特定方向的极限存在但不相等，则也可断定极限不存在．

例 7　证明 $\lim\limits_{\substack{x\to 0\\ y\to 0}}\dfrac{xy}{x^2+y^2}$ 不存在．

证明　因为当 (x,y) 沿直线 $y=kx(k\neq 0)$ 趋近于 $(0,0)$ 时

$$\lim_{\substack{x\to 0\\ y=kx\to 0}}\frac{xy}{x^2+y^2}=\lim_{x\to 0}\frac{kx^2}{(1+k^2)x^2}=\frac{k}{1+k^2}$$

随 k 值不同而极限值不同，所以 $f(x,y)$ 在点 $(0,0)$ 的极限不存在．

2. 二元函数的连续性

定义 3　设二元函数 $z=f(x,y)$ 在点 $P_0(x_0,y_0)$ 的某邻域内有定义，如果 $(x,y)\to(x_0,y_0)$ 时，$f(x,y)$ 的极限存在且等于 $P_0(x_0,y_0)$ 点的函数值，即

$$\lim_{\substack{x\to x_0\\ y\to y_0}} f(x,y)=f(x_0,y_0)$$

则称 $f(x,y)$ 在点 $P_0(x_0,y_0)$ **连续**．

如果函数 $f(x,y)$ 在区域 D 上每一点都连续，则称函数在区域 D 上**连续**．二元函数 $z=f(x,y)$ 的不连续点称为函数 $f(x,y)$ 的**间断点**．

例 8　求二元函数 $f(x,y)=\dfrac{1}{x^2+y^2-1}$ 的间断点．

解　函数 $f(x,y)$ 的间断点是 xOy 平面上的圆周 $x^2+y^2=1$ 上的各点．
由定义可知，求二元连续函数在某点的极限只需求函数在该点的函数值即可．

习题 7.1

1. 下列方程各表示什么曲面？并做简图．

(1) $x=a$．　　(2) $4x^2+y^2=1$．

2. 求下列函数的定义域．

(1) $u=\dfrac{1}{\sqrt{x}}+\dfrac{1}{\sqrt{y}}+\dfrac{1}{\sqrt{z}}$．　　(2) $z=\sqrt{1-\dfrac{x^2}{4}-\dfrac{y^2}{9}}$．

3. 求下列函数的间断点．

(1) $z=\dfrac{1}{x-y}$.　　　　(2) $z=\ln(1+x^2-y^2)$.

4. 求下列函数的极限.

(1) $\lim\limits_{\substack{x\to 2\\ y\to 1}}(x^2+xy+y^2)$.　　　　(2) $\lim\limits_{\substack{x\to 0\\ y\to 4}}\dfrac{\sin xy}{x}$.

5. 讨论函数 $f(x,y)=\begin{cases}\dfrac{1-\sqrt{xy+1}}{xy} & 当(x,y)\neq 0\\ 0 & 当(x,y)=0\end{cases}$ 在原点的连续性.

7.2　偏导数与全微分

7.2.1　偏导数的概念

前面我们已经讨论了一元函数的变化率(导数)问题,对于多元函数,由于有多个自变量,因此要研究的是多元函数关于某一个自变量的变化率问题,这就是偏导数问题.

定义 1　设函数 $z=f(x,y)$ 在点 $P_0(x_0,y_0)$ 的某个邻域内有定义,当 $y=y_0$ 保持不变而 x 在点 x_0 处有增量 Δx 时,相应地有一个函数增量 $f(x_0+\Delta x,y_0)-f(x_0,y_0)$,它被称为函数 $f(x,y)$ 在点 $P_0(x_0,y_0)$ 处对 x 的**偏增量**(partial increment). 当 $\Delta x\to 0$ 时,如果极限

$$\lim_{\Delta x\to 0}\frac{f(x_0+\Delta x,y_0)-f(x_0,y_0)}{\Delta x}$$

存在,则称函数 $f(x,y)$ 在点 (x_0,y_0) 处对 x 的**偏导数存在**,或称**可偏导**,并称此极限值为函数 $z=f(x,y)$ 在点 $P_0(x_0,y_0)$ 处对 x 的**偏导数**(partial derivative). 记为

$$\left.\frac{\partial z}{\partial x}\right|_{\substack{x=x_0\\ y=y_0}},\quad f'_x(x_0,y_0)\quad 或\quad \left.z'_x\right|_{\substack{x=x_0\\ y=y_0}}$$

即

$$\left.\frac{\partial z}{\partial x}\right|_{\substack{x=x_0\\ y=y_0}}=\lim_{\Delta x\to 0}\frac{f(x_0+\Delta x,y_0)-f(x_0,y_0)}{\Delta x} \tag{7.3}$$

类似地,可以定义函数 $z=f(x,y)$ 在点 (x_0,y_0) 处对 y 的偏导数,记为

$$\left.\frac{\partial z}{\partial y}\right|_{\substack{x=x_0\\ y=y_0}}=f'_y(x_0,y_0)=\left.z'_y\right|_{\substack{x=x_0\\ y=y_0}}=\lim_{\Delta y\to 0}\frac{f(x_0,y_0+\Delta y)-f(x_0,y_0)}{\Delta y} \tag{7.4}$$

如果函数 $z=f(x,y)$ 在区域 D 内每一点 (x,y) 处的偏导数(对 x 和对 y 的偏导数)都存在,则称函数 $z=f(x,y)$ 在区域 D 内偏导数存在. 一般来说,它们为 x,y 的函数,称为**偏导函数**,简称**偏导数**,可以记为

$$\frac{\partial z}{\partial x},\quad f'_x(x,y)\quad 或\quad z'_x;\quad \frac{\partial z}{\partial y},\quad f'_y(x,y)\quad 或\quad z'_y$$

偏导数的概念还可以推广到三元及三元以上的多元函数. 例如,三元函数 $u=f(x,y,z)$ 的三个偏导数为

$$\frac{\partial u}{\partial x}=u'_x=\lim_{\Delta x\to 0}\frac{f(x+\Delta x,y,z)-f(x,y,z)}{\Delta x}$$

$$\frac{\partial u}{\partial y}=u'_y=\lim_{\Delta y\to 0}\frac{f(x,y+\Delta y,z)-f(x,y,z)}{\Delta y}$$

$$\frac{\partial u}{\partial z}=u'_z=\lim_{\Delta z\to 0}\frac{f(x,y,z+\Delta z)-f(x,y,z)}{\Delta z}$$

根据偏导数的定义,求多元函数的偏导数的方法与一元函数求导方法一样,所有一元函数

的求导公式和求导法则都适用，只不过对某一个自变量求偏导数时，把其余的自变量都看作常数，只对于该自变量求导．

例 1　求 $z=x^2+3xy+y^2$ 在点(1,2)处的偏导数．

解　$\frac{\partial z}{\partial x}=2x+3y,\frac{\partial z}{\partial y}=3x+2y$. 所以

$$\left.\frac{\partial z}{\partial x}\right|_{(1,2)}=2\cdot1+3\cdot2=8$$

$$\left.\frac{\partial z}{\partial x}\right|_{(1,2)}=3\cdot1+2\cdot2=7$$

例 2　求 $z=x^2\cdot\sin 2y$ 的偏导数．

解　$\frac{\partial z}{\partial x}=2x\cdot\sin 2y.$

$\frac{\partial z}{\partial y}=2x^2\cos 2y.$

例 3　已知理想气体的状态方程 $pV=RT$(R 为常数)，求证：$\frac{\partial p}{\partial V}\cdot\frac{\partial V}{\partial T}\cdot\frac{\partial T}{\partial p}=-1.$

证明

$$p=\frac{RT}{V},\frac{\partial p}{\partial V}=-\frac{RT}{V^2}$$

$$V=\frac{RT}{p},\frac{\partial V}{\partial T}=\frac{R}{p}$$

$$T=\frac{pV}{R},\frac{\partial T}{\partial p}=\frac{V}{R}$$

所以

$$\frac{\partial p}{\partial V}\cdot\frac{\partial V}{\partial T}\cdot\frac{\partial T}{\partial p}=-\frac{RT}{PV}=-1$$

我们知道，如果一元函数在某点导数存在，则它在该点必然连续．但对多元函数来说，即使函数的各个偏导数都存在，也不能保证函数在该点连续．例如，二元函数的各个偏导数只能保证当点(x,y)沿平行于坐标轴的方向趋近于(x_0,y_0)时，函数值 $f(x,y)$趋近于 $f(x_0,y_0)$，但不能保证点(x,y)以任何方式趋近于(x_0,y_0)时，函数值 $f(x,y)$都趋近于 $f(x_0,y_0)$．例如二元函数

$$z=\begin{cases}\frac{xy}{x^2+y^2}, & 当\ x^2+y^2\neq0\\ 0, & 当\ x^2+y^2=0\end{cases}$$

在点(0,0)处对 x 的偏导数为

$$f_x'(0,0)=\lim_{\Delta x\to0}\frac{f(0+\Delta x,0)-f(0,0)}{\Delta x}=\lim_{\Delta x\to0}\frac{\frac{\Delta x\cdot0}{(\Delta x)^2+0^2}}{\Delta x}=0$$

同样，在点(0,0)处对 y 的偏导数为

$$f_y'(0,0)=\lim_{\Delta y\to0}\frac{f(0,0+\Delta y)-f(0,0)}{\Delta y}=0$$

此函数在点(0,0)的极限不存在，所以此函数在点(0,0)并不连续．

7.2.2　偏导数的几何意义

为了加深理解多元函数的偏导数这个概念，我们以二元函数为例来讨论偏导数的几何意义．

二元函数 $z=f(x,y)$在几何上表示空间的一个曲面．当把 y 固定为 y_0 时，即把 y 看作常数，则在几何上，函数$z=f(x,y_0)$表示为曲面 $z=f(x,y)$与平面 $y=y_0$ 的交线，是一条平面曲

线(如图 7-15 中所示的$\overset{\frown}{APB}$),函数$z=f(x,y)$在点(x_0,y_0)处的偏导数 $f'_x(x_0,y_0)$就是一元函数$z=f(x,y_0)$在$x=x_0$处的导数．由一元函数导数的几何意义可知,偏导数 $f'(x_0,y_0)$就表示平面曲线$\overset{\frown}{APB}$上点 $P(x_0,y_0,f(x_0,y_0))$处的切线对 x 轴的斜率,即图(7-15)中切线 PT_x 与 x 轴所成倾斜角 α 的正切$f'_x(x_0,y_0)=\tan\alpha$.

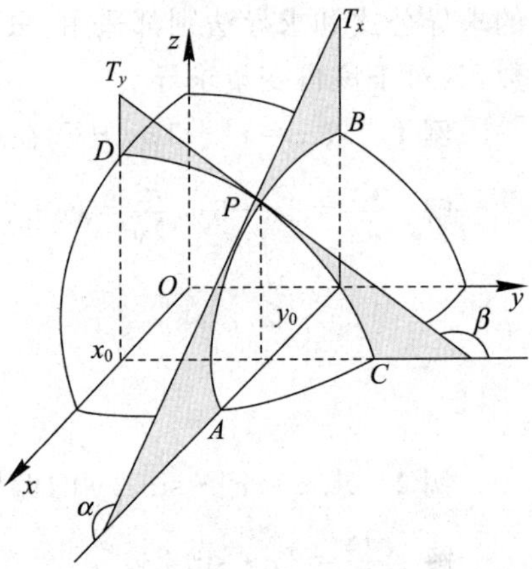

图　7-15

同理,函数 $z=f(x,y)$在点(x_0,y_0)处关于 y 的偏导数 $f'_y(x_0,y_0)$是曲面 $z=f(x,y)$与平面 $x=x_0$ 的交线$\overset{\frown}{CPD}$上点 $p(x_0,y_0,f(x_0,y_0))$处的切线对于 y 轴的斜率．

7.2.3　高阶偏导数

设二元函数 $z=f(x,y)$在区域 D 内存在偏导数$\frac{\partial z}{\partial x}$和$\frac{\partial z}{\partial y}$,一般来说$\frac{\partial z}{\partial x}$和$\frac{\partial z}{\partial y}$在区域$D$ 内仍然是 x,y 的函数．如果偏导数$\frac{\partial z}{\partial x}$和$\frac{\partial z}{\partial y}$的偏导数也存在,则称这些偏导数为函数 $z=f(x,y)$的**二阶偏导数**(second order partial derivative)．二元函数的二阶偏导数共有四个,分别记为

$$\frac{\partial}{\partial x}\left(\frac{\partial z}{\partial x}\right)=\frac{\partial^2 z}{\partial x^2}=f''_{xx}(x,y)=z''_{xx}$$

$$\frac{\partial}{\partial y}\left(\frac{\partial z}{\partial x}\right)=\frac{\partial^2 z}{\partial x\partial y}=f''_{xy}(x,y)=z''_{xy}$$

$$\frac{\partial}{\partial x}\left(\frac{\partial z}{\partial y}\right)=\frac{\partial^2 z}{\partial y\partial x}=f''_{yx}(x,y)=z''_{yx}$$

$$\frac{\partial}{\partial y}\left(\frac{\partial z}{\partial y}\right)=\frac{\partial^2 z}{\partial y^2}=f''_{yy}(x,y)=z''_{yy}$$

式中,$f''_{xy}(x,y)$和 $f''_{yx}(x,y)$称为**二阶混合偏导数**(mixed partial derivative).

类似地,可以定义三阶及更高阶的偏导数．我们把二阶及二阶以上的偏导数统称为**高阶偏导数**(higher order partial derivative).

例 4　求函数 $z=x^3+y^3-3xy^2$ 的二阶偏导数．

解

$$\frac{\partial z}{\partial x}=3x^2-3y^2 \qquad \frac{\partial z}{\partial y}=3y^2-6xy$$

$$\frac{\partial^2 z}{\partial x^2}=6x \qquad \frac{\partial^2 z}{\partial y^2}=6y-6x$$

$$\frac{\partial^2 z}{\partial x\partial y}=-6y \qquad \frac{\partial^2 z}{\partial y\partial x}=-6y$$

由此例看出,两个混合偏导数相等,即$\frac{\partial^2 z}{\partial x\partial y}=\frac{\partial^2 z}{\partial y\partial x}$,这一结果并非偶然,可以证明,如果函数$z=f(x,y)$的两个混合偏导数 $f''_{xy}(x,y)$,$f''_{xy}(x,y)$在区域 D 内连续,则在该区域内这两个混合偏导数必相等,即混合偏导数在连续条件下与求导次序无关．

7.2.4　全微分

在一元函数中,如果 $y=f(x)$在点 x 可导,则 $\Delta y=f'(x)\Delta x+\alpha\Delta x$,$f'(x)\Delta x$ 是 Δy 的线性主部,称为函数在点 x 的微分,记为 $dy=f'(x)\Delta x$,在二元函数里也有类似的概念．

定义 2　设函数 $z=f(x,y)$在点(x,y)的邻近区域内有定义,且 x 有增量 Δx,y 有增量 Δy,则 $\Delta z=f(x+\Delta x,y+\Delta y)-f(x,y)$称为 $f(x,y)$在点(x,y)的**全增量**(total increment).

设函数 $z=f(x,y)$ 在点 $P(x,y)$ 具有偏导数 $\frac{\partial z}{\partial x},\frac{\partial z}{\partial y}$，如果 $\Delta z=\frac{\partial z}{\partial x}\Delta x+\frac{\partial z}{\partial x}\Delta y+o(\rho)$ ($\rho=\sqrt{(\Delta x)^2+(\Delta y)^2}$) 成立，则称 $z=f(x,y)$ 在点 $P(x,y)$ 可微，并将 $\frac{\partial z}{\partial x}\Delta x+\frac{\partial z}{\partial y}\Delta y$ 称为函数 $f(x,y)$ 在点 P 的**全微分**(total differential)，记为

$$\mathrm{d}z=\frac{\partial z}{\partial x}\Delta x+\frac{\partial z}{\partial y}\Delta y$$

式中，$\frac{\partial z}{\partial x}\Delta x,\frac{\partial z}{\partial y}\Delta y$ 分别称为函数 z 对 x,y 的偏微分．因此全微分等于诸偏微分之和．与一元函数一样，我们将自变量的增量 $\Delta x,\Delta y$ 分别记为 $\mathrm{d}x,\mathrm{d}y$ 并分别称为自变量的微分，这样函数 $z=f(x,y)$ 的全微分就可写成

$$\mathrm{d}z=\frac{\partial z}{\partial x}\mathrm{d}x+\frac{\partial z}{\partial y}\mathrm{d}y \tag{7.5}$$

二元函数 $y=f(x,y)$ 在一点可导，是指有两个偏导数存在．偏导数存在且连续是全微分存在的充分条件．

可见，对于二元函数，可导与可微是两个不同概念，这是有别于一元函数的．

还可以类似地定义三元以上的多元函数的全微分．例如，三元函数 $u=f(x,y,z)$ 在点 (x,y,z) 处的三个偏导数 $\frac{\partial u}{\partial x},\frac{\partial u}{\partial y},\frac{\partial u}{\partial z}$ 都存在并且连续，则其全微分为

$$\mathrm{d}u=\frac{\partial u}{\partial x}\mathrm{d}x+\frac{\partial u}{\partial y}\mathrm{d}y+\frac{\partial u}{\partial z}\mathrm{d}z$$

例 5　求函数 $z=x^2+y^2-\sin xy$ 的全微分．

解

$$\frac{\partial z}{\partial x}=2x-y\cos xy,\frac{\partial z}{\partial y}=2y-x\cos xy$$

$$\mathrm{d}z=\frac{\partial z}{\partial x}\mathrm{d}x+\frac{\partial z}{\partial y}\mathrm{d}y=(2x-y\cos xy)\mathrm{d}x+(2y-x\cos xy)\mathrm{d}y$$

例 6　求 $z=\mathrm{e}^{xy}$ 在 $(2,1)$ 点的全微分．

解

$$\frac{\partial z}{\partial x}=y\mathrm{e}^{xy},\quad \frac{\partial z}{\partial y}=x\mathrm{e}^{xy}$$

$$\left.\frac{\partial z}{\partial x}\right|_{(2,1)}=\mathrm{e}^2,\quad \left.\frac{\partial z}{\partial y}\right|_{(2,1)}=2\mathrm{e}^2$$

$$\mathrm{d}z\big|_{(2,1)}=\mathrm{e}^2\mathrm{d}x+2\mathrm{e}^2\mathrm{d}y=\mathrm{e}^2(\mathrm{d}x+2\mathrm{d}y)$$

由于全微分 $\mathrm{d}z$ 是全增量 $\Delta z=f(x+\Delta x,y+\Delta y)-f(x,y)$ 的线性主要部分，因此在处理实际问题时，常用函数的全微分代替全增量进行近似计算，即

$$\Delta z\approx\mathrm{d}z=\frac{\partial z}{\partial x}\mathrm{d}x+\frac{\partial z}{\partial y}\mathrm{d}y=\frac{\partial z}{\partial x}\Delta x+\frac{\partial z}{\partial y}\Delta y$$

因为 $\Delta z=f(x+\Delta x,y+\Delta y)-f(x,y)$，所以上式还可表示为

$$f(x+\Delta x,y+\Delta y)\approx f(x,y)+\frac{\partial z}{\partial x}\Delta x+\frac{\partial z}{\partial y}\Delta y \tag{7.6}$$

例 7　计算 $(1.04)^{2.02}$ 的近似值．

解　设 $f(x,y)=x^y$，则

$$f_x(x,y)=yx^{y-1},\quad f_y(x,y)=x^y\ln x$$

取 $x=1,y=2,\Delta x=0.04,\Delta y=0.02$. 则

$$\begin{aligned}1.04^{2.02}&=f(1.04,2.02)\\&\approx f(1,2)+f_x(1,2)\Delta x+f_y(1,2)\Delta y\\&=1+2\times0.04+0\times0.02=1.08\end{aligned}$$

例8 有一两端封闭的圆柱形金属筒，底半径为5 cm，高为18 cm，如要把它涂上厚0.01 cm的油漆，问：共需油漆多少？

解 设圆筒底半径为r，高为h，体积为V，则

$$V=\pi r^2 h$$

$$\Delta V\approx \mathrm{d}V=\frac{\partial V}{\partial r}\Delta r+\frac{\partial V}{\partial h}\Delta h=2\pi rh\Delta r+\pi r^2\Delta h$$

把$r=5,h=18,\Delta r=0.01,\Delta h=0.02$代入，得

$$\Delta V\approx 2\times\pi\times 5\times 18\times 0.01+\pi\times 5^2\times 0.02=2.3\pi(\mathrm{cm}^3).$$

即需要油漆$2.3\pi\ \mathrm{cm}^3$.

习题 7.2

1. 求下列函数的偏导数.

(1)$u=\sin(x^2+y^2+z^2)$.　　(2)$z=\arctan\dfrac{y}{x}$.

(3)$z=x^2+y^2\sin(xy)$.

2. 求下列函数在指定点的偏导函数值.

(1)$z=x^2+3xy+y^2-4$在点$(1,1)$.　　(2)$z=\ln\left(x+\dfrac{y}{2x}\right)$在点$(1,0)$.

3. 求下列函数的二阶偏导数.

(1)$z=x^2-xy-4xy^2$.　　(2)$z=y\ln x$.

(3)$z=\dfrac{1}{2}\ln(x^2+y^2)$.

4. 求下列函数的全微分.

(1)$z=y^x$.　　(2)$z=\sin xy$.

(3)$z=\ln(x+\sqrt{x^2+y^2})$.

5. 求函数$z=\mathrm{e}^{xy}$在点$(1,3)$处的全微分.

6. 计算下列各式的近似值.

(1)$(10.1)^{2.03}$.　　(2)$\ln(\sqrt[3]{1.03}+\sqrt[4]{0.98}-1)$.

7. 当圆锥变形时，它的底半径R由30 cm增加到30.1 cm，高H由60 cm减少到59.5 cm，试求体积变化的近似值.

7.3 复合函数和隐函数微分法

7.3.1 复合函数求导法则

设变量z是中间变量u和v的函数$z=f(u,v)$，而u和v又是x,y的函数$u=\varphi(x,y)$，$v=\psi(x,y)$，则称z是自变量x,y的**复合函数**(compound function). 记为

$$z=f(\varphi(x,y),\psi(x,y))$$

定理 设函数$u=\varphi(x,y)$，$v=\psi(x,y)$在点(x,y)有连续偏导数，函数$z=f(u,v)$在对应点(u,v)处有连续偏导数，则复合函数$z=f(\varphi(x,y),\psi(x,y))$在点$(x,y)$有对$x$与$y$的偏导数，并有下列公式(求复合函数偏导数的链式法则)

$$\frac{\partial z}{\partial x}=\frac{\partial z}{\partial u}\cdot\frac{\partial u}{\partial x}+\frac{\partial z}{\partial v}\cdot\frac{\partial v}{\partial x}$$

$$\frac{\partial z}{\partial y}=\frac{\partial z}{\partial u}\cdot\frac{\partial u}{\partial y}+\frac{\partial z}{\partial v}\cdot\frac{\partial v}{\partial y} \tag{7.7}$$

上述链式法则对于中间变量或自变量多于或少于两个的情形仍是适用的．比如，若 $z=f(u,v,w)$，而 $u=u(x,y)$，$v=v(x,y)$，$w=w(x,y)$，则

$$\frac{\partial z}{\partial x}=\frac{\partial z}{\partial u}\cdot\frac{\partial u}{\partial x}+\frac{\partial z}{\partial v}\cdot\frac{\partial v}{\partial x}+\frac{\partial z}{\partial w}\cdot\frac{\partial w}{\partial x}$$

$$\frac{\partial z}{\partial y}=\frac{\partial z}{\partial u}\cdot\frac{\partial u}{\partial y}+\frac{\partial z}{\partial v}\cdot\frac{\partial v}{\partial y}+\frac{\partial z}{\partial w}\cdot\frac{\partial w}{\partial y}$$

特别地，复合函数的中间变量有多个，但自变量只有一个时，例如，$z=f(u,v)$，$u=\varphi(x)$，$v=\psi(x)$．此时 $z=f(u,v)=f(\varphi(x),\psi(x))$ 对 x 的导数就是一元函数的导数，其求导公式是

$$\frac{\mathrm{d}z}{\mathrm{d}x}=\frac{\partial z}{\partial u}\cdot\frac{\mathrm{d}u}{\mathrm{d}x}+\frac{\partial z}{\partial v}\cdot\frac{\mathrm{d}v}{\mathrm{d}x}$$

我们将 $\frac{\mathrm{d}z}{\mathrm{d}x}$ 称为 z 对 x 的**全导数**．

例 1　$z=\mathrm{e}^{xy}\cos(x-y)$，求 $\frac{\partial z}{\partial x}$，$\frac{\partial z}{\partial y}$.

解　令 $u=xy$，$v=x-y$，则 $z=\mathrm{e}^u\cos v$.

则

$$\begin{aligned}\frac{\partial z}{\partial x}&=\frac{\partial z}{\partial u}\cdot\frac{\partial u}{\partial x}+\frac{\partial z}{\partial v}\cdot\frac{\partial v}{\partial x}\\&=\mathrm{e}^u\cos v\cdot y+(-\mathrm{e}^u\sin v\cdot 1)\\&=\mathrm{e}^{xy}[y\cos(x-y)-\sin(x-y)]\end{aligned}$$

$$\begin{aligned}\frac{\partial z}{\partial y}&=\frac{\partial z}{\partial u}\cdot\frac{\partial u}{\partial y}+\frac{\partial z}{\partial v}\cdot\frac{\partial v}{\partial y}\\&=\mathrm{e}^u\cos v\cdot x+(-\mathrm{e}^u\sin v)\cdot(-1)\\&=\mathrm{e}^{xy}[x\cos(x-y)+\sin(x-y)]\end{aligned}$$

例 2　已知 $z=f(u,v)$，而 $u=xy$，$v=\frac{x}{y}$，求 $\frac{\partial z}{\partial x}$，$\frac{\partial z}{\partial y}$.

解

$$\frac{\partial z}{\partial x}=\frac{\partial f}{\partial u}\cdot\frac{\partial u}{\partial x}+\frac{\partial f}{\partial v}\cdot\frac{\partial v}{\partial x}=y\cdot\frac{\partial f}{\partial u}+\frac{1}{y}\cdot\frac{\partial f}{\partial v}$$

$$\frac{\partial z}{\partial y}=\frac{\partial f}{\partial u}\cdot\frac{\partial u}{\partial y}+\frac{\partial f}{\partial v}\cdot\frac{\partial v}{\partial y}=x\cdot\frac{\partial f}{\partial u}-\frac{x}{y^2}\cdot\frac{\partial f}{\partial v}$$

例 3　设函数 $z=\frac{y}{x}$，$x=\mathrm{e}^t$，$y=-2\mathrm{e}^{2t}+1$，求 $\frac{\mathrm{d}z}{\mathrm{d}t}$.

解

$$\begin{aligned}\frac{\mathrm{d}z}{\mathrm{d}t}&=\frac{\partial z}{\partial x}\cdot\frac{\mathrm{d}x}{\mathrm{d}t}+\frac{\partial z}{\partial y}\cdot\frac{\mathrm{d}y}{\mathrm{d}t}\\&=-\frac{y}{x^2}\cdot\mathrm{e}^t+\frac{1}{x}\cdot(-4\mathrm{e}^{2t})\\&=\frac{2\mathrm{e}^{2t}-1}{\mathrm{e}^t}\cdot\mathrm{e}^t+\frac{1}{\mathrm{e}^t}(-4\mathrm{e}^{2t})\\&=-2\mathrm{e}^t-\mathrm{e}^{-t}\end{aligned}$$

最后，将一元函数的微分形式不变性推广到多元函数．设 $z=f(u,v)$，$u=\varphi(x,y)$ 和 $v=\psi(x,y)$ 都可微，则复合函数 $z=f(\varphi(x,y),\psi(x,y))$ 的全微分

$$\begin{aligned}dz &= \frac{\partial z}{\partial x}dx+\frac{\partial z}{\partial y}dy\\ &=\left(\frac{\partial z}{\partial u}\frac{\partial u}{\partial x}+\frac{\partial z}{\partial v}\frac{\partial v}{\partial x}\right)dx+\left(\frac{\partial z}{\partial u}\frac{\partial u}{\partial y}+\frac{\partial z}{\partial v}\frac{\partial v}{\partial y}\right)dy\\ &=\frac{\partial z}{\partial u}\left(\frac{\partial u}{\partial x}dx+\frac{\partial u}{\partial y}dy\right)+\frac{\partial z}{\partial v}\left(\frac{\partial v}{\partial x}dx+\frac{\partial v}{\partial y}dy\right)\\ &=\frac{\partial z}{\partial u}du+\frac{\partial z}{\partial v}dv.\end{aligned}$$

它与 u,v 为独立自变量时的全微分形式是一样的．这个性质称为全微分形式不变性．

我们也可利用全微分形式不变性求函数的全微分和偏导数．

例 4　求 $z=x^2+y^3-2xy$ 的全微分．

解　$dz=d(x^2+y^3-2xy)=d(x^2)+d(y^3)-d(2xy)$

$=2xdx+3y^2dy-2ydx-2xdy=2(x-y)dx+(3y^2-2x)dy.$

且 $\frac{\partial z}{\partial x},\frac{\partial z}{\partial y}$ 分别是等式右边 dx,dy 前的系数．

7.3.2　隐函数微分法

现在我们根据复合函数的求导法则导出隐函数(implicit function)的求导公式．

设方程 $F(x,y,z)=0$ 确定的隐函数为 $z=f(x,y)$，于是

$$F(x,y,f(x,y))\equiv 0$$

把它看成 x,y 的复合函数，应用复合函数求导公式得

$$\frac{\partial F}{\partial z}\cdot\frac{\partial z}{\partial x}+\frac{\partial F}{\partial x}=0,\quad \frac{\partial F}{\partial z}\cdot\frac{\partial z}{\partial y}+\frac{\partial F}{\partial y}=0$$

则 $F_z'\neq 0$ 时，得

$$\frac{\partial z}{\partial x}=-\frac{F_x'}{F_z'},\quad \frac{\partial z}{\partial y}=-\frac{F_y'}{F_z'} \tag{7.8}$$

这便是隐函数的偏导公式．

例 5　$F(x,y,z)=\frac{x^2}{a^2}+\frac{y^2}{b^2}+\frac{z^2}{c^2}-1$，求 $\frac{\partial z}{\partial x},\frac{\partial z}{\partial y}$.

解　$F_x'=\frac{2x}{a^2},F_y'=\frac{2y}{b^2},F_z'=\frac{2z}{c^2}.$

当 $z\neq 0$ 时，
$$\frac{\partial z}{\partial x}=-\frac{c^2x}{a^2z},\quad \frac{\partial z}{\partial y}=-\frac{c^2y}{b^2z}$$

习题 7.3

1. 求下列复合函数的偏导数或全导数．

(1)设 $z=u^2v-uv^2$，而 $u=x\cos y,v=x\sin y$，求 $\frac{\partial z}{\partial x},\frac{\partial z}{\partial y}$.

(2)设 $z=u^2\ln v$，而 $u=\frac{x}{y},v=3x-2y$，求 $\frac{\partial z}{\partial x},\frac{\partial z}{\partial y}$.

(3)设 $z=e^{x-2y}$，而 $x=\sin t,y=t^3$，求 $\frac{dz}{dt}$.

(4)设 $u=e^{x^2+y^2+z^2}$，而 $z=x^2\cos y$，求 $\frac{\partial u}{\partial x},\frac{\partial u}{\partial y}$.

2. 设 $z=xy+xe^{\frac{y}{x}}$，证明 $x\frac{\partial z}{\partial x}+y\frac{\partial z}{\partial y}=z+xy$.

3. 求下列隐函数的偏导数或全导数.

(1)设 $\sin x+e^x-xy^2=0$,求$\frac{dy}{dx}$.

(2)设 $xy+x+y=1$,求$\frac{dy}{dx}$.

(3)设$\frac{x^2}{a^2}+\frac{y^2}{b^2}+\frac{z^2}{c^2}=1$,求$\frac{\partial z}{\partial x}$,$\frac{\partial z}{\partial y}$.

7.4　二元函数的极值

我们曾用导数解决了一元函数求极值的问题,现在用偏导数来研究二元函数的极值,对于三元及三元以上的函数可以类推.

定义　设函数 $z=f(x,y)$在点(x_0,y_0)的某个邻域内有定义,对于在这个邻域内异于点(x_0,y_0)的所有点(x,y)总有

$$f(x,y)\leqslant f(x_0,y_0)\qquad [\text{或 } f(x,y)\geqslant f(x_0,y_0)]$$

成立,则称函数在点(x_0,y_0)有极大值 $f(x_0,y_0)$[或极小值 $f(x_0,y_0)$].

例 1　$z=2x^2+3y^2$ 在点(0,0)处 $z=0$,而在其他点有 $z>0$,所以在原点处,该函数取得极小值零.

例 2　$z=\sqrt{4-x^2-y^2}$在点(0,0)处 $z=2$,在其他点 $z<2$,所以在原点处,该函数取得极大值 2.

下面给出关于极值问题的两个定理.

定理 1　(必要条件)设函数 $z=f(x,y)$在点(x_0,y_0)一阶偏导存在,且在点(x_0,y_0)处有极值,则

$$f'_x(x_0,y_0)=0,\quad f'_y(x_0,y_0)=0$$

证明　设 $z=f(x,y)$在点(x_0,y_0)处有极大值,则在该点邻域内的任何一点,必有

$$f(x,y)\leqslant f(x_0,y_0)$$

特别地,在该点邻域内 $y=y_0$,而在 $x\neq x_0$ 的点,也应有

$$f(x,y_0)\leqslant f(x_0,y_0)$$

把 $f(x,y_0)$看作 x 的一元函数,则这个函数在 $x=x_0$ 处有极大值,于是由一元函数极值存在必要条件,必有 $f'_x(x_0,y_0)=0$,同样可以推出 $f'_y(x_0,y_0)=0$.

同理可证 $f(x,y)$在点(x_0,y_0)处取极小值情形.

与一元函数类似,使 $f'_x(x,y)=0$,$f'_y(x,y)=0$ 同时成立的点称为 $f(x,y)$的驻点.

定理 2　$z=f(x,y)$在点(x_0,y_0)的某邻域内连续,且有一阶及二阶连续偏导数,又

$$f'_x(x_0,y_0)=0,\quad f'_y(x_0,y_0)=0$$

令 $f''_{xx}(x_0,y_0)=A$,$f''_{xy}(x_0,y_0)=B$,$f''_{yy}(x_0,y_0)=C$.

(1)$B^2-AC<0$ 时,则函数 $z=f(x,y)$在点(x_0,y_0)有极值. 当 $A>0$ 时,有极小值 $f(x_0,y_0)$;当 $A<0$ 时,有极大值 $f(x_0,y_0)$.

(2)$B^2-AC>0$ 时,函数在点(x_0,y_0)无极值.

(3)$B^2-AC=0$ 时,函数在点(x_0,y_0)可能有极值,也可能无极值.

由以上两个定理,我们归纳出二元函数求极值的步骤如下:

(1)求函数 $z=f(x,y)$的一阶及二阶偏导数.

(2)解方程组

$$\begin{cases} f_x'(x,y)=0 \\ f_y'(x,y)=0 \end{cases}$$

得出所有驻点.

(3)对于每个驻点求出 A,B 及 C 的值,并且用定理 2 判定该驻点是否为极值点.

(4)求出每个极值点的函数值,就是所求函数的极值.

例 3　求函数 $z=2xy-3x^2-2y^2+10$ 的极值.

解

$$z_x'=2y-6x,\quad z_y'=2x-4y$$

$$z_{xx}''=-6,\quad z_{xy}''=2,\quad z_{yy}''=-4$$

解方程组

$$\begin{cases} 2y-6x=0 \\ 2x-4y=0 \end{cases}$$

得 $x=0,y=0$,驻点为 $P(0,0)$.

$$A=-6,\quad B=2,\quad C=-4$$

因为 $B^2-AC=4-24=-20<0, A<0$. 所以在点 $P(0,0)$ 函数有极大值 $f(0,0)=10$.

例 4　求函数 $f(x,y)=x^3-4x^2+2xy-y^2$ 的极值.

解

$$f_x'(x,y)=3x^2-8x+2y,\quad f_y'(x,y)=2x-2y$$

$$f_{xx}''(x,y)=6x-8,\quad f_{yx}''(x,y)=2,\quad f_{yy}''(x,y)=-2$$

解方程组

$$\begin{cases} 3x^2-8x+2y=0 \\ 2x-2y=0 \end{cases}$$

得驻点 $(0,0)$, $(2,2)$.

在点 $(0,0)$ 处有 $B^2-AC=2^2-(-8)\times(-2)=-12<0$,而 $A=-8<0$,故有极大值 $f(0,0)=0$.

在点 $(2,2)$ 处有 $B^2-AC=2^2-(6\times2-8)\times(-2)=12>0$,故点 $(2,2)$ 不是极值点,即函数在该点没有极值.

如果函数 $z=f(x,y)$ 在有界闭区域 D 上连续,则在 D 上函数一定有最大值和最小值.与一元函数类似,二元函数的最大值和最小值不仅能在区域 D 内取得,也可以在 D 的边界上取得.因此求二元函数的最大值和最小值时,先求出函数在区域 D 内的极值,再求出函数在边界上的最大值和最小值,然后将边界的最大值和最小值与区域内的极大值和极小值相比较,最大者和最小者就是函数在 D 上的最大值和最小值.

但是这种方法比较麻烦.通常,在实际问题中,根据问题的性质,如果能知道函数在区域 D 内一定能取得最大值或最小值,且又只有一个驻点,那么这个驻点一定是极值点(最值点).

例 5　用钢板制造容积为 4 m^3 的无盖长方盒,问怎样选取尺寸用料最省?

解　设盒的长为 x(m),宽为 y(m),则高为 $\frac{4}{xy}$(m),要求用料最省,即求此盒的表面积

$$S=xy+2(x+y)\frac{4}{xy}=xy+8\left(\frac{1}{x}+\frac{1}{y}\right)\quad (x>0,y>0)$$

的最小值,令

$$\begin{cases} \dfrac{\partial S}{\partial x}=y-\dfrac{8}{x^2}=0 \\ \dfrac{\partial S}{\partial y}=x-\dfrac{8}{y^2}=0 \end{cases}$$

解此方程组得唯一解 $x=y=2(\mathrm{m})$，$z=\frac{4}{xy}=1(\mathrm{m})$．根据题意可知，长方盒所用材料(面积)的最小值一定存在．又因为极值点是唯一的，因此极值点即为最小值点，从而当无盖长方盒的底面为边长等于 2 m 的正方形、高为 1 m时，所需钢板最少．

习题 7.4

1. 求下列函数的极值．

(1) $f(x,y)=x^3+y^3-3xy$．　　(2) $f(x,y)=4(x-y)-y^2-x^2$．

(3) $f(x,y)=e^{2x}(x+y^2+2y)$．

2. 求原点到曲面 $z^2=xy+x-y+4$ 的最短距离．

3. 有一宽 24 cm 的矩形铁皮，把它的两边折起来做成断面为等腰梯形的水槽，要使断面的面积最大，应该怎样折？

4. 某车间需要用铁皮制造一个体积为 2 m³ 的有盖长方体水箱，问：怎样选取它的长、宽、高，才能使所用的材料最省？

复习题 7

1. 方程 $x^2-z^2=1$ 表示什么曲面？并做简图．

2. 求下列函数的定义域．

(1) $z=\sqrt{x^2+y^2-1}+\sqrt{4-x^2-y^2}$．　　(2) $z=\ln(1-x^2-y^2)$．

3. 求下列函数的间断点．

(1) $z=\frac{y^2+2x}{y^2-2x}$．　　(2) $z=\frac{1}{\sin(x^2+y^2)}$．

4. 求下列函数的极限．

(1) $\lim\limits_{\substack{x\to 0\\ y\to 0}}\frac{2-\sqrt{xy+4}}{xy}$．　　(2) $\lim\limits_{\substack{x\to 0\\ y\to 1}}\frac{1-xy}{x^2+y^2}$．

5. 求下列函数的偏导数．

(1) $z=xy+\frac{x}{y}$．　　(2) $z=\ln\tan\frac{x}{y}$．

(3) $z=x^{\frac{y}{x}}$．

6. 求下列函数的二阶偏导数．

(1) $z=xy+\sin(x+y)$．　　(2) 求函数 $z=e^{x+2y}$ 的所有二阶偏导数和 $\frac{\partial^3 z}{\partial y\partial x^2}$．

7. 求下列函数的全微分．

(1) $u=e^{x^2+y^2+z^2}$．　　(2) $z=3x^2y+\frac{x}{y}$．

(3) $z=x^2y+e^{xy}$．

8. 计算下列各式的近似值．

(1) $\sqrt{(1.02)^3+(1.97)^3}$．　　(2) $(1.08)^{3.96}$．

9. 求下列复合函数的偏导数或全导数．

(1) 设 $u=e^{x^2y^2}$，而 $x=2\cos t$，$y=3\sin t$，求 $\frac{du}{dt}$．

(2) 设 $u=e^x(y-z)+xyz$，而 $x=t$，$y=\sin t$，$z=\cos t$，求 $\frac{du}{dt}$．

(3)设 $z=u^2+v^2$，而 $u=x+y$，$v=x-y$，求$\dfrac{\partial z}{\partial x}$，$\dfrac{\partial z}{\partial y}$.

(4)设 $z=e^u\sin v$，而 $u=xy$，$v=x-y$，求 $\dfrac{\partial z}{\partial x}$和$\dfrac{\partial z}{\partial y}$.

10．求下列隐函数的偏导数或全导数．

(1)设 $e^z=xyz$，求$\dfrac{\partial z}{\partial x}$，$\dfrac{\partial z}{\partial y}$，$\dfrac{\partial y}{\partial x}$.　　(2)设 $x^2+y^2+z^2-4z=0$，求$\dfrac{\partial z}{\partial x}$.

11．求下列函数的极值．

(1)$f(x,y)=x^3-y^3+3x^2+3y^2-9x$.　(2)$z=1-x^2-y^2$.

第8章 多元函数积分学

多元函数积分学是一元函数积分学的推广，将被积函数由一元函数推广到多元函数，把积分范围由区间推广到平面或空间区域，这样，就产生了重积分的概念，本章主要介绍二重积分的概念、计算及应用．

8.1 二重积分的概念和性质

8.1.1 二重积分的概念

1. 求曲顶柱体体积

我们先来考虑一个实际问题——求曲顶柱体的体积．

曲顶柱体是以曲面 $z=f(x,y)$ 为顶，以平面闭区域 D 为底，以准线是 D 的边界曲线、母线平行于 z 轴的柱面为侧面的柱体，如图 8-1 所示．曲顶柱体体积求法与曲边梯形面积求法思想一致，它利用平顶柱体体积公式(体积＝底面积×高)，采用以直代曲、以不变代变求极限的方法．具体分四个步骤：分割、近似代替、求和、取极限．

(1)分割．将平面闭区域 D 分成 n 个小闭区域 $\Delta\sigma_1$，$\Delta\sigma_2$，…，$\Delta\sigma_n$，以每个小闭区域的边界曲线为准线，平行于 z 轴的直线为母线做柱面，这些柱面将原曲顶柱体分割成 n 个小曲顶柱体 ΔV_1，ΔV_2，…，ΔV_n，如图 8-1所示，其中 ΔV_i $(i=1,2,\cdots,n)$表示以 $\Delta\sigma_i$ 为底的小曲顶柱体体积，则原曲顶柱体体积

$$V=\sum_{i=1}^{n}\Delta V_i$$

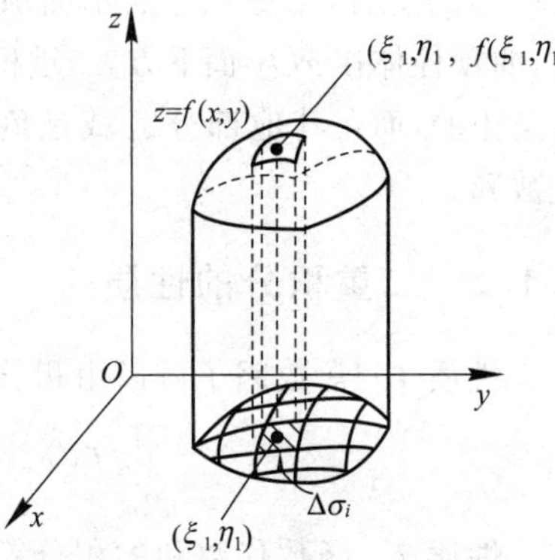

图 8-1

(2)近似代替．当分割很细时，小曲顶柱体的体积可以用小平顶柱体的体积近似代替，即

$$\Delta V_i\approx f(\xi_i,\eta_i)\Delta\sigma_i\qquad(i=1,2,\cdots,n)$$

式中，$f(\xi_i,\eta_i)$是 $\Delta\sigma_i$ 区域内一点(ξ_i,η_i)的高度，$\Delta\sigma_i$ 表示第 i 个小闭区域的面积．

(3)求和．n 个小平顶柱体的体积和就是曲顶柱体体积 V 的近似值，即

$$V=\sum_{i=1}^{n}\Delta V_i\approx\sum_{i=1}^{n}f(\xi_i,\eta_i)\Delta\sigma_i$$

(4)取极限．当分割越来越细，$\Delta\sigma_i$ 越来越小，$\sum\limits_{i=1}^{n}f(\xi_i,\eta_i)\Delta\sigma_i$ 就越来越接近于 V．用 d_i 表示 $\Delta\sigma_i$ 内任意两点间的距离的最大值，称为 $\Delta\sigma_i$ 的直径，令 $d=\max\limits_{1\leqslant i\leqslant n}\{d_i\}$，如果 $d\to0$，$\sum\limits_{i=1}^{n}f(\xi_i,\eta_i)\Delta\sigma_i$ 的极限存在，则此极限值定义为曲顶柱体的体积，即

$$V=\lim_{d\to 0}\sum_{i=1}^{n}f(\xi_i,\eta_i)\Delta\sigma_i$$

2. 二重积分的定义

定义　设函数 $f(x,y)$在闭区域 D 上有定义，将区域 D 任意分成 n 个小区域 $\Delta\sigma_1,\Delta\sigma_2,\cdots,\Delta\sigma_i,\cdots,\Delta\sigma_n$，并用它们表示小区域的面积．在每个小区域上任取一点(ξ_i,η_i)做和式 $\sum\limits_{i=1}^{n}f(\xi_i,\eta_i)\Delta\sigma_i$，用 d 表示 $\Delta\sigma_i$ 中最大直径，当 $d\to 0$ 时，如果此和式的极限存在，且与 D 的分割及点(ξ_i,η_i)的取法无关，则称此极限值为函数 $f(x,y)$在区域 D 上的**二重积分**(double integral)，记为

$$\iint_D f(x,y)\mathrm{d}\sigma=\lim_{d\to 0}\sum_{i=1}^{n}f(\xi_i,\eta_i)\Delta\sigma_i$$

其中，$f(x,y)$称为**被积函数**，x,y 称为**积分变量**，D 称为**积分区域**，$\mathrm{d}\sigma$ 称为**面积元素**(area element)．

由此定义可知，曲顶柱体的体积是曲顶为曲面方程 $z=f(x,y)$在底 D 上的二重积分

$$V=\iint_D f(x,y)\mathrm{d}\sigma$$

3. 两点说明

(1)在二重积分的定义中对区域 D 的分割是任意的，因此，在直角坐标系中，用平行于 x 轴和 y 轴的两组直线分割 D，如图 8-2 所示，用微元法，取小区间$[x,x+\mathrm{d}x]$，$[y,y+\mathrm{d}y]$所确定的小区域面积为 $\mathrm{d}\sigma=\mathrm{d}x\mathrm{d}y$．这时得到

$$\iint_D f(x,y)\mathrm{d}\sigma=\iint_D f(x,y)\mathrm{d}x\mathrm{d}y$$

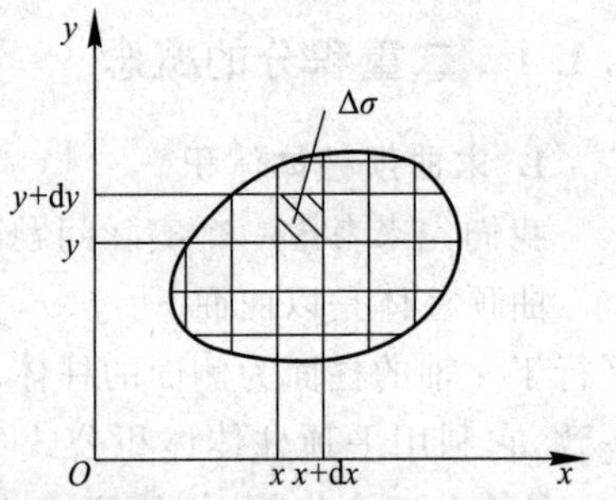

图　8-2

(2)二重积分的几何意义．当 $f(x,y)>0$ 时，曲顶柱体在 xOy 面的上方，二重积分表示曲顶柱体的体积；当$f(x,y)<0$ 时，曲顶柱体在 xOy 面下方，二重积分的绝对值是曲顶柱体的体积；当 $f(x,y)$在 D 的若干部分区域是正的，而在其他部分区域是负的，那么，二重积分等于这些小区域上的小曲顶柱体体积的代数和．

8.1.2　二重积分的性质

性质 1　常数因子可以由积分号内提出来

$$\iint_D kf(x,y)\mathrm{d}\sigma=k\iint_D f(x,y)\mathrm{d}\sigma\qquad(k\text{ 为常数})$$

性质 2　函数代数和的积分等于各个函数积分的代数和，即

$$\iint_D[f(x,y)\pm g(x,y)]\mathrm{d}\sigma=\iint_D f(x,y)\mathrm{d}\sigma\pm\iint_D g(x,y)\mathrm{d}\sigma$$

性质 3　如果积分区域 D 分为两个区域 D_1 与 D_2，则

$$\iint_D f(x,y)\mathrm{d}\sigma=\iint_{D1}f(x,y)\mathrm{d}\sigma\pm\iint_{D2}f(x,y)\mathrm{d}\sigma$$

性质 4　如果在 D 上 $f(x,y)\equiv 1$，而 σ 为 D 的面积，则

$$\iint_D 1\mathrm{d}\sigma=\iint_D \mathrm{d}\sigma=\sigma$$

它的几何意义是：高为 1 的平顶柱体的体积在数值上等于该柱体的底面积．

性质 5　若在闭区域 D 上，$f(x,y)\leqslant g(x,y)$，则

$$\iint_D f(x,y)\mathrm{d}\sigma \leqslant \iint_D g(x,y)\mathrm{d}\sigma$$

特殊地，由于

$$-|f(x,y)| \leqslant f(x,y) \leqslant |f(x,y)|$$

因此，成立不等式

$$\left|\iint_D f(x,y)\mathrm{d}\sigma\right| \leqslant \iint_D |f(x,y)|\mathrm{d}\sigma$$

性质 6　设 M,m 分别是二元函数 $f(x,y)$，在闭区域 D 上的最大值与最小值，σ 是闭区域 D 的面积，则

$$m\sigma \leqslant \iint_D f(x,y)\mathrm{d}\sigma \leqslant M\sigma$$

性质 7　（积分中值定理）设二元函数 $f(x,y)$ 在闭区域 D 上连续，闭区域 D 的面积为 σ，则在闭区域 D 上至少存在一点 (ξ,η)，成立

$$\iint_D f(x,y)\mathrm{d}\sigma = f(\xi,\eta)\sigma$$

其几何意义是二重积分所确定的曲顶柱体的体积，等于以积分区域 D 为底，以 $f(\xi,\eta)$ 为高的平顶柱体的体积．

习题 8.1

1. 由柱体 $x^2+y^2=4$ 以及平面 $y+z=4$ 和平面 $z=0$ 所围成的立体的体积是（　　）．

A．$\displaystyle\iint_{x^2+y^2\leqslant 4}(4-y)\mathrm{d}\sigma$　　B．$\displaystyle\iint_{x^2+y^2\leqslant 4}(4-z)\mathrm{d}\sigma$

C．$\displaystyle\iint_{x^2+y^2\leqslant 4}(x^2+y^2)\mathrm{d}\sigma$　　D．$\displaystyle\iint_{x^2+y^2\leqslant 4}4\mathrm{d}\sigma$

2. 已知 $D=\{(x,y)\mid x^2+y^2\leqslant\pi\}$ 及 $D_1=\{(x,y)\mid x^2+y^2\leqslant\pi, y\geqslant 0\}$，若 $\displaystyle\iint_{D_1}\cos x\cos y\mathrm{d}\sigma = a$，那么 $\displaystyle\iint_D \cos x\cos y\mathrm{d}\sigma=$ ________．

3. 已知以原点为中心，以 a 为半径的球体的方程为 $x^2+y^2+z^2\leqslant a^2$，则该球的体积为 ________．

4. 设 D 是由抛物线 $y=x^2$ 以及直线 $y=0$，$y=1$ 围成的区域，求 $\displaystyle\iint_D \frac{x}{x^2+y^2}\mathrm{d}\sigma$．

5. 设 $D=\{(x,y)\mid x^2+y^2\leqslant 1\}$，求 $\displaystyle\iint_D \mathrm{d}\sigma$．

8.2　二重积分的运算

8.2.1　在直角坐标系中化二重积分为累次积分

由于二重积分 $\displaystyle\iint_D f(x,y)\mathrm{d}x\mathrm{d}y$ 在几何上表示一个曲顶柱体的体积，我们借助这个几何直观，来寻找计算二重积分的方法．设 $f(x,y)$ 在闭区域 D 上连续且大于零，D 是由直线 $x=a$，

$x=b$ 与曲线 $y=\varphi_1(x)$，$y=\varphi_2(x)$所围成，即 D：$a\leqslant x\leqslant b$，$\varphi_1(x)\leqslant y\leqslant\varphi_2(x)$，则 $\iint\limits_D f(x,y)\mathrm{d}x\mathrm{d}y$ 等于以 D 为底，以 $f(x,y)$为曲顶的曲顶柱体体积(见图 8-3)．下面来计算这个曲顶柱体体积 V.

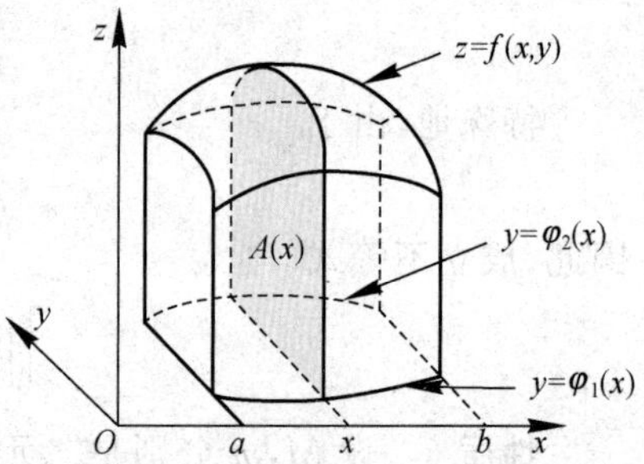

图　8-3

如图 8-3 所示，我们把曲顶柱体看成是一些垂直于 x 轴薄片的叠加，所以在$[a,b]$上任意一点 x 处用垂直于 x 轴的平面去截曲顶柱体，得到截面的面积设为 $A(x)$，因而$A(x)\mathrm{d}x$是曲顶柱体中的一个小薄片的体积．利用微元法，曲顶柱体的体积

$$V=\int_a^b A(x)\mathrm{d}x$$

式中，$A(x)$是一个曲边梯形的面积，它是由曲线 $z=f(x,y)$(x 固定，为 y 的一元函数)，直线 $y=\varphi_1(x)$，$y=\varphi_2(x)$及 $z=0$ 所围成，所以

$$A(x)=\int_{\varphi_1(x)}^{\varphi_2(x)} f(x,y)\mathrm{d}y$$

代入前式，有

$$V=\iint\limits_D f(x,y)\mathrm{d}x\mathrm{d}y=\int_a^b\left[\int_{\varphi_1(x)}^{\varphi_2(x)} f(x,y)\mathrm{d}y\right]\mathrm{d}x$$

由此，二重积分的计算化为逐次计算两次定积分，也称计算累次积分．累次积分也记为以下形式

$$\int_a^b\left[\int_{\varphi_1(x)}^{\varphi_2(x)} f(x,y)\mathrm{d}y\right]\mathrm{d}x=\int_a^b\mathrm{d}x\int_{\varphi_1(x)}^{\varphi_2(x)} f(x,y)\mathrm{d}y \tag{8.1}$$

以上区域 D 称为 D_x 型区域．D_x 型区域的特点是：它的边界同任一与 y 轴平行的直线至多交于两点(平行于 y 轴的边界除外)，如图 8-4 所示．

如果区域 D：$c\leqslant y\leqslant d$，$\psi_1(y)\leqslant x\leqslant\psi_2(y)$，如图 8-5 所示，则称 D 为 D_y 型区域，特点是：它的边界同任一与 x 轴平行的直线至多交于两点(平行于 x 轴的边界除外)．

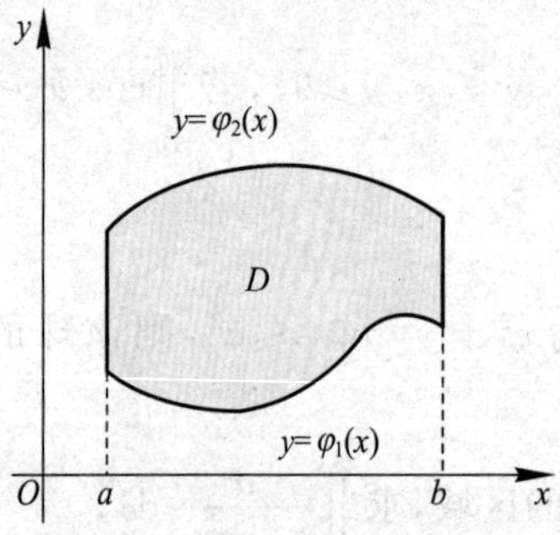

图　8-4

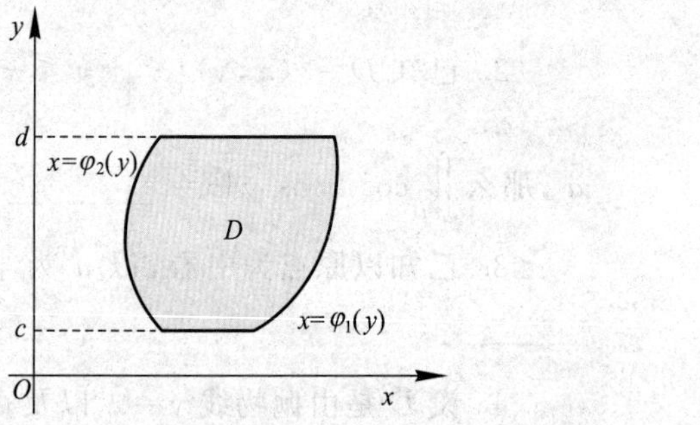

图　8-5

若 D 为 D_y 型，同 D_x 型推导一样，有

$$\iint\limits_D f(x,y)\mathrm{d}x\mathrm{d}y=\int_c^d\mathrm{d}y\int_{\psi_1(y)}^{\psi_2(y)} f(x,y)\mathrm{d}x \tag{8.2}$$

这样就把二重积分化为先对 x，后对 y 的累次积分．

如果积分区域 D 既是 D_x 型又是 D_y 型，则由公式(8.1)、(8.2)得

$$\iint\limits_D f(x,y)\mathrm{d}x\mathrm{d}y=\int_a^b\mathrm{d}x\int_{\varphi_1(x)}^{\varphi_2(x)} f(x,y)\mathrm{d}y=\int_c^d\mathrm{d}y\int_{\psi_1(y)}^{\psi_2(y)} f(x,y)\mathrm{d}x$$

例 1　计算 $\iint\limits_D xy\mathrm{d}x\mathrm{d}y$，其中 D 是由 $y=1$，$x=2$ 及 $y=x$ 所围成的区域(见图 8-6)．

解　将 D 看作 D_x型区域，则 D：$\begin{cases}1\leqslant y\leqslant x\\1\leqslant x\leqslant 2\end{cases}$.

$$I=\int_1^2 dx\int_1^x xy\,dy=\int_1^2\left[\frac{1}{2}xy^2\right]_1^x dx=\int_1^2\left(\frac{1}{2}x^3-\frac{1}{2}x\right)dx=\frac{9}{8}$$

例 2　求 $\iint\limits_D xy\,dxdy$,其中 D 是由直线 $x=1,x=2,y=x$ 和 $y=2x$ 围成的图形.

解　做出区域 D 的图形(见图 8-7).

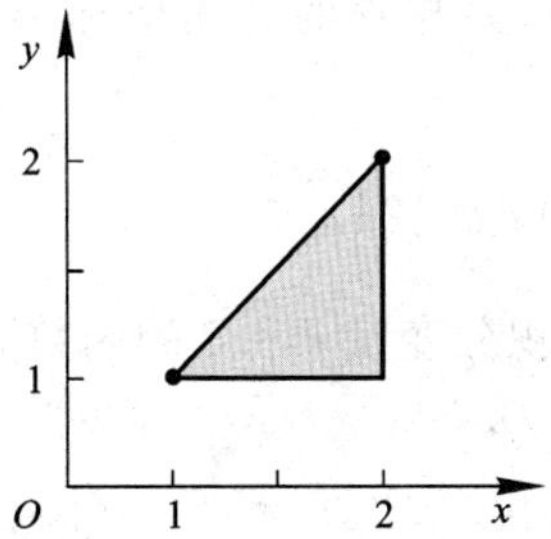

图　8-6

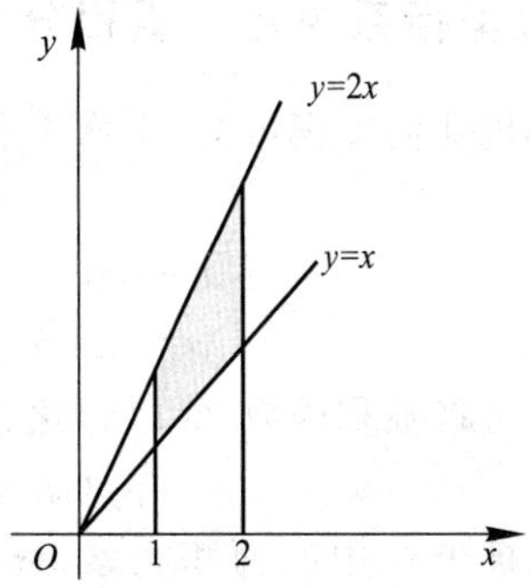

图　8-7

区域 D 是 D_x 型区域,得

$$\begin{aligned}\iint\limits_D xy\,dxdy&=\int_1^2 dx\int_x^{2x}xy\,dy\\&=\int_1^2\left[\frac{x}{2}y^2\right]\Bigg|_x^{2x}dx\\&=\frac{45}{8}\end{aligned}$$

例 3　计算 $\iint\limits_D xy\,dxdy$,其中 D 是由 $y^2=x,y=x-2$ 所围成的区域.

解　做出区域 D 的图形(见图 8-8).

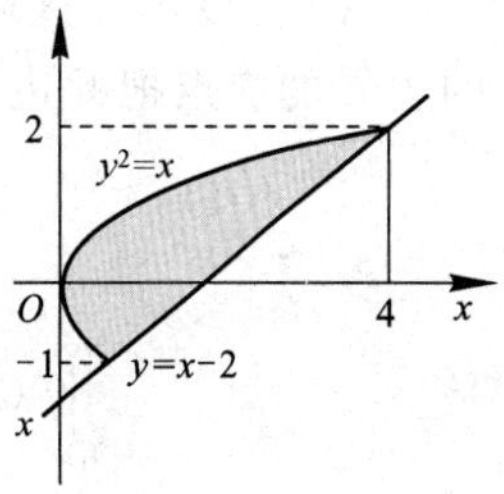

图　8-8

则　　$D:\begin{cases}y^2\leqslant x\leqslant y+2\\-1\leqslant y\leqslant 2\end{cases}$

所以

$$\begin{aligned}\iint\limits_D xy\,d\sigma&=\int_{-1}^2 dy\int_{y^2}^{y+2}xy\,dx=\int_{-1}^2\left[\frac{1}{2}x^2y\right]_{y^2}^{y+2}dy\\&=\frac{1}{2}\int_{-1}^2[y(y+2)^2-y^5]dy\\&=\frac{1}{2}\left[\frac{y^4}{4}+\frac{4}{3}y^3+2y^2-\frac{1}{6}y^6\right]_{-1}^2\\&=\frac{45}{8}\end{aligned}$$

例 4　计算 $\iint\limits_D \sin y^2\,dxdy$,其中 D 是由直线 $x=0,y=1$ 及 $y=x$ 所围成的闭区域.

解　如图 8-9 所示,按 x 型区域,得

$$\iint\limits_D \sin y^2\,dxdy=\int_0^1 dx\int_x^1\sin y^2\,dy,$$

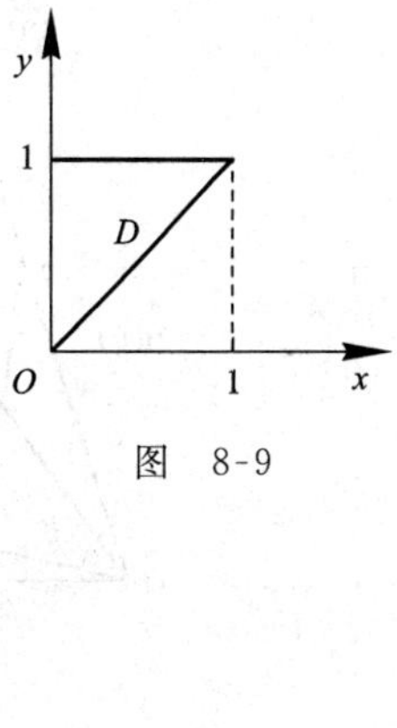

图　8-9

由于 $\sin y^2$ 的原函数不是初等函数,因而积分 $\int_x^1\sin y^2\,dy$ 无法直接用牛顿-莱布尼茨公式算出,若按 D_y 型区域,则

$$\begin{aligned}\iint\limits_D \sin y^2\,dxdy&=\int_0^1 dy\int_0^y\sin y^2\,dx\\&=\int_0^1 y\sin y^2\,dy=\frac{1-\cos 1}{2}.\end{aligned}$$

从以上各例可见，化二重积分为二次积分时，要兼顾以下两个方面来选择适当的积分次序：

(1)考虑积分区域 D 的特点，对 D 划分的块数越少越好；

(2)考虑被积分函数 $f(x,y)$ 的特点，使第一次积分容易积出，并能为第二次积分的计算创造有利条件.

8.2.2　在极坐标系中化二重积分为累次积分

由平面解析几何知识可知，平面上任一点的极坐标 (r,θ) 与它的直角坐标 (x,y) 的变换公式为

$$\begin{cases}x=r\cos\theta\\ y=r\sin\theta\end{cases}\quad(0<r<+\infty,0\leqslant\theta\leqslant 2\pi)$$

利用此关系式可将被积函数 $f(x,y)$ 化为极坐标系下关于积分变量 r 和 θ 的函数.

$$f(x,y)=f(r\cos\theta,r\sin\theta).$$

为了求出极坐标中的面积元素 $d\sigma$，我们用一组极点为圆心的同心圆（$r=$ 常数）和一组由极点发出的射线（$\theta=$常数）将 D 分成 n 个闭区域 $\Delta\sigma_i(i=1,2,\cdots,n)$（见图 8-10）. 把极角分别为 θ_i 与 $\theta_i+\Delta\theta_i$ 的两条射线和半径分别为 r_i 和 $r_i+\Delta r_i$ 的两条圆弧所围成小区域面积记为

$$\Delta\sigma_i=r\Delta r_i\Delta\theta_i$$

于是极坐标系下面积元素为

$$d\sigma=r\,dr\,d\theta$$

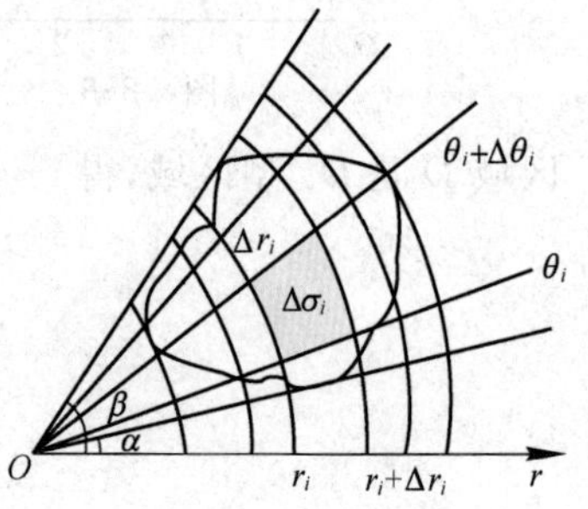

图　8-10

这样，我们得到二重积分在极坐标系中的计算公式

$$\iint_D f(x,y)d\sigma=\iint_D f(r\cos\theta,r\sin\theta)r\,dr\,d\theta$$

(1)极点 O 不在区域内（见图 8-11）. 这时区域 D 在 $\theta=\alpha,\theta=\beta$ 两条射线之间，射线与区域 D 的边界的交点把此边界分为两部分：$r=r_1(\theta),r=r_2(\theta)$. 所以 D 可表示为

$$D:\begin{cases}r_1(\theta)\leqslant r\leqslant r_2(\theta)\\ \alpha\leqslant\theta\leqslant\beta\end{cases}$$

于是
$$\iint_D f(r\cos\theta,r\sin\theta)r\,dr\,d\theta=\int_\alpha^\beta d\theta\int_{r_1(\theta)}^{r_2(\theta)}f(r\cos\theta,r\sin\theta)r\,dr$$

(2)极点 O 在积分区域 D 内部（见图 8-12）.

设 D 的边界方程是 $r=r(\theta)$，这时 D 可表示为

$$D:\begin{cases}0\leqslant r\leqslant r(\theta)\\ 0\leqslant\theta\leqslant 2\pi\end{cases}$$

于是
$$\iint_D f(r\cos\theta,r\sin\theta)r\,dr\,d\theta=\int_0^{2\pi}d\theta\int_0^{r(\theta)}f(r\cos\theta,r\sin\theta)r\,dr$$

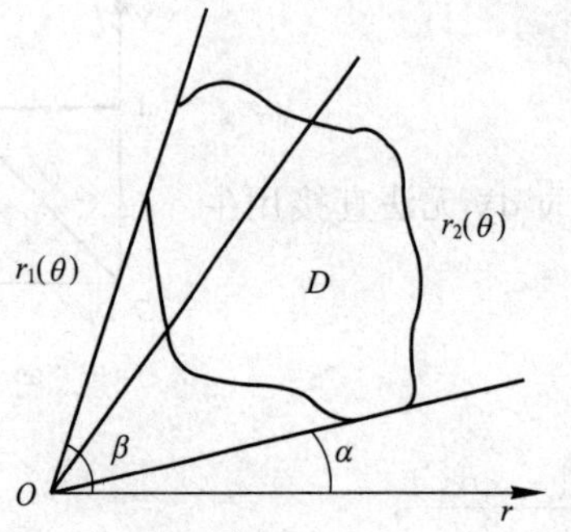

图　8-11

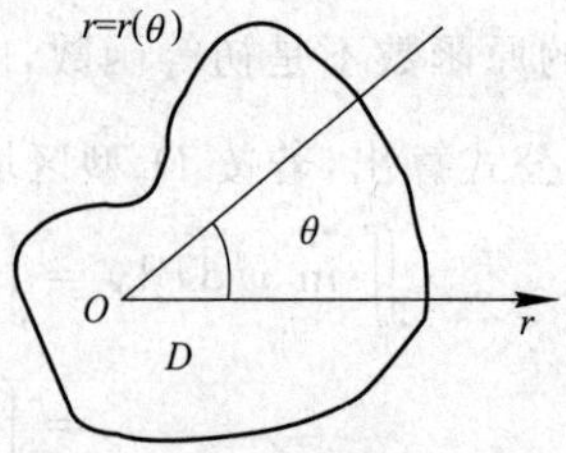

图　8-12

例 5　计算积分 $\iint\limits_D \mathrm{e}^{-(x^2+y^2)}\,\mathrm{d}\sigma$，其中 D 为圆域 $x^2+y^2\leqslant 1$.

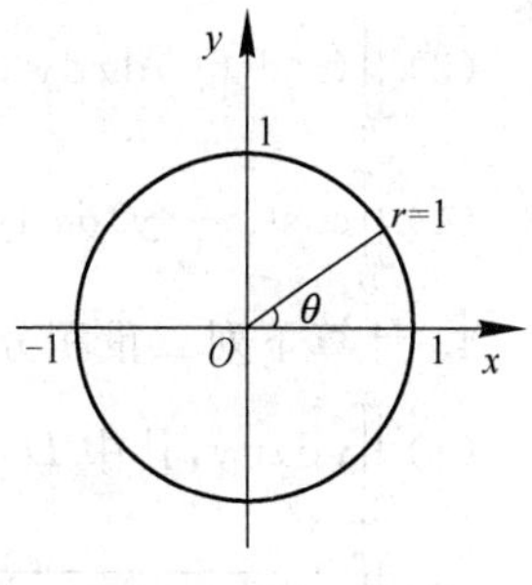

图　8-13

解　如图 8-13 所示，D 边界方程为 $r=1,0\leqslant\theta\leqslant 2\pi$，$D$ 可表示为 $0\leqslant r\leqslant 1,0\leqslant\theta\leqslant 2\pi$. 于是

$$\iint\limits_D \mathrm{e}^{-(x^2+y^2)}\,\mathrm{d}\sigma=\iint\limits_D \mathrm{e}^{-r^2}r\mathrm{d}r\mathrm{d}\theta=\int_0^{2\pi}\mathrm{d}\theta\int_0^1\mathrm{e}^{-r^2}r\mathrm{d}r$$
$$=\frac{1}{2}\int_0^{2\pi}(1-\mathrm{e}^{-1})\mathrm{d}\theta$$
$$=\pi(1-\mathrm{e}^{-1})$$

例 6　计算 $\iint\limits_D\sqrt{x^2+y^2}\,\mathrm{d}\sigma$，其中 D 是圆 $x^2+y^2-2y=0$ 所围成的区域.

解　如图 8-14 所示，圆 $x^2+y^2-2y=0$ 的极坐标方程为 $r=2\sin\theta,0\leqslant\theta\leqslant\pi$，$D$ 可表示为 $0\leqslant r\leqslant 2\sin\theta,0\leqslant\theta\leqslant\pi$. 于是

$$\iint\limits_D\sqrt{x^2+y^2}\,\mathrm{d}\sigma=\iint\limits_D r\cdot r\mathrm{d}r\mathrm{d}\theta=\int_0^{\pi}\mathrm{d}\theta\int_0^{2\sin\theta}r^2\mathrm{d}r=\frac{8}{3}\int_0^{\pi}\sin^3\theta\mathrm{d}\theta=\frac{32}{9}$$

例 7　计算 $\iint\limits_D\arctan\dfrac{y}{x}\mathrm{d}\sigma$，其中 D 为圆 $x^2+y^2=1,x^2+y^2=9$ 及直线 $y=x,y=0$ 所包围的第一象限的区域.

解　如图 8-15 所示，D 可表示为 $1\leqslant r\leqslant 3,0\leqslant\theta\leqslant\dfrac{\pi}{4}$，而 $\arctan\dfrac{y}{x}=\theta$. 于是

$$\iint\limits_D\arctan\frac{y}{x}\mathrm{d}\sigma=\iint\limits_D\theta r\,\mathrm{d}r\mathrm{d}\theta=\int_0^{\frac{\pi}{4}}\mathrm{d}\theta\int_1^3\theta r\,\mathrm{d}r=\int_0^{\frac{\pi}{4}}4\theta\mathrm{d}\theta=\frac{\pi^2}{8}$$

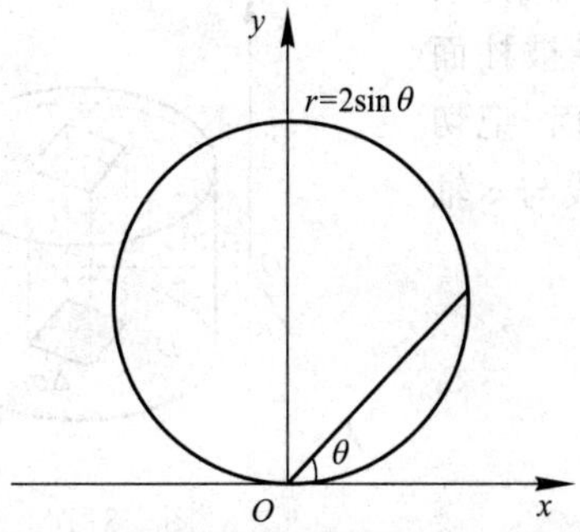

图　8-14

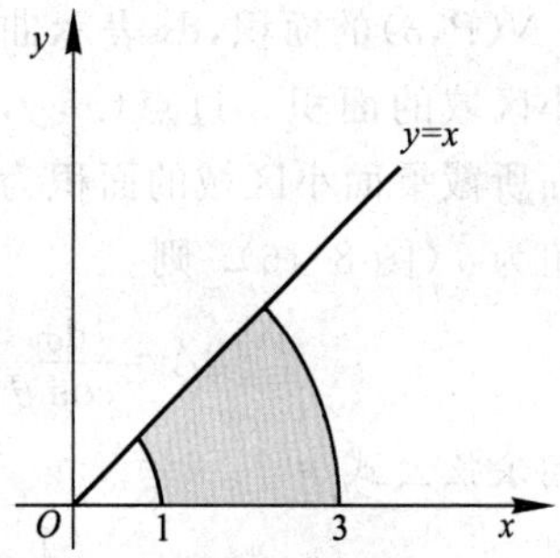

图　8-15

习题 8.2

1. 化下列二重积分 $\iint\limits_D f(x,y)\mathrm{d}\sigma$ 为累次积分.

(1) D 为 $-1\leqslant x\leqslant 1,-1\leqslant y\leqslant 1$.

(2) D 是由 y 轴，$y=1$ 及 $y=x$ 围成的区域.

2. 更换下列二重积分的积分次序.

(1) $\int_0^1\mathrm{d}y\int_0^y f(x,y)\mathrm{d}x$.　　(2) $\int_{-1}^1\mathrm{d}x\int_0^{\sqrt{1-x^2}}f(x,y)\mathrm{d}y$.

3. 计算下列二重积分.

(1) $\iint\limits_D(x+y+1)\mathrm{d}x\mathrm{d}y$. 其中 D 为 $0\leqslant x\leqslant 1,0\leqslant y\leqslant 2$.

(2) $\iint\limits_D e^{x+y}dxdy$,其中 D 为 $0\leqslant x\leqslant 1,0\leqslant y\leqslant 1$.

(3) $\iint\limits_D (x+6y)dxdy$,其中 D 为 $y=x,y=5x,x=1$ 所围成的区域.

(4) $\iint\limits_D \cos(x+y)dxdy$,其中 D 为 $x=0,y=\pi,y=x$ 所围成的区域.

4. 计算下列二重积分.

(1) $\iint\limits_D y\,dxdy$,其中 D 为圆 $x^2+y^2=a^2$ 所包围的在第一象限中的区域.

(2) $\iint\limits_D \sqrt{R^2-x^2-y^2}\,dxdy$,其中 D 为圆 $x^2+y^2=Rx$ 所围成的区域.

5. 利用二重积分计算由 $y=x^2,y=x+2$ 所围成的图形的面积.

*8.3　二重积分的应用

二重积分除用于计算曲顶柱体的体积及平面薄片的质量外,还可用于解决空间曲面的面积、静力学中的重心等问题.

8.3.1　曲面的面积

设曲面 S 的方程为 $z=f(x,y)$,S 在 xOy 面上的投影为区域 D,并设函数 $f(x,y)$ 在 D 上具有连续偏导数.

为了计算曲面 S 的面积 s,在 D 上任取一内点 $P(x,y)$,以其邻域 $N(P,\delta)$ 的边界为准线作母线平行 z 轴的柱面,得一曲顶柱体.以 $d\sigma$ 表示此曲顶柱体底面,即邻域 $N(P,\delta)$ 的面积,ds 表示曲面微元,即曲面 S 被柱面所截曲面小区域的面积.过点 (x,y,z) 作曲面的切平面,记切平面被柱面所截平面小区域的面积为 dA,切平面的法线与 z 轴正向的夹角为 θ(图 8-16).则

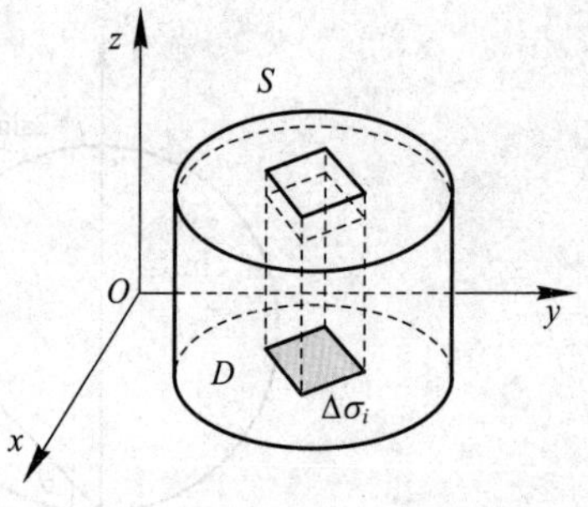

图　8-16

$$dA=\frac{d\sigma}{\cos\theta}$$

将方向余弦公式

$$\cos\theta=\frac{1}{\sqrt{1+\left(\frac{\partial z}{\partial x}\right)^2+\left(\frac{\partial z}{\partial y}\right)^2}}$$

代入上式,得

$$dA=\sqrt{1+\left(\frac{\partial z}{\partial x}\right)^2+\left(\frac{\partial z}{\partial y}\right)^2}\,d\sigma$$

当邻域的半径 δ 充分小时,曲面小区域的面积 ds 可以用平面小区域的面积 dA 近似代替.于是

$$ds=\sqrt{1+\left(\frac{\partial z}{\partial x}\right)^2+\left(\frac{\partial z}{\partial y}\right)^2}\,d\sigma$$

式中,ds 称为曲面面积的微元,也称曲面的微分.在积分域 D 上进行二重积分,可得曲面的面积公式为

$$s=\iint_D \sqrt{1+\left(\frac{\partial z}{\partial x}\right)^2+\left(\frac{\partial z}{\partial y}\right)^2}\,d\sigma \tag{8.3}$$

例 1　求半径为 R，高为 $H(H<R)$ 的球冠面积．

解　如图 8-17 建立坐标系，使球心位于原点，z 轴为球冠的对称轴，则球冠的方程为

$$z=\sqrt{R^2-x^2-y^2},$$

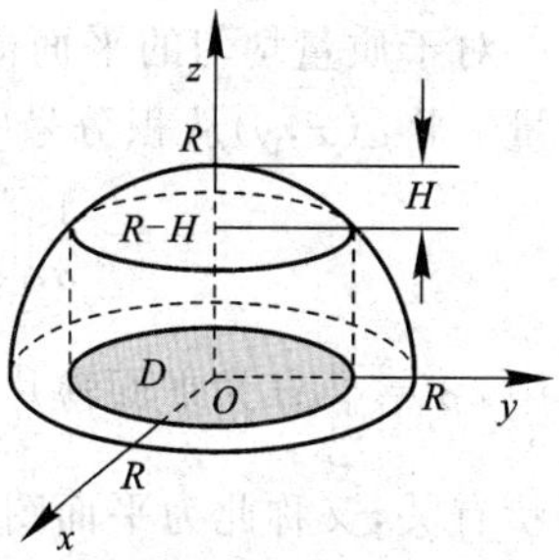

图　8-17

球面与 $z=R-H$ 的交线在 xOy 面上的投影曲线为圆周 $x^2+y^2=R^2-(R-H)^2=2RH-H^2$，该圆周所围成的圆形区域

$$x^2+y^2\leqslant 2RH-H^2$$

就是球冠在 xOy 面上的投影区域 D，于是根据式(8.3)有

$$S=\iint_D \sqrt{1+\left(\frac{\partial z}{\partial x}\right)^2+\left(\frac{\partial z}{\partial y}\right)^2}\,d\sigma$$

$$=\iint_D \frac{R}{\sqrt{R^2-x^2-y^2}}d\sigma$$

利用极坐标计算上述积分得

$$S=\int_0^{2\pi}d\varphi\int_0^{\sqrt{2RH-H^2}}\frac{R\rho}{\sqrt{R^2-\rho^2}}d\sigma=2\pi\left[-R\sqrt{R^2-\rho^2}\right]_0^{\sqrt{2RH-H^2}}=2\pi RH$$

当球冠的高度为 $H=R$ 时得到上半球面的面积为 $S=2\pi R^2$，因此球面面积为 $4\pi R^2$.

8.3.2　在静力学中的应用

设 xOy 面上有 n 个坐标分别为 $(x_1,y_1),(x_2,y_2),\cdots,(x_n,y_n)$ 的质点，它们的质量分别为 $m_1,m_2,\cdots,m_n$. 则该质点系重心的坐标为

$$\bar{x}=\frac{M_y}{M}=\frac{\sum\limits_{i=1}^n m_i x_i}{\sum\limits_{i=1}^n m_i},\quad \bar{y}=\frac{M_x}{M}=\frac{\sum\limits_{i=1}^n m_i y_i}{\sum\limits_{i=1}^n m_i}$$

其中，$\sum\limits_{i=1}^n m_i$ 为该质点系的**总质量**．

设平面薄片占有 xOy 面上的区域 D，它在点 (x,y) 处的面密度为 $\mu(x,y)$，这时 $\mu(x,y)>0$ 且在 D 上连续．为了求出该平面薄片重心的坐标，在区域 D 内任取一内点 $M(x,y)$，记其邻域 $N(P,\delta)$ 的面积为 $d\sigma$. 当 δ 充分小时，可以认为 $N(P,\delta)$ 的质量近似等于 $\mu(x,y)d\sigma$，并认为 $P(x,y)$ 为邻域 $N(P,\delta)$ 的重心．于是

$$dM_y=x\mu(x,y)d\sigma,\ dM_x=y\mu(x,y)d\sigma$$

从而有

$$M_y=\iint_D x\mu(x,y)d\sigma,\ M_x=\iint_D y\mu(x,y)d\sigma$$

该薄片的质量为

$$M=\iint_D \mu(x,y)d\sigma$$

所以，该平面薄片重心的坐标为

$$\bar{x}=\frac{M_y}{M}=\frac{\iint\limits_D x\mu(x,y)d\sigma}{\iint\limits_D \mu(x,y)d\sigma},\quad \bar{y}=\frac{M_x}{M}=\frac{\iint\limits_D y\mu(x,y)d\sigma}{\iint\limits_D \mu(x,y)d\sigma} \tag{8.4}$$

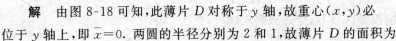

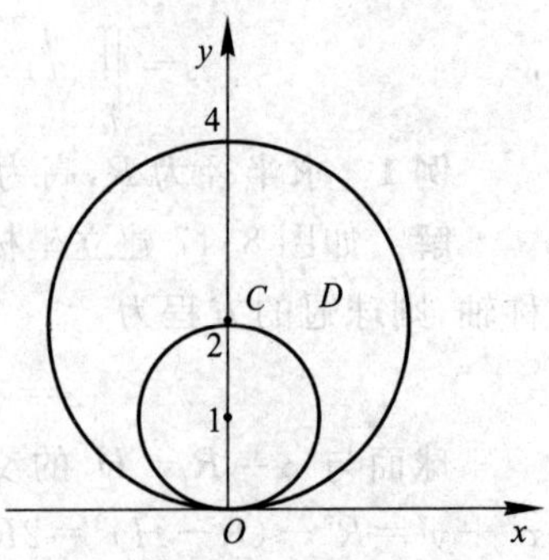

图　8-18

对于质量均匀的平面薄片，由于它的密度函数 $\mu(x,y)$ 等于常量．将 $\mu(x,y)$ 从积分号中提出后约去，可得其重心坐标为

$$\bar{x}=\frac{1}{\sigma}\iint_D x\,\mathrm{d}\sigma,\quad \bar{y}=\frac{1}{\sigma}\iint_D y\,\mathrm{d}\sigma$$

其中，$\sigma=\iint_D \mathrm{d}\sigma$ 为平面薄片所占区域 D 的面积，只与平面薄片的形状有关，又称此为平面图形的**形心**．

例 2　求位于两圆 $r=2\sin\theta$ 和 $r=4\sin\theta$ 之间的均匀薄片（见图 8-18）的重心．

解　由图 8-18 可知，此薄片 D 对称于 y 轴，故重心 (x,y) 必位于 y 轴上，即 $\bar{x}=0$. 两圆的半径分别为 2 和 1，故薄片 D 的面积为

$$\sigma=4\pi-\pi=3\pi$$

在极坐标中，薄片 D 表示为 $2\sin\theta\leqslant r\leqslant 4\sin\theta,0\leqslant\theta\leqslant\pi$. 于是

$$\bar{y}=\frac{1}{3\pi}\iint_D y\,\mathrm{d}\sigma=\frac{1}{3\pi}\int_0^{\pi}\mathrm{d}\theta\int_{2\sin\theta}^{4\sin\theta}r^2\sin\theta\,\mathrm{d}r=\frac{1}{3\pi}\int_0^{\pi}\sin\theta\cdot\left[\frac{r^3}{3}\right]_{2\sin\theta}^{4\sin\theta}\mathrm{d}\theta$$

$$=\frac{56}{9\pi}\int_0^{\pi}\sin^4\theta\,\mathrm{d}\theta=\frac{56}{9\pi}\cdot\left.\frac{12\theta-8\sin 2\theta+\sin 4\theta}{32}\right|_0^{\pi}=\frac{7}{3}$$

所以，薄片的重心为 $C\left(0,\frac{7}{3}\right)$.

习题 8.3

1. 利用二重积分，计算 $y=x,y=5x,x=1$ 所围成图形的面积．

2. 计算由旋转抛物面 $z=x^2+y^2$，坐标面及平面 $x+y=1$ 所围几何体的体积．

3. 有一密度不均匀的薄板 D(厚度不计)，由直线 $y=2x$ 与抛物线 $y=x^2$ 所围成，在点 $M(x,y)$ 处的密度 $\mu=xy(\mathrm{g/cm^3})$，求薄板 D 的质量 m.

复习题 8

1. 化下列二重积分 $\iint_D f(x,y)\mathrm{d}\sigma$ 为累次积分．

D 是由 x 轴与抛物线 $y=4-x^2$ 在第二象限的部分及圆 $x^2+y^2-4y=0$ 在第一象限围成的区域．

2. 更换二重积分 $\int_1^2\mathrm{d}x\int_x^{x^2}f(x,y)\mathrm{d}y+\int_2^4\mathrm{d}x\int_x^4 f(x,y)\mathrm{d}y$ 的积分次序．

3. 计算下列二重积分．

(1) $\iint_D (x^2+y)\mathrm{d}x\mathrm{d}y$，其中 D 为 $y=x^2,y^2=x$ 所围成的区域．

(2) $\iint_D \frac{x}{y+1}\mathrm{d}x\mathrm{d}y$，其中 D 为 $y=x^2+1$ ，$y=2x,x=0$ 所围成的区域．

(3) $\iint_D (x+y)\mathrm{d}x\mathrm{d}y$，其中 D 是由 $y=x^2,y=x$ 在第一象限所围的区域．

4. 计算二重积分 $\iint_D \sin\sqrt{x^2+y^2}\,\mathrm{d}x\mathrm{d}y$，其中 D 为 $x^2+y^2\leqslant 4\pi^2,x^2+y^2\geqslant\pi^2$ 所围成的区域．

5. 利用二重积分计算由 $y=\sin x, y=\cos x, x=0, x=\frac{\pi}{4}$ 所围成的图形的面积.

6. 求球面 $x^2+y^2+z^2=a^2$ 被柱面 $x^2+y^2=ax$ 所截部分的面积.

7. 求曲线 $y^2=4x+4$ 和 $y^2=-2x+4$ 所围平面图形的重心坐标.

8. 设平面薄片所占的闭区域 D 由直线 $x+y=2, y=x$ 和 x 轴所围成,它的面密度 $\rho(x,y)=x^2+y^2$,求该薄片的质量.

第 9 章 线性代数

随着科学技术的快速发展,特别是计算机技术的广泛应用,线性代数在包括现代医学在内的各个领域有着前所未有的广泛应用.本章介绍线性代数的基本知识,包括行列式、矩阵与线性方程组等.

9.1 行列式

9.1.1 行列式的概念

1. 引言

在中学代数中,为了解二元、三元线性方程组,我们引进了二阶、三阶行列式,其定义及展开式如下:

$$\begin{vmatrix} a_{11} & a_{12} \\ a_{21} & a_{22} \end{vmatrix} = a_{11}a_{22} - a_{12}a_{21}$$

$$\begin{vmatrix} a_{11} & a_{12} & a_{13} \\ a_{21} & a_{22} & a_{23} \\ a_{31} & a_{32} & a_{33} \end{vmatrix} = a_{11}a_{22}a_{33} + a_{12}a_{23}a_{31} + a_{13}a_{21}a_{32} - a_{13}a_{22}a_{31} - a_{12}a_{21}a_{33} - a_{11}a_{23}a_{32}$$

其中,a_{ij} 表示第 i 行第 j 列位置上的一个元素.为了把这个结果推广到 n 元线性方程组的情形

$$\begin{cases} a_{11}x_1 + a_{12}x_2 + \cdots + a_{1n}x_n = b_1 \\ a_{21}x_1 + a_{22}x_2 + \cdots + a_{2n}x_n = b_2 \\ \cdots \\ a_{n1}x_1 + a_{n2}x_2 + \cdots + a_{nn}x_n = b_n \end{cases}$$

就需要把行列式推广到 n 阶.为此,先介绍排列和逆序数等知识,然后引出 n 阶行列式的概念.

2. 排列及其逆序数

定义 1 由 n 个自然数 $1,2,\cdots,n$ 组成的一个有序数组 $p_1p_2\cdots p_n$ 称为一个 n **级排列**(permutation of class).

例如,4312 是一个 4 级排列,31254 是一个 5 级排列.$12\cdots n$ 是一个 n 级排列,这个排列具有自然顺序,是按由小到大的顺序排起来的,而其他的排列都或多或少地破坏自然顺序.

定义 2 在任一排列 $p_1\cdots p_i\cdots p_j\cdots p_n$ 中,如果数 $p_i>p_j$,则称这两个数构成了一个**逆序**(inverted sequence).一个排列中所有逆序的总数称为这个排列的**逆序数**(number of inverted sequence),记为 $\tau(p_1\cdots p_n)$ 或 t.

例如,排列 2431 中,2 和 1,4 和 3 及 1 构成逆序.

为计算排列 $p_1\cdots p_i\cdots p_j\cdots p_n$ 的逆序数,可考虑数 $p_i(i=1,2,\cdots,n)$,若比 p_i 大且排在 p_i 前面的数有 t_i 个,就说数 p_i 的逆序数为 t_i,全体数的逆序数的总和 $t=t_1+\cdots+t_n=\sum\limits_{i=1}^{n}t_i$,就

是这个排列的逆序数．例如，2431 的逆序数为 4，12345 的逆序数为 0，而 45321 的逆序数为 9.

定义 3 逆序数为偶数的排列称为**偶排列**(even permutation)；逆序数为奇数的排列称为**奇排列**(odd permutation).

例如，2431 和 12345 是偶排列；而排列 45321 是奇排列．

3. n 阶行列式

在给出 n 阶行列式的定义之前，先来研究三阶行列式的结构．

$$\begin{vmatrix} a_{11} & a_{12} & a_{13} \\ a_{21} & a_{22} & a_{23} \\ a_{31} & a_{32} & a_{33} \end{vmatrix} = a_{11}a_{22}a_{33} + a_{12}a_{23}a_{31} + a_{13}a_{21}a_{32} - a_{11}a_{23}a_{32} - a_{12}a_{21}a_{33} - a_{13}a_{22}a_{31} \tag{9.1}$$

从三阶行列式的定义中可以看出，它是一些乘积的代数和，而每一项乘积都是由行列式中位于不同行和不同列的元素构成的，并且展开式恰恰就是由所有这种可能的乘积组成．因此式(9.1)右端的任意项除正负号外，项的一般形式可以写成 $a_{1j_1}a_{2j_2}a_{3j_3}$．这里第一个下标(称为**行标**)排成标准排列 123，而第二个下标(称为**列标**)排成 $j_1j_2j_3$，它是 1，2，3 的三个数的某个排列．这样的排列共有 6 种，故对应式(9.1)右端共含 6 项．

带正号的三项列标排列是 123，231，312；

带负号的三项列标准列是 132，213，321.

经计算可知，前三个排列都是偶排列，而后三个排列都是奇排列．因此，各项所带的正负号可以表示成 $(-1)^t$，其中 t 为列标排列的逆序数．

综合上述分析，三阶行列式可以写成

$$\begin{vmatrix} a_{11} & a_{12} & a_{13} \\ a_{21} & a_{22} & a_{23} \\ a_{31} & a_{32} & a_{33} \end{vmatrix} = \sum (-1)^t a_{1j_1}a_{2j_2}a_{3j_3}$$

式中，t 为排列 $j_1j_2j_3$ 的逆序数；$\sum$ 表示对 1，2，3 三个数的所有排列 $j_1j_2j_3$ 取和．

类似地，可以定义 n 阶行列式：

定义 4 由 n^2 个数 $a_{ij}(i,j=1,2,\cdots,n)$ 排成 n 行 n 列的表．

$$\begin{vmatrix} a_{11} & a_{12} & \cdots & a_{1n} \\ a_{21} & a_{22} & \cdots & a_{2n} \\ \vdots & \vdots & & \vdots \\ a_{n1} & a_{n2} & \cdots & a_{nn} \end{vmatrix}$$

称为 **n 阶行列式**(n-order determinant)．其含义是：它表示所有可能的取自行列式的不同行不同列的 n 个元素的乘积的代数和，共 $n!$ 项，其一般项为 $a_{1j_1}a_{2j_2}\cdots a_{nj_n}$，当 $j_1\cdots j_n$ 是偶排列时，这项取正号；当 $j_1\cdots j_n$ 是奇排列时，这项取负号，即

$$\begin{vmatrix} a_{11} & a_{12} & \cdots & a_{1n} \\ a_{21} & a_{22} & \cdots & a_{2n} \\ \vdots & \vdots & & \vdots \\ a_{n1} & a_{n2} & \cdots & a_{nn} \end{vmatrix} = \sum (-1)^t a_{1j_1}a_{2j_2}\cdots a_{nj_n} \tag{9.2}$$

式中，t 是排列 $j_1j_2\cdots j_n$ 的逆序数，$\sum$ 表示对所有排列 $(j_1j_2\cdots j_n)$ 取和．

例 1 计算上三角形行列式

$$\begin{vmatrix} a_{11} & a_{12} & \cdots & a_{1n} \\ 0 & a_{22} & \cdots & a_{2n} \\ \vdots & \vdots & & \vdots \\ 0 & 0 & \cdots & a_{nn} \end{vmatrix}$$

解 上三角形行列式主对角线左下端全为零．考虑项的一般形式 $a_{1j_1}a_{2j_2}\cdots a_{nj_n}$．由于在行列式中第 n 行的元素除去 a_{nn} 外全为 0，因而只能取 $j_n=n$. 在第 $n-1$ 行中，除去 $a_{(n-1),(n-1)}a_{(n-1)n}$ 外，其余的项全为零，而第 n 列已取，所以只有 $j_{n-1}=n-1$. 这样逐步上推可知，展开式中除 $a_{11}a_{22}\cdots a_{nn}$ 这一项外，其余的项全为零．而这一项的列指标所成的排列是一个偶排列，所以带正号．于是，原式 $=a_{11}a_{22}\cdots a_{nn}$．

9.1.2 行列式的性质

性质 1 行列式与它的转置行列式相等．

所谓一个行列式 D 的**转置行列式**(transposed determinant)，是将行列式的行换成相应的列而得到的行列式，记为 D'，即

$$D=\begin{vmatrix} a_{11} & a_{12} & \cdots & a_{1n} \\ a_{21} & a_{22} & \cdots & a_{2n} \\ \vdots & \vdots & & \vdots \\ a_{n1} & a_{n2} & \cdots & a_{nn} \end{vmatrix}$$

D 的转置行列式为

$$D'=\begin{vmatrix} a_{11} & a_{21} & \cdots & a_{n1} \\ a_{12} & a_{22} & \cdots & a_{n2} \\ \vdots & \vdots & & \vdots \\ a_{1n} & a_{2n} & \cdots & a_{nn} \end{vmatrix}$$

性质 2 对换行列式的两行(列)，行列式只改变符号．

性质 3 如果行列式有两行(列)对应元素相同，则行列式为零．

事实上，将行列式 D 中相同的两行或两列对换，行列式本身并未改变，但其值由性质 2，有 $D=-D$，由此可知 $D=0$.

性质 4 行列式的某一行(列)中所有的元素都乘以同一个数 k，等于用 k 乘此行列式，即

$$\begin{vmatrix} a_{11} & a_{12} & \cdots & a_{1n} \\ \vdots & \vdots & & \vdots \\ ka_{i1} & ka_{i2} & \cdots & ka_{in} \\ \vdots & \vdots & & \vdots \\ a_{n1} & a_{n2} & \cdots & a_{nn} \end{vmatrix}=k\begin{vmatrix} a_{11} & a_{12} & \cdots & a_{1n} \\ \vdots & \vdots & & \vdots \\ a_{i1} & a_{i2} & \cdots & a_{in} \\ \vdots & \vdots & & \vdots \\ a_{n1} & a_{n2} & \cdots & a_{nn} \end{vmatrix} \tag{9.3}$$

推论 1 若行列式中有一行(列)元素全是零，则行列式等于零．

推论 2 行列式中某一行(列)的所有元素的公因子可以提到行列式符号的外面．

性质 5 若行列式中有两行(列)元素对应成比例，则行列式等于零．

事实上，若设行列式 D 的第 i 行(列)的各元素是第 j 行(列)对应元素的 k 倍，由性质 4 的推论 2，可将 k 提到行列式符号的前面，这时行列式第 i,j 两行(列)已经相同，再由性质 3 可知行列式 $D=0$.

性质 6 若行列式的某行(列)的各元素是两项之和，则这个行列式可拆成两个行列式的和，即

$$\begin{vmatrix} a_{11} & a_{12} & \cdots & a_{1n} \\ \vdots & \vdots & & \vdots \\ a_{i1}+b_{i1} & a_{i2}+b_{i2} & \cdots & a_{in}+b_{in} \\ \vdots & \vdots & & \vdots \\ a_{n1} & a_{n2} & \cdots & a_{nn} \end{vmatrix}=\begin{vmatrix} a_{11} & a_{12} & \cdots & a_{1n} \\ \vdots & \vdots & & \vdots \\ a_{i1} & a_{i2} & \cdots & a_{in} \\ \vdots & \vdots & & \vdots \\ a_{n1} & a_{n2} & \cdots & a_{nn} \end{vmatrix}+\begin{vmatrix} a_{11} & a_{12} & \cdots & a_{1n} \\ \vdots & \vdots & & \vdots \\ b_{i1} & b_{i2} & \cdots & b_{in} \\ \vdots & \vdots & & \vdots \\ a_{n1} & a_{n2} & \cdots & a_{nn} \end{vmatrix} \tag{9.4}$$

性质 7 将行列式的某一行(列)乘上一个常数后加到另一行(列)上去，行列式的值不变．

事实上，不妨将行列式第 j 行的 k 倍加到第 i 行，由性质 6 和性质 5 有

$$\begin{vmatrix} a_{11} & a_{12} & \cdots & a_{1n} \\ \vdots & \vdots & & \vdots \\ a_{i1}+ka_{j1} & a_{i2}+ka_{j2} & \cdots & a_{in}+ka_{jn} \\ \vdots & \vdots & & \vdots \\ a_{j1} & a_{j2} & \cdots & a_{jn} \\ \vdots & \vdots & & \vdots \\ a_{n1} & a_{n2} & \cdots & a_{nn} \end{vmatrix} = \begin{vmatrix} a_{11} & a_{12} & \cdots & a_{1n} \\ \vdots & \vdots & & \vdots \\ a_{i1} & a_{i2} & \cdots & a_{in} \\ \vdots & \vdots & & \vdots \\ a_{j1} & a_{j2} & \cdots & a_{jn} \\ \vdots & \vdots & & \vdots \\ a_{n1} & a_{n2} & \cdots & a_{nn} \end{vmatrix} + \begin{vmatrix} a_{11} & a_{12} & \cdots & a_{1n} \\ \vdots & \vdots & & \vdots \\ ka_{j1} & ka_{j2} & \cdots & ka_{jn} \\ \vdots & \vdots & & \vdots \\ a_{j1} & a_{j2} & \cdots & a_{jn} \\ \vdots & \vdots & & \vdots \\ a_{n1} & a_{n2} & \cdots & a_{nn} \end{vmatrix}$$

$$= \begin{vmatrix} a_{11} & a_{12} & \cdots & a_{1n} \\ \vdots & \vdots & & \vdots \\ a_{i1} & a_{i2} & \cdots & a_{in} \\ \vdots & \vdots & & \vdots \\ a_{j1} & a_{j2} & \cdots & a_{jn} \\ \vdots & \vdots & & \vdots \\ a_{n1} & a_{n2} & \cdots & a_{nn} \end{vmatrix} \tag{9.5}$$

注意：对换 i,j 两行，记为 $r_i \leftrightarrow r_j$；对换 i,j 两列，记为 $c_i \leftrightarrow c_j$.

第 i 行（列）乘 k，记为 $kr_i(kc_i)$.

第 j 行（列）的 k 倍加到第 i 行（列）上，记为 $r_i+kr_j(c_i+kc_j)$.

9.1.3　行列式的计算

前面直接根据行列式的定义计算行列式的值，现在利用行列式的性质可简化行列式的计算.

例 2　计算

$$D=\begin{vmatrix} 3 & 1 & 1 & 1 \\ 1 & 3 & 1 & 1 \\ 1 & 1 & 3 & 1 \\ 1 & 1 & 1 & 3 \end{vmatrix}$$

解　这个行列式的特点是各列 4 个数之和都是 6，今把第 2，3，4 行同时加到第 1 行，提出公因子 6，然后各行减去第一行，可将原行列式化成上三角形行列式.

$$D \xlongequal{r_1+r_2+r_3+r_4} \begin{vmatrix} 6 & 6 & 6 & 6 \\ 1 & 3 & 1 & 1 \\ 1 & 1 & 3 & 1 \\ 1 & 1 & 1 & 3 \end{vmatrix} \xlongequal{r_1\times\frac{1}{6}} 6\begin{vmatrix} 1 & 1 & 1 & 1 \\ 1 & 3 & 1 & 1 \\ 1 & 1 & 3 & 1 \\ 1 & 1 & 1 & 3 \end{vmatrix} \xlongequal[r_4-r_1]{\substack{r_2-r_1\\ r_3-r_1}} 6\begin{vmatrix} 1 & 1 & 1 & 1 \\ 0 & 2 & 0 & 0 \\ 0 & 0 & 2 & 0 \\ 0 & 0 & 0 & 2 \end{vmatrix} = 48$$

从行列式定义可知，低阶行列式的计算比高阶行列式的计算要简单. 现在讨论利用降阶法来计算行列式的值，即将一个高阶行列式进行展开，转化成为一些阶数较低的行列式来计算. 为此，先引进余子式和代数余子式的概念.

定义 5　在 n 阶行列式中，把元素 a_{ij} 所在的第 i 行和第 j 列划去后，所余下的 $n-1$ 阶行列式称为元素 a_{ij} 的**余子式**(complement minor)，记为 M_{ij}. 而将 M_{ij} 乘上 $(-1)^{i+j}$ 称为 a_{ij} 的**代数余子式**(algebraic complement minor)，记为 A_{ij}，即

$$A_{ij}=(-1)^{i+j}M_{ij}$$

例如，四阶行列式

$$D=\begin{vmatrix} a_{11} & a_{12} & a_{13} & a_{14} \\ a_{21} & a_{22} & a_{23} & a_{24} \\ a_{31} & a_{32} & a_{33} & a_{34} \\ a_{41} & a_{42} & a_{43} & a_{44} \end{vmatrix}$$

中元素 a_{43} 的余子式和代数余子式分别为

$$M_{43}=\begin{vmatrix} a_{11} & a_{12} & a_{14} \\ a_{21} & a_{22} & a_{24} \\ a_{31} & a_{32} & a_{34} \end{vmatrix};\quad A_{43}=(-1)^{4+3}M_{43}=-M_{43}$$

定理 1　行列式等于它的任一行(列)的各元素与其对应的代数余子式乘积之和，即

$$D=a_{i1}A_{i1}+a_{i2}A_{i2}+\cdots+a_{in}A_{in}\quad (i=1,2,\cdots,n) \tag{9.6}$$

或

$$D=a_{1j}A_{1j}+a_{2j}A_{2j}\cdots+a_{nj}A_{nj}\quad (j=1,2,\cdots,n) \tag{9.7}$$

这个定理称为行列式按行(列)展开法则．利用这一法则可以计算出任意阶行列式的值．但在计算数字行列式时，直接应用展开式(9.6)或(9.7)并不一定简化，因为把一个 n 阶行列式的计算变成 n 个 $n-1$ 阶行列式的计算，并不减少计算量，但当行列式中包含许多零元素时，利用定理 1 可以简化计算．

例 3　计算

$$D=\begin{vmatrix} 1 & 1 & 1 & 1 \\ -1 & -4 & 1 & 1 \\ -1 & -1 & -4 & 1 \\ -1 & -1 & -1 & -4 \end{vmatrix}$$

解　化为上三角形行列式

$$D\xlongequal[r_4+r_1]{\substack{r_2+r_1\\ r_3+r_1}}\begin{vmatrix} 1 & 1 & 1 & 1 \\ 0 & -3 & 2 & 2 \\ 0 & 0 & -3 & 2 \\ 0 & 0 & 0 & -3 \end{vmatrix}=1\cdot(-3)^3=-27.$$

由定理 1，还可得下述重要推论．

推论　行列式任一行(列)的元素与另一行(列)对应元素的代数余子式乘积之和等于零．即

$$a_{i1}A_{j1}+a_{i2}A_{j2}+\cdots+a_{in}A_{jn}=0\quad (i\neq j) \tag{9.8}$$

或

$$a_{1i}A_{1j}+a_{2i}A_{2j}+\cdots+a_{ni}A_{nj}=0\quad (i\neq j) \tag{9.9}$$

证明　我们仅证明式(9.8)．不妨设 $i<j$，考虑下面两个行列式

$$D=\begin{vmatrix} a_{11} & a_{12} & \cdots & a_{1n} \\ \vdots & \vdots & & \vdots \\ a_{i1} & a_{i2} & \cdots & a_{in} \\ \vdots & \vdots & & \vdots \\ a_{j1} & a_{j2} & \cdots & a_{jn} \\ \vdots & \vdots & & \vdots \\ a_{n1} & a_{n2} & \cdots & a_{nn} \end{vmatrix},\quad D_1=\begin{vmatrix} a_{11} & a_{12} & \cdots & a_{1n} \\ \vdots & \vdots & & \vdots \\ a_{i1} & a_{i2} & \cdots & a_{in} \\ \vdots & \vdots & & \vdots \\ a_{i1} & a_{i2} & \cdots & a_{in} \\ \vdots & \vdots & & \vdots \\ a_{n1} & a_{n2} & \cdots & a_{nn} \end{vmatrix}\begin{matrix} \\ \\ \leftarrow 第\ i\ 行 \\ \\ \leftarrow 第\ j\ 行 \\ \\ \\ \end{matrix}$$

将行列式 D 中的第 i 行元素与第 j 行的对应元素的代数余子式作乘积之和得

$$a_{i1}A_{j1}+a_{i2}A_{j2}+\cdots+a_{in}A_{jn} \tag{*}$$

再将行列式 D_1 按 j 行展开得

$$D_1=a_{i1}A_{j1}+a_{i2}A_{j2}+\cdots+a_{in}A_{jn} \qquad (**)$$

由于 D 与 D_1 的第 j 行的各元素的代数余子式相同，又 D_1 的第 i 行与第 j 行对应元素相等，故 $D_1=0$，从而得

$$a_{i1}A_{j1}+a_{i2}A_{j2}+\cdots+a_{in}A_{jn}=0 \quad (i\neq j)$$

9.1.4　克莱姆法则

含有 n 个未知数 $x_1,x_2,\cdots,x_n$ 的 n 个线性方程组

$$\begin{cases}a_{11}x_1+a_{12}x_2+\cdots+a_{1n}x_n=b_1\\a_{21}x_1+a_{22}x_2+\cdots+a_{2n}x_n=b_2\\\cdots\\a_{n1}x_1+a_{n2}x_2+\cdots+a_{nn}x_n=b_n\end{cases} \qquad (9.10)$$

它的系数组成的行列式称为该方程组的**系数行列式**(system determinant)，记为

$$D=\begin{vmatrix}a_{11}&a_{12}&\cdots&a_{1n}\\a_{21}&a_{22}&\cdots&a_{2n}\\\vdots&\vdots&&\vdots\\a_{n1}&a_{n2}&\cdots&a_{nn}\end{vmatrix}$$

与二、三元线性方程组相类似，方程组(9.10)的解可以用 n 阶行列式来表示，这就是著名的克莱姆(Cramer)法则．

定理 2　如果线性方程组(9.10)的系数列行式 $D\neq 0$，则方程组有唯一解

$$x_1=\frac{D_1}{D},\quad x_2=\frac{D_2}{D},\quad \cdots,\quad x_n=\frac{D_n}{D} \qquad (9.11)$$

其中，$D_i(i=1,2,\cdots,n)$是把 D 的第 i 列元素依次换成常数项 $b_1,b_2,\cdots,b_n$ 而得到的 n 阶行列式(证明从略)．

例 4　医院营养师为病人配制的一份菜肴由蔬菜、鱼和肉松组成，这份菜肴需含 1 200 cal (1 cal=4.184 J)热量，30 g 蛋白质和 300 mg 维生素 C，已知三种食物每 100 g 中有关营养的含量如下表所列：

食物	蔬菜	鱼	肉松
热量/cal	60	300	600
蛋白质/g	3	9	6
维生素 C/mg	90	60	30

试求所配菜肴中每中食物的数量．

解　设每份菜肴中蔬菜，鱼和肉松的数量分别为 x_1,x_2 和 x_3(单位 100 g)，那么由已知条件可得线性方程组

$$\begin{cases}60x_1+300x_2+600x_3=1\,200\\3x_1+\ \ 9x_2+\ \ 6x_3=30\\90x_1+\ 60x_2+\ 30x_3=300\end{cases}$$

化简得

$$\begin{cases}x_1+5x_2+10x_3=20\\x_1+3x_2+\ 2x_3=10\\3x_1+2x_2+\ \ x_3=10\end{cases}$$

由于系数行列式

$$D=\begin{vmatrix}1 & 5 & 10\\1 & 3 & 2\\3 & 2 & 1\end{vmatrix}=-46\neq 0$$

故方程组有唯一解，又容易算得

$$D_1=\begin{vmatrix}20 & 5 & 10\\10 & 3 & 2\\10 & 2 & 1\end{vmatrix}=-70,\quad D_2=\begin{vmatrix}1 & 20 & 10\\1 & 10 & 2\\3 & 10 & 1\end{vmatrix}=-110,\quad D_3=\begin{vmatrix}1 & 5 & 20\\1 & 3 & 10\\3 & 2 & 10\end{vmatrix}=-30$$

所以方程组的解为

$$x_1=\frac{-70}{-46}\approx 1.52,\quad x_2=\frac{-110}{-46}\approx 2.39,\quad x_3=\frac{-30}{-46}\approx 0.65$$

即每份菜肴中应有蔬菜 152g、鱼 239g、肉松 65g.

由此可知，利用克莱姆法则计算一个线性方程组的解并不容易．克莱姆法则主要说明：只要方程组(9.10)的系数行列式 $D\neq 0$，则方程组(9.10)存在唯一解．

习题 9.1

1. 选择题．

(1)排列 254132 的逆序数是(　　).

A. 6　　B. 7　　C. 8　　D. 9

(2)若 $\begin{vmatrix}k & 2 & 3\\-1 & k & 0\\0 & k & 1\end{vmatrix}=0$，则 $k=$(　　).

A. 1 或 2　　B. 0 或 1　　C. 2 或 3　　D. 0 或 2

(3)下列命题错误的是(　　).

A. 互换行列式的任意两列，行列式仅仅改变符号

B. 任何一个行列式都与它的转置行列式相等

C. 如果线性方程组的系数行列式不等于零，则方程组无解

D. 如果齐次线性方程组的系数行列式等于零，则方程组有非零解

2. 填空题．

(1) $\begin{vmatrix}1 & 2 & 3\\0 & 2 & 4\\0 & 0 & 3\end{vmatrix}=$________.

(2) $\begin{vmatrix}3 & 1 & 1\\2 & 5 & 4\\-1 & 1 & 3\end{vmatrix}$ 的余子式 $M_{23}=$________，代数余子式 $A_{23}=$________.

(3) 若 $\begin{vmatrix}a & b\\c & d\end{vmatrix}=2$，则 $\begin{vmatrix}3a & 3b\\-2c & -2d\end{vmatrix}=$________.

3. 计算下列行列式．

(1) $\begin{vmatrix}0 & 2 & 0 & 0\\0 & 0 & 2 & 0\\0 & 0 & 0 & 2\\2 & 0 & 0 & 0\end{vmatrix}$.　　(2) $\begin{vmatrix}1 & 2 & 3 & 4\\5 & 6 & 7 & 0\\8 & 9 & 0 & 0\\10 & 0 & 0 & 0\end{vmatrix}$.

(3) $\begin{vmatrix} 7 & 3 & 3 & 3 \\ 3 & 7 & 3 & 3 \\ 3 & 3 & 7 & 3 \\ 3 & 3 & 3 & 7 \end{vmatrix}$.　　(4) $\begin{vmatrix} a & 0 & 0 & 0 & 1 \\ 0 & a & 0 & 0 & 0 \\ 0 & 0 & a & 0 & 0 \\ 0 & 0 & 0 & a & 0 \\ 1 & 0 & 0 & 0 & a \end{vmatrix}$.

4. 用克莱姆法则解下列方程组.

(1) $\begin{cases} x_1+2x_2+x_3=0 \\ 2x_1-x_2+x_3=1 \\ x_1-x_2+2x_3=3 \end{cases}$.　　(2) $\begin{cases} x_1+x_2+x_3=5 \\ 2x_1+x_2-x_3+x_4=1 \\ x_1+2x_2-x_3+x_4=2 \\ x_2+2x_3+3x_4=3 \end{cases}$.

9.2 矩　　阵

9.2.1 矩阵的概念

定义1 由 $m\times n$ 个数 $a_{ij}(i=1,2,\cdots,m,j=1,2,\cdots,n)$ 排成 m 行和 n 列的数表

$$\boldsymbol{A}=\begin{pmatrix} a_{11} & a_{12} & \cdots & a_{1n} \\ a_{21} & a_{22} & \cdots & a_{2n} \\ \vdots & \vdots & & \vdots \\ a_{m1} & a_{m2} & \cdots & a_{mn} \end{pmatrix} \tag{9.12}$$

称为 m 行 n 列**矩阵**,简称 $m\times n$ **矩阵**(matrix). 这 $m\times n$ 个数 a_{ij} 称为矩阵 $\boldsymbol{A}$ 的第 i 行第 j 列**元素**(element),矩阵通常用大写字母 $\boldsymbol{A},\boldsymbol{B},\boldsymbol{C}$ 等来表示,有时矩阵 $\boldsymbol{A}$ 也记为 $\boldsymbol{A}=(a_{ij})_{m\times n}$ 或 $\boldsymbol{A}_{m\times n}$.

当 $m=n$ 时,$\boldsymbol{A}$ 称为 n **阶方阵**.

只有一行的矩阵($m=1$)

$$\boldsymbol{A}=(a_1\quad a_2\quad \cdots\quad a_n)$$

称为**行矩阵**(row matrix);只有一列的矩阵($n=1$)

$$\boldsymbol{B}=\begin{pmatrix} b_1 \\ b_2 \\ \vdots \\ b_m \end{pmatrix}$$

称为**列矩阵**(column matrix).

元素全部都是零的矩阵称为**零矩阵**(zero matrix),用 $\boldsymbol{O}$ 表示.

如果矩阵 $\boldsymbol{A}=(a_{ij})$ 与 $\boldsymbol{B}=(b_{ij})$ 都是 $m\times n$ 矩阵,并且它们的对应元素相等,即

$$a_{ij}=b_{ij}\quad (i=1,2,\cdots,m,j=1,2,\cdots,n)$$

则称矩阵 $\boldsymbol{A}$ 与矩阵 $\boldsymbol{B}$ **相等**(equal). 记为 $\boldsymbol{A}=\boldsymbol{B}$.

n 阶方阵

$$\boldsymbol{A}=\begin{pmatrix} \lambda_1 & 0 & \cdots & 0 \\ 0 & \lambda_2 & \cdots & 0 \\ \vdots & \vdots & & \vdots \\ 0 & 0 & \cdots & \lambda_n \end{pmatrix}$$

的特点是:不在主对角线上的元素都是零,这种方阵称为**对角方阵**(diagonal square matrix).

特别地，当 $\lambda_1=\lambda_2=\cdots=\lambda_n=1$ 时，对应的 n 阶方阵为

$$\boldsymbol{E}=\begin{pmatrix}1 & 0 & \cdots & 0\\ 0 & 1 & \cdots & 0\\ \vdots & \vdots & & \vdots\\ 0 & 0 & \cdots & 1\end{pmatrix}$$

此时方阵称为 n 阶**单位矩阵**(unit matrix). 形如：

$$\begin{pmatrix}a_{11} & a_{12} & \cdots & a_{1n}\\ 0 & a_{22} & \cdots & a_{2n}\\ \vdots & \vdots & & \vdots\\ 0 & 0 & \cdots & a_{nn}\end{pmatrix} 或 \begin{pmatrix}a_{11} & 0 & \cdots & 0\\ a_{21} & a_{22} & \cdots & 0\\ \vdots & & & \vdots\\ a_{n1} & a_{n2} & \cdots & a_{nn}\end{pmatrix}$$

的方阵分别称为**上三角形矩阵**或**下三角形矩阵**.

9.2.2　矩阵的运算

1. 矩阵的加法

定义2　设有两个 $m\times n$ 矩阵 $\boldsymbol{A}=(a_{ij})$，$\boldsymbol{B}=(b_{ij})$，那么矩阵 $\boldsymbol{A}$ 与 $\boldsymbol{B}$ 的和记为 $\boldsymbol{A}+\boldsymbol{B}$，规定为

$$\boldsymbol{A}+\boldsymbol{B}=\begin{pmatrix}a_{11}+b_{11} & a_{12}+b_{12} & \cdots & a_{1n}+b_{1n}\\ a_{21}+b_{21} & a_{22}+b_{22} & \cdots & a_{2n}+b_{2n}\\ \vdots & \vdots & & \vdots\\ a_{m1}+b_{m1} & a_{m2}+b_{m2} & \cdots & a_{mn}+b_{mn}\end{pmatrix} \tag{9.13}$$

注意：只有当两个矩阵的行数相同且列数也相同时，这两个矩阵才能进行加法运算.

矩阵加法满足下列运算规律(设 $\boldsymbol{A},\boldsymbol{B},\boldsymbol{C}$ 都是 $m\times n$ 矩阵)：

(1) $\boldsymbol{A}+\boldsymbol{B}=\boldsymbol{B}+\boldsymbol{A}$；

(2) $(\boldsymbol{A}+\boldsymbol{B})+\boldsymbol{C}=\boldsymbol{A}+(\boldsymbol{B}+\boldsymbol{C})$.

2. 数与矩阵相乘

定义3　数 λ 与矩阵 $\boldsymbol{A}$ 的**乘积**记为 $\lambda\boldsymbol{A}$ 或 $\boldsymbol{A}\lambda$，规定为

$$\lambda\boldsymbol{A}=\boldsymbol{A}\lambda=\begin{pmatrix}\lambda a_{11} & \lambda a_{12} & \cdots & \lambda a_{1n}\\ \lambda a_{21} & \lambda a_{22} & \cdots & \lambda a_{2n}\\ \vdots & \vdots & & \vdots\\ \lambda a_{m1} & \lambda a_{m2} & \cdots & \lambda a_{mn}\end{pmatrix} \tag{9.14}$$

数乘矩阵满足下列运算规律(设 $\boldsymbol{A},\boldsymbol{B}$ 为 $m\times n$ 矩阵，λ,μ 为数)：

(1) $(\lambda\mu)\boldsymbol{A}=\lambda(\mu\boldsymbol{A})$；

(2) $(\lambda+\mu)\boldsymbol{A}=\lambda\boldsymbol{A}+\mu\boldsymbol{A}$；

(3) $\lambda(\boldsymbol{A}+\boldsymbol{B})=\lambda\boldsymbol{A}+\lambda\boldsymbol{B}$.

当 $\lambda=-1$ 时，$\lambda\boldsymbol{A}=-\boldsymbol{A}$，于是可定义两个矩阵的**差**为

$$\boldsymbol{A}-\boldsymbol{B}=\boldsymbol{A}+(-\boldsymbol{B})=(a_{ij}-b_{ij})_{m\times n}$$

定义4　设 $\boldsymbol{A}=(a_{ij})$ 是一个 $m\times s$ 矩阵，$\boldsymbol{B}=(b_{ij})$ 是一个 $s\times n$ 矩阵，则规定矩阵 $\boldsymbol{A}$ 与矩阵 $\boldsymbol{B}$ 的**乘积**是一个 $m\times n$ 矩阵 $\boldsymbol{C}=(c_{ij})$，其中

$$\begin{aligned}c_{ij}&=a_{i1}b_{1j}+a_{i2}b_{2j}+\cdots+a_{is}b_{sj}\\ &=\sum_{k=1}^{s}a_{ik}b_{kj}\quad(i=1,2,\cdots,m,j=1,2,\cdots,n)\end{aligned} \tag{9.15}$$

并将此乘积记为

$$\boldsymbol{C}=\boldsymbol{AB}$$

矩阵相乘应注意以下三点：

(1)两矩阵可乘的条件：只有当第一个矩阵的列数等于第二个矩阵的行数时，两个矩阵才能相乘．

(2)两矩阵相乘后的形式：两个矩阵乘积仍是一个矩阵，它的行数与第一个矩阵的行数相同，而列数与第二个矩阵的列数相同．

(3)两矩阵相乘的结果：乘积矩阵 $\boldsymbol{C}$ 中第 i 行第 j 列上的元素 c_{ij}，等于第一个矩阵的第 i 行与第二个矩阵第 j 列的对应元素乘积之和．

例 1　设 $\boldsymbol{A}=\begin{pmatrix}2&1\\-8&-4\end{pmatrix}$，$\boldsymbol{B}=\begin{pmatrix}1&-3\\-2&6\end{pmatrix}$，求 $\boldsymbol{AB}$.

解　$\boldsymbol{AB}=\begin{pmatrix}0&0\\0&0\end{pmatrix}$.

可见，由 $\boldsymbol{AB}=\boldsymbol{O}$，不能得出 $\boldsymbol{A}=\boldsymbol{O}$ 或 $\boldsymbol{B}=\boldsymbol{O}$ 的结论．

例 2　设 $\boldsymbol{A}=\begin{pmatrix}1&1\\-1&-1\end{pmatrix}$，$\boldsymbol{B}=\begin{pmatrix}1&-1\\-1&1\end{pmatrix}$，求 $\boldsymbol{AB}$ 及 $\boldsymbol{BA}$.

解

$$\boldsymbol{AB}=\begin{pmatrix}1&1\\-1&-1\end{pmatrix}\begin{pmatrix}1&-1\\-1&1\end{pmatrix}=\begin{pmatrix}0&0\\0&0\end{pmatrix}$$

$$\boldsymbol{BA}=\begin{pmatrix}1&-1\\-1&1\end{pmatrix}\begin{pmatrix}1&1\\-1&-1\end{pmatrix}=\begin{pmatrix}2&2\\-2&-2\end{pmatrix}$$

由例 2 可见，矩阵乘法不满足交换律，即一般 $\boldsymbol{AB}\neq\boldsymbol{BA}$. 这些是与数的乘法不相同的．但矩阵乘法仍满足下列运算规律(假设运算都是可行的)：

(1)$(\boldsymbol{AB})\boldsymbol{C}=\boldsymbol{A}(\boldsymbol{BC})$.

(2)$\boldsymbol{A}(\boldsymbol{B}+\boldsymbol{C})=\boldsymbol{AB}+\boldsymbol{AC}$.

$(\boldsymbol{B}+\boldsymbol{C})\boldsymbol{A}=\boldsymbol{BA}+\boldsymbol{CA}$.

(3)$\lambda(\boldsymbol{AB})=(\lambda\boldsymbol{A})\boldsymbol{B}=\boldsymbol{A}(\lambda\boldsymbol{B})$　(λ 为常数).

(4)$\boldsymbol{EA}=\boldsymbol{AE}=\boldsymbol{A}$　($\boldsymbol{E}$ 为单位矩阵).

3. 矩阵的转置

定义 5　把矩阵 $\boldsymbol{A}$ 的行换成同序数的列得到一个新的矩阵，称为 $\boldsymbol{A}$ 的**转置矩阵**(transposed matrix)，记为 $\boldsymbol{A}'$ 或 $\boldsymbol{A}^{\mathrm{T}}$.

例如，矩阵 $\boldsymbol{A}=\begin{pmatrix}1&0&1\\2&1&0\end{pmatrix}$，则 $\boldsymbol{A}'=\begin{pmatrix}1&2\\0&1\\1&0\end{pmatrix}$.

矩阵 $\boldsymbol{A}$ 的转置就是将矩阵 $\boldsymbol{A}$ 的行列互换．$m\times n$ 矩阵的转置矩阵为 $n\times m$ 矩阵．求已知矩阵的转置矩阵也是矩阵的一种运算．矩阵的转置有以下性质：

(1)$(\boldsymbol{A}')'=\boldsymbol{A}$.　　(2)$(\boldsymbol{A}+\boldsymbol{B})'=\boldsymbol{A}'+\boldsymbol{B}'$.

(3)$(\lambda\boldsymbol{A})'=\lambda\boldsymbol{A}'$($\lambda$ 为数).　　(4)$(\boldsymbol{AB})'=\boldsymbol{B}'\boldsymbol{A}'$.

例 3　已知 $\boldsymbol{A}=\begin{pmatrix}1&0&-1\\1&2&0\end{pmatrix}$，$\boldsymbol{B}=\begin{pmatrix}1&1&1\\2&0&1\\0&1&2\end{pmatrix}$，求$(\boldsymbol{AB})'$.

解法 1　因为 $\boldsymbol{AB}=\begin{pmatrix}1&0&-1\\1&2&0\end{pmatrix}\begin{pmatrix}1&1&1\\2&0&1\\0&1&2\end{pmatrix}=\begin{pmatrix}1&0&-1\\5&1&3\end{pmatrix}$

所以
$$(\boldsymbol{AB})'=\begin{pmatrix}1&5\\0&1\\-1&3\end{pmatrix}$$

解法 2　利用性质(4),有
$$(\boldsymbol{AB})'=\boldsymbol{B}'\boldsymbol{A}'=\begin{pmatrix}1&2&0\\1&0&1\\1&1&2\end{pmatrix}\begin{pmatrix}1&1\\0&2\\-1&0\end{pmatrix}=\begin{pmatrix}1&5\\0&1\\-1&3\end{pmatrix}$$

设 $\boldsymbol{A}$ 为 n 阶方阵,如果满足 $\boldsymbol{A}'=\boldsymbol{A}$,即
$$a_{ij}=a_{ji}\quad(i,l=1,2,\cdots,n)$$
则称 $\boldsymbol{A}$ 为**对称方阵**(symmetrical square matrix). 对称方阵的特点是,它的元素以主对角线为对称轴对应相等. 例如下面的矩阵为对称方阵
$$\boldsymbol{A}=\begin{pmatrix}1&0&2&4\\0&6&-3&7\\2&-3&8&-1\\4&7&-1&9\end{pmatrix}$$

4. 方阵的行列式

定义 6　由 n 阶方阵 $\boldsymbol{A}$ 的元素所构成的行列式(各元素的位置不变),称为**方阵 $\boldsymbol{A}$ 的行列式**,记为 $|\boldsymbol{A}|$,或 $\det \boldsymbol{A}$.

设 $\boldsymbol{A},\boldsymbol{B}$ 为 n 阶方阵,λ 为数,则由 $\boldsymbol{A}$ 确定的 $|\boldsymbol{A}|$ 及 $\boldsymbol{B}$ 确定的 $|\boldsymbol{B}|$ 满足下列运算规律:

(1) $|\boldsymbol{A}'|=|\boldsymbol{A}|$;

(2) $|\lambda\boldsymbol{A}|=\lambda^n|\boldsymbol{A}|$;

(3) $|\boldsymbol{AB}|=|\boldsymbol{A}||\boldsymbol{B}|$.

由(3)知,对于 n 阶方阵 $\boldsymbol{A}$ 和 $\boldsymbol{B}$,一般来说 $\boldsymbol{AB}\neq\boldsymbol{BA}$,但总有 $|\boldsymbol{AB}|=|\boldsymbol{BA}|$.

例 4　设 $\boldsymbol{A}=\begin{pmatrix}1&2&3\\0&4&5\\0&0&2\end{pmatrix}$,$\boldsymbol{B}=\begin{pmatrix}0&0&1\\0&6&2\\1&4&3\end{pmatrix}$,求 $|\boldsymbol{AB}|$ 的值.

解
$$|\boldsymbol{AB}|=|\boldsymbol{A}||\boldsymbol{B}|=\begin{vmatrix}1&2&3\\0&4&5\\0&0&2\end{vmatrix}\begin{vmatrix}0&0&1\\0&6&2\\1&4&3\end{vmatrix}=8\times(-6)=-48$$

9.2.3　矩阵的逆

定义 7　设 $\boldsymbol{A}$ 是 n 阶方阵,$\boldsymbol{E}$ 是 n 阶单位矩阵,如果存在 n 阶矩阵 $\boldsymbol{B}$,使得
$$\boldsymbol{BA}=\boldsymbol{AB}=\boldsymbol{E}\tag{9.16}$$
则称 $\boldsymbol{A}$ 是**可逆的**(invertible),并且把矩阵 $\boldsymbol{B}$ 称为矩阵 $\boldsymbol{A}$ 的**逆矩阵**(inverse matrix),记为 $\boldsymbol{A}^{-1}$,即 $\boldsymbol{A}^{-1}=\boldsymbol{B}$.

根据定义,若 $\boldsymbol{B}$ 是 $\boldsymbol{A}$ 的逆矩阵,则 $\boldsymbol{A}$ 也为 $\boldsymbol{B}$ 的逆矩阵,且它们是同阶方阵.

关于逆矩阵,我们有如下定理:

定理 1　如果矩阵 $\boldsymbol{A}$ 是可逆的,则 $\boldsymbol{A}$ 的逆阵是唯一的.

证明　设 $\boldsymbol{B},\boldsymbol{C}$ 均为 $\boldsymbol{A}$ 的逆矩阵,则有
$$\boldsymbol{AB}=\boldsymbol{BA}=\boldsymbol{E}\quad,\quad\boldsymbol{AC}=\boldsymbol{CA}=\boldsymbol{E}$$
于是 $\boldsymbol{B}=\boldsymbol{BE}=\boldsymbol{B}(\boldsymbol{AC})=(\boldsymbol{BA})\boldsymbol{C}=\boldsymbol{EC}=\boldsymbol{C}$.

定理 2　若方阵 $\boldsymbol{A}$ 可逆,则 $|\boldsymbol{A}|\neq0$.

证明　因为 $\boldsymbol{A}$ 是可逆矩阵,则有 $\boldsymbol{B}$,使 $\boldsymbol{AB}=\boldsymbol{E}$,即 $|\boldsymbol{A}|\cdot|\boldsymbol{B}|=1$ 则 $|\boldsymbol{A}|\neq0$.

定理3 若$|\boldsymbol{A}|\neq 0$，则方阵$\boldsymbol{A}$可逆，且

$$\boldsymbol{A}^{-1}=\frac{1}{|\boldsymbol{A}|}\boldsymbol{A}^{*} \tag{9.17}$$

其中，$\boldsymbol{A}^{*}$称为方阵$\boldsymbol{A}$的**伴随矩阵**(adjoint matrix)，它是$|\boldsymbol{A}|$的各个元素a_{ij}的代数余子式$\boldsymbol{A}_{ij}$所构成的如下方阵：

$$\boldsymbol{A}^{*}=\begin{pmatrix} A_{11} & A_{21} & \cdots & A_{n1} \\ A_{12} & A_{22} & \cdots & A_{n2} \\ \vdots & \vdots & & \vdots \\ A_{1n} & A_{2n} & \cdots & A_{nn} \end{pmatrix} \tag{9.18}$$

注意：在$\boldsymbol{A}^{*}$中A_{ij}不是位于第i行第j列，而是在第j行第i列，即关于主对角线对称的位置．

证明 因为$|\boldsymbol{A}|\neq 0$，令$\boldsymbol{B}=\frac{1}{|\boldsymbol{A}|}\boldsymbol{A}^{*}$，我们有

$$\boldsymbol{BA}=\frac{\boldsymbol{A}^{*}}{|\boldsymbol{A}|}\boldsymbol{A}=\frac{1}{|\boldsymbol{A}|}\begin{pmatrix} A_{11} & A_{21} & \cdots & A_{n1} \\ A_{12} & A_{22} & \cdots & A_{n2} \\ \vdots & \vdots & & \vdots \\ A_{1n} & A_{2n} & \cdots & A_{nn} \end{pmatrix}\begin{pmatrix} a_{11} & a_{12} & \cdots & a_{1n} \\ a_{21} & a_{22} & \cdots & a_{2n} \\ \vdots & \vdots & & \vdots \\ a_{n1} & a_{n2} & \cdots & a_{nn} \end{pmatrix}$$

$$=\frac{1}{|\boldsymbol{A}|}\begin{pmatrix} |\boldsymbol{A}| & 0 & \cdots & 0 \\ 0 & |\boldsymbol{A}| & \cdots & 0 \\ \vdots & \vdots & & \vdots \\ 0 & 0 & \cdots & |\boldsymbol{A}| \end{pmatrix}=\boldsymbol{E}$$

同理，有$\boldsymbol{AB}=\boldsymbol{A}\frac{\boldsymbol{A}^{*}}{|\boldsymbol{A}|}=\boldsymbol{E}$.

所以，按照逆矩阵的定义知$\boldsymbol{B}=\frac{1}{|\boldsymbol{A}|}\boldsymbol{A}^{*}$是$\boldsymbol{A}$的逆矩阵，即有

$$\boldsymbol{A}^{-1}=\frac{1}{|\boldsymbol{A}|}\boldsymbol{A}^{*}$$

定理3也给出了具体求逆矩阵的方法．

例5 求方阵$\boldsymbol{A}=\begin{pmatrix} 1 & 2 & 3 \\ 0 & 1 & 2 \\ -1 & -2 & 0 \end{pmatrix}$的逆矩阵．

解 $|\boldsymbol{A}|=\begin{vmatrix} 1 & 2 & 3 \\ 0 & 1 & 2 \\ -1 & -2 & 0 \end{vmatrix}=3\neq 0$，故$\boldsymbol{A}$可逆．

又$\boldsymbol{A}_{11}=4,\boldsymbol{A}_{12}=-2,\boldsymbol{A}_{13}=1,\boldsymbol{A}_{21}=-6,\boldsymbol{A}_{22}=3,\boldsymbol{A}_{23}=0,\boldsymbol{A}_{31}=1,\boldsymbol{A}_{32}=-2,\boldsymbol{A}_{33}=1$. 所以$\boldsymbol{A}^{*}=\begin{pmatrix} 4 & -6 & 1 \\ -2 & 3 & -2 \\ 1 & 0 & 1 \end{pmatrix}$，由定理3，所求矩阵为

$$\boldsymbol{A}^{-1}=\frac{1}{3}\begin{pmatrix} 4 & -6 & 1 \\ -2 & 3 & -2 \\ 1 & 0 & 1 \end{pmatrix}=\begin{pmatrix} \frac{4}{3} & -2 & \frac{1}{3} \\ -\frac{2}{3} & 1 & -\frac{2}{3} \\ \frac{1}{3} & 0 & \frac{1}{3} \end{pmatrix}$$

当$|\boldsymbol{A}|=0$时，称$\boldsymbol{A}$为**奇异矩阵**(singular matrix)，否则称**非奇异矩阵**(nonsingular matrix)．由

定理 2 和定理 3 知，$\boldsymbol{A}$ 是可逆方阵的充分必要条件是 $|\boldsymbol{A}|\neq 0$，即可逆矩阵就是非奇异矩阵．

逆阵运算满足下列规律：

(1)若 $\boldsymbol{A}$ 可逆，则 $\boldsymbol{A}^{-1}$ 也可逆，且 $(\boldsymbol{A}^{-1})^{-1}=\boldsymbol{A}$；

(2)若 $\boldsymbol{A}$ 可逆，数 $\lambda\neq 0$，则 $\lambda\boldsymbol{A}$ 可逆，且 $(\lambda\boldsymbol{A})^{-1}=\dfrac{1}{\lambda}\boldsymbol{A}^{-1}$；

(3)若 $\boldsymbol{A},\boldsymbol{B}$ 为同阶可逆方阵，则 $\boldsymbol{AB}$ 也可逆，且 $(\boldsymbol{AB})^{-1}=\boldsymbol{B}^{-1}\boldsymbol{A}^{-1}$；

(4)若 $\boldsymbol{A}$ 可逆，则 $\boldsymbol{A}'$ 也可逆，且 $(\boldsymbol{A}')^{-1}=(\boldsymbol{A}^{-1})'$；

(5)若 $\boldsymbol{A}$ 可逆，则 $|\boldsymbol{A}^{-1}|=|\boldsymbol{A}|^{-1}$.

例 6　解矩阵方程

$$\begin{pmatrix}3 & -1\\5 & -2\end{pmatrix}\boldsymbol{X}\begin{pmatrix}5 & 6\\7 & 8\end{pmatrix}=\begin{pmatrix}14 & 16\\9 & 10\end{pmatrix}$$

解　设 $\boldsymbol{A}=\begin{pmatrix}3 & -1\\5 & -2\end{pmatrix},\boldsymbol{B}=\begin{pmatrix}5 & 6\\7 & 8\end{pmatrix},\boldsymbol{C}=\begin{pmatrix}14 & 16\\9 & 10\end{pmatrix}$.

则原式变为 $\boldsymbol{AXB}=\boldsymbol{C}$.

因 $|\boldsymbol{A}|=-1\neq 0$，$|\boldsymbol{B}|=-2\neq 0$ 故 $\boldsymbol{A},\boldsymbol{B}$ 均可逆．并可求出

$$\boldsymbol{A}^{-1}=\begin{pmatrix}2 & -1\\5 & -3\end{pmatrix},\quad \boldsymbol{B}^{-1}=\begin{pmatrix}-4 & 3\\\dfrac{7}{2} & -\dfrac{5}{2}\end{pmatrix}$$

以 $\boldsymbol{A}^{-1},\boldsymbol{B}^{-1}$ 分别左乘和右乘方程 $\boldsymbol{AXB}=\boldsymbol{C}$ 的两边则有

$$\boldsymbol{A}^{-1}\boldsymbol{AXBB}^{-1}=\boldsymbol{A}^{-1}\boldsymbol{CB}^{-1}$$

$$\boldsymbol{X}=\boldsymbol{A}^{-1}\boldsymbol{CB}^{-1}=\begin{pmatrix}2 & -1\\5 & -3\end{pmatrix}\begin{pmatrix}14 & 16\\9 & 10\end{pmatrix}\begin{pmatrix}-4 & 3\\\dfrac{7}{2} & -\dfrac{5}{2}\end{pmatrix}=\begin{pmatrix}1 & 2\\3 & 4\end{pmatrix}$$

9.2.4　矩阵的秩

定义 8　在 $m\times n$ 矩阵 $\boldsymbol{A}$ 中，任意 k 行 k 列$[k\leqslant\min(m,n)]$交点处的元素，按原次序组成的 k 阶行列式，称为 $\boldsymbol{A}$ 的 k **阶子式**．若子式的值不为零，则称**为非零子式**．

例如

$$\boldsymbol{A}=\begin{pmatrix}1 & 2 & 3 & 4\\0 & 1 & 2 & 3\\0 & 0 & 1 & 2\end{pmatrix}$$

的第一、三行与第二、三列交点处的元素组成一个 2 阶子式为

$$\begin{vmatrix}2 & 3\\0 & 1\end{vmatrix}$$

定义 9　矩阵 $\boldsymbol{A}$ 中非零子式的最高阶数 r 称为 $\boldsymbol{A}$ 的**秩**(rank)，记为 $R(\boldsymbol{A})=r$. 即 $\boldsymbol{A}$ 至少有一个 r 阶非零子式，而所有 $r+1$ 阶子式都为零．

若 $\boldsymbol{A}$ 是 n 阶方阵，则当 $R(\boldsymbol{A})=n$ 时，称 $\boldsymbol{A}$ 是**满秩矩阵**，否则称 $\boldsymbol{A}$ 是**降秩矩阵**．

由于满秩矩阵的 n 阶子式即行列式 $|\boldsymbol{A}|\neq 0$，因此满秩矩阵是可逆的；而降秩矩阵是不可逆的．

定义 10　称满足下列条件的矩阵为**行阶梯阵**(row ladder matrix)：

(1)若有零行(该行元素全为零)，则零行全部位于非零行的下方；

(2)各非零行的左起首位非零元素的列序数由上至下严格递增(即各非零行的首位非零元素必在上一行的首位非零元素的右下位置).

显然,上三角形矩阵是行阶梯阵.

例 7 求
$$A=\begin{pmatrix}1&2&3&4\\0&1&2&3\\1&3&5&7\end{pmatrix}\text{的秩}.$$

解 因 A 的一个子式
$$\begin{vmatrix}1&2\\0&1\end{vmatrix}=1\neq0$$
而 A 的所有(4 个)3 阶子式都为零.故
$$R(A)=2$$

9.2.5 矩阵的初等变换

矩阵的初等变换是矩阵的一种基本运算,有着广泛的应用.

定义 11 矩阵的初等行变换有以下三种:

(1)互换两行(互换 i、j 两行,记作 $r_i \leftrightarrow r_j$);

(2)用非零数乘某一行(第 i 行乘 $k\neq0$,记作 kr_i);

(3)把某一行的倍数加到另一行(第 j 行的 k 倍加到第 i 行,记作 r_i+kr_j).

把定义中的"行"(r)换成"列"(c)即得矩阵的初等列变换.

矩阵的初等行变换和初等列变换统称**初等变换**(elementary transformation).

定义 12 若矩阵 A 经过有限次初等变换变成矩阵 B,则称矩阵 A 与矩阵 B **等价**(equivalence),记作 $A\sim B$.

定理 4 若 $A\sim B$,则 $R(A)=R(B)$.

该定理说明矩阵经初等变换之后其秩不变.因此,我们可用初等变换把矩阵变成"阶梯形"矩阵,其中非零行的个数就是矩阵的秩.

例 8 利用初等变换,求 $A=\begin{pmatrix}1&3&1&4\\2&12&-2&12\\2&-3&8&2\end{pmatrix}$ 的秩.

解
$$A=\begin{pmatrix}1&3&1&4\\2&12&-2&12\\2&-3&8&2\end{pmatrix}\xrightarrow[r_3-2r_1]{r_2-2r_1}\begin{pmatrix}1&3&1&4\\0&6&-4&4\\0&-9&6&-6\end{pmatrix}\xrightarrow{r_3+\frac{3}{2}r_2}\begin{pmatrix}1&3&1&4\\0&6&-4&4\\0&0&0&0\end{pmatrix}$$

故 $R(A)=2$.

下面我们不加证明地介绍利用矩阵的初等变换求逆矩阵的方法.

定理 5 对于可逆方阵 A(即 $|A|\neq0$),总可以通过一系列初等变换把 A 化为单位矩阵 E.同时这些初等变换可以把单位矩阵 E 化成 A^{-1}.

据此,可以得到利用矩阵的初等行变换求逆矩阵的方法.实际做法是,在矩阵 A 的右侧放置一个与 A 同阶的单位矩阵 E,构成一个 $n\times2n$ 的矩阵 $[A \vdots E]$,对此矩阵施以初等行变换,当将它的左半部 A 化为单位矩阵后,右半部的单位矩阵 E 便化成了 A^{-1}.即
$$[A \vdots E]\xrightarrow{\text{一系列初等行变换}}[E \vdots A^{-1}]$$

用此方法可以求任意阶方阵的逆矩阵.

例 9　求矩阵 $\boldsymbol{A}=\begin{pmatrix}1&2&3\\0&1&2\\-1&-2&0\end{pmatrix}$ 的逆矩阵.

解　$$[\boldsymbol{A}\ \vdots\ \boldsymbol{E}]=\left(\begin{array}{ccc:ccc}1&2&3&1&0&0\\0&1&2&0&1&0\\-1&-2&0&0&0&1\end{array}\right)\xrightarrow{r_3+r_1}\left(\begin{array}{ccc:ccc}1&2&3&1&0&0\\0&1&2&0&1&0\\0&0&3&1&0&1\end{array}\right)$$

$$\xrightarrow{r_1+(-2)r_2}\left(\begin{array}{ccc:ccc}1&0&-1&1&-2&0\\0&1&2&0&1&0\\0&0&3&1&0&1\end{array}\right)\xrightarrow{r_3\times\frac{1}{3}}\left(\begin{array}{ccc:ccc}1&0&-1&1&-2&0\\0&1&2&0&1&0\\0&0&1&\frac{1}{3}&0&\frac{1}{3}\end{array}\right)$$

$$\xrightarrow[r_2+(-2)r_3]{r_1+r_3}\left(\begin{array}{ccc:ccc}1&0&0&\frac{4}{3}&-2&\frac{1}{3}\\0&1&0&-\frac{2}{3}&1&-\frac{2}{3}\\0&0&1&\frac{1}{3}&0&\frac{1}{3}\end{array}\right)$$

$$\boldsymbol{A}^{-1}=\begin{pmatrix}\frac{4}{3}&-2&\frac{1}{3}\\-\frac{2}{3}&1&-\frac{2}{3}\\\frac{1}{3}&0&\frac{1}{3}\end{pmatrix}$$

习题 9.2

1. 选择题.

(1) $\boldsymbol{A},\boldsymbol{B},\boldsymbol{C}$ 均为 n 阶方阵，则下列结论一定成立的是(　　).

A. 若 $\boldsymbol{AB}=\boldsymbol{AC}$，则 $\boldsymbol{B}=\boldsymbol{C}$　　B. $\boldsymbol{A}(\boldsymbol{B}+\boldsymbol{C})=\boldsymbol{AB}+\boldsymbol{AC}$

C. $\boldsymbol{A}(\boldsymbol{B}+\boldsymbol{C})=\boldsymbol{BA}+\boldsymbol{CA}$　　D. $\boldsymbol{AB}=\boldsymbol{BA}$

(2) 矩阵 $\boldsymbol{A}=\begin{pmatrix}0&0&0&-1\\0&0&-1&0\\0&-1&0&0\\-2&0&0&0\end{pmatrix}$，则 $|\boldsymbol{A}|=$(　　).

A. 1　　B. -1　　C. 2　　D. -2

(3) 若矩阵 $\boldsymbol{A}=\begin{pmatrix}1&1&1\\1&3&2\\2&4&k+1\end{pmatrix}$ 的秩为 2，则 $k=$(　　).

A. 0　　B. 2　　C. 1　　D. -1

2. 填空题.

(1) 设 $\boldsymbol{A}=(a_{ij})_{m\times s}$，$\boldsymbol{B}=(b_{ij})_{s\times n}$，若 $\boldsymbol{C}=\boldsymbol{AB}=(c_{ij})_{m\times n}$，则 $c_{ij}=$________.

(2) 设矩阵 $\boldsymbol{A}=\begin{pmatrix}1&0&0\\-1&2&0\\1&4&3\end{pmatrix}$，则 $\boldsymbol{A}^{\mathrm{T}}=$________.

(3)方阵 $\boldsymbol{A}=\begin{pmatrix}1&2&0\\0&1&2\\0&0&1\end{pmatrix}$，则 $\boldsymbol{A}^2=$ ________.

3. 设 $\boldsymbol{A}=\begin{pmatrix}1&-1&1\\-1&1&1\\1&1&-1\end{pmatrix}$，$\boldsymbol{B}=\begin{pmatrix}1&0&1\\2&-3&2\\0&1&-1\end{pmatrix}$.

求：(1)$\boldsymbol{B}-2\boldsymbol{A}$.　(2)$\boldsymbol{B}'\boldsymbol{A}$.　(3)$\boldsymbol{AB}-\boldsymbol{BA}$.　(4)$\boldsymbol{BAB}'$.

4. 求下列矩阵的逆矩阵．

(1)$\begin{pmatrix}1&0&0\\0&1&2\\0&2&5\end{pmatrix}$.　(2)$\begin{pmatrix}\cos\theta&-\sin\theta\\\sin\theta&\cos\theta\end{pmatrix}$.

(3)$\begin{pmatrix}1&2&-1\\3&4&-2\\5&4&1\end{pmatrix}$.　(4)$\begin{pmatrix}3&-2&0&-1\\0&2&2&1\\1&-2&-3&-2\\0&1&2&1\end{pmatrix}$.

5. 解下列矩阵方程．

(1)$\begin{pmatrix}2&5\\1&3\end{pmatrix}\boldsymbol{X}=\begin{pmatrix}4&-6\\2&1\end{pmatrix}$.(2)$\begin{pmatrix}0&1&0\\1&0&0\\0&0&1\end{pmatrix}\boldsymbol{X}\begin{pmatrix}1&0&0\\0&0&1\\0&1&0\end{pmatrix}=\begin{pmatrix}1&-4&3\\2&0&-1\\1&-2&0\end{pmatrix}$.

6. 求下列矩阵的秩．

(1)$\begin{pmatrix}1&2&3\\5&1&3\\3&2&3\end{pmatrix}$.　(2)$\begin{pmatrix}1&1&2&2&1\\0&2&1&5&-1\\2&0&3&-1&3\\1&1&0&4&-1\end{pmatrix}$.

9.3 向　　量

9.3.1 n 维向量

为了进一步研究矩阵及解线性方程组，引入 n 维向量的概念．它可以看成平面和空间中几何向量的推广．

定义1　n 个有顺序的数 $a_1,a_2,\cdots,a_n$ 所组成的数组

$$\boldsymbol{\alpha}=(a_1,a_2,\cdots,a_n)$$

称为 n **维向量**（n-dimensional vector）．其中 a_i $(i=1,2,\cdots,n)$ 称为向量 $\boldsymbol{\alpha}$ 的第 i 个**分量**（component）．向量一般用 $\boldsymbol{\alpha},\boldsymbol{\beta}$ 等表示．

有了向量的概念以后，任一矩阵 $\boldsymbol{A}_{m\times n}$ 的每一行都可看作一个 n 维向量，称为 $\boldsymbol{A}$ 的**行向量**（row vector），同样，矩阵 $\boldsymbol{A}_{m\times n}$ 的每一列也都可看作一个 m 维向量，称为 $\boldsymbol{A}$ 的**列向量**（column vector）．

例如，矩阵 $\boldsymbol{A}_{m\times n}$ 的第 i 个行向量和第 j 个列向量分别为

$$\boldsymbol{\alpha}_i=(a_{i1},a_{i2},\cdots,a_{in}),\quad \boldsymbol{\beta}_j=\begin{pmatrix}a_{1j}\\a_{2j}\\\vdots\\a_{mj}\end{pmatrix}$$

设 $\boldsymbol{\alpha}=(a_1,a_2,\cdots,a_n)$ 和 $\boldsymbol{\beta}=(b_1,b_2,\cdots,b_n)$ 是两个 n 维向量，我们定义：

(1)向量相等：两个向量相等是指所有分量对应相等，即 $a_i=b_i(i=1,2,\cdots,n)$，则 $\boldsymbol{\alpha}=\boldsymbol{\beta}$.

(2)向量加减法：两个向量相加减是指对应分量相加等，即

$$\boldsymbol{\alpha}\pm\boldsymbol{\beta}=(a_1\pm b_1,a_2\pm b_2,\cdots,a_n\pm b_n)$$

(3)数与向量的乘积：一个数 k 乘以向量就是用该数去乘向量的各个分量，即

$$k\boldsymbol{\alpha}=(ka_1,ka_2,\cdots,ka_n)$$

当 $k=0$ 时，得到一个分量全为零的向量，称为**零向量**(zero vector)，记为

$$\mathbf{0}=(0,0,\cdots,0)$$

当 $k=-1$ 时，得到向量$(-a_1,-a_2,\cdots,-a_n)$称为向量 $\boldsymbol{\alpha}$ 的**负向量**(reciprocal vector)，记为

$$-\boldsymbol{\alpha}=(-a_1,-a_2,\cdots,-a_n)$$

向量运算满足下列规律：

(1)$\boldsymbol{\alpha}\pm\mathbf{0}=\boldsymbol{\alpha}$；

(2)$\boldsymbol{\alpha}+\boldsymbol{\beta}=\boldsymbol{\beta}+\boldsymbol{\alpha}$；

(3)$(\boldsymbol{\alpha}+\boldsymbol{\beta})+\boldsymbol{\gamma}=\boldsymbol{\alpha}+(\boldsymbol{\beta}+\boldsymbol{\gamma})$；

(4)$k(\boldsymbol{\alpha}+\boldsymbol{\beta})=k\boldsymbol{\alpha}+k\boldsymbol{\beta}$.

9.3.2　向量的线性相关性

两个向量最简单的关系是成比例．比如，向量 $\boldsymbol{\alpha}=(1,2,3)$ 和 $\boldsymbol{\beta}=(3,6,9)$ 就是成比例的，即 $\boldsymbol{\beta}=3\boldsymbol{\alpha}$.

定义2　设 $\boldsymbol{\alpha}$ 及 $\boldsymbol{\alpha}_1,\boldsymbol{\alpha}_2,\cdots,\boldsymbol{\alpha}_m$ 是一组 n 维向量，如果存在一组常数 $k_1,k_2,\cdots,k_m$，使得

$$\boldsymbol{\alpha}=k_1\boldsymbol{\alpha}_1+k_2\boldsymbol{\alpha}_2+\cdots+k_m\boldsymbol{\alpha}_m \tag{9.19}$$

则称向量 $\boldsymbol{\alpha}$ 是向量组 $\boldsymbol{\alpha}_1,\boldsymbol{\alpha}_2,\cdots,\boldsymbol{\alpha}_m$ 的**线性组合**(linear combination)，或说向量 $\boldsymbol{\alpha}$ 可由向量组 $\boldsymbol{\alpha}_1,\boldsymbol{\alpha}_2,\cdots,\boldsymbol{\alpha}_m$ **线性表示**(linear expression).

定义3　对给定的 n 维向量组 $\boldsymbol{\alpha}_1,\boldsymbol{\alpha}_2,\cdots,\boldsymbol{\alpha}_m$，如果存在一组不全为零的数 $k_1,k_2,\cdots,k_m$ 使得

$$k_1\boldsymbol{\alpha}_1+k_2\boldsymbol{\alpha}_2+\cdots+k_m\boldsymbol{\alpha}_m=\mathbf{0} \tag{9.20}$$

则称向量组 $\boldsymbol{\alpha}_1,\boldsymbol{\alpha}_2,\cdots,\boldsymbol{\alpha}_m$ **线性相关**(linear dependence)．否则称它们**线性无关**(linear in dependence)，即

若仅当 $k_1=k_2=\cdots=k_m=0$ 时上式才成立，则 $\boldsymbol{\alpha}_1,\boldsymbol{\alpha}_2,\cdots,\boldsymbol{\alpha}_m$ 线性无关．

例1　讨论下述向量组的线性相关性．

(1)$\boldsymbol{\alpha}_1=(1,2,-1)$，$\boldsymbol{\alpha}_2=(2,-3,1)$，$\boldsymbol{\alpha}_3=(4,1,-1)$；

(2)$\boldsymbol{\alpha}_1=(1,2,-1)$，$\boldsymbol{\alpha}_2=(2,-3,1)$.

解　(1)因为 $2\boldsymbol{\alpha}_1+1\boldsymbol{\alpha}_2+(-1)\boldsymbol{\alpha}_3=0$，故由定义3知，$\boldsymbol{\alpha}_1,\boldsymbol{\alpha}_2,\boldsymbol{\alpha}_3$ 线性相关．

(2)设有 k_1,k_2 两个数，使 $k_1\boldsymbol{\alpha}_1+k_2\boldsymbol{\alpha}_2=0$，即 $k_1(1,2,-1)+k_2(2,-3,1)=(0,0,0)$，按向量的运算法则有$(k_1+2k_2,2k_1-3k_2,-k_1+k_2)=(0,0,0)$．从而有

$$\begin{cases}k_1+2k_2=0\\2k_1-3k_2=0\\-k_1+k_2=0\end{cases}$$

于是必有 $k_1=k_2=0$，故由定义3知 $\boldsymbol{\alpha}_1,\boldsymbol{\alpha}_2$ 线性无关．

定理1　向量组 $\boldsymbol{\alpha}_1,\boldsymbol{\alpha}_2,\cdots,\boldsymbol{\alpha}_m(m\geqslant 2)$线性相关的充分必要条件是，其中至少有一个向量可由其余的 $m-1$ 个向量线性表示．

证明　充分性．设向量组 $\boldsymbol{\alpha}_1,\boldsymbol{\alpha}_2,\cdots,\boldsymbol{\alpha}_m$ 中有一个向量(不妨设为 $\boldsymbol{\alpha}_m$)可由其余向量线性表示，即有 $\boldsymbol{\alpha}_m=\lambda_1\boldsymbol{\alpha}_1+\lambda_2\boldsymbol{\alpha}_2+\cdots+\lambda_{m-1}\boldsymbol{\alpha}_{m-1}$，故有 $\lambda\boldsymbol{\alpha}_1+\lambda_2\boldsymbol{\alpha}_2+\cdots+\lambda_{m-1}\boldsymbol{\alpha}_{m-1}-\boldsymbol{\alpha}_m=0$，因 $\lambda_1,\lambda_2,\cdots,\lambda_{m-1},-1$ 是不全为0的数组，所以由定义3知 $\boldsymbol{\alpha}_1,\boldsymbol{\alpha}_2,\cdots,\boldsymbol{\alpha}_m$ 线性相关．

必要性．设 $\boldsymbol{\alpha}_1,\boldsymbol{\alpha}_2,\cdots,\boldsymbol{\alpha}_m$ 线性相关，即有一组不全为零的数 $k_1,k_2,\cdots,k_m$，使得

$$k_1\boldsymbol{\alpha}_1+k_2\boldsymbol{\alpha}_2+\cdots+k_m\boldsymbol{\alpha}_m=\mathbf{0}$$

因 $k_1,k_2,\cdots,k_m$ 至少有一个不为零，不妨设 $k_1\neq 0$ 则有

$$\boldsymbol{\alpha}_1=\left(-\frac{k_2}{k_1}\right)\boldsymbol{\alpha}_2+\left(-\frac{k_3}{k_1}\right)\boldsymbol{\alpha}_3+\cdots+\left(-\frac{k_m}{k_1}\right)\boldsymbol{\alpha}_m$$

即 $\boldsymbol{\alpha}_1$ 能由其余向量线性表示．

定理 2　若 $\boldsymbol{\alpha}_1,\boldsymbol{\alpha}_2,\cdots,\boldsymbol{\alpha}_r$ 线性相关，则 $\boldsymbol{\alpha}_1,\boldsymbol{\alpha}_2,\cdots,\boldsymbol{\alpha}_r,\boldsymbol{\alpha}_{r+1},\cdots,\boldsymbol{\alpha}_m$ 也线性相关．

证明　因 $\boldsymbol{\alpha}_1,\boldsymbol{\alpha}_2,\cdots,\boldsymbol{\alpha}_r$ 线性相关，故有 $k_1,k_2,\cdots,k_r$ 不全为零，使得

$$k_1\boldsymbol{\alpha}_1+k_2\boldsymbol{\alpha}_2+\cdots+k_r\boldsymbol{\alpha}_r=\mathbf{0}$$

从而有

$$k_1\boldsymbol{\alpha}_1+\cdots+k_r\boldsymbol{\alpha}_r+0\boldsymbol{\alpha}_{r+1}+\cdots+0\boldsymbol{\alpha}_m=\mathbf{0}$$

因 $k_1,\cdots,k_r,0,\cdots,0$ 这 m 个数不全为零，故知 $\boldsymbol{\alpha}_1,\boldsymbol{\alpha}_2,\cdots,\boldsymbol{\alpha}_m$ 线性相关．

推论 1　若向量组中含有零向量，则此向量组线性相关．

推论 2　若向量组 $\boldsymbol{\alpha}_1,\boldsymbol{\alpha}_2,\cdots,\boldsymbol{\alpha}_r,\cdots,\boldsymbol{\alpha}_m$ 线性无关，则 $\boldsymbol{\alpha}_1,\boldsymbol{\alpha}_2,\cdots,\boldsymbol{\alpha}_r$ 也线性无关．

由定理 2 知，若一组向量线性相关，则添加有限个向量后，构成的向量组仍线性相关；由推论 2 可知，若一组向量线性无关，则去掉有限个向量后，构成的向量组仍线性无关．

定理 3　设 $\boldsymbol{\alpha}_1,\boldsymbol{\alpha}_2,\cdots,\boldsymbol{\alpha}_m$ 是 m 个 n 维向量，如果 $m>n$，则这 m 个向量一定线性相关．

对线性方程组(9.10)，任一个方程的系数就是一个 n 维向量，其中 $\boldsymbol{\alpha}_i=(a_{i1},a_{i2},\cdots,a_{in})$ $(i=1,2,\cdots,m)$ 表示第 i 个方程．可见线性方程组与向量组之间有着一一对应关系．因此，我们可以用向量组来研究线性方程组的问题．由上述定理可知，方程组(9.10)中有多余方程的充分必要条件是相对应的向量组 $\boldsymbol{\alpha}_1,\boldsymbol{\alpha}_2,\cdots,\boldsymbol{\alpha}_m$ 线性相关．若方程组未知变量的个数少于方程的个数，则相对应的向量组必线性相关．方程组(9.10)的具体解法将在 9.4 节讨论．

例 2　若 $\boldsymbol{\alpha}_1,\boldsymbol{\alpha}_2,\cdots,\boldsymbol{\alpha}_m$ 线性无关，而 $\boldsymbol{\alpha}_1,\boldsymbol{\alpha}_2,\cdots,\boldsymbol{\alpha}_m,\boldsymbol{\beta}$ 线性相关，则 $\boldsymbol{\beta}$ 能由 $\boldsymbol{\alpha}_1,\boldsymbol{\alpha}_2,\cdots,\boldsymbol{\alpha}_m$ 线性表示．

证明　因 $\boldsymbol{\alpha}_1,\boldsymbol{\alpha}_2,\cdots,\boldsymbol{\alpha}_m,\boldsymbol{\beta}$ 线性相关，故有 $k_1,k_2,\cdots,k_{m+1}$ 不全为 0，使

$$k_1\boldsymbol{\alpha}_1+k_2\boldsymbol{\alpha}_2+\cdots+k_m\boldsymbol{\alpha}_m+k_{m+1}\boldsymbol{\beta}=\mathbf{0}$$

要证明 $\boldsymbol{\beta}$ 能由 $\boldsymbol{\alpha}_1,\boldsymbol{\alpha}_2,\cdots,\boldsymbol{\alpha}_m$ 线性表示，只需证明 $k_{m+1}\neq 0$. 用反证法，假设 $k_{m+1}=0$，则 $k_1,\cdots,k_m$ 不全为 0，且有 $k_1\boldsymbol{\alpha}_1+k_2\boldsymbol{\alpha}_2+\cdots+k_m\boldsymbol{\alpha}_m=\mathbf{0}$ 这与 $\boldsymbol{\alpha}_1,\boldsymbol{\alpha}_2,\cdots,\boldsymbol{\alpha}_m$ 线性无关矛盾，故 $k_{m+1}\neq 0$.

9.3.3　向量组的秩

定义 4　对同维向量组 $\boldsymbol{\alpha}_1,\boldsymbol{\alpha}_2,\cdots,\boldsymbol{\alpha}_n$ 及向量组 $\boldsymbol{\beta}_1,\boldsymbol{\beta}_2,\cdots,\boldsymbol{\beta}_m$，如果每个向量 $\boldsymbol{\alpha}_i$ 都可由 $\boldsymbol{\beta}_1,\boldsymbol{\beta}_2,\cdots,\boldsymbol{\beta}_m$ 线性表示，且每个向量 $\boldsymbol{\beta}_j$ 也都可由 $\boldsymbol{\alpha}_1,\boldsymbol{\alpha}_2,\cdots,\boldsymbol{\alpha}_n$ 线性表示，则称两个向量组是**等价**的(equivalence).

定义 5　对向量组 $\boldsymbol{\alpha}_1,\boldsymbol{\alpha}_2,\cdots,\boldsymbol{\alpha}_n$，若在此向量组中选取 r 个向量 $\boldsymbol{\alpha}_1,\boldsymbol{\alpha}_2,\cdots,\boldsymbol{\alpha}_r$ 满足：

(1)$\boldsymbol{\alpha}_1,\boldsymbol{\alpha}_2,\cdots,\boldsymbol{\alpha}_r$ 线性无关；

(2)任一 $\boldsymbol{\alpha}_i(i=1,2,\cdots,n)$ 都可由 $\boldsymbol{\alpha}_1,\boldsymbol{\alpha}_2,\cdots,\boldsymbol{\alpha}_r$ 线性表示．

则称向量组 $\boldsymbol{\alpha}_1,\boldsymbol{\alpha}_2,\cdots,\boldsymbol{\alpha}_r$ 为向量组 $\boldsymbol{\alpha}_1,\boldsymbol{\alpha}_2,\cdots,\boldsymbol{\alpha}_n$ 的一个**最大线性无关组**．并将最大线性无关组所含向量的个数 r 称为这个向量组的**秩**(rank of vectors).

定理 4　向量组 $\boldsymbol{\alpha}_1,\boldsymbol{\alpha}_2,\cdots,\boldsymbol{\alpha}_r$ 线性无关的充分必要条件是，这个向量组的秩等于它所含向量的个数 n.

例 3　求向量组 $\boldsymbol{\alpha}_1=(1,2,-1)$，$\boldsymbol{\alpha}_2=(2,-3,1)$，$\boldsymbol{\alpha}_3=(4,1-1)$ 的一个最大线性无关组．

解　由例 1 可知，$\boldsymbol{\alpha}_1,\boldsymbol{\alpha}_2,\boldsymbol{\alpha}_3$ 线性相关，而 $\boldsymbol{\alpha}_1,\boldsymbol{\alpha}_2$ 线性无关，故由定义 5 可知，$\boldsymbol{\alpha}_1,\boldsymbol{\alpha}_2$ 就是 $\boldsymbol{\alpha}_1,\boldsymbol{\alpha}_2,\boldsymbol{\alpha}_3$，的一个最大线性无关组．并可知向量组 $\boldsymbol{\alpha}_1,\boldsymbol{\alpha}_2,\boldsymbol{\alpha}_3$ 的秩为 2.

一个向量组的最大线性无关组一般不是唯一的．上例中的 $\boldsymbol{\alpha}_1,\boldsymbol{\alpha}_3$ 也是所给向量组的一个最大线性无关组．而向量组的秩是唯一确定的数．由定理 4 可知，若向量组 $\boldsymbol{\alpha}_1,\boldsymbol{\alpha}_2,\cdots,\boldsymbol{\alpha}_n$ 的秩 $r<n$，则向量组 $\boldsymbol{\alpha}_1,\boldsymbol{\alpha}_2,\cdots,\boldsymbol{\alpha}_n$ 线性相关．

习题 9.3

1. 选择题．

(1) 设 $\boldsymbol{\beta}_1=(1,k,0)$，$\boldsymbol{\beta}_2=(0,1,k)$，$\boldsymbol{\beta}_3=(k,0,1)$，如果向量组线性无关，则(　　)．

A. $k=0$　　B. $k\neq -1$　　C. $k=-1$　　D. $k\neq 0$

(2) 已知向量组 $\boldsymbol{\alpha}_1,\boldsymbol{\alpha}_2,\cdots,\boldsymbol{\alpha}_m$ 线性无关，下列叙述错误的是(　　)．

A. 该向量组的最大线性无关是唯一的　　B. 该向量组的任何部分组必线性无关

C. 该向量组的秩等于 m　　D. 该向量组的任何部分组必线性相关

(3) 已知向量组 $\boldsymbol{\alpha}_1,\boldsymbol{\alpha}_2,\cdots,\boldsymbol{\alpha}_m$ 线性相关，下列叙述正确的是(　　)．

A. 该向量组的最大线性无关是唯一的　　B. 该向量组的任何部分组必线性无关

C. 该向量组的秩小于 m　　D. 该向量组的任何部分组必线性相关

2. 填空题．

(1)设 $\boldsymbol{\alpha}=(3,5,7,9)$，$\boldsymbol{\beta}=(-1,5,-2,0)$ 且 $2\boldsymbol{\alpha}+\boldsymbol{\xi}=\boldsymbol{\beta}$，则 $\boldsymbol{\xi}=$________．

(2)已知向量组 $\boldsymbol{\beta}_1=(1,2,-3,1)$，$\boldsymbol{\beta}_2=(3,0,1,2)$，$\boldsymbol{\beta}_3=(9,6,-7,3)$，则 $\boldsymbol{\beta}_1,\boldsymbol{\beta}_2,\boldsymbol{\beta}_3$ 的秩为________．

(3)若向量组中有两个向量的对应坐标成比例，则此向量组________．

3. 设向量 $\boldsymbol{\alpha}_1=(1,-1,0)$，$\boldsymbol{\alpha}_2=(0,1,-1)$，$\boldsymbol{\alpha}_3=(2,0,1)$．

求：(1)$\boldsymbol{\alpha}_1-\boldsymbol{\alpha}_2$．　(2)$4\boldsymbol{\alpha}_1+\boldsymbol{\alpha}_2-2\boldsymbol{\alpha}_3$．

4. 讨论 n 维向量组 $\boldsymbol{e}_1=\begin{pmatrix}1\\0\\\vdots\\0\end{pmatrix}$，$\boldsymbol{e}_2=\begin{pmatrix}0\\1\\\vdots\\0\end{pmatrix}$，$\cdots$，$\boldsymbol{e}_n=\begin{pmatrix}0\\0\\\vdots\\1\end{pmatrix}$ 的线性相关性．

5. 设向量组 $\boldsymbol{\alpha}_1,\boldsymbol{\alpha}_2,\boldsymbol{\alpha}_3$ 线性无关，$\boldsymbol{\beta}_1=\boldsymbol{\alpha}_1+\boldsymbol{\alpha}_2$，$\boldsymbol{\beta}_2=\boldsymbol{\alpha}_2+\boldsymbol{\alpha}_3$，$\boldsymbol{\beta}_3=\boldsymbol{\alpha}_3+\boldsymbol{\alpha}_1$，试证 $\boldsymbol{\beta}_1,\boldsymbol{\beta}_2,\boldsymbol{\beta}_3$ 也线性无关．

6. 判断下列向量组是否线性相关，并求向量组的秩及一个最大无关组．

(1)$\boldsymbol{\alpha}_1=(1,1,1)$，$\boldsymbol{\alpha}_2=(0,2,5)$，$\boldsymbol{\alpha}_3=(1,3,6)$．

(2)$\boldsymbol{\alpha}_1=(1,1,0)$，$\boldsymbol{\alpha}_2=(0,2,0)$，$\boldsymbol{\alpha}_3=(0,0,3)$．

9.4　线性方程组

9.4.1　线性方程组解的判定

线性方程组
$$\begin{cases}a_{11}x_1+a_{12}x_2+\cdots+a_{1n}x_n=b_1\\a_{21}x_1+a_{22}x_2+\cdots+a_{2n}x_n=b_2\\\cdots\\a_{m1}x_1+a_{m2}x_2+\cdots+a_{mn}x_n=b_m\end{cases}\tag{9.21}$$

的矩阵形式为
$$\boldsymbol{AX}=\boldsymbol{b}$$

其中

$$A=\begin{pmatrix} a_{11} & a_{12} & \cdots & a_{1n} \\ a_{21} & a_{22} & \cdots & a_{2n} \\ \vdots & \vdots & & \vdots \\ a_{m1} & a_{m2} & \cdots & a_{mn} \end{pmatrix},\quad X=\begin{pmatrix} x_1 \\ x_2 \\ \vdots \\ x_n \end{pmatrix},\quad b=\begin{pmatrix} b_1 \\ b_2 \\ \vdots \\ b_m \end{pmatrix}$$

方程组(9.21)按向量形式可定成

$$x_1\boldsymbol{\alpha}_1+x_2\boldsymbol{\alpha}_2+\cdots+x_n\boldsymbol{\alpha}_n=\boldsymbol{b} \tag{9.22}$$

其中

$$\boldsymbol{\alpha}_j=\begin{pmatrix} a_{1j} \\ a_{2j} \\ \vdots \\ a_{mj} \end{pmatrix}(j=1,2,\cdots,n),\quad \boldsymbol{b}=\begin{pmatrix} b_1 \\ b_2 \\ \vdots \\ b_m \end{pmatrix}$$

矩阵 $\boldsymbol{A}$ 称为方程组(9.21)的**系数矩阵**(matrix of coefficients)，将方程组(9.21)的常数项 $\boldsymbol{b}$ 添加在系数矩阵 $\boldsymbol{A}$ 的最右边构成的 $m\times(n+1)$ 矩阵 $\boldsymbol{B}$

$$\boldsymbol{B}=(\boldsymbol{A}\,\vdots\,\boldsymbol{b})=\begin{pmatrix} a_{11} & a_{12} & \cdots & a_{1n} & b_1 \\ a_{21} & a_{22} & \cdots & a_{2n} & b_2 \\ \vdots & \vdots & & \vdots & \vdots \\ a_{m1} & a_{m2} & \cdots & a_{mn} & b_m \end{pmatrix} \tag{9.23}$$

称为方程组(9.21)的**增广矩阵**(augmented matrix)，记为 $\overline{\boldsymbol{A}}$.

定理 1　方程组(9.21)有解的充分必要条件是系数矩阵 $\boldsymbol{A}$ 的秩与增广矩阵 $\overline{\boldsymbol{A}}$ 的秩相等即 $R(\boldsymbol{A})=R(\overline{\boldsymbol{A}})$.

证明　若线性方程组(9.21)有解，即存在一组数 $k_1,k_2,\cdots,k_n$ 满足该方程组，则由方程组的向量形式(9.22)有

$$k_1\boldsymbol{\alpha}_1+k_2\boldsymbol{\alpha}_2+\cdots+k_n\boldsymbol{\alpha}_n=\boldsymbol{b}$$

即向量 $\boldsymbol{b}$ 是向量组 $\boldsymbol{\alpha}_1,\boldsymbol{\alpha}_2,\cdots,\boldsymbol{\alpha}_n$ 的线性组合，因而向量组 $\boldsymbol{b},\boldsymbol{\alpha}_1,\boldsymbol{\alpha}_2,\cdots,\boldsymbol{\alpha}_n$ 与向量组 $\boldsymbol{\alpha}_1,\boldsymbol{\alpha}_2,\cdots,\boldsymbol{\alpha}_n$ 可相互线性表示，即二向量组等价，故二向量组的秩相同．又向量组的秩与对应的矩阵的秩相等，所以矩阵 $\boldsymbol{A}$ 与 $\overline{\boldsymbol{A}}$ 的秩相同，即 $R(\boldsymbol{A})=R(\overline{\boldsymbol{A}})$，反之亦然．

当线性方程组(9.21)常数项 $b_1,b_2,\cdots,b_m$ 不全为零时，方程组(9.21)称为**非齐次线性方程组**(system of nonhomogeneous linear equations)；而当常数项 $b_1,b_2,\cdots,b_m$ 全为零时，方程组(9.21)称为**齐次线性方程组**(system of homogeneous linear equations).

齐次线性方程组

$$\begin{cases} a_{11}x_1+a_{12}x_2+\cdots+a_{1n}x_n=0 \\ a_{21}x_1+a_{22}x_2+\cdots+a_{2n}x_n=0 \\ \cdots \\ a_{m1}x_1+a_{m2}x_2+\cdots+a_{mn}x_n=0 \end{cases} \tag{9.24}$$

的矩阵形式为

$$\boldsymbol{AX}=\boldsymbol{0} \tag{9.25}$$

按向量形式写成

$$x_1\boldsymbol{\alpha}_1+x_2\boldsymbol{\alpha}_2+\cdots+x_n\boldsymbol{\alpha}_n=\boldsymbol{0} \tag{9.26}$$

定理 2　齐次线性方程组(9.24)一定有零解．并且：

(1)若 $R(\boldsymbol{A})=n$，则方程组(9.24)只有零解；

(2)方程组(9.24)有非零解的充要条件是 $R(\boldsymbol{A})<n$.

证明　方程组(9.24)有零解是显然的．

由方程组的向量形式(9.26)可知，如果方程组(9.24)只有零解，则向量组 $\boldsymbol{\alpha}_1,\boldsymbol{\alpha}_2,\cdots,\boldsymbol{\alpha}_n$ 线

性无关，那么 $R(\mathbf{A})=n$.

如果方程组(9.24)有非零解，则向量组 $\boldsymbol{\alpha}_1,\boldsymbol{\alpha}_2,\cdots,\boldsymbol{\alpha}_n$ 线性相关，那么 $R(\mathbf{A})<n$. 反之亦然．

由此定理可对齐次线性方程组(9.24)得出下面结论：

(1)如果 $m<n$，显然 $R(\mathbf{A})\leqslant m<n$，则方程组(9.24)一定有非零解．

(2)如果 $m=n$，则方程组(9.24)有非零解的充分必要条件是 $R(\mathbf{A})<n$，即 $|\mathbf{A}|=0$；而若 $R(\mathbf{A})=n$，即 $|\mathbf{A}|\neq 0$，则方程组(9.24)只有零解．

上述结论说明，齐次线性方程组(9.24)，若方程的个数多于变量的个数，即方程组(9.24)中含有多余方程，则方程组(9.24)一定有非零解．

例 1 讨论下列方程组解的存在性．

$$(1)\begin{cases}x_1-2x_2+3x_3-x_4=1\\3x_1-x_2+5x_3-3x_4=2.\\2x_1+x_2+2x_3-2x_4=3\end{cases}\qquad(2)\begin{cases}x_1-2x_2+3x_3=0\\3x_1-x_2+5x_3=0.\\2x_1+x_2+2x_3=0\end{cases}$$

解 (1)利用初等变换求增广矩阵的秩，同时在其增广矩阵 $\overline{\mathbf{A}}$ 中可得系数矩阵 $\mathbf{A}$ 的秩

$$\overline{\mathbf{A}}=\begin{pmatrix}1&-2&3&-1&1\\3&-1&5&-3&2\\2&1&2&-2&3\end{pmatrix}\xrightarrow[r_3-2r_1]{r_2-3r_1}\begin{pmatrix}1&-2&3&-1&1\\0&5&-4&0&-1\\0&5&-4&0&1\end{pmatrix}$$

$$\xrightarrow{r_3-r_2}\begin{pmatrix}1&-2&3&-1&1\\0&5&-4&0&-1\\0&0&0&0&2\end{pmatrix}$$

可见 $R(\mathbf{A})=2$，$R(\overline{\mathbf{A}})=3$，故原方程组无解．

(2)此齐次线性方程组的系数矩阵，恰由方程组(1)的系数矩阵的前三列构成．易知 $R(\mathbf{A})=2$，故知方程组(2)有非零解．

9.4.2 线性方程组的解法

我们知道，克莱姆法则只能解很少一部分线性方程组．以下我们对一般的线性方程组(9.21)讨论其解的问题，为此，先考察齐次线性方程组(9.24). 若向量

$$\boldsymbol{X}=\boldsymbol{\eta}=\begin{pmatrix}c_1\\c_2\\\vdots\\c_n\end{pmatrix}$$

是方程组(9.24)的解，我们称其为**解向量**．

容易验证齐次线性方程组的解有以下性质：

若 $\boldsymbol{\eta}_1,\boldsymbol{\eta}_2$ 是方程组(9.24)的解，那么 $k_1\boldsymbol{\eta}_1+k_2\boldsymbol{\eta}_2$ 仍是方程组(9.24)的解．

换言之，齐次线性方程组解向量的线性组合仍是这方程组的解向量．由这一性质可知，如果齐次线性方程组(9.24)有非零解，那么它就必定有无穷多解，这些解向量成为一个向量组(或者说向量集合)且它有一个最大线性无关组，使得每个解向量都可以由它们线性表示．

定义 设 $\boldsymbol{\eta}_1,\boldsymbol{\eta}_2,\cdots,\boldsymbol{\eta}_s$ 都是齐次线性方程组(9.24)的解向量，且

(1) $\boldsymbol{\eta}_1,\boldsymbol{\eta}_2,\cdots,\boldsymbol{\eta}_s$ 线性无关；

(2)齐次方程组(9.24)的任一解向量可由 $\boldsymbol{\eta}_1,\boldsymbol{\eta}_2,\cdots,\boldsymbol{\eta}_s$ 线性表出．

则称 $\boldsymbol{\eta}_1,\boldsymbol{\eta}_2,\cdots,\boldsymbol{\eta}_s$ 为方程组(9.24)的**基础解系**．

显然，基础解系就是齐次方程组所有解向量集合(组)的最大线性无关组．

回顾定理2的推论，若$\boldsymbol{R}(\boldsymbol{A})=r<n$，方程组(9.24)有无穷多解，且有$n-r$个自由未知量．此时我们有如下定理．

定理3　设齐次线性方程组(9.24)的系数矩阵为$\boldsymbol{A}$，若$\boldsymbol{A}$的秩为$r<n$，则方程组(9.24)有$n-r$个向量$\boldsymbol{\eta}_1,\boldsymbol{\eta}_2,\cdots,\boldsymbol{\eta}_{n-r}$组成的基础解系，它们的线性组合

$$k_1\boldsymbol{\eta}_1+k_2\boldsymbol{\eta}_2+\cdots+k_{n-r}\boldsymbol{\eta}_{n-r}\quad(k_1,k_2,\cdots,k_{n-r}\text{为任意常数})\tag{9.27}$$

给出了方程组(9.24)的所有解．式(9.27)形式的解称为方程组的**通解**．

例2　求齐次方程组

$$\begin{cases}x_1+2x_2+4x_3-3x_4=0\\3x_1+5x_2+6x_3-4x_4=0\\4x_1+5x_2-2x_3+3x_4=0\\2x_1+3x_2+2x_3-x_4=0\end{cases}$$

的基础解系和通解．

解　将方程组的系数矩阵$\boldsymbol{A}$通过初等行变换化为标准阶梯形(这里省略了变换过程)

$$\boldsymbol{A}=\begin{pmatrix}1&2&4&-3\\3&5&6&-4\\4&5&-2&3\\2&3&2&-1\end{pmatrix}\longrightarrow\begin{pmatrix}1&0&-8&7\\0&1&6&-5\\0&0&0&0\\0&0&0&0\end{pmatrix}$$

因为$R(\boldsymbol{A})=2<4$，故基础解系有两个向量．标准阶梯形对应的方程组为

$$\begin{cases}x_1-8x_3+7x_4=0\\x_2+6x_3-5x_4=0\end{cases}$$

选x_3,x_4为自由未知量，取$x_3=1,x_4=0$，得到$x_1=8,x_2=-6$；再取$x_3=0,x_4=1$，得到$x_1=-7,x_2=5$；于是方程组的基础解系为

$$\boldsymbol{\eta}_1=\begin{pmatrix}8\\-6\\1\\0\end{pmatrix},\quad\boldsymbol{\eta}=\begin{pmatrix}-7\\5\\0\\1\end{pmatrix}$$

通解为$\boldsymbol{X}=k_1\boldsymbol{\eta}_1+k_2\boldsymbol{\eta}_2$，即

$$\begin{pmatrix}x_1\\x_2\\x_3\\x_4\end{pmatrix}=k_1\begin{pmatrix}8\\-6\\1\\0\end{pmatrix}+k_2\begin{pmatrix}-7\\5\\0\\1\end{pmatrix}\quad(k_1,k_2\text{ 为任意常数})$$

由此例，我们得到基础解系的求法：当方程组有$n-r$个自由未知量时，取其中一个自由未知量为1，而取其他自由未知量为0就可得到一个非零解向量，这样共有$n-r$个解向量，这些解向量是线性无关的，而且其他解向量可以由它们线性表出，它们就是基础解系．

现在讨论非齐次方程组$\boldsymbol{AX}=\boldsymbol{B}$的解．

如果令非齐次线性方程组(9.21)的常数项为零，就得到了齐次线性方程组

$$\boldsymbol{AX}=\boldsymbol{0}\tag{9.28}$$

称为非齐次线性方程组(9.21)的**对应齐次方程组**．

非齐次线性方程组有如下性质：

(1)若$\boldsymbol{\gamma}_1,\boldsymbol{\gamma}_2$是非齐次线性方程组(9.21)的两个解向量，那么$\boldsymbol{\gamma}_1-\boldsymbol{\gamma}_2$是对应齐次方程组(9.28)的解向量；

(2)若$\boldsymbol{\gamma}$是非齐次线性方程组(9.21)的解向量，$\boldsymbol{\eta}$是对应齐次方程组(9.28)的解向量，那么

$\boldsymbol{\gamma}+\boldsymbol{\eta}$ 仍是非齐次线性方程组(9.21)的解向量.

结合上述性质和定理 3,就可得到非齐次线性方程组解的结构的定理.

定理 4　若非齐次线性方程组(9.21)的系数矩阵为 $\boldsymbol{A}$ 且 $R(\overline{\boldsymbol{A}})=R(\boldsymbol{A})=r<n$,$\boldsymbol{\gamma}$ 是方程组(9.21)的一个解向量,$\boldsymbol{\eta}_1,\boldsymbol{\eta}_2,\cdots,\boldsymbol{\eta}_{n-r}$ 是对应齐次方程组(9.28)的基础解系,则

$$\boldsymbol{\gamma}+k_1\boldsymbol{\eta}_1+k_2\boldsymbol{\eta}_2+\cdots+k_{n-r}\boldsymbol{\eta}_{n-r}\quad (k_1,k_2,\cdots,k_{n-r}\text{为任意常数}) \tag{9.29}$$

给出了非齐次线性方程组(9.21)的所有解.

$\boldsymbol{\gamma}$ 称为非齐次线性方程组(9.21)的**特解**,而形如(9.29)的解称为非齐次线性方程组(9.21)的**通解**.

例 3　用向量形式给出以下线性方程组的通解.

$$\begin{cases} x_1+x_2+x_3+x_4=1 \\ x_2-x_3+2x_4=1 \\ 2x_1+3x_2+x_3+4x_4=3 \\ 3x_1+5x_2+x_3+7x_4=5 \end{cases}$$

解　对方程组的增广矩阵 $\overline{\boldsymbol{A}}$ 作初等行变换

$$\overline{\boldsymbol{A}}=\begin{pmatrix} 1 & 1 & 1 & 1 & 1 \\ 0 & 1 & -1 & 2 & 1 \\ 2 & 3 & 1 & 4 & 3 \\ 3 & 5 & 1 & 7 & 5 \end{pmatrix} \longrightarrow \begin{pmatrix} 1 & 1 & 1 & 1 & 1 \\ 0 & 1 & -1 & 2 & 1 \\ 0 & 1 & -1 & 2 & 1 \\ 0 & 2 & -2 & 4 & 2 \end{pmatrix} \longrightarrow \begin{pmatrix} 1 & 0 & 2 & -1 & 0 \\ 0 & 1 & -1 & 2 & 1 \\ 0 & 0 & 0 & 0 & 0 \\ 0 & 0 & 0 & 0 & 0 \end{pmatrix}$$

由 $R(\overline{\boldsymbol{A}})=R(\boldsymbol{A})=2<4$,故方程组有无穷多解,考虑标准阶梯形所对应的方程组

$$\begin{cases} x_1 \qquad +2x_3-x_4=0 \\ x_2-x_3+2x_4=1 \end{cases}$$

可选 x_3,x_4 为自由未知量,取 $x_3=x_4=0$,有 $x_1=0,x_2=1$,得到一个特解

$$\boldsymbol{\gamma}=\begin{pmatrix} 0 \\ 1 \\ 0 \\ 0 \end{pmatrix}$$

再利用对应齐次方程组

$$\begin{cases} x_1 \qquad +2x_3-x_4=0 \\ x_2-x_3+2x_4=0 \end{cases}$$

求出基础解系 $\boldsymbol{\eta}_1,\boldsymbol{\eta}_2$,可得

$$\boldsymbol{\eta}_1=\begin{pmatrix} -2 \\ 1 \\ 1 \\ 0 \end{pmatrix},\quad \boldsymbol{\eta}_2=\begin{pmatrix} 1 \\ -2 \\ 0 \\ 1 \end{pmatrix}$$

于是,原方程组的通解为

$$\begin{pmatrix} x_1 \\ x_2 \\ x_3 \\ x_4 \end{pmatrix}=\begin{pmatrix} 0 \\ 1 \\ 0 \\ 0 \end{pmatrix}+k_1\begin{pmatrix} -2 \\ 1 \\ 1 \\ 0 \end{pmatrix}+k_2\begin{pmatrix} 1 \\ -2 \\ 0 \\ 1 \end{pmatrix}\quad (k_1,k_2\text{ 为任意常数})$$

习题 9.4

1. 选择题．

(1)已知 n 元线性方程组 $\boldsymbol{Ax}=\boldsymbol{b}$，其增广矩阵为 $\boldsymbol{B}$，当(　　)时，线性方程组有解．

A. $r(\boldsymbol{B})=n$　　B. $r(\boldsymbol{B})\neq n$　　C. $r(\boldsymbol{B})=r(\boldsymbol{A})$　　D. $r(\boldsymbol{B})\neq r(\boldsymbol{A})$

(2) n 元齐次线性方程组 $\boldsymbol{Ax}=\boldsymbol{0}$ 有非零解的充分必要条件是(　　)．

A. $r(\boldsymbol{A})<n$　　B. $r(\boldsymbol{A})=n$　　C. $r(\boldsymbol{A})>n$　　D. $r(\boldsymbol{A})\neq n$

(3) 已知 n 元线性方程组 $\boldsymbol{Ax}=\boldsymbol{b}$，其增广矩阵为 $\boldsymbol{B}$，该方程有无穷解的充分必要条件是(　　)．

A. $r(\boldsymbol{A})=r(\boldsymbol{B})=n$　　B. $r(\boldsymbol{A})<r(\boldsymbol{B})<n$

C. $r(\boldsymbol{A})>r(\boldsymbol{B})>n$　　D. $r(\boldsymbol{A})=r(\boldsymbol{B})<n$

2. 填空题．

(1) 若线性方程组 $\boldsymbol{Ax}=\boldsymbol{b}$ 的增广矩阵为 $\boldsymbol{B}\to\begin{pmatrix}2&0&3&1\\0&\lambda&\lambda&1\\0&0&0&\lambda\end{pmatrix}$，则此线性方程组________．

(2)已知线性方程组 $\boldsymbol{Ax}=\boldsymbol{b}$ 有解，若系数矩阵 $\boldsymbol{A}$ 的秩 $r(\boldsymbol{A})=5$，则增广矩阵 $\boldsymbol{B}$ 的秩 $r(\boldsymbol{B})=$________．

(3)若线性方程组 $\boldsymbol{Ax}=\boldsymbol{b}$ 的增广矩阵为 $\boldsymbol{B}\to\begin{pmatrix}1&3&2&5\\0&0&1&3\\0&0&\lambda&12\end{pmatrix}$，当常数 $\lambda=$________时，此线性方程组有无穷多解．

3. 讨论下列线性方程组解的存在性．

(1)$\begin{cases}x_1+x_2+2x_3-x_4=0\\2x_1+x_2+x_3-x_4=0\\2x_1+x_3=0\end{cases}$.　　(2)$\begin{cases}4x_1+2x_2-x_3=0\\3x_1-x_2+2x_3=10\\11x_1+3x_2=8\end{cases}$.

4. λ 取何值时，非齐次线性方程组．

$$\begin{cases}\lambda x_1+x_2+x_3=1\\x_1+\lambda x_2+x_3=\lambda\\x_1+x_2+\lambda x_3=\lambda^2\end{cases}$$

(1)有唯一解；(2)无解；(3)有无穷多个解．

5. 解下列线性方程组．

(1)$\begin{cases}x_1-x_2+x_3=0\\3x_1-2x_2+4x_3=0\\3x_1-x_2+5x_3=0\end{cases}$.　　(2)$\begin{cases}x_1+2x_2+x_3-x_4=0\\3x_1+6x_2-x_3-3x_4=0\\5x_1+10x_2+x_3-5x_4=0\end{cases}$.

(3)$\begin{cases}x_1-2x_2+x_3=1\\-2x_1+x_2+x_3=-2\\x_1+x_2-2x_3=1\end{cases}$.　　(4)$\begin{cases}2x_1+3x_2+x_3=4\\x_1-2x_2+4x_3=-5\\3x_1+8x_2-2x_3=13\\4x_1-x_2+9x_3=-6\end{cases}$.

(5)$\begin{cases}x_1-2x_2-3x_3-2x_4=-1\\x_2+2x_3+x_4=6\\3x_1-2x_2-x_4=7\\2x_2+2x_3+x_4=5\end{cases}$.

9.5 矩阵的特征值与特征向量

定义1 设矩阵$\boldsymbol{A}$是n阶方阵,如果数λ和n维非零向量$\boldsymbol{x}$使下式成立

$$\boldsymbol{Ax}=\lambda\boldsymbol{x} \tag{9.30}$$

则称数λ为方阵$\boldsymbol{A}$的**特征值**(characteristic value),非零列向量$\boldsymbol{x}$称为矩阵$\boldsymbol{A}$的对应于特征值λ的**特征向量**(characteristic vector).

式(9.30)可写成如下形式

$$(\boldsymbol{A}-\lambda\boldsymbol{E})\boldsymbol{x}=\boldsymbol{0} \tag{9.31}$$

式(9.30)是一个n个未知数n个方程的齐次线性方程组. 由线性方程组的理论可知,齐次线性方程组(9.31)有非零解的充分必要条件,是其系数行列式等于零.

$$|\boldsymbol{A}-\lambda\boldsymbol{E}|=\begin{vmatrix} a_{11}-\lambda & a_{12} & \cdots & a_{1n} \\ a_{21} & a_{22}-\lambda & \cdots & a_{2n} \\ \vdots & \vdots & & \vdots \\ a_{n1} & a_{n2} & \cdots & a_{nn}-\lambda \end{vmatrix}=0 \tag{9.32}$$

定义2 设$\boldsymbol{A}$为n阶方阵,λ为它的特征值,由$|\boldsymbol{A}-\boldsymbol{\lambda E}|=0$给出的以$\lambda$为未知数的一元$n$次方程,称为矩阵$\boldsymbol{A}$的**特征方程**(characteristic equation). 其中$|\boldsymbol{A}-\boldsymbol{\lambda E}|$是$\lambda$的$n$次多项式,称为矩阵$\boldsymbol{A}$的**特征多项式**(characteristic polynomial).

显然,矩阵$\boldsymbol{A}$的特征值就是特征方程的根,称为**特征根**(characteristic root).

设$\lambda=\lambda_i$是矩阵$\boldsymbol{A}$的一个特征根,代入特征方程(9.32),便有$|\boldsymbol{A}-\lambda_i\boldsymbol{E}|=0$,于是齐次线性方程组(9.31)必有非零解. 即由方程组

$$\begin{cases} (a_{11}-\lambda)x_1+a_{12}x_2+\cdots+a_{1n}x_n=0 \\ a_{21}x_1+(a_{22}-\lambda)x_2+\cdots+a_{2n}x_n=0 \\ \cdots \\ a_{n1}x_1+a_{n2}x_2+\cdots+(a_{nn}-\lambda)x_n=0 \end{cases} \tag{9.33}$$

可以求出一组对应于$\lambda=\lambda_i$的非零解,记为$\boldsymbol{x}=\boldsymbol{p}_i$,其中$\boldsymbol{p}_i=(p_{i1},p_{i2},\cdots,p_{in})'$. 此时$\boldsymbol{p}_i$即为矩阵$\boldsymbol{A}$的对应于特征值$\lambda_i$的特征向量.

对于矩阵$\boldsymbol{A}$的每一个特征值,都可通过上述方法,求出对应的一组方程组的非零解,得到一个特征向量.

若特征方程有n个根,那么我们就可以求出对应方程组的n组解,即得到n个特征向量.

例1 求矩阵$\boldsymbol{A}$的特征值.

$$\boldsymbol{A}=\begin{pmatrix} -1 & -1 & 0 \\ -4 & 3 & 0 \\ 1 & 0 & 2 \end{pmatrix}$$

解 矩阵$\boldsymbol{A}$的特征方程为$|\boldsymbol{A}-\lambda\boldsymbol{E}|=0$. 即

$$\begin{vmatrix} -1-\lambda & -1 & 0 \\ -4 & 3-\lambda & 0 \\ 1 & 0 & 2-\lambda \end{vmatrix}=0$$

展开后,得$(2-\lambda)(\lambda-1)^2=0$,故矩阵$\boldsymbol{A}$的特征值为$\lambda_1=2,\lambda_2=\lambda_3=1$.

例2 求矩阵$\boldsymbol{A}$的特征值与特征向量.

$$\boldsymbol{A}=\begin{pmatrix} 3 & -1 \\ -1 & 3 \end{pmatrix}$$

解　矩阵 $\boldsymbol{A}$ 的特征方程为

$$|\boldsymbol{A}-\lambda\boldsymbol{E}|=\begin{vmatrix}3-\lambda & -1\\ -1 & 3-\lambda\end{vmatrix}=(3-\lambda)^2-1=(4-\lambda)(2-\lambda)=0$$

所以矩阵 $\boldsymbol{A}$ 的特征值为 $\lambda_1=2,\lambda_2=4$.

当 $\lambda_1=2$ 时，解方程组 $(\boldsymbol{A}-2\boldsymbol{E})\boldsymbol{X}=0$.

$$(\boldsymbol{A}-2\boldsymbol{E})=\begin{pmatrix}3-2 & -1\\ -1 & 3-2\end{pmatrix}=\begin{pmatrix}1 & -1\\ -1 & 1\end{pmatrix}\xrightarrow{r_2+r_1}\begin{pmatrix}1 & -1\\ 0 & 0\end{pmatrix}$$

由此可解得 $x_1=x_2$，所以对应的特征向量，即方程组 $(\boldsymbol{A}-2\boldsymbol{E})\boldsymbol{x}=\boldsymbol{0}$ 的非零解，可取为

$$\boldsymbol{p}_1=\begin{pmatrix}1\\1\end{pmatrix}$$

当 $\lambda_2=4$ 时，解方程组 $(\boldsymbol{A}-4\boldsymbol{E})\boldsymbol{x}=\boldsymbol{0}$.

$$\boldsymbol{A}-4\boldsymbol{E}=\begin{pmatrix}3-4 & -1\\ -1 & 3-4\end{pmatrix}=\begin{pmatrix}-1 & -1\\ -1 & -1\end{pmatrix}\xrightarrow{r_2-r_1}\begin{pmatrix}-1 & -1\\ 0 & 0\end{pmatrix}\xrightarrow{r_1\times(-1)}\begin{pmatrix}1 & 1\\ 0 & 0\end{pmatrix}$$

由此可解得 $x_1=-x_2$，所以对应的特征向量

$$\boldsymbol{p}_2=\begin{pmatrix}-1\\1\end{pmatrix}$$

习题 9.5

1. 填空题.

(1) 矩阵 $\boldsymbol{A}=\begin{pmatrix}8 & 7\\ 1 & 2\end{pmatrix}$ 的特征多项式是________.

(2)矩阵 $\boldsymbol{A}=\begin{pmatrix}3 & 2 & 4\\ 2 & 0 & 2\\ 4 & 2 & 3\end{pmatrix}$ 的特征值为________.

(3 矩阵 $\boldsymbol{A}=\begin{pmatrix}3 & 2 & 4\\ 2 & 0 & 2\\ 4 & 2 & 3\end{pmatrix}$ 的特征向量为________.

2. 求下列矩阵的特征值.

(1) $\begin{pmatrix}1 & 2 & 3\\ 2 & 1 & 3\\ 3 & 3 & 6\end{pmatrix}$.　　(2) $\begin{pmatrix}3 & 1 & 0\\ -4 & -1 & 0\\ 4 & 8 & -2\end{pmatrix}$.

3. 求下列矩阵的特征值和特征向量.

(1) $\begin{pmatrix}1 & -1\\ 2 & 4\end{pmatrix}$.　　(2) $\begin{pmatrix}2 & 3\\ 1 & 0\end{pmatrix}$.

9.6　线性代数在医学中的应用

本节通过几个实例来说明线性代数在医药学中具有广泛的应用.

例 1　设有第一组 3 人患有某种传染病，现查询第二组 6 人是否与 3 个感染者有过接触并规定：若第二组的第 j 人与第一组的第 i 人接触过，则记为 $a_{ij}=1$，没有接触过则记 $a_{ij}=0$. 查询

结果可用下面的 3×6 矩阵 **A** 来表示

$$\boldsymbol{A}=(a_{ij})_{3\times 6}=\begin{pmatrix}0&0&1&0&1&0\\1&0&0&1&0&0\\0&0&1&1&0&1\end{pmatrix}$$

然后，查询第三组 7 人是否与第二组 6 人发生过接触，并作出上述相同的规定，结果得到一个 6×7矩阵 ***B***.

$$\boldsymbol{B}=(b_{ij})_{6\times 7}=\begin{pmatrix}0&0&1&0&0&1&0\\0&0&1&1&0&0&0\\1&0&0&0&0&1&1\\0&0&1&1&0&0&0\\0&1&0&1&0&0&0\\1&0&0&0&0&1&0\end{pmatrix}$$

矩阵 **A** 和 **B** 分别描述了第一、二组之间及第二、三组之间直接接触的情况（或称为第一级接触）. 在实际工作中，还需了解第三组 7 人与第一组 3 个感染者之间的间接接触情况（或称为第二级接触）. 这可用矩阵 **A**,**B** 的乘积 **C** 来描述

$$\boldsymbol{C}=(c_{ij})_{3\times 7}=\boldsymbol{AB}=\begin{pmatrix}1&1&0&1&0&1&1\\0&0&2&1&0&1&0\\2&0&1&1&0&2&1\end{pmatrix}$$

其中，$c_{ij}=\sum_{k=1}^{6}a_{ik}b_{kj}$ 表示第三组的第 j 个人与第一组第 i 个感染者之间的第二级接触的次数 . 比如，$c_{23}=2$ 就表示第三组中第三个人与第二个感染者有 2 次第二级接触 . 显然，只有第三组中第五人没有任何间接接触 .

例 2　研究一个种群，设该种群带有两种等位基因 a_1 和 a_2，它们的频率分别为 p 和 $q(p+q=1)$. 那么这两个等位基因能表达成 2×1 矩阵 **A**，它们的频率能表达成 2×1 矩阵 **F**，即

$$\boldsymbol{A}=\begin{pmatrix}a_1\\a_2\end{pmatrix},\quad \boldsymbol{F}=\begin{pmatrix}p\\q\end{pmatrix}$$

让这个种群随机交配，我们得到四种基因型：$a_1a_1, a_1a_2, a_2a_1, a_2a_2$. 为简单起见，假设每一对中的第一个字母表示雌亲体，第二个字母表示雄亲体 . 则上述的四种基因型可由矩阵 **A** 和 **A**′的乘积得到

$$\boldsymbol{AA}'=\begin{pmatrix}a_1\\a_2\end{pmatrix}(a_1\quad a_2)=\begin{pmatrix}a_1a_1&a_1a_2\\a_2a_1&a_2a_2\end{pmatrix}$$

同样，可由 a_1 和 a_2 二种等位基因的频率矩阵 **F** 和 **F**′的乘积，得到四种基因型的频数为

$$\boldsymbol{F}\cdot\boldsymbol{F}'=\begin{pmatrix}p\\q\end{pmatrix}(pq)=\begin{pmatrix}p^2&pq\\pq&q^2\end{pmatrix}$$

如果 a_1a_2 和 a_2a_1 没有区别，那么基因型的矩阵为 $\boldsymbol{G}=(a_1a_1, a_1a_2, a_2a_2)'$，相应的频率矩阵为

$$\boldsymbol{D}=(p^2, 2pq, q^2)'$$

例 3　假设我们有基因型 A 和 B，它在自受精的条件下，在单位时间内，能产生的基因型 A 和 B 的个体所具有的概率（用频率近似）如下表所示，即若基因型为 A，则所有表现型为A；若基因型为 B，那么它的表现型可能为 A，也可能为 B. 并且分别具有概率为$\frac{1}{2}$. 把表中的概率为矩

阵的元素，则矩阵 $\boldsymbol{p}_0=\begin{pmatrix}1 & \frac{1}{2}\\ 0 & \frac{1}{2}\end{pmatrix}$ 称为概率矩阵(每一列的元素和等于1).

表现型	基因型	
	A	B
A	1	1/2
B	0	1/2

我们再研究下一世代的自交，则所有基因 A 将保留，基因 B 中的一半将保留，基因型 B 中的另一半将变成A. 这样一来，下一世代(第一世代)的概率矩阵为

$$\boldsymbol{p}_1=\begin{pmatrix}1 & \frac{3}{4}\\ 0 & \frac{1}{4}\end{pmatrix}$$

显然，$\boldsymbol{p}_1=\boldsymbol{p}_0\cdot\boldsymbol{p}_0=\boldsymbol{p}_0^2$. 同样再下一世代(第二世代)的概率矩阵 $\boldsymbol{p}_2$ 为

$$\boldsymbol{p}_2=\boldsymbol{p}_1\cdot\boldsymbol{p}_0=\boldsymbol{p}_0^3=\begin{pmatrix}1 & \frac{7}{8}\\ 0 & \frac{1}{8}\end{pmatrix}$$

这样，经过 n 世代的自受精，则第 n 世代的概率矩阵 $\boldsymbol{p}_n$ 为

$$\boldsymbol{p}_n=\boldsymbol{p}_{n-1}\cdot\boldsymbol{p}_0=\boldsymbol{p}_0^{n+1}=\begin{pmatrix}1 & 1-\left(\frac{1}{2}\right)^{n+1}\\ 0 & \left(\frac{1}{2}\right)^{n+1}\end{pmatrix}$$

当 $n\to\infty$ 时，即繁殖的世代数变成很大时，矩阵 $\boldsymbol{p}_n$ 逼近

$$\boldsymbol{p}_\infty=\begin{pmatrix}1 & 1\\ 0 & 0\end{pmatrix}$$

这就是说，若繁殖无限地进行下去，则只有 A 型保留，而 B 型将最后消失.

例4　在图9-1中，设血液往血管分支点流动的流率为 z，经两条血管离开分支点的流率分别为 x 和 y，则 $z=x+y$.

假定各条血管距分支点一定距离处的压强分别为 p_z，p_x 和 p_y，在分支点的压强为 p，并且压降(对分支点的压强差)与流率成正比，则得

$$\begin{cases}x+y=z\\ zR_z=p_z-p\\ xR_x=p-p_x\\ yR_y=p-p_y\end{cases}$$

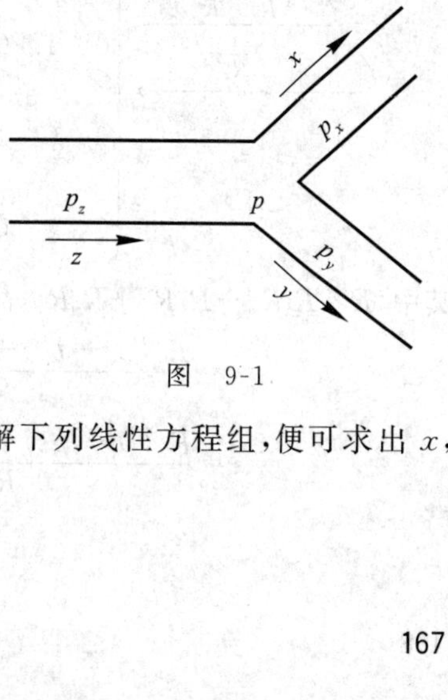

图　9-1

其中，R_z，R_x，R_y 分别为三条血管相应的比例系数.

如果血管端点的压强 p_x，p_y，p_z 可以测得，那么我们通过解下列线性方程组，便可求出 x，y，z 及 p.

$$\begin{cases} x+y-z=0 \\ R_z z+p=p_z \\ -R_x x+p=p_x \\ -R_y y+p=p_y \end{cases}$$

为此,对该方程组的增广矩阵进行初等行变换.

$$\boldsymbol{B}=\begin{pmatrix} 1 & 1 & -1 & 0 & 0 \\ 0 & 0 & R_z & 1 & p_z \\ -R_x & 0 & 0 & 1 & p_x \\ 0 & -R_y & 0 & 1 & p_y \end{pmatrix} \xrightarrow{r_3+R_x r_1} \begin{pmatrix} 1 & 1 & -1 & 0 & 0 \\ 0 & 0 & R_z & 1 & p_z \\ 0 & R_x & -R_x & 1 & p_x \\ 0 & -R_y & 0 & 1 & p_y \end{pmatrix}$$

$$\xrightarrow[\frac{1}{R_y}r_4]{\substack{r_2\leftrightarrow r_3 \\ \frac{1}{R_x}r_2}} \begin{pmatrix} 1 & 1 & -1 & 0 & 0 \\ 0 & 1 & -1 & \frac{1}{R_x} & \frac{p_x}{R_x} \\ 0 & 0 & R_z & 1 & p_z \\ 0 & -1 & 0 & \frac{1}{R_y} & \frac{p_y}{R_y} \end{pmatrix} \xrightarrow[\frac{1}{R_2}r_3]{r_4+r_2} \begin{pmatrix} 1 & 1 & -1 & 0 & 0 \\ 0 & 1 & -1 & \frac{1}{R_x} & \frac{p_x}{R_x} \\ 0 & 0 & 1 & \frac{1}{R_z} & \frac{p_z}{R_z} \\ 0 & 0 & -1 & \frac{1}{R_x}+\frac{1}{R_y} & \frac{p_x}{R_x}+\frac{p_y}{R_y} \end{pmatrix}$$

$$\xrightarrow{r_4+r_3} \begin{pmatrix} 1 & 1 & -1 & 0 & 0 \\ 0 & 1 & -1 & \frac{1}{R_x} & \frac{p_x}{R_x} \\ 0 & 0 & 1 & \frac{1}{R_z} & \frac{p_z}{R_z} \\ 0 & 0 & 0 & \frac{1}{R_x}+\frac{1}{R_y}+\frac{1}{R_z} & \frac{p_x}{R_x}+\frac{p_y}{R_y}+\frac{p_z}{R_z} \end{pmatrix}$$

$$\xrightarrow[\frac{R_xR_yR_z}{R_xR_y+R_xR_z+R_yR_z}]{\substack{r_1-r_2 \\ r_2+r_3}} \begin{pmatrix} 1 & 0 & 0 & -\frac{1}{R_x} & -\frac{p_x}{R_x} \\ 0 & 1 & 0 & \frac{1}{R_x}+\frac{1}{R_z} & \frac{p_x}{R_x}+\frac{p_z}{R_z} \\ 0 & 0 & 1 & \frac{1}{R_z} & \frac{p_z}{R_z} \\ 0 & 0 & 0 & 1 & \frac{p_xR_yR_z+p_yR_xR_z+p_zR_xR_y}{R_xR_y+R_xR_z+R_yR_z} \end{pmatrix}$$

$$\xrightarrow[r_3-\frac{1}{R_x}r_4]{\substack{r_1+\frac{1}{R_x}r_4 \\ r_2-\left(\frac{1}{R_x}+\frac{1}{R_z}\right)r_4}} \begin{pmatrix} 1 & 0 & 0 & 0 & \frac{R_y(p_z-p_x)+R_x(p_z-p_y)}{R} \\ 0 & 1 & 0 & 0 & \frac{R_z(p_x-p_y)+R_x(p_z-p_y)}{R} \\ 0 & 0 & 1 & 0 & \frac{R_x(p_z-p_y)+R_y(p_z-p_x)}{R} \\ 0 & 0 & 0 & 1 & \frac{p_xR_yR_z+p_yR_xR_z+p_zR_xR_y}{R} \end{pmatrix}$$

其中,$R=R_xR_y+R_xR_z+R_yR_z$,故可求其唯一解为

$$x=\frac{R_y(p_z-p_x)+R_x(p_z-p_y)}{R},\quad y=\frac{R_z(p_x-p_y)+R_x(p_z-p_y)}{R}$$

$$z=\frac{R_x(p_z-p_y)+R_y(p_z-p_x)}{R},\quad p=\frac{p_xR_yR_z+p_yR_xR_z+p_zR_xR_y}{R}$$

习题 9.6

某中药厂用九种中草药($A-I$)根据不同的比例制成了 7 种特效药，各用量成分见下表(单位:g).

药　品	成　分								
	A	B	C	D	E	F	G	H	I
成药 1 号	10	12	5	7	0	25	9	6	8
成药 2 号	12	0	3	9	1	5	4	5	2
成药 3 号	14	12	11	25	2	35	17	16	12
成药 4 号	12	25	0	5	25	5	25	10	0
成药 5 号	20	35	5	15	5	35	2	10	2
成药 6 号	38	60	14	47	33	55	39	35	6
成药 7 号	100	55	0	35	6	50	25	10	20

(1)某医院要购买这七种特效要，但药厂的第 3 号要和第 6 号药已经卖完，请问能否用其他特效药配制出这两种脱销的药品？

(2)现在医院想用这 7 种草药配制三种新的特效药，下表给出了三种新的特效药的成分，请问能否配制？如何配制？

药　品	成　分								
	A	B	C	D	E	F	G	H	I
1 号新药	40	62	14	44	53	50	71	41	14
2 号新药	162	141	27	102	60	155	118	68	52
3 号新药	88	67	8	51	7	80	38	21	30

复习题 9

1. 求下列排列的逆序数.

(1) 12345.　　(2) 54321.

(3) 23154.　　(4) 42153.

2. 计算下列行列式.

(1) $\begin{vmatrix} 4 & 1 & 2 & 4 \\ 10 & 5 & 2 & 0 \\ 0 & 1 & 1 & 7 \\ 1 & 2 & 0 & 2 \end{vmatrix}$.　　(2) $\begin{vmatrix} 1 & 2 & 3 & 4 \\ 1 & 3 & 4 & 1 \\ 1 & 4 & 1 & 2 \\ 1 & 1 & 2 & 3 \end{vmatrix}$.

(3) $\begin{vmatrix} a & b & a+b \\ b & a+b & a \\ a+b & a & b \end{vmatrix}$.　　(4) $\begin{vmatrix} 1 & 1 & 1 \\ a & b & c \\ b+c & c+a & a+b \end{vmatrix}$.

3. 用行列式的性质证明下列等式.

(1) $\begin{vmatrix} -ab & ac & ae \\ bd & -cd & ed \\ bf & cf & -ef \end{vmatrix} = 4abcdef$.　　(2) $\begin{vmatrix} a^2 & ab & b^2 \\ 2a & a+b & 2b \\ 1 & 1 & 1 \end{vmatrix} = (a-b)^3$.

4. 计算下列矩阵的乘积.

(1) $\begin{pmatrix}4 & 3 & 1\\1 & -2 & 3\\5 & 7 & 0\end{pmatrix}\begin{pmatrix}0\\2\\1\end{pmatrix}$.　　(2) $(1\quad 4\quad 7)\begin{pmatrix}7\\-4\\1\end{pmatrix}$.

(3) $\begin{pmatrix}2 & 1 & 4 & 0\\1 & -1 & 3 & 4\end{pmatrix}\begin{pmatrix}1 & 3 & 1\\0 & -1 & 2\\1 & -3 & 1\\4 & 0 & -2\end{pmatrix}$.　　(4) $\begin{pmatrix}1\\0\\2\\-1\end{pmatrix}(3\quad -2\quad 1\quad 0)$.

5. 求下列矩阵的逆矩阵.

(1) $\begin{pmatrix}1 & 0 & 0\\1 & 2 & 0\\1 & 2 & 3\end{pmatrix}$.　　(2) $\begin{pmatrix}2 & 2 & 3\\1 & -1 & 0\\-1 & 2 & 1\end{pmatrix}$.

(3) $\begin{pmatrix}1 & 2 & -1\\3 & 4 & -2\\5 & -4 & 1\end{pmatrix}$.　　(4) $\begin{pmatrix}5 & 2 & 0 & 0\\2 & 1 & 0 & 0\\0 & 0 & 8 & 3\\0 & 0 & 5 & 2\end{pmatrix}$.

6. 求下列矩阵的秩.

(1) $\begin{pmatrix}1 & 4 & 3 & 2\\1 & 0 & 2 & 3\end{pmatrix}$.　　(2) $\begin{pmatrix}1 & 1 & 0 & 2\\0 & -1 & 2 & -1\\1 & 3 & -4 & 4\end{pmatrix}$.

(3) $\begin{pmatrix}1 & 2 & -1 & -3 & -2\\2 & -1 & 3 & 1 & -3\\3 & 0 & 5 & -1 & 0\end{pmatrix}$.　　(4) $\begin{pmatrix}1 & 1 & 2 & 2 & 1\\0 & 2 & 1 & 5 & -1\\2 & 0 & 3 & -1 & 3\\1 & 1 & 0 & 4 & -1\end{pmatrix}$.

7. 利用逆矩阵求下列线性方程组.

(1) $\begin{cases}x_1+2x_2+3x_3=1\\2x_1+2x_2+5x_3=2.\\3x_1+5x_2+x_3=3\end{cases}$　　(2) $\begin{cases}x_1-x_2-x_3=2\\2x_1-x_2-3x_3=1.\\3x_1+2x_2-5x_3=0\end{cases}$

8. 讨论 $\boldsymbol{A},\boldsymbol{B}$ 两矩阵是否等价.

(1) $\boldsymbol{A}=\begin{pmatrix}1 & 2 & 3\\2 & 2 & 1\\3 & 4 & 3\end{pmatrix},\boldsymbol{B}=\begin{pmatrix}0 & 2 & 0\\1 & 0 & 0\\0 & 0 & -1\end{pmatrix}$.

(2) $\boldsymbol{A}=\begin{pmatrix}1 & 4 & 1 & 0\\2 & 1 & -1 & -3\\1 & 0 & -3 & -1\\1 & -3 & -2 & -3\end{pmatrix},\boldsymbol{B}=\begin{pmatrix}1 & 0 & 0 & 0\\0 & 1 & 0 & 0\\0 & 0 & 1 & 0\\0 & 0 & 0 & 1\end{pmatrix}$.

9. 判断下列向量组的线性相关性.

(1) $\boldsymbol{\alpha}_1=(-1,3,2,5),\boldsymbol{\alpha}_2=(3,-1,0,-4),\boldsymbol{\alpha}_3=(2,2,2,2),\boldsymbol{\alpha}_4=(1,-5,4,6)$.

(2) $\boldsymbol{\alpha}_1=(1,1,3,1),\boldsymbol{\alpha}_2=(1,0,0,0),\boldsymbol{\alpha}_3=(2,2,7,-1),\boldsymbol{\alpha}_4=(3,-1,2,4)$.

10. 求下列向量组的秩和一个极大无关组,并把其余向量用极大无关组线性表示.

(1) $\boldsymbol{\alpha}_1=\begin{pmatrix}1\\1\\1\end{pmatrix},\boldsymbol{\alpha}_2=\begin{pmatrix}1\\0\\1\end{pmatrix},\boldsymbol{\alpha}_3=\begin{pmatrix}0\\-1\\0\end{pmatrix}$.

(2) $\boldsymbol{\alpha}_1=\begin{pmatrix}1\\-1\\2\\4\end{pmatrix},\boldsymbol{\alpha}_2=\begin{pmatrix}0\\3\\1\\2\end{pmatrix},\boldsymbol{\alpha}_3=\begin{pmatrix}3\\0\\7\\14\end{pmatrix},\boldsymbol{\alpha}_4=\begin{pmatrix}1\\-1\\2\\0\end{pmatrix},\boldsymbol{\alpha}_5=\begin{pmatrix}2\\1\\5\\6\end{pmatrix}$.

11. 用基础解系表示下列方程组的通解.

(1) $\begin{cases}x_1-8x_2+10x_3+2x_4=0\\2x_1+4x_2+5x_3-x_4=0\\3x_1+8x_2+6x_3-2x_4=0\end{cases}$.

(2) $\begin{cases}x_1+2x_2-x_3+x_4=1\\-2x_1-4x_2+x_3-3x_4=4\\4x_1+8x_2-3x_3+5x_4=-2\end{cases}$.

12. 求下列矩阵的特征值与特征向量.

(1) $\begin{pmatrix}3&-1\\-1&3\end{pmatrix}$.　　　(2) $\begin{pmatrix}3&2&4\\2&0&2\\4&2&3\end{pmatrix}$.

第2篇

习题部分

第1章 函数、极限与连续

1.1 基本教学要求

教学目的

1. 理解函数、分段函数的概念，了解函数的简单性质.
2. 掌握极限的概念，会求左右极限.
3. 了解无穷小量的概念和无穷小量的运算性质.
4. 掌握极限的四则运算法则和极限运算.
5. 熟练掌握用两个重要极限求极限的方法.
6. 掌握函数连续性和间断点的定义.
7. 会判断函数连续性和间断点.
8. 了解闭区间上连续函数的性质.

教学重点

1. 函数极限和函数连续的概念.
2. 极限的运算.
3. 用两个重要极限求极限的方法.
4. 函数连续性和间断点.

教学难点

1. 两个重要极限求极限.
2. 函数连续性和间断点的判断.

1.2 习题详解

习题 1.1

1. 确定下列函数的定义域.

(1) $y=\dfrac{\sqrt{x}}{\sin x}$.

解 由 $\begin{cases}x\geqslant 0\\ \sin x\neq 0\end{cases}$，解得 $\begin{cases}x\geqslant 0\\ x\neq k\pi\end{cases}\quad (k\in\mathbf{Z})$，所以函数的定义域为 $D=\{x\,|\,x>0$ 且 $x\neq k\pi(k=1,2,3,\cdots)\}$.

(2) $y=\ln(\ln x)$.

解 由 $\ln x>0$，解得 $x>1$. 所以函数的定义域为 $D=\{x\,|\,x>1\}$.

(3) $y=(x-3)\sqrt{\dfrac{1-x}{1+x}}$.

解　由 $\dfrac{1-x}{1+x}\geqslant 0$，即 $\begin{cases}1-x\geqslant 0\\1+x>0\end{cases}$ 或 $\begin{cases}1-x\leqslant 0\\1+x<0\end{cases}$，解得 $-1<x\leqslant 1$ 或 $\begin{cases}x\geqslant 1\\x<-1\end{cases}$（舍去），所以函数的定义域为 $\{x\,|\,-1<x\leqslant 1\}$.

(4) $y=\arcsin\dfrac{x-2}{5-x}$.

解　由 $\begin{cases}\left|\dfrac{x-2}{5-x}\right|\leqslant 1\\5-x\neq 0\end{cases}$，解得 $\begin{cases}x\leqslant 2\\x\neq 5\end{cases}$ 或 $\begin{cases}2\leqslant x\leqslant \dfrac{7}{2}\\x\neq 5\end{cases}$，所以函数的定义域为 $\left\{x\,\middle|\,x\leqslant\dfrac{7}{2}\right\}$.

2. 计算函数值.

若 $f(x)=2x-3$，求 $f(x^2)$，$f^2(x)$，$f(x+h)-f(x)$.

解　$f(x^2)=2x^2-3$，

$f^2(x)=(2x-3)^2$，

$f(x+h)-f(x)=2(x+h)-3-(2x-3)=2h$.

3. 指出下列函数由哪些简单函数复合而成.

(1) $y=\sin 2x$.

解　$y=\sin u$，$u=2x$.

(2) $y=e^{\cos(x+1)}$.

解　$y=e^u$，$u=\cos v$，$v=x+1$.

4. 证明.

(1)两个偶函数的和或者积都是偶函数.

证明　设 $f(x)$ 与 $g(x)$ 都是偶函数，即 $f(-x)=f(x)$，$g(-x)=g(x)$，有 $f(-x)+g(-x)=f(x)+g(x)$，$f(-x)\times g(-x)=f(x)\times g(x)$，所以 $f(x)+g(x)$ 或 $f(x)\times g(x)$ 都是偶函数.

(2)两个奇函数的和是奇函数，积是偶函数.

证明　设 $f(x)$ 与 $g(x)$ 都是奇函数，即 $f(-x)=-f(x)$，$g(-x)=-g(x)$，有 $f(-x)+g(-x)=-f(x)+[-g(x)]=-[(f(x)+g(x)]$，$f(-x)\times g(-x)=-f(x)\times[-g(x)]=f(x)\times g(x)$，所以 $f(x)+g(x)$ 是奇函数，$f(x)\times g(x)$ 是偶函数.

习题 1.2

1. 研究下列函数的极限是否存在.

(1) $\cos x\quad(x\to\infty)$.

解　因为在 $x\to\infty$ 过程中，$\cos x$ 在 $[-1,1]$ 摆动，所以 $\lim\limits_{x\to\infty}\cos x$ 不存在.

(2) $\dfrac{8x^2}{x-3}\quad(x\to 3)$.

解　$\lim\limits_{x\to 3}\dfrac{8x^2}{x-3}=\infty$.

2. 判断下列函数极限是否存在.

(1)求函数 $f(x)=\dfrac{|x|}{x}$ 当 $x\to 0$ 时的左、右极限，并说明当 $x\to 0$ 时，$f(x)$ 的极限是否存在.

解　$\lim\limits_{x\to 0^-}f(x)=\lim\limits_{x\to 0^-}\dfrac{-x}{x}=-1$，$\lim\limits_{x\to 0^+}f(x)=\lim\limits_{x\to 0^+}\dfrac{x}{x}=1$. 因为 $\lim\limits_{x\to 0^+}f(x)\neq\lim\limits_{x\to 0^+}f(x)$，所以

$\lim\limits_{x\to 0}f(x)$不存在.

(2)设 $f(x)=\begin{cases}x^2 & 当\ x<0\\ 2x & 当\ 0\leqslant x<1\\ x-1 & 当\ 1\leqslant x\end{cases}$,讨论 $f(x)$当 $x\to 0$ 和 $x\to 1$ 时的极限.

解　$\lim\limits_{x\to 0^-}f(x)=\lim\limits_{x\to 0^-}x^2=0$, $\lim\limits_{x\to 0^+}f(x)=\lim\limits_{x\to 0^+}2x=0$. 因为 $\lim\limits_{x\to 0^+}f(x)=\lim\limits_{x\to 0^-}f(x)$,所以 $\lim\limits_{x\to 0}f(x)=0$.

$\lim\limits_{x\to 1^-}f(x)=\lim\limits_{x\to 1^-}2x=2$, $\lim\limits_{x\to 1^+}f(x)=\lim\limits_{x\to 1^+}(x-1)=0$. 因为 $\lim\limits_{x\to 1^+}f(x)\neq\lim\limits_{x\to 1^-}f(x)$,所以 $\lim\limits_{x\to 1}f(x)$不存在.

3. 当 x 趋于何值时,下列函数是无穷小量.

(1)$\dfrac{x-1}{x^3-1}$.

解　$\dfrac{x-1}{x^3-1}=\dfrac{1}{x^2+x+1}$,当 $x\to\infty$时,$\left(\dfrac{x-1}{x^3-1}\right)\to 0$,所以 $x\to\infty$.

(2)$e^{\frac{1}{x}}-1$.

解　当$\dfrac{1}{x}\to 0$ 时,$(e^{\frac{1}{x}}-1)\to 0$,所以 $x\to\infty$.

习题 1.3

求下列极限.

(1)$\lim\limits_{x\to 0}\dfrac{\sin\dfrac{x}{3}}{x}$.

解　原式$=\lim\limits_{x\to 0}\dfrac{1}{3}\times\dfrac{\sin\dfrac{x}{3}}{\dfrac{x}{3}}=\lim\limits_{x\to 0}\dfrac{1}{3}\times\lim\limits_{x\to 0}\dfrac{\sin\dfrac{x}{3}}{\dfrac{x}{3}}=\dfrac{1}{3}$;或依据等价无穷小原理,在 $x\to 0$ 时,$\sin\dfrac{x}{3}$等价为$\dfrac{x}{3}$,原式$=\lim\limits_{x\to 0}\dfrac{\dfrac{x}{3}}{x}=\dfrac{1}{3}$.

(2)$\lim\limits_{x\to\infty}x\sin\dfrac{2}{x}$.

解　原式$=\lim\limits_{x\to\infty}x\sin\dfrac{2}{x}=\lim\limits_{x\to\infty}2\dfrac{\sin\dfrac{2}{x}}{\dfrac{2}{x}}=\lim\limits_{x\to\infty}2\times\lim\limits_{x\to\infty}\dfrac{\sin\dfrac{2}{x}}{\dfrac{2}{x}}=2$;或依据等价无穷小原理,在 $x\to\infty$时,$\dfrac{2}{x}\to 0$,所以 $\sin\dfrac{2}{x}$等价为$\dfrac{2}{x}$,原式$=\lim\limits_{x\to\infty}x\dfrac{2}{x}=2$.

(3)$\lim\limits_{x\to 2}(x^2+2x-1)$.

解　原式$=2^2+2\times 2-1=7$.

(4)$\lim\limits_{x\to 1}\dfrac{x^3-1}{x}$.

解　原式$=0$.

(5)$\lim\limits_{x\to 3}\dfrac{8x^2}{x-3}$.

解　原式$=\dfrac{\lim\limits_{x\to 3}8x^2}{\lim\limits_{x\to 3}(x-3)}=\infty$.

(6) $\lim\limits_{x\to 1}\dfrac{x^3+2x+5}{x^2+1}$.

解　原式 $=\dfrac{1+2+5}{1+1}=4$.

(7) $\lim\limits_{x\to\infty}\dfrac{2x}{1+x^2}$.

解　原式 $=\lim\limits_{x\to\infty}\dfrac{\dfrac{2}{x}}{\dfrac{1}{x^2}+1}=0$.

(8) $\lim\limits_{x\to 0}\dfrac{\sin mx}{\sin nx}$.

解　原式 $=\lim\limits_{x\to 0}\dfrac{\dfrac{\sin mx}{mx}\cdot m}{\dfrac{\sin nx}{nx}\cdot n}=\dfrac{m}{n}$.

(9) $\lim\limits_{x\to 0}\dfrac{1-\cos x}{x}$.

解　原式 $=\lim\limits_{x\to 0}\dfrac{\sin^2\dfrac{x}{2}}{\left(\dfrac{x}{2}\right)^2}\cdot\dfrac{x}{2}=\lim\limits_{\frac{x}{2}\to 0}\left[\dfrac{\sin\dfrac{x}{2}}{\dfrac{x}{2}}\right]^2\cdot\dfrac{x}{2}=\lim\limits_{\frac{x}{2}\to 0}\left[\dfrac{\sin\dfrac{x}{2}}{\dfrac{x}{2}}\right]^2\cdot\lim\limits_{\frac{x}{2}\to 0}\dfrac{x}{2}=0$.

(10) $\lim\limits_{x\to\infty}\left(1+\dfrac{1}{x}\right)^{3x}$.

解　原式 $=\lim\limits_{x\to\infty}\left[\left(1+\dfrac{1}{x}\right)^x\right]^3=e^3$.

习题 1.4

1. 指出下列函数的不连续点及其类型.

(1) $y=\dfrac{x}{(1+x)^2}$.

解　因为 $\lim\limits_{x\to -1}\dfrac{x}{(1+x)^2}=\infty$,所以 -1 是第二类间断点,为无穷间断点.

(2) $y=\dfrac{1+x}{2-x^2}$.

解　因为 $\lim\limits_{x\to\sqrt{2}}\dfrac{1+x}{2-x^2}=\infty$,所以 $\sqrt{2}$ 为第二类间断点,为无穷间断点.

(3) $y=\dfrac{|x|}{x}$.

解　因为 $\lim\limits_{x\to 0^+}\dfrac{|x|}{x}=\lim\limits_{x\to 0^+}\dfrac{x}{x}=1$, $\lim\limits_{x\to 0^-}\dfrac{|x|}{x}=\lim\limits_{x\to 0^+}\dfrac{-x}{x}=-1$,所以 0 是第一类间断点,为跳跃间断点.

(4) $y=\dfrac{\sin x}{x}$.

解　$x=0$ 为间断点.

2. 证明:$x^5-2x^2+x+1=0$ 在 $(-1,1)$ 至少存在一个实数根.

证明　设 $f(x)=x^5-2x^2+x+1$,有 $f(-1)=-3<0$, $f(1)=1>0$,根据定理 4(根存在定理),方程 $x^5-2x^2+x+1=0$ 在 $(-1,1)$ 至少存在一个实数根.

复习题1

1. 求下列函数的定义域.

(1) $f(x)=\frac{2x}{x^2-3x+2}$.

解　由 $x^2-3x+2=(x-1)(x-2)\neq 0$，解得函数的定义域为 $\{x\mid x\in\mathbf{R}$ 且 $x\neq 1$ 且 $x\neq 2\}$.

(2) $y=\sqrt{4-x^2}+\frac{1}{1-x^2}$.

解由 $\begin{cases}4-x^2\geqslant 0\\1-x^2\neq 0\end{cases}$，得 $-2\leqslant x\leqslant 2$，$x\neq\pm 1$，所以函数的定义域为 $[-2,-1)\cup(-1,1)\cup(1,2]$.

(3) $f(x)=\ln(2x+1)+\sqrt{4-3x}$.

解　由 $\begin{cases}2x+1>0\\4-3x\geqslant 0\end{cases}$，解得函数的定义域为 $\left(-\frac{1}{2},\frac{4}{3}\right]$.

(4) $y=\arcsin(1-x)+\frac{1}{2}\lg\frac{1+x}{1-x}$.

解　由 $\begin{cases}|1-x|\leqslant 1\\\frac{1+x}{1-x}>0\end{cases}$，解得 $\begin{cases}0\leqslant x\leqslant 2\\-1<x<1\end{cases}$，所以定义域为 $[0,1)$.

(5) $f(x)=\arcsin(2x+1)$.

解　由 $|2x+1|\leqslant 1$，解得函数的定义域为 $[-1,0]$.

2. 计算下列各题.

(1) 设 $f(x)=|x-3|+|x-1|$，计算 $f(-2),f(-1),f(0),f(1),f(2)$.

解　$f(-2)=|-2-3|+|-2-1|=8$，　$f(-1)=|-1-3|+|-1-1|=6$，

$f(0)=|0-3|+|0-1|=4$，　$f(1)=|1-3|+|1-1|=2$，

$f(2)=|2-3|+|2-1|=2$.

(2) 若 $f(x)=\begin{cases}-x-1 & 当\ x<0\\0 & 当\ x=0\\-x+1 & 当\ x>0\end{cases}$，求 $f(-1),f(0),f(0.5)$，并做函数图像.

解　$f(-1)=(-x-1)\big|_{x=-1}=0$，$f(0)=0$，$f(0.5)=(-x+1)\big|_{x=0.5}=0.5$.

函数图像如右图所示.

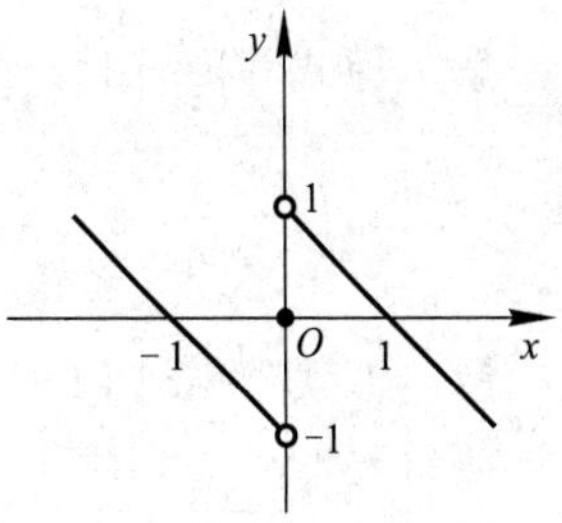

3. 指出下列函数由哪些简单函数复合而成.

(1) $y=\sin^4 x^3$.

解　$y=u^4,u=\sin v,v=x^3$.

(2) $y=1+2^{\sqrt{1+x^2}}$.

解　$y=1+2^u,u=\sqrt{v},v=1+x^2$.

(3) $y=\ln\tan\frac{x}{3}$.

解　$y=\ln u,u=\tan v,v=\frac{x}{3}$.

(4) $y=2^{\sin^2(x+1)}$.

解　$y=2^u,u=v^2,v=\sin w,w=x+1$.

(5) $y=\lg(\lg^2(\lg(x+1)))$.

解　$y=\lg u,u=v^2,v=\lg w,w=\lg t,t=x+1$.

(6) $y=\ln\cos^5(\sqrt{\arctan x})$.

解　$y=\ln u, u=v^5, v=\cos w, w=\sqrt{t}, t=\arctan x$.

4. 研究下列函数的极限是否存在.

(1) $y=\sin x(x\to\infty)$.

解　因为在 $x\to\infty$ 的过程中，$\sin(x)$ 在 $[-1,1]$ 内摆动，所以 $\lim\limits_{x\to\infty}\sin x$ 不存在.

(2) $y=\dfrac{3x^2}{x-5}(x\to5)$.

解　因为 $\lim\limits_{x\to5}\dfrac{3x^2}{x-5}=\infty$，所以函数极限不存在.

(3) $y=\left(1+\dfrac{1}{x}\right)\left(x-\dfrac{3}{x}\right)\quad(x\to\infty)$.

解　$\lim\limits_{x\to\infty}\left(1+\dfrac{1}{x}\right)\left(x-\dfrac{3}{x}\right)=\lim\limits_{x\to\infty}\dfrac{x^3+x^2-3x-3}{x^2}=\infty$.

(4) $y=e^x\sin x(x\to-\infty)$.

解　$\lim\limits_{x\to-\infty}e^x\sin x=0$.

5. 求下列极限.

(1) $\lim\limits_{x\to0}\dfrac{\sin\sin x}{x}$.

解　根据等价无穷小可知，$x\to0$ 时，$\sin x\to0$，所以 $\sin\sin x$ 可以等价为 $\sin x$，所以原式$=\lim\limits_{x\to0}\dfrac{\sin x}{x}=1$.

(2) $\lim\limits_{x\to1}\dfrac{\sin(x^2-1)}{x-1}$.

解　原式$=\lim\limits_{x\to1}\dfrac{\sin(x^2-1)}{x^2-1}\times(x+1)=\lim\limits_{x\to1}\dfrac{\sin(x^2-1)}{x^2-1}\times\lim\limits_{x\to1}(x+1)=2$.

(3) $\lim\limits_{x\to\infty}\left(2-\dfrac{1}{x}+\dfrac{1}{x^2}\right)$.

解　原式$=\lim\limits_{x\to\infty}2-\lim\limits_{x\to\infty}\dfrac{1}{x}+\lim\limits_{x\to\infty}\dfrac{1}{x^2}=2$.

(4) $\lim\limits_{x\to\infty}\left(1-\dfrac{1}{x}\right)^x$.

解　原式$=\lim\limits_{x\to\infty}\left[\left(1+\dfrac{1}{-x}\right)^{-x}\right]^{-1}=e^{-1}$.

(5) $\lim\limits_{x\to\infty}\left(1+\dfrac{5}{x}\right)^x$.

解　原式$=\lim\limits_{x\to\infty}\left[\left(1+\dfrac{5}{x}\right)^{\frac{x}{5}}\right]^5=e^5$.

(6) $\lim\limits_{x\to4}\dfrac{\sqrt{x}-2}{x-4}$.

解　原式$=\lim\limits_{x\to4}\dfrac{\sqrt{x}-2}{(\sqrt{x}-2)(\sqrt{x}+2)}=\dfrac{1}{4}$.

(7) $\lim\limits_{x\to2}\dfrac{x^2-3x+2}{x^2-x-2}$.

解　原式$=\lim\limits_{x\to2}\dfrac{(x-1)(x-2)}{(x+1)(x-2)}=\lim\limits_{x\to2}\dfrac{x-1}{x+1}=\dfrac{1}{3}$.

(8) $\lim\limits_{x\to\infty}\left(\dfrac{x}{1+x}\right)^{4x}$.

解　原式 $=\lim\limits_{x\to\infty}\dfrac{1}{\left[\left(1+\dfrac{1}{x}\right)^{x}\right]^{4}}=e^{-4}$.

(9) $\lim\limits_{x\to 1}\dfrac{x^2-1}{\sqrt{x}-1}$.

解　原式 $=\lim\limits_{x\to 1}\dfrac{(\sqrt{x}-1)(\sqrt{x}+1)(x+1)}{\sqrt{x}-1}=\lim\limits_{x\to 1}(\sqrt{x}+1)(x+1)=4$.

(10) $\lim\limits_{x\to 0}\dfrac{\sqrt{1+x^2}-1}{x}$.

解　原式 $=\lim\limits_{x\to 0}\dfrac{(\sqrt{1+x^2}-1)(\sqrt{1+x^2}+1)}{(\sqrt{1+x^2}+1)x}=\lim\limits_{x\to 0}\dfrac{x}{\sqrt{1+x^2}+1}=0$.

6. 求下列极限.

(1) $\lim\limits_{x\to\infty}(1+2x)^{\frac{1}{x}}$.

解　原式 $=\lim\limits_{x\to 0}\left[(1+2x)^{\frac{1}{2x}}\right]^{2}=e^{2}$.

(2) $\lim\limits_{x\to\infty}x\tan\dfrac{1}{x}$.

解　原式 $=\lim\limits_{x\to\infty}\dfrac{\tan\dfrac{1}{x}}{\dfrac{1}{x}}=1$.

(3) $\lim\limits_{x\to 0}\dfrac{3\arcsin x}{x}$.

解　令 $t=\arcsin x$，则 $x=\sin t$，当 $x\to 0$ 时，$t\to 0$ 故原式 $=\lim\limits_{t\to 0}\dfrac{3t}{\sin t}=3$.

(4) $\lim\limits_{x\to 0}(1-5x)^{-\frac{1}{x}}$.

解　原式 $=\lim\limits_{x\to 0}\left[(1-5x)^{-\frac{1}{5x}}\right]^{-5}=e^{-5}$.

(5) $\lim\limits_{x\to a}\dfrac{\sin x-\sin a}{x-a}$.

解　原式 $=\lim\limits_{x\to a}\dfrac{2\cos\dfrac{x+a}{2}\sin\dfrac{x-a}{2}}{x-a}=\lim\limits_{x\to a}\dfrac{\cos\dfrac{x+a}{2}\sin\dfrac{x-a}{2}}{\dfrac{x-a}{2}}=\cos a$.

(6) $\lim\limits_{x\to 0}(1-2x)^{\frac{1}{x}}$.

解　原式 $=\lim\limits_{x\to 0}(1-2x)^{\frac{1}{x}}=\lim\limits_{x\to 0}(1-2x)^{-\frac{1}{2x}\cdot(-2)}=e^{-2}$.

(7) $\lim\limits_{x\to\infty}\left(\dfrac{2x+3}{2x+1}\right)^{x+1}$.

解　原式 $=\lim\limits_{x\to\infty}\left(\dfrac{2x+1+2}{2x+1}\right)^{\frac{2x+1}{2}+\frac{1}{2}}$

$=\lim\limits_{x\to\infty}\left[\left(1+\dfrac{2}{2x+1}\right)^{\frac{2x+1}{2}}\right]\left[\left(1+\dfrac{2}{2x+1}\right)^{\frac{1}{2}}\right]=e$.

(8) $\lim\limits_{x\to 0}(1+3\tan x)^{\cot x}$.

解　原式 $=\left[\lim\limits_{\tan x\to 0}(1+3\tan x)^{\frac{1}{3\tan x}}\right]^{3}=e^{3}$.

7. 试比较下列各无穷小量的阶(当 $x\to 0$ 时).

(1) $x^2, \sin x, \sqrt[3]{x}$.

解　$\lim\limits_{x\to 0}\dfrac{x^2}{\sin x}=\lim\limits_{x\to 0}\dfrac{x}{\sin x}\cdot x=0$,所以 $x^2=o(\sin x)$;

$\lim\limits_{x\to 0}\dfrac{\sin x}{\sqrt[3]{x}}=\lim\limits_{x\to 0}\dfrac{\sqrt[3]{x^2}\cdot\sin x}{x}=0$,所以 $\sin x=o(\sqrt[3]{x})$;

$\lim\limits_{x\to 0}\dfrac{x^2}{\sqrt[3]{x}}=\lim\limits_{x\to 0}x^{\frac{5}{3}}=0$,所以 $x^2=o(\sqrt[3]{x})$.

(2) $\ln(1+x)$ 与 x.

解　因为 $\lim\limits_{x\to 0}\dfrac{\ln(x+1)}{x}=\lim\limits_{x\to 0}\ln(x+1)^{\frac{1}{x}}=\ln e=1$,所以 $\ln(1+x)\sim x$.

8. 许多肿瘤生长可用下列函数描述

$V=V_0 e^{\frac{A}{\alpha}(1-e^{-\alpha t})}$

其中,V 代表 t 时刻的肿瘤大小(体积或重量),V_0 为开始时($t=0$)肿瘤大小,α 和 A 都是正常数.问:服从此生长规律的肿瘤是否会无限制地增大?如果不是,那么,肿瘤的理论上限值是多少?

解　由于 $\lim\limits_{t\to\infty}V_0 e^{\frac{A}{\alpha}(1-e^{-\alpha t})}=V_0 e^{\frac{A}{\alpha}}$,所以,服从此生长规律的肿瘤不会无限增大,上限值是 $V_0 e^{\frac{A}{\alpha}}$.

9. 指出下列函数的间断点.

(1) $y=\dfrac{x}{(1+x)^2}$.

解　间断点为 $x=-1$,为无穷型间断点.

(2) $y=\dfrac{x^2-1}{x^2-3x+2}$.

解　$y=\dfrac{x^2-1}{x^2-3x+2}=\dfrac{(x-1)(x+1)}{(x-1)(x-2)}$,间断点为 $x=1,x=2$,且 $x=1$ 为可去型间断点,$x=2$ 为无穷型间断点.

(3) $y=\begin{cases}x-1 & 当\ x\leqslant 1\\ 3-x & 当\ x>1\end{cases}$.

解　间断点为 $x=1$,为跳跃性间断点.

(4) $y=\tan\left(x+\dfrac{\pi}{4}\right)$.

解　$x+\dfrac{\pi}{4}=k\pi+\dfrac{\pi}{2}$,即 $x=k\pi+\dfrac{\pi}{4}$ 为间断点.

10. α 取何值时,函数 $f(x)=\begin{cases}x+\alpha & 当\ x\leqslant 0\\ \dfrac{1-\cos x}{x^2} & 当\ x>0\end{cases}$ 在 $(-\infty,+\infty)$ 内连续?

解　$\lim\limits_{x\to 0^+}\dfrac{1-\cos x}{x^2}=\lim\limits_{x\to 0^+}\dfrac{\sin^2\dfrac{x}{2}}{2\left(\dfrac{x}{2}\right)^2}=\dfrac{1}{2}=\lim\limits_{x\to 0^-}(x+\alpha)$,所以 $\alpha=\dfrac{1}{2}$.

11. 证明:方程 $x^5-5x-1=0$ 在 $(1,2)$ 内至少有一个实根.

证明　令 $f(x)=x^5-5x-1$,$f(x)$ 在 $[1,2]$ 上连续,且 $f(1)=-5<0$,$f(2)=21>0$,故 $f(1)f(2)<0$,根据根的存在定理,在 $(1,2)$ 内至少存在一点 $\xi\in(1,2)$,使 $f(\xi)=0$,即 $x^2-5x-1=0$ 在 $(1,2)$ 内至少有一个实根.

第2章 导数与微分

2.1 基本教学要求

教学目的

1. 理解导数与微分概念，了解导数与微分的几何意义．掌握可导与连续的关系．
2. 熟记导数与微分的基本公式，熟练掌握导数与微分的四则运算法则．
3. 熟练掌握复合函数和隐函数的求导法则．
4. 了解高阶导数概念，掌握求函数的二阶导数的方法．
5. 掌握微分的计算．

教学重点

1. 导数的概念及其计算．
2. 导数的四则运算法则、复合函数求导法则、反函数求导法、对数求导法．
3. 高阶导数的计算．
4. 微分的概念及其计算．

教学难点

1. 复合函数求导法则及复合函数导数的计算．
2. 隐函数求导．

2.2 习题详解

习题 2.1

1. 设函数 $f(x)$ 在 x_0 点可导，且 $f'(x_0)=k$，计算：

(1) $\lim\limits_{\Delta x\to 0}\dfrac{f(x_0-\Delta x)-f(x_0)}{\Delta x}$.

解 原式 $=\lim\limits_{\Delta x\to 0}\dfrac{f(x_0-\Delta x)-f(x_0)}{-\Delta x}\cdot(-1)=-f'(x_0)=-k$.

(2) $\lim\limits_{h\to 0}\dfrac{f(x_0+h)-f(x_0-h)}{h}$.

解
$$\begin{aligned}\text{原式}&=\lim_{h\to 0}\frac{f(x_0+h)-f(x_0)+f(x_0)-f(x_0-h)}{h}\\&=\lim_{h\to 0}\frac{f(x_0+h)-f(x_0)-[f(x_0-h)-f(x_0)]}{h}\\&=\lim_{h\to 0}\frac{f(x_0+h)-f(x_0)}{h}+\lim_{h\to 0}\frac{f(x_0-h)-f(x_0)}{-h}\\&=2f'(x_0)=2k.\end{aligned}$$

(3) $\lim\limits_{\Delta x\to 0}\dfrac{f(x_0+2\Delta x)-f(x_0)}{\Delta x}$.

解　原式 $=\lim\limits_{\Delta x\to 0}2\cdot\dfrac{f(x_0+2\Delta x)-f(x_0)}{2\Delta x}=2f'(x_0)=2k$.

(4) $\lim\limits_{h\to 0}\dfrac{f(x_0+2h)-f(x_0-h)}{2h}$.

解　原式 $=\lim\limits_{h\to 0}\dfrac{f(x_0+2h)-f(x_0)+f(x_0)-f(x_0-h)}{2h}$

$$=\lim_{h\to 0}\frac{f(x_0+2h)-f(x_0)}{2h}+\frac{1}{2}\lim_{h\to 0}\frac{f(x_0-h)-f(x_0)}{-h}$$

$$=f'(x_0)+\frac{f'(x_0)}{2}=\frac{3f'(x_0)}{2}=\frac{3}{2}k.$$

2. 按定义计算下列函数在指定点的导数．

(1) $f(x)=\sqrt{1+x}$，在点 $x=0$ 处．

解　$f'(x)=\lim\limits_{\Delta x\to 0}\dfrac{\sqrt{1+x+\Delta x}-\sqrt{1+x}}{\Delta x}$

$$=\lim_{\Delta x\to 0}\frac{(\sqrt{1+x+\Delta x}-\sqrt{1+x})(\sqrt{1+x+\Delta x}+\sqrt{1+x})}{\Delta x\cdot(\sqrt{1+x+\Delta x}+\sqrt{1+x})}$$

$$=\lim_{\Delta x\to 0}\frac{\Delta x}{\Delta x\cdot(\sqrt{1+x+\Delta x}+\sqrt{1+x})}=\frac{1}{2\sqrt{1+x}},$$

$f'(0)=\dfrac{1}{2}$.

(2) $f(x)=3x^2-x+4$，在点 $x=0$ 处．

解　$f'(x)=\lim\limits_{\Delta x\to 0}\dfrac{[3(x+\Delta x)^2-(x+\Delta x)+4]-(3x^2-x+4)}{\Delta x}$

$$=\lim_{\Delta x\to 0}\frac{6x\Delta x+3\Delta x^2-\Delta x}{\Delta x}=6x-1$$

$f'(0)=-1$.

3. 讨论下列函数在 $x=0$ 处是否可导．

(1) $f(x)=\begin{cases}\sin x & 当\ x\geqslant 0\\ x & 当\ x<0\end{cases}$.

解　$f'_+(0)=\cos x|_{x=0}=1$，$f'_-(0)=1$，$f'_+(0)=f'_-(0)$，所以此分段函数在 $x=0$ 处可导．

(2) $f(x)=\begin{cases}x^2 & 当\ x\geqslant 0\\ x & 当\ x<0\end{cases}$.

解　$f'_+(0)=2x|_{x=0}=0$，$f'_-(0)=1$，$f'_+(0)\neq f'_-(0)$，所以此分段函数在 $x=0$ 处不可导．

4. 设函数 $f(x)=\begin{cases}x^2 & 当\ x\leqslant 1\\ ax+b & 当\ x>1\end{cases}$. 试确定 a,b 的值，使 $f(x)$ 在 $x=1$ 点处既连续又可导．

解　$f_+(1)=a+b$，$f_-(1)=1$，由于 $f(x)$ 在 $x=1$ 点处连续，所以 $f_+(1)=f_-(1)$.

$f'_+(1)=a$，$f'_-(1)=2$，由于 $f(x)$ 在 $x=1$ 点处可导，所以 $f'_+(1)=f'_-(1)$.

综上所述，$\begin{cases}a+b=1\\ a=2\end{cases}$，解得 $a=2$，$b=-1$.

5. 求函数 $f(x)=x^3$ 在 $(1,1)$ 点处的切线方程与法线方程．

解　函数 $f(x)=x^3$ 在点 $(1,1)$ 的切线斜率为

$k=\lim\limits_{x\to1}\dfrac{\Delta y}{\Delta x}=\lim\limits_{x\to1}\dfrac{x^3-1}{x-1}=3$.

切线方程：$y-1=3(x-1)$，整理得 $y=3x-2$.

法线斜率：$k'=-\dfrac{1}{k}=-\dfrac{1}{3}$.

法线方程：$y-1=-\dfrac{1}{3}(x-1)$，整理得 $y=-\dfrac{1}{3}x+\dfrac{4}{3}$.

习题 2.2

1. 求下列函数的导数.

(1) $y=\dfrac{2}{x^2}+\dfrac{x^2}{2}$.

解 $y'=-\dfrac{4}{x^3}+x$.

(2) $y=\sqrt{x}+\sqrt[3]{x}+\dfrac{1}{x}$.

解 $y'=\dfrac{1}{2\sqrt{x}}+\dfrac{1}{3\sqrt[3]{x^2}}-\dfrac{1}{x^2}$.

(3) $y=x\sqrt{x^2+1}$.

解 $y'=\sqrt{x^2+1}+x\cdot\dfrac{1}{2}\cdot\dfrac{2x}{\sqrt{x^2+1}}=\dfrac{2x^2+1}{\sqrt{x^2+1}}$.

(4) $y=\dfrac{1-\ln x}{1+\ln x}$.

解 $y'=\dfrac{(1-\ln x)'(1+\ln x)-(1-\ln x)(1+\ln x)'}{(1+\ln x)^2}$

$=\dfrac{-\dfrac{1}{x}(1+\ln x)-(1-\ln x)\dfrac{1}{x}}{(1+\ln x)^2}=-\dfrac{2}{x(1+\ln x)^2}$.

(5) $y=x^2\sin 2x$.

解 $y'=(x^2)'\sin 2x+x^2(\sin 2x)'=2x\sin 2x+2x^2\cos 2x$.

(6) $y=\dfrac{x}{1+x^2}$.

解 $y'=\dfrac{(1+x^2)-x(1+x^2)'}{(1+x^2)^2}=\dfrac{1-x^2}{(1+x^2)^2}$.

(7) $y=\ln\sqrt{\dfrac{1+x}{1-x}}$.

解 $y=\ln\sqrt{\dfrac{1+x}{1-x}}=\dfrac{1}{2}[\ln(1+x)-\ln(1-x)]$.

$y'=\dfrac{1}{2}\left[\dfrac{1}{1+x}\cdot(1+x)'-\dfrac{1}{1-x}\cdot(1-x)'\right]=\dfrac{1}{2}\left(\dfrac{1}{1+x}+\dfrac{1}{1-x}\right)=\dfrac{1}{1-x^2}$.

(8) $y=\ln(\tan x)$.

解 $y'=\dfrac{(\tan x)'}{\tan x}=\dfrac{\sec^2 x}{\tan x}=\dfrac{2}{\sin 2x}$.

(9) $y=\arctan(x^2+1)$.

解 $y'=\dfrac{1}{1+(x^2+1)^2}(x^2+1)'=\dfrac{2x}{x^4+2x^2+2}$.

(10) $y=e^{\sin x}$.

解　$y'=e^{\sin x}(\sin x)'=e^{\sin x}\cos x.$

(11) $y=\cot^2 x-\arccos\sqrt{1-x^2}$.

解　$y'=2\cot x\cdot(\cot x)'+\frac{1}{\sqrt{1-(1-x^2)}}\cdot(\sqrt{1-x^2})'$

$=2\cot x\cdot(-\csc^2 x)+\frac{1}{|x|}\cdot\frac{1}{2}(1-x^2)^{-\frac{1}{2}}(1-x^2)'$

$=-\frac{2\cos x}{\sin^3 x}-\frac{x}{|x|}(1-x^2)^{-\frac{1}{2}}.$

(12) $y=\ln[\ln^2(\ln^3 x)]$

解　$y'=\frac{1}{\ln^2(\ln^3 x)}\cdot 2\ln(\ln^3 x)\cdot\frac{1}{\ln^3 x}\cdot 3\ln^2 x\cdot\frac{1}{x}=\frac{6}{x\cdot\ln x\cdot\ln(\ln^3 x)}.$

(13) $y=(\tan x)^{\sin x}$.

解　两边取对数 $\ln y=\sin x\cdot\ln(\tan x)$.

等式两边求导 $\frac{1}{y}\cdot y'=\cos x\cdot\ln(\tan x)+\sin x\cdot\frac{1}{\tan x}\cdot\sec^2 x=\cos x\cdot\ln(\tan x)+\frac{1}{\cos x}.$

所以 $y'=(\tan x)^{\sin x}\left[\cos x\cdot\ln(\tan x)+\frac{1}{\cos x}\right].$

(14) $y=x^{\ln x}$.

解　两边取对数 $\ln y=\ln x\cdot\ln x$.

左右求导 $\frac{1}{y}.\ y'=(\ln x)'\ln x+\ln x(\ln x)'=\frac{\ln x}{x}+\frac{\ln x}{x}=\frac{2\ln x}{x}.$

所以 $y'=\frac{2\ln x}{x}x^{\ln x}.$

2. 求由下列方程确定的隐函数 $y=f(x)$ 的导数.

(1) $y=1+xe^y$.

解　$y'=e^y+xy'e^y$.

$y'=\frac{e^y}{1-xe^y}.$

(2) $y=\tan(x+y)$.

解　$y'=\frac{1}{\cos^2(x+y)}\cdot(x+y)'.$

$y'=\frac{1}{\cos^2(x+y)}\cdot(1+y').$

$y'=\frac{1}{\cos^2(x+y)-1}.$

$y'=-\csc^2(x+y).$

(3) $x^3+y^3-3axy=0$.

解　$3x^2+3y^2\cdot y'_x-3a(y+xy'_x)=0.$

$y'=\frac{3ay-3x^2}{3y^2-3ax}=\frac{ay-x^2}{y^2-ax}.$

3. 求下列参数方程所确定的函数的导数.

(1) $\begin{cases}x=t^2+1\\ y=t^3+t\end{cases}.$

解　$\frac{dy}{dx}=\frac{\frac{dy}{dt}}{\frac{dx}{dt}}=\frac{3t^2+1}{2t}.$

(2) $\begin{cases} x=\theta(1-\sin\theta) \\ y=\theta\cos\theta \end{cases}$.

解 $\dfrac{\mathrm{d}y}{\mathrm{d}x}=\dfrac{\dfrac{\mathrm{d}y}{\mathrm{d}t}}{\dfrac{\mathrm{d}x}{\mathrm{d}t}}=\dfrac{\cos\theta-\theta\sin\theta}{1-\sin\theta-\theta\cos\theta}$.

4. 求下列函数的二阶导数.

(1) $y=\mathrm{e}^{ax}$.

解 $y'=a\mathrm{e}^{ax}$.

$y''=a^2\mathrm{e}^{ax}$.

(2) $y=(4+x^2)\arctan\dfrac{x}{2}$.

解 $y'=2x\arctan\dfrac{x}{2}+(4+x^2)\dfrac{1}{2\left(1+\dfrac{x^2}{4}\right)}=2x\arctan\dfrac{x}{2}+2$.

$y''=2\arctan\dfrac{x}{2}+2x\dfrac{1}{2\left(1+\dfrac{x^2}{4}\right)}=2\arctan\dfrac{x}{2}+\dfrac{4x}{4+x^2}$.

习题 2.3

1. 求下列函数的微分.

(1) $y=\ln(\ln x)$.

解 $y'=\dfrac{1}{x\ln x}$.

$\mathrm{d}y=\dfrac{1}{x\ln x}\mathrm{d}x$.

(2) $y=\sqrt{x}(1+\sin^2 x)$.

解 $y'=\dfrac{1}{2\sqrt{x}}(1+\sin^2 x)+\sqrt{x}\sin 2x$.

$\mathrm{d}y=\dfrac{(1+\sin^2 x)+2x\sin 2x}{2\sqrt{x}}\mathrm{d}x$.

(3) $y=\dfrac{1}{(1+x)^2}$.

解 $y'=-\dfrac{2}{(1+x)^3}$.

$\mathrm{d}y=-\dfrac{2}{(1+x)^3}\mathrm{d}x$.

(4) $y=\sin(x\mathrm{e}^x)$.

解 $y'=(\mathrm{e}^x+x\mathrm{e}^x)\cos(x\mathrm{e}^x)$.

$\mathrm{d}y=\mathrm{e}^x(1+x)\cos(x\mathrm{e}^x)\mathrm{d}x$.

(5) $y=x^2-x$, 在 $x=1$ 处.

解 $y'=2x-1$.

$\mathrm{d}y\big|_{x=1}=(2x-1)\big|_{x=1}\mathrm{d}x=\mathrm{d}x$.

(6) $y=\sqrt{x+1}$, 在 $x=0$ 处.

解 $y'=\dfrac{1}{2\sqrt{x+1}}$.

$$dy\big|_{x=0}=\left(\frac{1}{2\sqrt{x+1}}\right)\Bigg|_{x=0}dx=\frac{1}{2}dx.$$

2. 利用微分近似计算.

(1) $\sin 29°$.

解　令 $f(x)=\sin x$，则 $f'(x)=\cos x$，使 $x_0=30°=\frac{\pi}{6}$，令 $\Delta x=-1°=-\frac{\pi}{180}$.

由公式 $f(x_0+\Delta x)\approx f(x_0)+f'(x_0)\cdot\Delta x$，可得

$$\sin 29°\approx\sin 30°+\cos 30°\times\left(-\frac{\pi}{180}\right)=\frac{1}{2}-\frac{\sqrt{3}}{2}\cdot\frac{\pi}{180}=0.4849$$

(2) $(1.05)^3$.

解　设 $f(x)=x^3$，则 $f'(x)=3x^2$.

由 $f(x_0+\Delta x)\approx f(x_0)+f'(x_0)\cdot\Delta x$，有 $(x+\Delta x)^3\approx x^3+3x^2\cdot\Delta x$. 令 $x=1$，$\Delta x=0.05$，代入公式，得

$$(1.05)^3\approx 1^3+3\cdot 1^2\cdot 0.05=1+0.15=1.15$$

复习题 2

1. 函数的平均变化率 $\frac{\Delta y}{\Delta x}=\frac{f(x+\Delta x)-f(x)}{\Delta x}$ 与 x 和 Δx 有关系吗？瞬时变化率 $\lim\limits_{\Delta x\to 0}\frac{f(x+\Delta x)-f(x)}{\Delta x}$ 与 x 和 Δx 有关系吗？在平均变化率取极限的过程中 Δx 是变量还是常量？x 是变量还是常量？

解　平均变化率 $\frac{\Delta y}{\Delta x}=\frac{f(x+\Delta x)-f(x)}{\Delta x}$ 与 x 和 Δx 均有关系；

瞬时变化率 $\lim\limits_{\Delta x\to 0}\frac{f(x+\Delta x)-f(x)}{\Delta x}$ 与 x 有关，与 Δx 无关；

Δx 是变量，x 是常量.

2. 应用导数定义证明.

(1) 可导的偶函数其导函数是奇函数.

证明　设 $f(x)$ 是可导的偶函数，即有

$$f'(x)=\lim_{\Delta x\to 0}\frac{f(x+\Delta x)-f(x)}{\Delta x}\text{ 与 }f(-x)=f(x)$$

于是

$$\begin{aligned}f'(-x)&=\lim_{\Delta x\to 0}\frac{f(-x+\Delta x)-f(-x)}{\Delta x}\\&=\lim_{\Delta x\to 0}\frac{f(x-\Delta x)-f(x)}{\Delta x}\\&=-\lim_{\Delta x\to 0}\frac{f(x-\Delta x)-f(x)}{-\Delta x}=-f'(x)\end{aligned}$$

即导函数 $f'(x)$ 是奇函数.

(2) 可导的奇函数其导函数是偶函数.

证明　设 $f(x)$ 是可导的奇函数，即有

$$f'(x)=\lim_{\Delta x\to 0}\frac{f(x+\Delta x)-f(x)}{\Delta x}\text{ 与 }f(-x)=-f(x)$$

于是

$$f'(-x)=\lim_{\Delta x\to 0}\frac{f(-x+\Delta x)-f(-x)}{\Delta x}$$

$$=\lim_{\Delta x\to 0}\frac{-f(x-\Delta x)+f(x)}{\Delta x}$$

$$=\lim_{\Delta x\to 0}\frac{f(x-\Delta x)-f(x)}{-\Delta x}=f'(x)$$

即导函数 $f'(x)$ 是偶函数．

(3)可导的周期函数其导函数是周期函数，且周期不变．

证明　设 $f(x)$ 是 $\mathbf{R}$ 上可导的周期函数，周期为 T，即任意 $x\in\mathbf{R}$，$x+\Delta x\in\mathbf{R}$，有

$$f'(x)=\lim_{\Delta x\to 0}\frac{f(x+\Delta x)-f(x)}{\Delta x}$$

且 $x\pm T\in\mathbf{R}$，有 $f(x)=f(x\pm T)$，于是，

$$f'(x)=\lim_{\Delta x\to 0}\frac{f(x+\Delta x)-f(x)}{\Delta x}$$

$$=\lim_{\Delta x\to 0}\frac{f(x\pm T+\Delta x)-f(x\pm T)}{\Delta x}$$

$$=f'(x\pm T)$$

即导函数 $f'(x)$ 也是周期函数，且周期不变．

3. 求下列函数的导数．

(1) $y=7^{x^2+2x}$.

解　$y'=7^{x^2+2x}\ln 7(x^2+2x)'=2(x+1)7^{x^2+2x}\ln 7$.

(2) $y=\arctan\dfrac{x}{2}+\arctan\dfrac{2}{x}$.

解　$y'=\dfrac{1}{1+\left(\dfrac{x}{2}\right)^2}\cdot\dfrac{1}{2}+\dfrac{1}{1+\left(\dfrac{2}{x}\right)^2}\cdot\left(-\dfrac{2}{x^2}\right)=\dfrac{2}{x^2+4}+\dfrac{x^2}{x^2+4}\cdot\left(-\dfrac{2}{x^2}\right)=0$.

(3) $y=\arcsin(2x^2-1)+\ln 2$.

解　$y'=\dfrac{1}{\sqrt{1-(2x^2-1)^2}}\cdot(2x^2-1)'=\dfrac{4x}{\sqrt{1-(2x^2-1)^2}}=\dfrac{2x}{|x|\sqrt{1-x^2}}$.

(4) $y=(\sin x)^{\cos x}$.

解　两边取对数 $\ln y=\cos x\ln\sin x$.

左右求导　$\dfrac{1}{y}\cdot y'=(\cos x)'\ln\sin x+\cos x(\ln\sin x)'$

$$=-\sin x\ln\sin x+\cos x\cdot\frac{1}{\sin x}\cdot\cos x$$

$$y'=(\sin x)^{\cos x}(\cos x\cot x-\sin x\ln\sin x)$$

(5) $y=x^{2x}+(2x)^x$.

解　令 $y_1=x^{2x}$，$y_2=(2x)^x$ 则 $y=y_1+y_2$.

①在 $y_1=x^{2x}$ 中，两边取对数，得 $\ln y_1=2x\cdot\ln x$.

左右求导 $\dfrac{1}{y_1}y_1'=(2x)'\ln x+2x(\ln x)'=2\ln x+2$，则 $y_1'=2(\ln x+1)x^{2x}$.

②在 $y_2=(2x)^x$ 中，两边取对数 $\ln y_2=x\cdot\ln 2x$.

左右求导 $\dfrac{1}{y_2}y_2'=(x)'\ln 2x+x(\ln 2x)'=\ln 2x+1$，则 $y_2'=(\ln 2x+1)(2x)^x$.

所以 $y'=2(\ln x+1)x^{2x}+(\ln 2x+1)(2x)^x$.

(6) $y=\sqrt[3]{\dfrac{x(x^3+1)}{(x-1)^2}}$

解　$\ln y=\frac{1}{3}[\ln|x|+\ln|x^3+1|-\ln(x-1)^2]$.

$$\frac{1}{y}\cdot y'=\frac{1}{3}\left[\frac{1}{x}+\frac{3x^2}{x^3+1}-\frac{2(x-1)}{(x-1)^2}\right]$$

$$y'=\frac{1}{3}\left(\frac{1}{x}+\frac{3x^2}{x^3+1}-\frac{2}{x-1}\right)\sqrt[3]{\frac{x(x^3+1)}{(x-1)^2}}$$

(7) $xy=e^{x+y}$.

解　$\frac{y}{e^y}=\frac{e^x}{x}$.

$$\frac{y'e^y-yy'e^y}{e^{2y}}=\frac{e^x x-e^x}{x^2}.$$

$$y'=\frac{(e^x x-e^x)e^{2y}}{x^2(1-y)e^y}=\frac{(x-1)e^{x+y}}{x^2(1-y)}=\frac{(x-1)y}{(1-y)x}.$$

(8) $xy-e^x+e^y=0$.

解　$y+xy'-e^x+y'e^y=0$.

$$y'=\frac{e^x-y}{x+e^y}.$$

(9) $x^y=y^x$.

解　$y\ln x=x\ln y$.

$$y'\ln x+y\cdot\frac{1}{x}=\ln y+x\cdot\frac{1}{y}\cdot y'.$$

$$y'=\frac{y(x\ln y-y)}{x(y\ln x-x)}.$$

(10) $y=\frac{\sqrt{x+2}(3-x)^4}{(x+1)^5}$.

解　$\ln y=\frac{1}{2}\ln(x+2)+4\ln(3-x)-5\ln(x+1)$.

$$\frac{y'}{y}=\frac{1}{2(x+2)}-\frac{4}{3-x}-\frac{5}{x+1}.$$

$$y'=\frac{\sqrt{x+2}(3-x)^4}{(x+1)^5}\left[\frac{1}{2(x+2)}-\frac{4}{3-x}-\frac{5}{x+1}\right].$$

(11) $\begin{cases}x=a\cos^2 t\\ y=a\sin^2 t\end{cases}$.

解　$$\frac{dy}{dx}=\frac{\frac{dy}{dt}}{\frac{dx}{dt}}=\frac{2a\sin t\cos t}{-2a\cos t\sin t}=-1$$

4. 求下列函数的微分.

(1) $y=\frac{\ln x}{x}$.

解　$$dy=y'dx=(\ln x\cdot x^{-1})'dx$$
$$=\left(\frac{1}{x}\cdot\frac{1}{x}-\ln x\cdot\frac{1}{x^2}\right)dx$$
$$=\frac{1}{x^2}(1-\ln x)dx.$$

(2) $y=x^2\ln(1+x^2)-\dfrac{1}{\sqrt{1-x^2}}$.

解　$\mathrm{d}y=y'\mathrm{d}x=\left[2x\ln(1+x^2)+x^2\cdot\dfrac{2x}{1+x^2}+\dfrac{1}{2}(1-x^2)^{-\frac{3}{2}}(-2x)\right]\mathrm{d}x$

$=\left[2x\ln(1+x^2)+\dfrac{2x^3}{1+x^2}-\dfrac{x}{(1-x^2)^{\frac{3}{2}}}\right]\mathrm{d}x.$

第3章　导数的应用

3.1　基本教学要求

教学目的

1. 理解罗尔定理、拉格朗日中值定理及柯西中值定理的条件和结论，会用拉格朗日定理证明简单的不等式．

2. 会用洛必达(L'Hospital)法则求函数的极限．

3. 掌握驻点、极值点、极值、凹凸区间、拐点等概念．

4. 掌握用一阶导数求函数单调区间、极值与极值点(包括判别)的方法．

5. 掌握用二阶导数判别曲线凹凸性的方法，会求曲线的拐点．

6. 描绘函数的图形．

教学重点

1. 利用洛必达法则求函数的极限．

2. 函数的作图．

教学难点

1. 洛必达法则的运用．

2. 函数图形的描绘．

3.2　习题详解

习题 3.1

1. 验证拉格朗日中值定理对函数 $y=x^2$ 在$[1,2]$上的正确性，并求出 ξ 值．

证明　$f(x)=x^2$ 在$[1,2]$上连续，$f(x)=x^2$ 在$[1,2]$上可导，且 $f'(x)=2x$，$f(1)=1$，$f(2)=4$．则 $f'(\xi)=\dfrac{f(2)-f(1)}{2-1}=3$，解得 $2\xi=3$，有 $\xi=\dfrac{3}{2}$，$\xi\in[1,2]$．

从而验证了拉格朗日中值定理对函数 $y=x^2$ 在$[1,2]$上的正确性．

2. 应用拉格朗日中值定理证明曲线弧 $f(x)=x^2+2x-3(-1\leqslant x\leqslant 2)$ 上至少有一点处的切线平行于该连续曲线弧两点端点的弦，求出曲线弧上该点的坐标．

解　$f(x)=x^2+2x-3$ 在$[1,2]$上连续，$f(x)=x^2+2x-3$ 在$[-1,2]$上可导．

设所求点坐标为(x_0,y_0)，且 $f'(x)=2x+2$，$f(-1)=-4$，$f(2)=5$．

$f'(\xi)=\dfrac{f(2)-f(-1)}{2-(-1)}=3$，解得 $2\xi+2=3$，有 $\xi=\dfrac{1}{2}$，$\xi\in[-1,2]$．

所以曲线弧 $f(x)=x^2+2x-3$ 上至少有一点处的切线平行于该连线曲线弧两端点的弦，则 $x_0=\dfrac{1}{2}$，$y_0=-\dfrac{7}{4}$，所求点坐标为$\left(\dfrac{1}{2},-\dfrac{7}{4}\right)$．

3. 证明下列不等式.

(1) $x>1$ 时, $e^x>e\cdot x$.

证明 构造函数 $f(x)=e^x-ex$.

$f'(x)=e^x-e$, 当 $x>1$ 时, $f'(x)>0$, 所以 $f(x)$ 是单调递增的函数, 当 $x>1$ 时, $f(x)>f(1)=0$, 故当 $x>1$ 时, $e^x>e\cdot x$.

(2) $|\arctan b-\arctan a|\leqslant|b-a|$.

证明 设 $f(x)=\arctan x$, 不妨令 $b>a$, 显然 $\arctan x$ 在 $[a,b]$ 上连续, 在 (a,b) 内可导, 且 $(\arctan x)'=\dfrac{1}{1+x^2}$, 则由拉格朗日中值定理知, 至少存在一个点 $\xi\in(a,b)$, 使得下面等式成立

$$|\arctan b-\arctan a|=\left|\frac{1}{1+\xi^2}(b-a)\right|=\frac{1}{1+\xi^2}|b-a|$$

因为 $\dfrac{1}{1+\xi^2}\leqslant 1$, 所以 $\dfrac{1}{1+\xi^2}|b-a|\leqslant|b-a|$, 则

$$|\arctan b-\arctan a|\leqslant|b-a|$$

习题 3.2

用洛必达法则计算下列极限.

(1) $\lim\limits_{x\to 0}\dfrac{e^x-e^{-x}}{\sin x}$.

解 原式 $\overset{\frac{0}{0}}{=}\lim\limits_{x\to 0}\dfrac{(e^x-e^{-x})'}{(\sin x)'}=\lim\limits_{x\to 0}\dfrac{e^x+e^{-x}}{\cos x}=2$.

(2) $\lim\limits_{x\to 0}\dfrac{\ln(x+1)}{x^2}$.

解 原式 $\overset{\frac{0}{0}}{=}\lim\limits_{x\to 0}\dfrac{[\ln(x+1)]'}{(x^2)'}=\lim\limits_{x\to 0}\dfrac{\frac{1}{x+1}}{2x}=\infty$.

(3) $\lim\limits_{x\to 0}\dfrac{\tan x-x}{x-\sin x}$.

解 原式 $\overset{\frac{0}{0}}{=}\lim\limits_{x\to 0}\dfrac{(\tan x-x)'}{(x-\sin x)'}=\lim\limits_{x\to 0}\dfrac{\sec^2 x-1}{1-\cos x}\overset{\frac{0}{0}}{=}\lim\limits_{x\to 0}\dfrac{(\sec^2 x-1)'}{(1-\cos x)'}=\lim\limits_{x\to 0}\dfrac{2\tan x\sec^2 x}{\sin x}=2$.

(4) $\lim\limits_{x\to 0}\dfrac{e^x-1}{xe^x+e^x-1}$.

解 原式 $=\lim\limits_{x\to 0}\dfrac{e^x}{e^x+xe^x+e^x}=\lim\limits_{x\to 0}\dfrac{1}{2+x}=\dfrac{1}{2}$.

(5) $\lim\limits_{x\to a}\dfrac{x^m-a^m}{x^n-a^n}$.

解 原式 $=\lim\limits_{x\to a}\dfrac{mx^{m-1}}{nx^{n-1}}=\dfrac{m}{n}a^{m-n}$.

(6) $\lim\limits_{x\to 0}\dfrac{\sin(\sin x)}{x}$.

解 原式 $\overset{\frac{0}{0}}{=}\lim\limits_{x\to 0}\dfrac{[\sin(\sin x)]'}{(x)'}=\lim\limits_{x\to 0}\cos x\cdot\cos(\sin x)=1$.

(7) $\lim\limits_{x\to 0^+}\dfrac{\ln x}{\ln(e^x-1)}$.

解 原式 $\overset{\frac{\infty}{\infty}}{=}\lim\limits_{x\to 0^+}\dfrac{\frac{1}{x}}{\frac{e^x}{e^x-1}}=\lim\limits_{x\to 0^+}\dfrac{e^x-1}{xe^x}\overset{\frac{0}{0}}{=}\lim\limits_{x\to 0^+}\dfrac{(e^x-1)'}{(xe^x)'}=\lim\limits_{x\to 0^+}\dfrac{e^x}{e^x+xe^x}=1$.

(8) $\lim\limits_{x\to1}\left(\dfrac{1}{\ln x}-\dfrac{1}{x-1}\right)$.

解　原式 $\overset{\infty-\infty}{=\!=\!=}\lim\limits_{x\to1}\dfrac{x-1-\ln x}{(x-1)\ln x}\overset{\frac{0}{0}}{=}\lim\limits_{x\to1}\dfrac{x-1}{x\ln x+(x-1)}\overset{\frac{0}{0}}{=}\lim\limits_{x\to1}\dfrac{1}{\ln x+1+1}=\dfrac{1}{2}$.

习题 3.3

1. 求下列函数的单调区间.

(1) $f(x)=x^3-6x^2+9x+2$.

解　此函数的定义域是 $(-\infty,+\infty)$，$f'(x)=3x^2-12x+9$，由 $f'(x)=0$，得 $x_1=1,x_2=3$.

x	$(-\infty,1)$	$(1,3)$	$(3,+\infty)$
$f'(x)$	$+$	$-$	$+$
$f(x)$	↗	↘	↗

所以 $f(x)$ 在 $(-\infty,1)\cup(3,+\infty)$ 单调增加，在 $(1,3)$ 单调减少.

(2) $f(x)=2x^2-\ln x$.

解　此函数的定义域是 $(0,+\infty)$，$f'(x)=4x-\dfrac{1}{x}$，由 $f'(x)=0$，得 $x=\dfrac{1}{2}$.

x	$\left(0,\frac{1}{2}\right)$	$\left(\frac{1}{2},+\infty\right)$
$f'(x)$	$-$	$+$
$f(x)$	↘	↗

所以 $f(x)$ 在 $\left(0,\dfrac{1}{2}\right)$ 单调减少，在 $\left(\dfrac{1}{2},+\infty\right)$ 单调增加.

(3) $f(x)=\ln(x+\sqrt{1+x^2})$.

解　$f'(x)=\dfrac{1+\dfrac{1}{2}\cdot\dfrac{2x}{\sqrt{1+x^2}}}{x+\sqrt{1+x^2}}=\dfrac{1}{\sqrt{1+x^2}}>0$，所以 $f(x)$ 在定义域 $(-\infty,+\infty)$ 内单调增加.

2. 求下列函数的极值.

(1) $f(x)=3x-x^3$.

解　$f(x)=3x-x^3$ 的定义域是 $(-\infty,+\infty)$.

$f'(x)=3-3x^2$，令 $f'(x)=0$，得 $x_1=-1,x_2=1$.

x	$(-\infty,1)$	-1	$(-1,1)$	1	$(1,+\infty)$
$f'(x)$	$-$	0	$+$	0	$-$
$f(x)$	↘	-2	↗	2	↘

所以 $f_{极小}(-1)=-2$，$f_{极大}(1)=2$.

(2) $f(x)=x^2\ln x$.

解　$f(x)=x^2\ln x$ 的定义域是 $(0,+\infty)$.

$f'(x)=2x\ln x+x$，令 $f'(x)=0$，得 $x=e^{-\frac{1}{2}}$.

x	$(0,e^{-\frac{1}{2}})$	$e^{-\frac{1}{2}}$	$(e^{-\frac{1}{2}},+\infty)$
$f'(x)$	$-$	0	$+$
$f(x)$	↘	$-\frac{1}{2e}$	↗

所以 $f_{极小}(e^{-\frac{1}{2e}})=-\dfrac{1}{2e}$.

(3) $f(x)=\dfrac{6x}{x^2+1}$.

解 $f(x)=\dfrac{6x}{x^2+1}$的定义域是$(-\infty,+\infty)$，$f'(x)=\dfrac{6(1-x^2)}{(1+x^2)^2}$，令 $f'(x)=0$，得 $x_1=-1$，$x_2=1$.

x	$(-\infty,1)$	-1	$(-1,1)$	1	$(1,+\infty)$
$f'(x)$	$-$	0	$+$	0	$-$
$f(x)$	↘	-3	↗	3	↘

所以 $f_{极小}(-1)=-3$，$f_{极大}(1)=3$.

(4) $f(x)=2-(x-1)^{\frac{2}{3}}$.

解 $f'(x)=-\dfrac{2}{3}(x-1)^{\frac{2}{3}-1}=-\dfrac{2}{3}(x-1)^{-\frac{1}{3}}=-\dfrac{2}{3}\cdot\dfrac{1}{\sqrt[3]{x-1}}$，当 $x=1$ 时 $f'(x)$不存在，$x>1$ 时，$f'(x)<0$，$x<1$ 时，$f'(x)>0$，所以 $f(x)$在 $x=1$ 处取得极大值 $f(1)=2$. 列表如下：

x	$(0,1)\cup(1,e)$	e	$(e,+\infty)$
$f'(x)$	$-$	0	$+$
$f(x)$	↘	e	↗

3. 试问 a 为何值时，函数 $f(x)=a\sin x+\dfrac{1}{3}\sin 3x$ 在 $x=\dfrac{\pi}{3}$处具有极值？它是极大值，还是极小值？并求此极值.

解 $f'(x)=a\cos x+\cos 3x$，令 $f'(x)=0$，在 $x=\dfrac{\pi}{3}$处具有极值，$f'\left(\dfrac{\pi}{3}\right)=a\cos\dfrac{\pi}{3}+\cos\pi=\dfrac{a}{2}-1$，所以 $a=2$，$f_{极大}\left(\dfrac{\pi}{3}\right)=\sqrt{3}$.

4. 判别下列曲线的凹凸性.

(1) $y=\sqrt{1+x^2}$.

解 $y=\sqrt{1+x^2}$的定义域为$(-\infty,+\infty)$，$y'=\dfrac{x}{\sqrt{1+x^2}}$，$y''=\dfrac{1}{(1+x^2)\sqrt{1+x^2}}>0$.

所以此函数曲线在$(-\infty,+\infty)$上是凹的.

(2) $y=e^x+(x+1)^4$.

解 $y=e^x+(x+1)^4$ 的定义域为$(-\infty,+\infty)$.

$$y'=e^x+4(x+1)^3,\quad y''=e^x+12(x+1)^2>0$$

所以此函数曲线在$(-\infty,+\infty)$区间是凹的.

(3) $y=x\arctan x$.

解 此函数定义域为$(-\infty,+\infty)$.

$$y'=\arctan x+\frac{x}{1+x^2},$$

$$y''=\frac{1}{1+x^2}+\frac{1+x^2-2x^2}{(1+x^2)^2}=\frac{1+x^2+1-x^2}{(1+x^2)^2}=\frac{2}{(1+x^2)^2}>0$$

所以此函数曲线在$(-\infty,+\infty)$内是凹的.

(4) $y=\sqrt{1+x^2}$.

解 此函数的定义域为$(-\infty,+\infty)$.

$$y'=\frac{1}{2}\cdot\frac{1}{\sqrt{1+x^2}}\cdot 2x=\frac{x}{\sqrt{1+x^2}},$$

$$y''=\frac{\sqrt{1+x^2}-x\cdot\frac{1}{2}\cdot\frac{2x}{\sqrt{1+x^2}}}{1+x^2}=\frac{1+x^2-x^2}{(1+x^2)^{\frac{3}{2}}}=\frac{1}{(1+x^2)^{\frac{3}{2}}}$$

在$(-\infty,+\infty)$内$y''>0$，所以此函数曲线是凹的．

5. 求下列曲线的凹凸区间及拐点．

(1)$y=3x^4-4x^3+1$.

解　$y=3x^4-4x^3+1$的定义域为$(-\infty,+\infty)$．$y'=12x^3-12x^2$，$y''=36x^2-24x=12x(3x-2)$，令$f''(x)=0$，解得$x_1=0$，$x_2=\dfrac{2}{3}$，列表如下：

x	$(-\infty,0)$	0	$\left(0,\frac{2}{3}\right)$	$\frac{2}{3}$	$\left(\frac{2}{3},+\infty\right)$
$f''(x)$	$+$	0	$-$	0	$+$
$f(x)$	凹	1	凸	$\frac{11}{27}$	凹

所以此函数曲线在$(-\infty,0)$和$\left(\dfrac{2}{3},+\infty\right)$区间是凹的，在$\left(0,\dfrac{2}{3}\right)$区间是凸的，拐点为$(0,1)$和$\left(\dfrac{2}{3},\dfrac{11}{27}\right)$.

(2)$y=\ln(x^2+1)$.

解　$y=\ln(x^2+1)$的定义域为$(-\infty,+\infty)$，$y'=\dfrac{2x}{x^2+1}$，$y''=\dfrac{2-2x^2}{(1+x^2)^2}$.

令$f''(x)=0$，解得$x_1=-1$，$x_2=1$，列表如下：

x	$(-\infty,-1)$	-1	$(-1,1)$	1	$(1,+\infty)$
y''	$-$	0	$+$	0	$-$
y	凸	$\ln 2$	凹	$\ln 2$	凸

所以此函数曲线在$(-\infty,-1)$和$(1,+\infty)$区间是凸的，在$(-1,1)$区间是凹的，拐点为$(1,\ln 2)$和$(-1,\ln 2)$.

(3)$y=x^3(1-x)$.

解　$y=x^3(1-x)$的定义域为$(-\infty,+\infty)$，$y'=x^2(3-4x)$，$y''=6x(1-2x)$.

令$f''(x)=0$，解得$x_1=0$，$x_2=\dfrac{1}{2}$，列表如下：

x	$(-\infty,0)$	0	$\left(0,\frac{1}{2}\right)$	$\frac{1}{2}$	$\left(\frac{1}{2},+\infty\right)$
y''	$-$	0	$+$	0	$-$
y	凸	0	凹	$\frac{1}{16}$	凸

所以此函数曲线在$(-\infty,0)$和$\left(\dfrac{1}{2},+\infty\right)$区间是凸的，在$\left(0,\dfrac{1}{2}\right)$区间是凹的，拐点为$(0,0)$和$\left(\dfrac{1}{2},\dfrac{1}{16}\right)$.

6. 求下列曲线的水平渐近线和垂直渐近线．

(1)$y=\dfrac{1}{x^2+x}$.

解　因为$\lim\limits_{x\to\infty}\dfrac{1}{x^2+x}=0$，所以$y=0$是此函数的一条水平渐近线．

因为$\lim\limits_{x\to 0}\dfrac{1}{x^2+x}=\infty$，所以$x=0$是此函数的一条垂直渐近线．

因为$\lim\limits_{x\to -1}\dfrac{1}{x^2+x}=\infty$，所以$x=-1$是此函数的另一条垂直渐近线．

(2)$y=1+e^{\frac{1}{x}}$.

解　因为$\lim\limits_{x\to\infty}1+e^{\frac{1}{x}}=2$，所以$y=2$是此函数的一条水平渐近线．

因为$\lim\limits_{x\to 0}1+e^{\frac{1}{x}}=\infty$,所以 $x=0$ 是此函数的一条垂直渐近线.

习题 3.4

1. 按 1 mg/kg 体重的比率给小鼠注射磺胺药物后,计算在不同时间内血液中磺胺药物的浓度,可用方程

$$y=-1.06+2.59x-0.77x^2$$

表示,这里 y 表示血中磺胺浓度(单位:mg/100 mL)以 10 为底的对数,x 表示注射后经历的时间(单位:min)以 10 为底的对数. 求 x 取什么值时,y 取极大值(以 y 的单位来测量)?

解

$$y=-1.06+2.59x-0.77x^2$$

$$y'=2.59-1.54x$$

令 $y'=0$,即得 $2.59-1.54x=0$,$x=1.682$,如取 $x<1.682$,得 $y'>0$;如取 $x>1.682$,得 $y'<0$.

这样,当 $x=1.682$ 时,y 有极大值 1.118. 所以当 $x=1.682$ min 时,血中磺胺的最高浓度(以 mg/100 mL 为单位)被估计为 $y=1.118$.

2. 1～9 个月婴儿体重 w(g)的增长与月龄 t 的关系有经验公式

$$\ln w-\ln(341.5-w)=k(t-16.6)$$

问 t 为何值时婴儿的体重增长率 V 最快?

解　设 $V=\dfrac{dw}{dt}$,将经验公式两边对 t 求导,得

$$\frac{1}{w}\frac{dw}{dt}+\frac{1}{341.5-w}\frac{dw}{dt}=k$$

解得

$$\frac{dw}{dt}=\frac{kw(341.5-w)}{341.5}$$

$$V=\frac{k}{341.5}(341.5w-w^2)$$

要求体重增长率 V 最快,必须$\dfrac{dV}{dt}=0$,而

$$\frac{dV}{dt}=\frac{k}{341.5}\left(341.5\frac{dw}{dt}-2w\frac{dw}{dt}\right)=\frac{k}{341.5}(341.5-2w)\frac{dw}{dt}$$

因$\dfrac{dw}{dt}\neq 0$,所以 $w=170.75$,代入经验公式,得 $t=1.66$(月),故婴儿在 1.66 个月体重的增长率最快.

复习题 3

1. 证明 3.1 节的定理 3(柯西中值定理)

证明　构造辅助函数 $F(x)$ 如下:

$$F(x)=f(x)-\left\{f(a)+\frac{f(b)-f(a)}{g(b)-g(a)}[g(x)-g(a)]\right\}$$

$$F(a)=f(a)-\left\{f(a)+\frac{f(b)-f(a)}{g(b)-g(a)}[g(a)-g(a)]\right\}=0$$

$$F(b)=f(b)-\left\{f(a)+\frac{f(b)-f(a)}{g(b)-g(a)}[g(b)-g(a)]\right\}=0$$

$$F(a)=F(b)$$

$$F'(x)=f'(x)-\frac{f(b)-f(a)}{g(b)-g(a)}g'(x)$$

根据罗尔定理，函数 $F(x)$ 在区间 (a,b) 内至少存在一点 ξ 使

$$F'(\xi)=f'(\xi)-\frac{f(b)-f(a)}{g(b)-g(a)}g'(\xi)=0$$

即

$$\frac{f(b)-f(a)}{g(b)-g(a)}=\frac{f'(\xi)}{g'(\xi)}$$

2. 证明：若函数 $f(x)$ 在 $\mathbf{R}$ 可导，且 $f(0)=0$，对于任意 $x\in\mathbf{R}$，有 $|f'(x)|\leqslant 1$，则对于任意 $x\in\mathbf{R}$，有 $|f(x)|\leqslant|x|$.

证明　对于任意 $x\in\mathbf{R}$，且 $x\neq 0$，显然函数 $f(x)$ 在以 0 与 x 为端点的闭区间连续，开区间可导．根据拉格朗日定理在 0 与 x 之间存在 c，使

$$f(x)=f(x)-f(0)=f'(c)(x-0)$$

或

$$|f(x)|=|f'(c)||x|\leqslant|x|$$

当 $x=0$ 时，上式也成立．于是，对于任意 $x\in\mathbf{R}$，有 $|f(x)|\leqslant|x|$.

3. 证明下列不等式．

(1) $|\sin x-\sin y|\leqslant|x-y|,\quad x,y\in\mathbf{R}$.

证明　设 $f(x)=\sin x$，$f'(x)=\cos x$.

对于任意 $x,y\in\mathbf{R}$，且 $x\neq y$，根据拉格朗日定理，在 x 与 y 之间存在 ξ，使

$$|\sin x-\sin y|=|\cos\xi||x-y|\leqslant|x-y|$$

当 $x=y$ 时，上式也成立．于是，任意 $x,y\in\mathbf{R}$，有 $|\sin x-\sin y|\leqslant|x-y|$.

(2) $\frac{x-y}{x}<\ln\frac{x}{y}<\frac{x-y}{y}$，$0<y<x$.

证明　设 $f(x)=\ln x$，$f'(x)=\frac{1}{x}$. 根据拉格朗日定理，在 y 与 x 之间存在 ξ，使

$$\ln\frac{x}{y}=\ln x-\ln y=\frac{1}{\xi}(x-y)$$

所以

$$\frac{x-y}{x}<\ln\frac{x}{y}<\frac{x-y}{y}$$

4. 用洛必达法则计算下列极限．

(1) $\lim\limits_{x\to 0}(x+\mathrm{e}^x)^{\frac{1}{x}}$.

解　原式取对数 $\lim\limits_{x\to 0}\frac{1}{x}\ln(x+\mathrm{e}^x)\overset{\frac{0}{0}}{=}\lim\limits_{x\to 0}\frac{[\ln(x+\mathrm{e}^x)]'}{x'}=\lim\limits_{x\to 0}\frac{1+\mathrm{e}^x}{x+\mathrm{e}^x}=2$.

原式 $=\mathrm{e}^2$.

(2) $\lim\limits_{x\to 0}\left(\frac{\sin x}{x}\right)^{\frac{1}{x}}$.

解　原式取对数：

$$\lim_{x\to 0}\frac{1}{x}\cdot\ln\left(\frac{\sin x}{x}\right)\overset{\frac{0}{0}}{=}\lim_{x\to 0}\frac{\left[\ln\left(\frac{\sin x}{x}\right)\right]'}{x'}=\lim_{x\to 0}\frac{x}{\sin x}\cdot\left(\frac{\sin x}{x}\right)'$$

$$=\lim_{x\to 0}\frac{x\cos x-\sin x}{x\sin x}\overset{\frac{0}{0}}{=}\lim_{x\to 0}\frac{(x\cos x-\sin x)'}{(x\sin x)'}$$

$$=\lim_{x\to 0}\frac{\cos x-x\sin x-\cos x}{\sin x+x\cos x}$$

$$\overset{\frac{0}{0}}{=}\lim_{x\to 0}\frac{(-x\sin x)'}{(\sin x+x\cos x)'}=\lim_{x\to 0}\frac{-\sin x-x\cos x}{2\cos x-x\sin x}=0$$

所以$\lim\limits_{x\to 0}\left(\dfrac{\sin x}{x}\right)^{\frac{1}{x}}=e^0=1$.

(3) $\lim\limits_{x\to 0^+}x^{\sin x}$.

解　设$y=x^{\sin x}=e^{\sin x\ln x}$，其中

$$\lim_{x\to 0^+}\sin x\cdot\ln x=\lim_{x\to 0^+}\frac{\ln x}{\dfrac{1}{\sin x}}=\lim_{x\to 0^+}\frac{\dfrac{1}{x}}{\dfrac{-\cos x}{\sin^2 x}}=\lim_{x\to 0^+}\frac{-\sin^2 x}{x\cos x}=-\lim_{x\to 0^+}\frac{\sin x}{x}\tan x=-1\cdot 0=0$$

所以　$\lim\limits_{x\to 0^+}x^{\sin x}=\lim\limits_{x\to 0^+}e^{\sin x\ln x}=e^0=1$

(4) $\lim\limits_{x\to 1}\left(\dfrac{2}{x^2-1}-\dfrac{1}{x-1}\right)$.

解　$\lim\limits_{x\to 1}\left(\dfrac{2}{x^2-1}-\dfrac{1}{x-1}\right)=\lim\limits_{x\to 1}\dfrac{1-x}{x^2-1}=\lim\limits_{x\to 1}\dfrac{-1}{2x}=-\dfrac{1}{2}$.

5. 证明下列不等式.

(1)当$x>1$时，$2\sqrt{x}>3-\dfrac{1}{x}$.

证明　构造函数$f(x)=2\sqrt{x}-\left(3-\dfrac{1}{x}\right)$，$f'(x)=\dfrac{1}{\sqrt{x}}-\dfrac{1}{x^2}=\dfrac{x^2-\sqrt{x}}{x^2\sqrt{x}}>0$.

所以$f(x)$是单调递增的函数，当$x>1$时，$f(x)>f(1)=0$.

故当$x>1$时，$2\sqrt{x}>3-\dfrac{1}{x}$.

(2)当$x>0$时，$x-\dfrac{x^3}{6}<\sin x<x$.

证明　首先构造函数$f(x)=x-\dfrac{x^3}{6}-\sin x$，求导数

$$f'(x)=1-\frac{x^2}{2}-\cos x,\quad f''(x)=\sin x-x,\quad f'''(x)=\cos x-1$$

因为$f'''(x)\leqslant 0$，所以$f''(x)$是单调减少的函数，当$x>0$时，$f''(x)<f''(0)=0$.
因为$f''(x)<0$，所以$f'(x)$是单调减少的函数，当$x>0$时，$f'(x)<f'(0)=0$.
又因为$f'(x)<0$，所以$f(x)$是单调减少的函数，当$x>0$时，$f(x)<f(0)=0$.

所以当$x>0$时，$x-\dfrac{x^3}{6}-\sin x<0$，即$x-\dfrac{x^3}{6}<\sin x$.

再构造函数$g(x)=\sin x-x$，求导数$g'(x)=\cos x-1$，$g'(x)\leqslant 0$.
因为$g'(x)\leqslant 0$，所以$g(x)$是单调减少的函数，当$x>0$时，$g(x)<g(0)=0$.
所以当$x>0$时，$\sin x-x<0$，即$\sin x<x$.

即当$x>0$时，$x-\dfrac{x^3}{6}<\sin x<x$.

6. 求函数$f(x)=x^3-3x+2$在$\left[-3,\dfrac{3}{2}\right]$上的最大值和最小值.

解　$f'(x)=3x^2-3$，令$f'(x)=0$，在$x_1=-1$，$x_2=1$处具有极值.

$f(-1)=4$，$f(1)=0$，$f(-3)=-16$，$f\left(\dfrac{3}{2}\right)=\dfrac{7}{8}$.

所以$f_{\max}(-1)=4$，$f_{\min}(-3)=-16$.

7. 造一个容积为V的有盖圆柱形油桶，问：油桶的底半径和高各为多少时，用料最少？

解　设油桶底半径为x高为y，所需材料$S=2\pi x^2+2\pi xy$，因为$V=\pi x^2y$，所以$S=2\pi x^2+$

$2\pi x\cdot\dfrac{V}{\pi x^2}$.

$S'=4\pi x-\dfrac{2V}{x^2}$，令 $S'=0$，得驻点 $x=\sqrt[3]{\dfrac{V}{2\pi}}$（唯一驻点），则由实际意义可知 S 一定有最小值，则 $x=\sqrt[3]{\dfrac{V}{2\pi}}$，$y=\sqrt[3]{\dfrac{4V}{\pi}}$，所以应选油桶的底半径为 $x=\sqrt[3]{\dfrac{V}{2\pi}}$ 和高为 $y=\sqrt[3]{\dfrac{4V}{\pi}}$ 时，用料最少.

8. 已知曲线 $y=x^3+ax^2-9x+4$，在 $x=1$ 处有拐点，试确定系数 a，并求曲线的拐点及凹凸区间.

解　$y'=3x^2+2ax-9$，$y''=6x+2a$，令 $f''(x)=0$，解得 $x=-\dfrac{a}{3}=1$，所以 $a=-3$，列表如下：

x	$(-\infty,1)$	1	$(1,+\infty)$
y''	$-$	0	$+$
y	凸	-7	凹

所以此函数曲线在 $(-\infty,1)$ 区间是凸的，在 $(1,+\infty)$ 区间是凹的，拐点为 $(1,-7)$.

9. 描绘下列函数的图像.

(1) $y=\dfrac{\ln x}{x}$.

解　作图如右图所示.

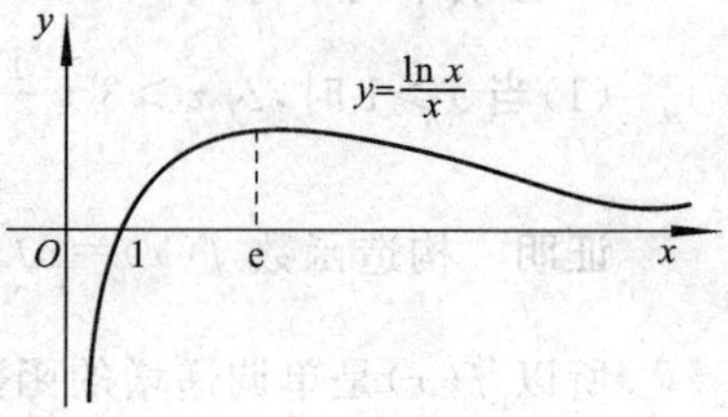

(2) $y=1+x^2-\dfrac{x^4}{2}$.

解　以 $-x$ 代替 x，y 值不变，故图形对称于 y 轴.

零点处：$x=\pm\sqrt{1+\sqrt{3}}\approx\pm1.65$.

$y'=2x-2x^3$，令 $y'=0$ 得 $x=0$，或 ±1.

$y''=2-6x^2$，令 $y''=0$ 得 $x=\pm\dfrac{1}{\sqrt{3}}$.

列表如下：

x		0		$\dfrac{1}{\sqrt{3}}$		1	
	$-$	0	$+$	$+$	$+$	0	$-$
y''		$+$	$+$	0	$-$	$-$	$-$
y	↘	极小值	↗	拐点	↗	极大值	↘

当 $x=0$ 时，$y=1$；$x=\dfrac{1}{\sqrt{3}}$ 时，$y=\dfrac{23}{18}$；$x=1$ 时，$y=\dfrac{3}{2}$.

作图如右图所示.

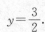

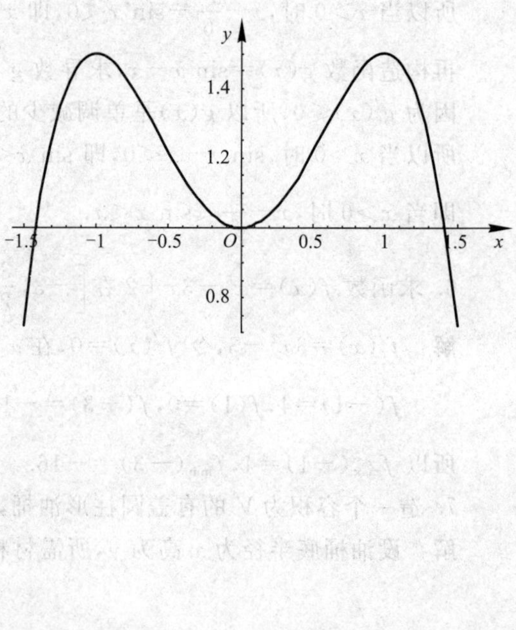

第4章 不定积分

4.1 基本教学要求

教学目的

1. 理解原函数、不定积分的概念及其性质.
2. 掌握不定积分的基本公式.
3. 掌握不定积分的换元积分法和分部积分法.

教学重点

1. 原函数和不定积分的概念.
2. 不定积分的性质.
3. 不定积分基本公式.
4. 不定积分的直接积分法.
5. 不定积分的换元积分法.
6. 不定积分的分部积分法.

教学难点

1. 不定积分的概念.
2. 不定积分的性质.
3. 不定积分的换元积分法和分部积分法.

4.2 习题详解

习题 4.1

1. 选择题.

(1)A　　(2)B　　(3)D

2. 填空题.

(1)$\tan x+C$　　(2)$2\mathrm{d}\sqrt{x}$　　(3)$\dfrac{1}{\sqrt{1-x^2}}$

3. 利用直接积分法求下列函数的不定积分.

(1) $\int\sqrt[3]{x}\,\mathrm{d}x$.

解　原式 $=\int x^{\frac{1}{3}}\,\mathrm{d}x=\dfrac{3}{4}x^{\frac{4}{3}}+C$.

(2) $\int\left(\dfrac{1}{\sqrt{x}}+\sin x\right)\mathrm{d}x$.

解　原式 $=\int x^{-\frac{1}{2}}\mathrm{d}x+\int \sin x\,\mathrm{d}x=2\sqrt{x}-\cos x+C$.

(3) $\int(\mathrm{e}^x-2)\,\mathrm{d}x$.

解　原式 $=\int \mathrm{e}^x\mathrm{d}x-2\int\mathrm{d}x=\mathrm{e}^x-2x+C$.

(4) $\int\dfrac{\sqrt{1+x^2}}{\sqrt{1-x^4}}\,\mathrm{d}x$.

解　原式 $=\int\dfrac{\sqrt{1+x^2}}{\sqrt{1+x^2}\sqrt{1-x^2}}\,\mathrm{d}x=\int\dfrac{1}{\sqrt{1-x^2}}\,\mathrm{d}x=\arcsin x+C$.

(5) $\int 3^{x+2}\mathrm{d}x$.

解　原式 $=\int 3^x\cdot 3^2\mathrm{d}x=9\int 3^x\mathrm{d}x=9\cdot\dfrac{3^x}{\ln 3}+C$.

(6) $\int\dfrac{3x+1}{x^2}\,\mathrm{d}x$.

解　原式 $=\int\left(\dfrac{3}{x}+\dfrac{1}{x^2}\right)\mathrm{d}x=3\int\dfrac{1}{x}\,\mathrm{d}x+\int x^{-2}\,\mathrm{d}x=3\ln|x|-\dfrac{1}{x}+C$.

(7) $\int\dfrac{x^4}{1+x^2}\mathrm{d}x$.

解　原式 $=\int\dfrac{x^4-1+1}{1+x^2}\mathrm{d}x=\int\left(x^2-1+\dfrac{1}{x^2+1}\right)\mathrm{d}x=\dfrac{1}{3}x^3-x+\arctan x+C$.

(8) $\int\dfrac{1-x^2}{1+x^2}\,\mathrm{d}x$.

解　原式 $=\int\dfrac{1}{1+x^2}\,\mathrm{d}x-\int\dfrac{x^2}{1+x^2}\,\mathrm{d}x$

$$=\int\frac{1}{1+x^2}\,\mathrm{d}x-\int\left(\frac{1+x^2}{1+x^2}-\frac{1}{1+x^2}\right)\mathrm{d}x$$

$$=\int\frac{2}{1+x^2}\,\mathrm{d}x-\int\mathrm{d}x=2\arctan x-x+C$$

$$=-2\operatorname{arccot} x-x+C.$$

(9) $\int(3+\cos x+\tan^2 x)\mathrm{d}x$.

解　原式 $=\int\left(3+\cos x+\dfrac{\sin^2 x}{\cos^2 x}\right)\mathrm{d}x=\int\left(3+\cos x+\dfrac{1-\cos^2 x}{\cos^2 x}\right)\mathrm{d}x$

$$=\int 2\,\mathrm{d}x+\int\cos x\,\mathrm{d}x+\int\frac{1}{\cos^2 x}\mathrm{d}x$$

$$=2x+\sin x+\tan x+C.$$

(10) $\int\sec x(\sec x-\tan x)\mathrm{d}x$.

原式 $=\int\sec^2 x\,\mathrm{d}x-\int\sec x\tan x\,\mathrm{d}x=\tan x-\sec x+C$.

习题 4.2

1. 填空题.

(1) $\dfrac{1}{4}$　　(2) $\dfrac{1}{6}$　　(3) $-\dfrac{3}{2}$　　(4) $-\dfrac{1}{3}$　　(5) -1

2. 利用换元积分法求下列函数的不定积分.

(1) $\int \cos 5x\mathrm{d}x$.

解　原式 $=\frac{1}{5}\int \cos 5x\mathrm{d}5x$.

令 $\xlongequal{u=5x}\frac{1}{5}\int \cos u\ \mathrm{d}u=\frac{1}{5}\sin u+C=\frac{1}{5}\sin 5x+C$.

(2) $\int \sqrt{x-1}\mathrm{d}x$.

解　原式 $=\int \sqrt{x-1}\mathrm{d}(x-1)=\frac{2}{3}(x-1)^{\frac{3}{2}}+C$.

(3) $\int 2x\mathrm{e}^{x^2}\mathrm{d}x$

解　原式 $=\int \mathrm{e}^{x^2}\mathrm{d}x^2=\mathrm{e}^{x^2}+C$.

(4) $\int \sin 2x\cos^3 x\mathrm{d}x$.

解　原式 $=2\int \cos x\sin x\cos^3 x\mathrm{d}x=2\int \sin x\cos^4 x\mathrm{d}x=-2\int \cos^4 x\mathrm{d}\cos x$

$=-\frac{2}{5}\cos^5 x+C$.

(5) $\int \frac{\mathrm{e}^x}{1+\mathrm{e}^x}\mathrm{d}x$.

解　原式 $=\int \frac{1}{1+\mathrm{e}^x}\mathrm{d}\mathrm{e}^x=\int \frac{1}{1+\mathrm{e}^x}\mathrm{d}(1+\mathrm{e}^x)=\ln|1+\mathrm{e}^x|+C$

$=\ln(1+\mathrm{e}^x)+C$.

(6) $\int \frac{\mathrm{d}x}{x(1+\ln x)}$.

解　原式 $=\int \frac{1}{1+\ln x}\mathrm{d}\ln x=\int \frac{1}{1+\ln x}\mathrm{d}(1+\ln x)$

$=\ln|1+\ln x|+C$.

(7) $\int \frac{1}{\arcsin^3 x\sqrt{1-x^2}}\mathrm{d}x$.

解　原式 $=\int \frac{\mathrm{d}\arcsin x}{\arcsin^3 x}=-\frac{1}{2\arcsin^2 x}+C$.

(8) $\int \frac{\mathrm{d}x}{\sqrt{x}(1+x)}$.

解　令 $\sqrt{x}=u$，则 $x=u^2$，$\mathrm{d}x=2u\mathrm{d}u$.

原式 $=\int \frac{2u\mathrm{d}u}{u(1+u^2)}=\int \frac{2\mathrm{d}u}{1+u^2}=2\arctan u+C$

$=2\arctan\sqrt{x}+C$.

(9) $\int \frac{x^2}{\sqrt{4-x^2}}\mathrm{d}x$.

解　令 $x=2\sin t$，则 $\mathrm{d}x=2\cos t\mathrm{d}t$.

原式 $=\int \frac{(2\sin t)^2}{2\cos t}\cdot 2\cos t\mathrm{d}t=4\int \sin^2 t\mathrm{d}t=4\int \frac{1-\cos 2t}{2}\mathrm{d}t$

$=2\int \mathrm{d}t-2\int \cos 2t\mathrm{d}t=2t-\sin 2t+C$

$=2\arcsin\frac{x}{2}-\frac{x}{2}\sqrt{4-x^2}+C.$

(10) $\int\frac{\sqrt{x^2-1}}{x^3}dx.$

解　令 $x=\frac{1}{t}$，则 $dx=-\frac{1}{t^2}dt$.

原式 $=-\int\frac{\sqrt{\frac{1}{t^2}-1}}{\frac{1}{t^3}}\cdot\frac{1}{t^2}dt=-\int\frac{\sqrt{1-t^2}}{|t|}\cdot t dt.$

当 $x>0$ 时，原式 $=-\int\sqrt{1-t^2}\,dt=-\frac{t}{2}\sqrt{1-t^2}-\frac{1}{2}\arcsin t+C$

$=-\frac{\sqrt{1-x^2}}{2x^2}-\frac{1}{2}\arcsin\frac{1}{x}+C.$

当 $x<0$ 时，原式 $=\int\sqrt{1-t^2}\,dt=\frac{t}{2}\sqrt{1-t^2}+\frac{1}{2}\arcsin t+C$

$=\frac{\sqrt{1-x^2}}{2x^2}+\frac{1}{2}\arcsin\frac{1}{x}+C.$

(11) $\int\frac{1+\sqrt{x}}{\sqrt[3]{x}}dx.$

解　令 $x=t^6$，$dx=6t^5dt$.

原式 $=\int\frac{1+t^3}{t^2}\cdot 6t^5dt=6\int(t^3+t^6)dt=\frac{3}{2}t^4+\frac{6}{7}t^7+C$

$=\frac{3}{2}x^{\frac{2}{3}}+\frac{6}{7}x^{\frac{7}{6}}+C.$

3. 利用分部积分法求下列函数的不定积分 .

(1) $\int x^5\ln x\,dx.$

解　原式 $=\int\ln x\,d\left(\frac{1}{6}x^6\right).$

令 $u=\ln x$，$v=\frac{1}{6}x^6$，由分部积分法公式 $\int u dv=uv-\int v du$，得

原式 $=\frac{1}{6}x^6\ln x-\int\frac{1}{6}x^6\ d\ln x=\frac{1}{6}x^6\ln x-\int\frac{1}{6}x^5\ dx$

$=\frac{1}{6}x^6\ln x-\frac{1}{36}x^6+C.$

(2) $\int e^{-x}\cos x\,dx.$

解　原式 $=\int e^{-x}\,d\sin x=\sin x e^{-x}-\int\sin x\,de^{-x}=\sin x e^{-x}+\int\sin x e^{-x}dx$

$=\sin x e^{-x}-\int e^{-x}d\cos x=\sin x e^{-x}-\cos x e^{-x}+\int\cos x\,de^{-x}$

$=\sin x e^{-x}-\cos x e^{-x}-\int\cos x e^{-x}dx.$

所以　原式 $=\frac{e^{-x}(\sin x-\cos x)}{2}+C.$

(3) $\int\arcsin^2 x\,dx.$

解　令 $t=\arcsin x, x=\sin t$，则

$$原式=\int t^2\,\mathrm{d}\sin t = t^2\sin t-\int \sin t\mathrm{d}t^2 = t^2\sin t-2\int t\sin t\mathrm{d}t$$

$$=t^2\sin t+2\int t\mathrm{d}\cos t = t^2\sin t+2t\cos t-2\int \cos t\mathrm{d}t$$

$$=t^2\sin t+2t\cos t-2\sin t+C.$$

把 t 带入上式，得

$$原式=x(\arcsin x)^2+2\sqrt{1-x^2}\arcsin x-2x+C.$$

(4) $\int x\tan^2 x\mathrm{d}x$.

解　$$原式=\int x(\sec^2 x-1)\mathrm{d}x=\int x\sec^2 x\,\mathrm{d}x-\int x\mathrm{d}x$$

$$=\int x\mathrm{d}\tan x-\int x\mathrm{d}x = x\tan x-\int \tan x\mathrm{d}x-\frac{1}{2}x^2+C$$

$$=x\tan x+\ln|\cos x|-\frac{1}{2}x^2+C.$$

(5) $\int \frac{\ln(x+1)}{\sqrt{x+1}}\mathrm{d}x$.

解　$$原式=\int \frac{\ln(x+1)}{\sqrt{x+1}}\mathrm{d}(x+1)=\int \ln(x+1)\,\mathrm{d}[2(x+1)^{\frac{1}{2}}]$$

$$=2(x+1)^{\frac{1}{2}}\ln(x+1)-2\int (x+1)^{\frac{1}{2}}\,\mathrm{d}\ln(x+1)$$

$$=2(x+1)^{\frac{1}{2}}\ln(x+1)-2\int (x+1)^{-\frac{1}{2}}\,\mathrm{d}(x+1)$$

$$=2(x+1)^{\frac{1}{2}}\ln(x+1)-4(x+1)^{\frac{1}{2}}+C.$$

(6) $\int \ln(x+\sqrt{1+x^2})\mathrm{d}x$.

解　$$原式=x\ln(x+\sqrt{1+x^2})-\int x\mathrm{d}\ln(x+\sqrt{1+x^2})$$

$$=x\ln(x+\sqrt{1+x^2})-\int x\frac{1+\dfrac{2x}{2\sqrt{1+x^2}}}{x+\sqrt{1+x^2}}\mathrm{d}x$$

$$=x\ln(x+\sqrt{1+x^2})-\int \frac{x}{\sqrt{1+x^2}}\mathrm{d}x$$

$$=x\ln(x+\sqrt{1+x^2})-\frac{1}{2}\int \frac{\mathrm{d}(1+x^2)}{\sqrt{1+x^2}}$$

$$=x\ln(x+\sqrt{1+x^2})-\sqrt{1+x^2}+C.$$

(7) $\int \mathrm{e}^{\sqrt{x}}\mathrm{d}x$.

解　设 $\sqrt{x}=t$，则 $x=t^2$，$\mathrm{d}x=2t\mathrm{d}t$，代入得

$$\int \mathrm{e}^{\sqrt{x}}\mathrm{d}x=2\int t\mathrm{e}^t\mathrm{d}t=2\int t\mathrm{d}(\mathrm{e}^t)=2t\mathrm{e}^t-2\int \mathrm{e}^t\mathrm{d}t=2t\mathrm{e}^t-2\mathrm{e}^t+C$$

$$=2(\sqrt{x}-1)\mathrm{e}^{\sqrt{x}}+C.$$

(8) $\int \frac{x^2}{(16-x^2)^{\frac{3}{2}}}\mathrm{d}x$.

解　$$原式=\int x\mathrm{d}\,(16-x^2)^{-\frac{1}{2}}=\frac{x}{\sqrt{16-x^2}}-\int \frac{1}{\sqrt{16-x^2}}\mathrm{d}x$$

$$= \frac{x}{\sqrt{16-x^2}} - \arcsin\frac{x}{4} + C.$$

复习题 4

1. 用直接积分法求下列函数的不定积分.

(1) $\int x\sqrt{x}\,dx$.

解　原式 $= \int x^{\frac{3}{2}}dx = \frac{2}{5}x^{\frac{5}{2}} + C.$

(2) $\int e^x\left(1-\frac{e^{-x}}{x^2}\right)dx$.

解　原式 $= \int\left(e^x - \frac{1}{x^2}\right)dx = \int e^x dx - \int\frac{1}{x^2}dx = e^x + \frac{1}{x} + C.$

(3) $\int\frac{(1-x)^2}{\sqrt{x}}dx$.

解　原式 $= \int\frac{1-2x+x^2}{\sqrt{x}}dx = \int\frac{1}{\sqrt{x}}dx - 2\int\frac{x}{\sqrt{x}}dx + \int\frac{x^2}{\sqrt{x}}dx$

$$= \int x^{-\frac{1}{2}}dx - 2\int x^{\frac{1}{2}}dx + \int x^{\frac{3}{2}}dx$$

$$= 2x^{\frac{1}{2}} - \frac{4}{3}x^{\frac{3}{2}} + \frac{2}{5}x^{\frac{5}{2}} + C.$$

(4) $\int\left(\frac{2}{1+x^2} - \frac{3}{\sqrt{1-x^2}}\right)dx$.

解　原式 $= 2\int\frac{1}{1+x^2}dx - 3\int\frac{1}{\sqrt{1-x^2}}dx = 2\arctan x - 3\arcsin x + C.$

(5) $\int\frac{3\cdot 2^x - 4\cdot 3^x}{2^x}dx$.

解　原式 $= \int 3dx - 4\int\left(\frac{3}{2}\right)^x dx = 3x - \frac{4\left(\frac{3}{2}\right)^x}{\ln\frac{3}{2}} + C.$

(6) $\int\cos^2\frac{x}{2}dx$.

解　原式 $= \int\frac{\cos 2x+1}{2}dx = \frac{1}{2}\int\cos 2x dx + \int\frac{1}{2}dx = \frac{1}{4}\int\cos 2x d2x + \frac{1}{2}x + C$

$$= \frac{1}{4}\sin 2x + \frac{1}{2}x + C.$$

(7) $\int\frac{1+2x^2}{x^2(x^2+1)}dx$.

解　原式 $= \int\frac{1+x^2+x^2}{x^2(x^2+1)}dx = \int\left(\frac{1}{x^2} + \frac{1}{x^2+1}\right)dx = \arctan x - \frac{1}{x} + C.$

(8) $\int\frac{1}{1+\cos 2x}dx$.

解　原式 $= \int\frac{1}{2\cos^2 x}dx = \frac{1}{2}\int\sec^2 x dx = \frac{1}{2}\tan x + C.$

(9) $\int\frac{4x^4+4x^2+1}{x^2+1}dx$.

解　原式 $=\int 4x^2\,dx+\int \frac{1}{1+x^2}dx=\frac{4x^3}{3}+\arctan x+C$.

(10) $\int \frac{2+\cot^2 x}{\cos^2 x}dx$.

解　原式 $=\int \frac{2}{\cos^2 x}dx+\int \frac{1}{\sin^2 x}dx=2\int \sec^2 x\,dx+\int \csc^2 x\,dx$

$=2\tan x-\cot x+C$.

(11) $\int \cos x(\tan x+\sec x)dx$.

解　原式 $=\int \sin x dx+\int 1dx=-\cos x+x+C$.

(12) $\int \frac{1}{\sin^2 x\cdot\cos^2 x}dx$.

解　原式 $=\int \frac{\sin^2 x+\cos^2 x}{\sin^2 x\cdot\cos^2 x}dx=\int \frac{1}{\cos^2 x}dx+\int \frac{1}{\sin^2 x}dx=\tan x-\cot x+C$.

(13) $\int \frac{\cos 2x}{\cos x-\sin x}dx$.

解　原式 $=\int \frac{\cos^2 x-\sin^2 x}{\cos x-\sin x}dx=\int (\cos x+\sin x)dx=\sin x-\cos x+C$.

2. 用换元积分法求下列函数的不定积分.

(1) $\int (\sin ax+e^{bx})dx$　(a,b 为常数).

解　原式 $=\frac{1}{a}\int \sin ax\,dax+\frac{1}{b}\int e^{bx}\,dbx=-\frac{1}{a}\cos ax+\frac{1}{b}e^{bx}+C$.

(2) $\int \frac{6}{3x+2}dx$.

解　原式 $=2\int \frac{d3x}{3x+2}=2\int \frac{d(3x+2)}{3x+2}$.

令 $u=3x+2$,则

原式 $=2\int \frac{du}{u}=2\ln|u|+C=2\ln|3x+2|+C$.

(3) $\int \sqrt{1-2x}\,dx$.

解　原式 $=-\frac{1}{2}\int \sqrt{1-2x}\,d(1-2x)=-\frac{1}{2}\cdot\frac{(1-2x)^{\frac{3}{2}}}{\frac{3}{2}}+C=-\frac{1}{3}(1-2x)^{\frac{3}{2}}+C$.

(4) $\int x\cdot\tan x^2 dx$

解　原式 $=\frac{1}{2}\int \tan x^2\,dx^2=\frac{1}{2}\int \frac{\sin x^2}{\cos x^2}dx^2=-\frac{1}{2}\int \frac{1}{\cos x^2}d\cos x^2=-\frac{1}{2}\ln|\cos x^2|+C$.

(5) $\int \frac{1}{x^2}\cos\frac{1}{x}dx$.

解　原式 $=-\int \frac{1}{\cos x}d\frac{1}{x}=-\sin\frac{1}{x}+C$.

(6) $\int \frac{1+\cos x}{x+\sin x}dx$.

解　原式 $=\int \frac{1}{x+\sin x}d(x+\sin x)=\ln|x+\sin x|+C$.

(7) $\int \frac{3x^2+4x}{x^3+2x^2+1}dx$.

解　原式 $=\int \frac{1}{x^3+2x^2+1}d(x^3+2x^2+1)=\ln|x^3+2x^2+1|+C$.

(8) $\int \frac{dx}{x\cdot \ln x\cdot \ln\ln x}$.

解　原式 $=\int \frac{d\ln x}{\ln x\cdot \ln\ln x}=\int \frac{d\ln\ln x}{\ln\ln x}=\ln|\ln \ln x|+C$.

(9) $\int 2^{\sqrt{1+x^2}}\cdot \frac{x}{\sqrt{1+x^2}}dx$

解　原式 $=\int 2^{\sqrt{1+x^2}}d\sqrt{1+x^2}=\frac{2^{\sqrt{1+x^2}}}{\ln 2}+C$.

(10) $\int \frac{dx}{\sqrt{1+e^{2x}}}$.

解　令 $\sqrt{1+e^{2x}}=u, x=\frac{1}{2}\ln(u^2-1), dx=\frac{1}{2}\frac{2u}{u^2-1}du=\frac{u}{u^2-1}du$.

$$原式=\int \frac{udu}{(u^2-1)u}=\int \frac{du}{u^2-1}=\frac{1}{2}\left[\int \frac{d(u-1)}{u-1}-\int \frac{d(u+1)}{u+1}\right]$$

$$=\frac{1}{2}\ln\left|\frac{u-1}{u+1}\right|+C=\frac{1}{2}\ln\left|\frac{\sqrt{1+e^{2x}}-1}{\sqrt{1+e^{2x}}+1}\right|+C$$

$$=\ln\left|\frac{\sqrt{1+e^{2x}}-1}{e^x}\right|+C=\ln\left|\sqrt{1+e^{2x}}-1\right|-x+C.$$

(11) $\int \frac{e^{\arccos x}}{\sqrt{1-x^2}}dx$

解　原式 $=-\int e^{\arccos x}d\arccos x=-e^{\arccos x}+C$.

(12) $\int \frac{dx}{e^x+e^{-x}}$.

解　令 $u=e^x$，则 $x=\ln u, dx=\frac{1}{u}du$.

$$原式=\int \frac{1}{u+\frac{1}{u}}\frac{1}{u}du=\arctan u+C$$

$$=\arctan e^x+C.$$

(13) $\int \frac{x^2}{(16-x^2)^{\frac{3}{2}}}dx$.

解　令 $x=4\sin t$，则 $dx=4\cos t dt, t=\arcsin\frac{x}{4}$.

$$原式=\int \frac{16(\sin t)^2}{[16(1-\sin^2 t)]^{\frac{3}{2}}}\times 4\cos t dt=\int \frac{\sin^2 t}{\cos^2 t}dt=\int \frac{1-\cos^2 t}{\cos^2 t}dt$$

$$=\int\left(\frac{1}{\cos^2 t}-1\right)dt=\tan t-t+C$$

$$=\frac{\sin t}{\cos t}-\arcsin\frac{x}{4}+C=\frac{\frac{x}{4}}{\sqrt{1-\frac{x^2}{16}}}-\arcsin\frac{x}{4}+C$$

$=\dfrac{x}{\sqrt{16-x^2}}-\arcsin\dfrac{x}{4}+C.$

(14) $\displaystyle\int\frac{\cos\sqrt{x+1}+(x+1)^2}{\sqrt{x+1}}dx.$

解 令 $t=\sqrt{x+1}$, $x=t^2-1$, $dx=2tdt$.

原式 $\displaystyle=\int\frac{\cos t+t^4}{t}\cdot 2tdt=2\int(\cos t+t^4)dt=2\sin t+\frac{2}{5}t^5+C$

$\displaystyle=2\sin\sqrt{x+1}+\frac{2}{5}(\sqrt{x+1})^5+C.$

(15) $\displaystyle\int\frac{3x-4}{\sqrt{x^2+2x+5}}dx.$

解 令 $2\tan t=x+1$，则 $x=2\tan t-1$, $dx=\dfrac{2}{\cos^2 t}dt$.

原式 $\displaystyle=\int\frac{3x-4}{\sqrt{(x+1)^2+4}}dx=\int\frac{6\tan t-7}{\frac{2}{\cos t}}\frac{2}{\cos^2 t}dt=\int\frac{6\tan t-7}{\cos t}dt$

$\displaystyle=\int\frac{6\sin t-7\cos t}{\cos^2 t}dt=6\int\frac{\sin t}{\cos^2 t}dt-7\int\frac{\cos t}{\cos^2 t}dt$

$\displaystyle=-6\int\frac{1}{\cos^2 t}d\cos t-7\int\frac{1}{1-\sin^2 t}d\sin t$

$\displaystyle=\frac{6}{\cos t}-\frac{7}{2}\ln\left|\frac{1+\sin t}{1-\sin t}\right|+C$

$=3\sqrt{x^2+2x+5}-7\ln\left|x+1+\sqrt{x^2+2x+5}\right|+C.$

(16) $\displaystyle\int\frac{x+4}{\sqrt{3-2x-x^2}}dx.$

解 原式 $\displaystyle=\int\frac{x+4}{\sqrt{4-(x+1)^2}}dx.$

令 $2\sin t=x+1$，则 $x=2\sin t-1$, $dx=2\cos tdt$.

原式 $\displaystyle=\int\frac{2\sin t+3}{2\cos t}2\cos tdt=\int(2\sin t+3)dt$

$=-2\cos t+3t+C$

$\displaystyle=-\sqrt{3-2x-x^2}+3\arcsin\frac{x+1}{2}+C.$

(17) $\displaystyle\int\cos^2 x\sin^2 xdx.$

解 原式 $\displaystyle=\int\left(\frac{\sin 2x}{2}\right)^2dx=\frac{1}{4}\int\frac{1-\cos 4x}{2}dx$

$\displaystyle=\frac{1}{8}\int(1-\cos 4x)dx$

$\displaystyle=\frac{1}{8}x-\frac{1}{32}\sin 4x+C.$

(18) $\displaystyle\int\frac{1}{(1+2\sqrt[3]{x})\sqrt{x}}dx.$

解 令 $x=t^6$, $dx=6t^5dt$.

原式 $\displaystyle=\int\frac{1}{(1+2t^2)t^3}\cdot 6t^5dt=6\int\frac{t^2}{1+2t^2}dt=3\int\frac{2t^2+1-1}{1+2t^2}dt$

$$= 3\left[\int 1\mathrm{d}t - \frac{1}{\sqrt{2}}\int \frac{1}{1+(\sqrt{2}t)^2}\mathrm{d}\sqrt{2}t\right] = 3x - \frac{3\sqrt{2}}{2}\arctan\sqrt{2}t + C.$$

(19) $\int x(1-x)^{\frac{1}{3}}\mathrm{d}x$.

解　令 $t=(1-x)^{\frac{1}{3}}$，$x=1-t^3$，$\mathrm{d}x=-3t^2\mathrm{d}t$.

原式 $=\int(1-t^3)\cdot t\cdot(-3t^2)\mathrm{d}t=-3\int(t^3-t^6)\mathrm{d}t$

$$=-\frac{3}{4}t^4+\frac{3}{7}t^7+C$$

$$=-\frac{3}{4}(1-x)^{\frac{4}{3}}+\frac{3}{7}(1-x)^{\frac{7}{3}}+C.$$

(20) $\int \frac{x-1}{x\sqrt{x-1}}\mathrm{d}x$.

解　令 $\sqrt{x-1}=t$，则 $x=t^2+1$，$\mathrm{d}x=2t\mathrm{d}t$.

原式 $=\int\frac{t^2}{(t^2+1)t}\cdot 2t\mathrm{d}t=2\int\frac{t^2+1-1}{t^2+1}\mathrm{d}t=2\left(\int\mathrm{d}t-\int\frac{1}{t^2+1}\mathrm{d}t\right)=2t-2\arctan t+C$

$$=2\sqrt{x-1}-2\arctan\sqrt{x-1}+C.$$

(21) $\int\frac{\mathrm{d}x}{(1-x^2)^{\frac{3}{2}}}$.

解　$-1<x<1$，设 $x=\sin t$，$-\frac{\pi}{2}<t<\frac{\pi}{2}$.

$(1-x^2)^{\frac{3}{2}}=\cos^3 t$，$\mathrm{d}x=\cos t\mathrm{d}t$.

代入，得

$$\int\frac{\mathrm{d}x}{(1-x^2)^{\frac{3}{2}}}=\int\frac{\mathrm{d}t}{\cos^2 t}=\tan t+C=\frac{\sin t}{\sqrt{1-\sin^2 t}}+C=\frac{x}{\sqrt{1-x^2}}+C.$$

(22) $\int\frac{\sin^4 x}{\cos^6 x}\mathrm{d}x$.

解　原式 $=\int\tan^4 x\mathrm{d}(\tan x)=\frac{1}{5}\tan^5 x+C$.

(23) $\int\frac{\mathrm{d}x}{\sin^3 x\cos^5 x}$.

解　原式 $=\int\frac{\sin^2 x+\cos^2 x}{\sin^3 x\cos^5 x}\mathrm{d}x=\int\frac{\mathrm{d}x}{\sin x\cos^5 x}+\int\frac{\mathrm{d}x}{\sin^3 x\cos^3 x}$

$$=\int\frac{\sin^2 x+\cos^2 x}{\sin x\cos^5 x}\mathrm{d}x+\int\frac{\sin^2 x+\cos^2 x}{\sin^3 x\cos^3 x}\mathrm{d}x$$

$$=\int\frac{\sin x}{\cos^5 x}\mathrm{d}x+2\int\frac{\mathrm{d}x}{\sin x\cos^3 x}+\int\frac{\mathrm{d}x}{\sin^3 x\cos x}$$

$$=-\int\frac{\mathrm{d}(\cos x)}{\cos^5 x}+2\int\frac{\sin x}{\cos^3 x}\mathrm{d}x+3\int\frac{\mathrm{d}x}{\sin x\cos x}+\int\frac{\cos x}{\sin^3 x}\mathrm{d}x$$

$$=\frac{1}{4\cos^4 x}-2\int\frac{\mathrm{d}(\cos x)}{\cos^3 x}+3\int\frac{\mathrm{d}(\tan x)}{\tan x}+\int\frac{\mathrm{d}(\sin x)}{\sin^3 x}$$

$$=\frac{1}{4\cos^4 x}+\frac{1}{\cos^2 x}+3\ln|\tan x|-\frac{1}{2\sin^2 x}+C$$

$$=\frac{1}{4}\tan^4 x+\frac{3}{2}\tan^2 x-\frac{1}{2}\cot^2 x+3\ln|\tan x|+C.$$

3. 用分部积分法求下列函数的不定积分.

(1) $\int x^2 \cdot 2^x \mathrm{d}x$.

解　令 $u = x^2, v' = 2^x$;

$$u' = 2x, v = \frac{2^x}{\ln a}.$$

原式 $= \dfrac{x^2 \cdot 2^x}{\ln a} - \dfrac{2}{\ln a}\int x \cdot 2^x \mathrm{d}x$

令 $u = x, v' = 2^x$

$u' = 1, v = \dfrac{2^x}{\ln a}$

$$= \frac{x^2 \cdot 2^x}{\ln a} - \frac{2}{\ln a}\left(\frac{x \cdot 2^x}{\ln a} - \int \frac{2^x}{\ln a}\mathrm{d}x\right).$$

$$= \frac{x^2 \cdot 2^x}{\ln a} - \frac{2x \cdot 2^x}{(\ln a)^2} + \frac{2 \cdot 2^x}{(\ln a)^3} + C.$$

(2) $\int x\sin 2x\, \mathrm{d}x$.

解　原式 $= \int \frac{1}{2}x\mathrm{d}(-\cos 2x) = -\frac{1}{2}x\cos 2x + \frac{1}{2}\int \cos 2x\mathrm{d}x$

$$= -\frac{1}{2}x\cos 2x + \frac{1}{4}\sin 2x + C.$$

(3) $\int \cos x\ln\sin x\, \mathrm{d}x$.

解　原式 $= \int \ln\sin x\, \mathrm{d}\sin x = \sin x\ln\sin x - \int \sin x\mathrm{d}(\ln\sin x)$

$$= \sin x\ln\sin x - \int \cos x\mathrm{d}x$$

$$= \sin x\ln\sin x - \sin x + C.$$

(4) $\int x^2 \cdot \arctan x\mathrm{d}x$

解　令 $u = \arctan x, v' = x^2$;

$$u' = \frac{1}{x^2+1}, v = 2x.$$

原式 $= 2x \cdot \arctan x - 2\int \dfrac{x}{1+x^2}\mathrm{d}x = 2x \cdot \arctan x - \int \dfrac{1}{1+x^2}\mathrm{d}(x^2+1)$

$$= 2x \cdot \arctan x - \ln|1+x^2| + C.$$

(5) $\int x \cdot \arccos x\mathrm{d}x$

解　令 $u = \arccos x, v' = x$;

$$u' = -\frac{1}{\sqrt{1-x^2}}, v = \frac{1}{2}x^2.$$

原式 $= \dfrac{1}{2}x^2 - \dfrac{1}{2}\int \dfrac{-x^2}{\sqrt{1-x^2}}\mathrm{d}x = \dfrac{1}{2}x^2 - \dfrac{1}{2}\int \dfrac{1-x^2-1}{\sqrt{1-x^2}}\mathrm{d}x$

$$= \frac{1}{2}x^2 - \frac{1}{2}\left(\int \sqrt{1-x^2}\,\mathrm{d}x - \int \frac{1}{\sqrt{1-x^2}}\mathrm{d}x\right)$$

$$= \frac{1}{2}x^2 - \frac{1}{2}\left(\frac{x}{2}\sqrt{1-x^2} + \frac{1}{2}\arcsin x - \arcsin x + C\right)$$

$= \frac{1}{2}x^2 - \frac{x}{4}\sqrt{1-x^2} + \frac{1}{4}\arcsin x + C.$

(6) $\int \ln^2 x \mathrm{d}x.$

解　原式 $= x\ln^2 x - \int x \mathrm{d}\ln^2 x = x\ln^2 x - 2\int \ln x \mathrm{d}x$

$= x\ln^2 x - 2x\ln x + 2\int x \mathrm{d}\ln x$

$= x\ln^2 x - 2x\ln x + 2x + C.$

(7) $\int \tan^4 x \mathrm{d}x.$

解　原式 $= \int (\sec^2 x - 1)^2 \mathrm{d}x = \int (\sec^4 x - 2\sec^2 x + 1)\mathrm{d}x$

$= \int \sec^2 x \mathrm{d}\tan x - 2\int \sec^2 x \mathrm{d}x + \int \mathrm{d}x$

$= \sec^2 x \cdot \tan x - 2\int \tan^2 x \cdot \sec^2 x \mathrm{d}x - 2\tan x + x$

$= \sec^2 x \cdot \tan x - 2\int \tan^2 x \mathrm{d}\tan x - 2\tan x + x$

$= \sec^2 x \cdot \tan x - \frac{2}{3}\tan^3 x - 2\tan x + x + C.$

(8) $\int \frac{\ln^2 x}{x^2}\mathrm{d}x.$

解　原式 $= -\int \ln^2 x \mathrm{d}\frac{1}{x} = -\left(\frac{1}{x}\ln^2 x - \int \frac{1}{x}\mathrm{d}\ln^2 x\right)$

$= -\frac{\ln^2 x}{x} + 2\int \frac{\ln x}{x^2}\mathrm{d}x = -\frac{\ln^2 x}{x} - 2\int \ln x \mathrm{d}\frac{1}{x}$

$= -\frac{\ln^2 x}{x} - 2\left(\frac{\ln x}{x} - \int \frac{1}{x^2}\mathrm{d}x\right) = -\frac{\ln^2 x}{x} - \frac{2\ln x}{x} - \frac{2}{x} + C.$

(9) $\int x\arcsin x \mathrm{d}x.$

解　令 $t = \arcsin x, x = \sin t, \mathrm{d}x = \cos t\mathrm{d}t.$

原式 $= \int \sin t \cdot t \cdot \cos t \mathrm{d}t = \frac{1}{2}\int t\sin 2t\mathrm{d}t = \frac{1}{4}\int t\sin 2t\mathrm{d}(2t)$

$= -\frac{1}{4}\int t\mathrm{d}\cos 2t = -\left(\frac{1}{4}t\cos 2t - \frac{1}{4}\int \cos 2t\mathrm{d}t\right)$

$= -\frac{1}{4}t\cos 2t + \frac{1}{8}\sin 2t + C$

$= -\frac{1}{4}(1-2x^2)\arcsin x + \frac{x}{4}\sqrt{1-x^2} + C.$

(10) $\int \frac{\arctan\sqrt{x}}{\sqrt{x}}\mathrm{d}x.$

解　令 $t = \sqrt{x}$，则 $x = t^2, \mathrm{d}x = 2t\mathrm{d}t.$

原式 $= \int \frac{\arctan t}{t}\mathrm{d}t^2 = 2\int \arctan t \mathrm{d}t = 2t\arctan t - 2\int t \mathrm{d}\arctan t$

$= 2t\arctan t - \int \frac{2t}{1+t^2}\mathrm{d}t = 2t\arctan t - \int \frac{1}{1+t^2}\mathrm{d}(1+t^2)$

$= 2t\arctan t - \ln|1+t^2| + C$

$=2\sqrt{x}\arctan\sqrt{x}-\ln|1+x|+C.$

(11) $\int \arcsin\sqrt{x}\,dx.$

解 令 $t=\sqrt{x}$，则 $x=t^2$，$dx=2tdt$.

原式$=\int \arcsin t\,dt^2=t^2\arcsin t-\int\frac{t^2}{\sqrt{1-t^2}}dt$

$=t^2\arcsin t+\int\frac{1-t^2-1}{\sqrt{1-t^2}}dt$

$=t^2\arcsin t+\int\left(\sqrt{1-t^2}-\frac{1}{\sqrt{1-t^2}}\right)dt$

$=t^2\arcsin t+\int\sqrt{1-t^2}\,dt-\int\frac{1}{\sqrt{1-t^2}}dt$

$=t^2\arcsin t+\frac{1}{2}t\sqrt{1-t^2}+\frac{1}{2}\arcsin t-\arcsin t+C$

$=x\arcsin\sqrt{x}+\frac{1}{2}\sqrt{x-x^2}-\frac{1}{2}\arcsin\sqrt{x}+C.$

(12) $\int\frac{x}{\sqrt{1-2x}}dx$ (两种方法，换元、分部).

解 方法一(分部积分法)：

原式$=-\int x\,d\sqrt{1-2x}=-(x\sqrt{1-2x}-\int\sqrt{1-2x}\,dx)$

$=-\left[x\sqrt{1-2x}+\frac{1}{2}\int\sqrt{1-2x}\,d(1-2x)\right]$

$=-x\sqrt{1-2x}-\frac{1}{3}\sqrt{(1-2x)^3}+C.$

方法二(换元积分法)：

令 $t=\sqrt{1-2x}$，则 $x=\frac{1-t^2}{2}$，$dx=tdt$.

原式 $=\int\frac{1-t^2}{2t}\cdot tdt=\frac{1}{2}\int(1-t^2)dt=\frac{1}{2}t-\frac{1}{6}t^3+C=\frac{1}{2}\sqrt{1-2x}-\frac{1}{6}(\sqrt{1-2x})^3+C.$

注：两种方法所得函数做差运算，结果为常数，因此根据不定积分定义，两种方法结果一样.

(13) $\int\ln\sqrt{1+x}\,dx.$

解 令 $u=\sqrt{1+x}$，$v'=1$；

$u'=\frac{1}{2\sqrt{1+x}}$，$v=x$.

原式$=x\sqrt{1+x}-\frac{1}{2}\int\frac{x}{\sqrt{1+x}}dx=x\sqrt{1+x}-\frac{1}{2}\int\sqrt{1+x}\,dx+\frac{1}{2}\int\frac{1}{\sqrt{1+x}}dx$

$=x\sqrt{1+x}-\frac{1}{3}(1+x)^{\frac{3}{2}}+(1+x)^{\frac{1}{2}}+C.$

(14) $\int x^2\sin x\,dx.$

解 原式 $=-\int x^2 d\cos x=-x^2\cos x+2\int x\cos x\,dx$

$=2\int x\,d\sin x-x^2\cos x=2(x\sin x-\int\sin x\,dx)-x^2\cos x$

$=2x\sin x+2\cos x-x^2\cos x+C.$

(15) $\int e^{2x}\sin 3x\mathrm{d}x$.

解　原式$=\frac{1}{2}\int \sin 3x\mathrm{d}e^{2x}=\frac{1}{2}(\sin 3xe^{2x}-3\int e^{2x}\cos 3x\mathrm{d}x)=\frac{1}{2}e^{2x}\sin 3x-\frac{3}{4}\int \cos 3x\mathrm{d}e^{2x}$

$$=\frac{1}{2}e^{2x}\sin 3x-\frac{3}{4}(e^{2x}\cos 3x+3\int e^{2x}\sin 3x\mathrm{d}x)$$

$$=\frac{1}{2}e^{2x}\sin 3x-\frac{3}{4}e^{2x}\cos 3x-\frac{9}{4}\int e^{2x}\sin 3x\mathrm{d}x.$$

所以$\int e^{2x}\sin 3x\mathrm{d}x=\frac{1}{13}e^{2x}(2\sin 3x-3\cos 3x+C)$.

(16) $\int (x+1)^2e^x\mathrm{d}x$.

解　原式$=\int (x+1)^2\mathrm{d}e^x=e^x(x+1)^2-2\int e^x(x+1)\mathrm{d}x$

$$=e^x(x+1)^2-2\int xe^x\mathrm{d}x-2\int e^x\mathrm{d}x$$

$$=e^x(x+1)^2-2(xe^x-e^x)-2e^x+C$$

$$=e^x(x^2+1)+C.$$

(17) $\int \frac{x+1}{e^{\sqrt{x+1}}}\mathrm{d}x$.

解　令$t=\sqrt{x+1}$,则$x=t^2-1$,$\mathrm{d}x=2t\mathrm{d}t$.

原式$=\int \frac{t^2}{e^t}\cdot 2t\mathrm{d}t=2\int t^3\cdot e^{-t}\mathrm{d}t$

↓ 令$u=t^3$,$v'=e^{-t}$;
$u'=3t^2$,$v=-e^{-t}$.

$$=-t^3\cdot e^{-t}+3\int t^2\cdot e^{-t}\mathrm{d}t=-t^3\cdot e^{-t}+3(-t^2e^{-t}+2\int te^{-t}\mathrm{d}t)$$

$$=-t^3\cdot e^{-t}-3t^2e^{-t}+6(-te^t+\int e^{-t}\mathrm{d}t)=-t^3\cdot e^{-t}-3t^2e^{-t}-6te^t-6\int e^{-t}\mathrm{d}(-t)$$

$$=-t^3\cdot e^{-t}-3t^2e^{-t}-6te^t-6e^{-t}+C$$

$$=-(\sqrt{x+1})^3\cdot e^{-\sqrt{x+1}}-3(\sqrt{x+1})^2e^{-\sqrt{x+1}}-6\sqrt{x+1}e^{\sqrt{x+1}}-6e^{-\sqrt{x+1}}+C.$$

(18) $\int x\sin\sqrt{x}\mathrm{d}x$.

解　设$\sqrt{x}=t$,则$x=t^2$,$\mathrm{d}x=2t\mathrm{d}t$,代入得

$\int x\sin\sqrt{x}\mathrm{d}x=2\int t^3\sin t\mathrm{d}t=-2\int t^3\mathrm{d}(\cos t)$

$$=-2t^3\cos t+6\int t^2\cos t\mathrm{d}t$$

$$=-2t^3\cos t+6\int t^2\mathrm{d}(\sin t)$$

$$=-2t^3\cos t+6t^2\sin t-12\int t\sin t\mathrm{d}t$$

$$=-2t^3\cos t+6t^2\sin t+12\int t\mathrm{d}(\cos t)$$

$$=-2t^3\cos t+6t^2\sin t+12t\cos t-12\int \cos t\mathrm{d}t$$

$$=-2t^3\cos t+6t^2\sin t+12t\cos t-12\int \cos t\mathrm{d}t$$

$$=-2(t^2-6)t\cos t+6(t^2-2)\sin t+C$$
$$=2(6-x)\sqrt{x}\cos\sqrt{x}-6(2-x)\sin\sqrt{x}+C.$$

(19) $\int \frac{x\cdot\arcsin x}{\sqrt{1-x^2}}\mathrm{d}x$

解　原式 $=-\int \arcsin x\mathrm{d}\sqrt{1-x^2}=-\left(\sqrt{1-x^2}\arcsin x-\int\sqrt{1-x^2}\cdot\frac{1}{\sqrt{1-x^2}}\mathrm{d}x\right)$

$$=-\sqrt{1-x^2}\arcsin x+x+C.$$

(20) $\int x\cdot\sec^2 x\mathrm{d}x.$

解　原式 $=\int x\mathrm{d}\tan x=x\tan x-\int\tan x\mathrm{d}x=x\tan x+\ln|\cos x|+C.$

第5章 定积分

5.1 基本教学要求

教学目的

1. 理解定积分的概念,掌握定积分的性质.
2. 理解变上限函数的概念,掌握变上限函数的求导公式.
3. 掌握牛顿-莱布尼茨公式.
4. 熟练掌握定积分的换元法和分部积分法.
5. 会用定积分求平面图形的面积及旋转体的体积.

教学重点

1. 定积分的概念及几何意义,变上限函数的概念和性质.
2. 定积分的换元法和分部积分法,牛顿-莱布尼茨公式.
3. 用定积分计算平面图形的面积及旋转体的体积.

教学难点

1. 定积分的概念及几何意义.
2. 变上限函数的概念和性质.
3. 定积分的换元积分法.
4. 定积分的应用.

5.2 习题详解

习题 5.1

1. 定积分$\int_a^b f(x)\mathrm{d}x$(其中 a,b 为常数)是函数还是常数?它与哪些量有关?

解 定积分$\int_a^b f(x)\mathrm{d}x$(其中 a,b 为常数)是常数,它与被积函数和常数 a,b 有关.

2. 利用定积分的概念计算下列积分.

(1) $\int_0^1 (2x+1)\mathrm{d}x$.

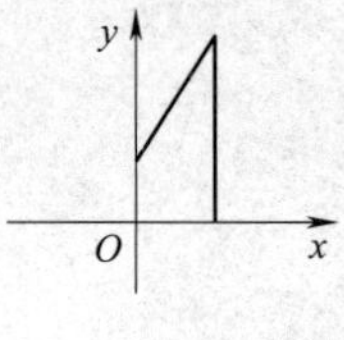

解 $\int_0^1 (2x+1)\mathrm{d}x$ 表示一个梯形的面积,如右图所示.

所以$\int_0^1 (2x+1)\mathrm{d}x = \frac{1}{2}(1+3) = 2$.

(2) $\int_{-1}^1 \sqrt{1-x^2}\,\mathrm{d}x$.

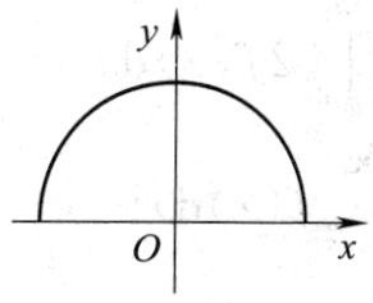

解　$\int_{-1}^{1}\sqrt{1-x^2}\,dx$ 表示一个半圆的面积，如右图所示.

所以$\int_{-1}^{1}\sqrt{1-x^2}\,dx=\frac{\pi}{2}$.

3. 判断下列各式是否一定正确.

(1)$\int_{a}^{b}f(x)dx\geqslant 0$　(其中 $f(x)\geqslant 0$).

解　不一定，当 $a>b$ 时，$\int_{a}^{b}f(x)dx\leqslant 0$.

(2)$\int_{a}^{b}|f(x)|dx\geqslant\int_{a}^{b}f(x)dx$　(其中 $a<b$).

解　正确.

4. 根据定积分的几何意义，判断下列定积分的符号.

(1)$\int_{0}^{\frac{\pi}{2}}\sin x dx$.

解　由于在$\left[0,\frac{\pi}{2}\right]$上，$\sin x\geqslant 0$. 定积分的几何意义是曲线与 x 轴所围成图形的面积，所以 $\int_{0}^{\frac{\pi}{2}}\sin x dx>0$.

(2)$\int_{\frac{1}{2}}^{1}\ln x dx$.

解　由于在$\left[\frac{1}{2},1\right]$上，$\ln x\leqslant 0$. 定积分的几何意义是曲线与 x 轴所围成图形的面积的相反数，所以$\int_{\frac{1}{2}}^{1}\ln x dx<0$.

5. 利用定积分的几何意义，判断下列等式是否成立，并说明理由.

(1)$\int_{-\pi}^{\pi}\sin x dx=0$.

解　由 $\sin x$ 在$[-\pi,\pi]$上是奇函数，积分区间是关于原点的对称区间. $\sin x$ 在$[-\pi,0]$，$[0,\pi]$上的积分数值相同，符号相反，所以上式成立.

(2)$\int_{-\frac{\pi}{2}}^{\frac{\pi}{2}}\cos x dx=\int_{0}^{\pi}\cos x dx$.

解　由 $\cos x$ 在$\left[-\frac{\pi}{2},\frac{\pi}{2}\right]$上是偶函数，由定积分的几何意义$\int_{-\frac{\pi}{2}}^{\frac{\pi}{2}}\cos x dx=2\int_{0}^{\frac{\pi}{2}}\cos x dx$，所以上式是错误的.

6. 利用定积分的性质，估计下列各积分值范围.

(1)$\int_{1}^{4}(x^2+1)dx$.

解　当 $x\in[1,4]$时，$2\leqslant x^2+1\leqslant 17$，所以 $2\times(4-1)\leqslant\int_{1}^{4}(x^2+1)dx\leqslant 17\times(4-1)$，即 $6\leqslant\int_{1}^{4}(x^2+1)dx\leqslant 51$.

(2)$\int_{0}^{\frac{\pi}{2}}(1+\sin^2 x)dx$.

解　当 $x\in\left[0,\frac{\pi}{2}\right]$，$1\leqslant 1+\sin^2 x\leqslant 2$，所以 $1\left(\frac{\pi}{2}-0\right)\leqslant\int_{0}^{\frac{\pi}{2}}(1+\sin^2 x)dx\leqslant 2\left(\frac{\pi}{2}-0\right)$，即$\frac{\pi}{2}\leqslant\int_{0}^{\frac{\pi}{2}}(1+\sin^2 x)dx\leqslant\pi$.

7. 设$\int_{-2}^{2}2f(x)\mathrm{d}x=10$,$\int_{2}^{4}f(x)=6$,$\int_{-2}^{4}g(x)\mathrm{d}x=3$,求下列定积分.

(1) $\int_{-2}^{2}f(x)\mathrm{d}x$.

解　因为$\int_{-2}^{2}2f(x)\mathrm{d}x=2\int_{-2}^{2}f(x)$,且$\int_{-2}^{2}2f(x)=10$,所以

$$\int_{-2}^{2}f(x)\mathrm{d}x=5$$

(2) $\int_{-2}^{4}f(x)\mathrm{d}x$.

解　因为$\int_{-2}^{2}f(x)\mathrm{d}x=5$,$\int_{2}^{4}f(x)=6$,所以

$$\int_{-2}^{4}f(x)\mathrm{d}x=\int_{-2}^{2}f(x)\mathrm{d}x+\int_{2}^{4}f(x)\mathrm{d}x=5+6=11$$

(3) $\int_{-2}^{4}[2f(x)+3g(x)]\mathrm{d}x$.

解　由上题知$\int_{-2}^{4}f(x)\mathrm{d}x=11$,则

$$\text{原式}=2\int_{-2}^{4}f(x)\mathrm{d}x+3\int_{-2}^{4}g(x)\mathrm{d}x=22+9=31$$

(4) $\int_{-2}^{4}[4g(x)-f(x)]\mathrm{d}x$.

解　原式$=4\int_{-2}^{4}g(x)\mathrm{d}x-\int_{-2}^{4}f(x)\mathrm{d}x=12-11=1$.

习题 5.2

1. 求函数 $y=\int_{0}^{x}t\mathrm{e}^{-t^2}\mathrm{d}t$ 的极值与拐点.

解　令函数 y 的一阶导数为 0,得

$$y'=x\mathrm{e}^{-x^2}=0\Rightarrow x=0$$

当 $x<0$ 时,$y'<0$;当 $x>0$ 时,$y'>0$. 所以 $x=0$ 点是函数 y 的极小值点;极小值为 $y=0$.

令函数 y 的二阶导数为 0,得

$$\begin{aligned}y''&=(x\mathrm{e}^{-x^2})'\\&=(1-2x^2)\mathrm{e}^{-x^2}\\&=0\end{aligned}$$

所以
$$x=\pm\frac{\sqrt{2}}{2}$$

列表如下:

x	$\left(-\infty,-\frac{\sqrt{2}}{2}\right)$	$-\frac{\sqrt{2}}{2}$	$\left(-\frac{\sqrt{2}}{2},\frac{\sqrt{2}}{2}\right)$	$\frac{\sqrt{2}}{2}$	$\left(\frac{\sqrt{2}}{2},+\infty\right)$
y''	−	0	+	0	−
y	凸	拐点	凹	拐点	凸

当 $x=\pm\frac{\sqrt{2}}{2}$ 时,可解得 $y=\frac{1}{2}-\frac{1}{2}\mathrm{e}^{-\frac{1}{2}}$.

所以，拐点为$\left(-\frac{\sqrt{2}}{2},\frac{1}{2}-\frac{1}{2}e^{-\frac{1}{2}}\right)$，$\left(\frac{\sqrt{2}}{2},\frac{1}{2}-\frac{1}{2}e^{-\frac{1}{2}}\right)$.

2. 求 $y=\int_{\frac{1}{x}}^{\sqrt{x}}\cos t^2\mathrm{d}t$ 的导函数 $y'(x)(x>0)$.

解　由变上限函数的导数定理可得

$$\begin{aligned}y'&=\left(\int_{\frac{1}{x}}^{\sqrt{x}}\cos t^2\mathrm{d}t\right)'\\&=\left(\int_0^{\sqrt{x}}\cos t^2\mathrm{d}t-\int_0^{\frac{1}{x}}\cos t^2\mathrm{d}t\right)'\\&=\cos x\left(\frac{1}{2}x^{-\frac{1}{2}}\right)+\cos\frac{1}{x^2}\cdot\frac{1}{x^2}\end{aligned}$$

3. 求由方程$\int_0^y e^t\mathrm{d}t+\int_0^x\cos t\mathrm{d}t=0$ 所确定的隐函数 y 关于 x 的导数.

解　由变上限函数的求导定理及 $y=f(x)$，可得

$$\left(\int_0^y e^t\mathrm{d}t+\int_0^x\cos t\mathrm{d}t\right)'=0$$

$$e^y y'+\cos x=0$$

所以

$$y'=-\cos x e^{-y}$$

4. 计算下列函数的导数.

(1) $\int_1^{x^2}\sqrt{1-t^2}\,\mathrm{d}t$.

解　$\frac{\mathrm{d}}{\mathrm{d}x}\left(\int_1^{x^2}\sqrt{1-t^2}\,\mathrm{d}t\right)=\sqrt{1-(x^2)^2}\cdot 2x=2x\sqrt{1-x^4}$.

(2) $\int_x^1\frac{\mathrm{d}t}{\sqrt{1-t^3}}$.

解　$\frac{\mathrm{d}}{\mathrm{d}x}\left(\int_x^1\frac{\mathrm{d}t}{\sqrt{1-t^3}}\right)=-\frac{\mathrm{d}}{\mathrm{d}x}\left(\int_1^x\frac{\mathrm{d}t}{\sqrt{1-t^3}}\right)=-\frac{1}{\sqrt{1-x^3}}$.

(3) $\int_{x^2}^{x^3}te^t\mathrm{d}t$.

解　因为$\int_{x^2}^{x^3}te^t\mathrm{d}t=\int_{x^2}^{a}te^t\mathrm{d}t+\int_a^{x^3}te^t\mathrm{d}t=-\int_a^{x^2}te^t\mathrm{d}t+\int_a^{x^3}te^t\mathrm{d}t$，所以

$$\begin{aligned}\frac{\mathrm{d}}{\mathrm{d}x}\left(\int_{x^2}^{x^3}te^t\mathrm{d}t\right)&=\frac{\mathrm{d}}{\mathrm{d}x}\left(-\int_a^{x^2}te^t\mathrm{d}t+\int_a^{x^3}te^t\mathrm{d}t\right)\\&=-x^2e^{x^2}\cdot 2x+x^3e^{x^3}\cdot 3x^2\\&=-2x^3e^{x^2}+3x^5e^{x^3}.\end{aligned}$$

(4) $\int_{\sin x}^{\cos x}(1+t^2)\mathrm{d}t$.

解　因为$\int_{\sin x}^{\cos x}(1+t^2)\mathrm{d}t=\int_{\sin x}^{a}(1+t^2)\mathrm{d}t+\int_a^{\cos x}(1+t^2)\mathrm{d}t=-\int_a^{\sin x}(1+t^2)\mathrm{d}t+\int_a^{\cos x}(1+t^2)\mathrm{d}t$，

所以$\frac{\mathrm{d}}{\mathrm{d}x}\left(\int_{\sin x}^{\cos x}(1+t^2)\mathrm{d}t\right)=\frac{\mathrm{d}}{\mathrm{d}x}\left(-\int_a^{\sin x}(1+t^2)\mathrm{d}t+\int_a^{\cos x}(1+t^2)\mathrm{d}t\right)$

$$\begin{aligned}&=-(1+\sin^2x)\cdot\cos x+(1+\cos^2x)\cdot(-\sin x)\\&=-\cos x-\sin^2x\cdot\cos x-\sin x-\cos^2x\cdot\sin x.\end{aligned}$$

5. 计算下列定积分.

(1) $\int_0^{\frac{\pi}{2}}\cos x\mathrm{d}x$.

解　原式$=\sin x\Big|_0^{\frac{\pi}{2}}=\sin\frac{\pi}{2}-\sin 0=1.$

(2)$\int_1^e \frac{1+\ln x}{x}\mathrm{d}x.$

解　原式$=\int_1^e(1+\ln x)\mathrm{d}\ln x=\int_1^e(1+\ln x)\mathrm{d}(1+\ln x)$

$=\frac{1}{2}(1+\ln x)^2\Big|_1^e$

$=\frac{3}{2}.$

(3)$\int_{-1}^1 x|x|\mathrm{d}x.$

解法一　积分区间关于原点是对称区间，被积函数在此区间上是奇函数，所以该定积分值为 0.

解法二　原式$=\int_{-1}^0 -x^2\mathrm{d}x+\int_0^1 x^2\mathrm{d}x=-\frac{1}{3}x^3\Big|_{-1}^0+\frac{1}{3}x^3\Big|_0^1=0.$

(4)$\int_0^{\frac{\pi}{4}}\tan^3\theta\mathrm{d}\theta.$

解　令 $t=\tan\theta,\theta=\arctan t.$

当 $\theta=0,t=0;\theta=\frac{\pi}{4},t=1.$

原式$=\int_0^1 t^3\mathrm{d}\arctan t=\int_0^1\frac{t^3}{1+t^2}\mathrm{d}t$

$=\frac{1}{2}\int_0^1\left(1-\frac{1}{1+t^2}\right)\mathrm{d}t^2$

$=\frac{1}{2}[t^2-\ln(1+t^2)]_0^1$

$=\frac{1}{2}-\frac{1}{2}\ln 2.$

(5)$\int_0^1\frac{1}{1+e^x}\mathrm{d}x.$

解　原式$=\int_0^1\frac{1+e^x-e^x}{1+e^x}\mathrm{d}x=\int_0^1\left(1-\frac{e^x}{1+e^x}\right)\mathrm{d}x$

$=x\Big|_0^1-\int_0^1\frac{1}{1+e^x}\mathrm{d}e^x=x\Big|_0^1-\ln(1+e^x)\Big|_0^1$

$=1-\ln\frac{1+e}{2}.$

(6)$\int_{-1}^1\frac{x}{\sqrt{5-4x}}\mathrm{d}x.$

解　令 $t=\sqrt{5-4x}$，则 $x=\frac{5-t^2}{4}.$

当 $x=-1$ 时，$t=3$；当 $x=1$ 时，$t=1.$

原式$=\int_3^1\frac{5-t^2}{4t}\left(-\frac{t}{2}\right)\mathrm{d}t=-\int_3^1\frac{5-t^2}{8}\mathrm{d}t$

$=\left(\frac{5}{8}t-\frac{1}{24}t^3\right)\Big|_1^3$

$=\frac{1}{6}.$

(7) $\int_0^1 t\mathrm{e}^{-t}\mathrm{d}t$.

解　原式 $= \int_0^1 -t\mathrm{d}\mathrm{e}^{-t} = -t\mathrm{e}^{-t}\Big|_0^1 - \int_0^1 \mathrm{e}^{-t}\mathrm{d}(-t)$

$$= -t\mathrm{e}^{-t}\Big|_0^1 - \mathrm{e}^{-t}\Big|_0^1$$

$$= 1 - \frac{2}{\mathrm{e}}.$$

(8) $\int_1^4 \frac{\ln x}{\sqrt{x}}\mathrm{d}x$.

解　原式 $= \int_1^4 \ln x \cdot x^{-\frac{1}{2}}\mathrm{d}x = \int_1^4 \ln x \cdot d(2\sqrt{x})$

$$= 2(\sqrt{x}\cdot\ln x)\Big|_1^4 - 2\int_1^4 \sqrt{x}\,\mathrm{d}(\ln x)$$

$$= 2(\sqrt{x}\cdot\ln x)\Big|_1^4 - 2\int_1^4 \sqrt{x}\cdot\frac{1}{x}\mathrm{d}x$$

$$= 2(\sqrt{x}\cdot\ln x)\Big|_1^4 - 4(\sqrt{x})\Big|_1^4$$

$$= 4\ln 4 - 4.$$

6. 求下列极限.

(1) $\lim\limits_{x\to 0}\frac{\int_0^x \sin x\mathrm{d}x}{x^2}$.

解　原式 $= \lim\limits_{x\to 0}\frac{\sin x}{2x} = \frac{1}{2}$.

(2) $\lim\limits_{x\to 0}\frac{\ln(1+x)}{\int_0^x \mathrm{e}^t\mathrm{d}t}$.

解　原式 $= \lim\limits_{x\to 0}\frac{\frac{1}{1+x}}{\mathrm{e}^x} = \lim\limits_{x\to 0}\frac{1}{\mathrm{e}^x(1+x)} = 1$.

习题 5.3

1. 求抛物线 $y = x^2 - 4x + 5$，横轴及直线 $x = 3, x = 5$ 所围成图形的面积.

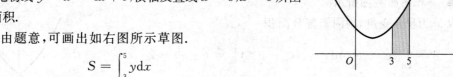

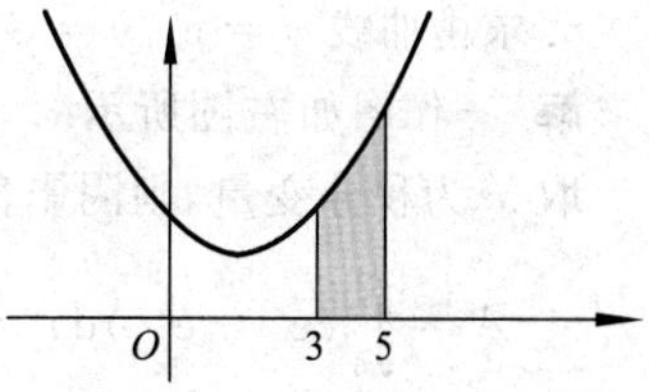

解　由题意，可画出如右图所示草图.

$$S = \int_3^5 y\mathrm{d}x$$

$$= \int_3^5 (x^2 - 4x + 5)\mathrm{d}x$$

$$= \left(\frac{1}{3}x^3 - 2x^2 + 5x\right)\Big|_3^5$$

$$= \frac{32}{3}(\text{面积单位})$$

2. 求由 $y = 4 - x^2$ 与 $y = 3x$ 所围成的图形的面积.

解　作图如右图所示，先求出抛物线 $y = 4 - x^2$ 与直线 $y = 3x$ 交点的坐标.

解方程组 $\begin{cases} y=4-x^2 \\ y=3x \end{cases}$，得 $A(-4,12)$，$B(1,3)$.

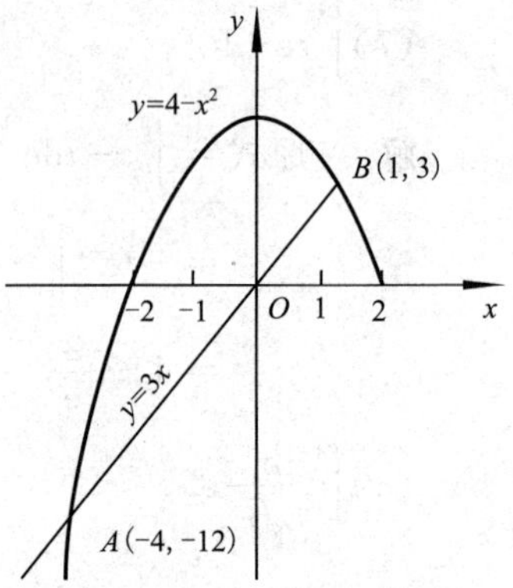

于是所求面积

$$A=\int_{-4}^{1}(4-x^2-3x)\mathrm{d}x=\left(4x-\frac{1}{3}x^3-\frac{3}{2}x^2\right)\Big|_{-4}^{1}=\frac{125}{6}$$

3. 求由曲线 $y=\ln x$，纵轴及直线 $y=\ln a$，$y=\ln b$ $(b>a>0)$ 所围成的图形面积.

解　由题意，可画出如右图所示草图.

被积区域是 D_y 型的，所以阴影部分面积为

$$S=\int_{\ln a}^{\ln b}\mathrm{e}^y\mathrm{d}y$$
$$=\mathrm{e}^y\Big|_{\ln a}^{\ln b}$$
$$=b-a$$

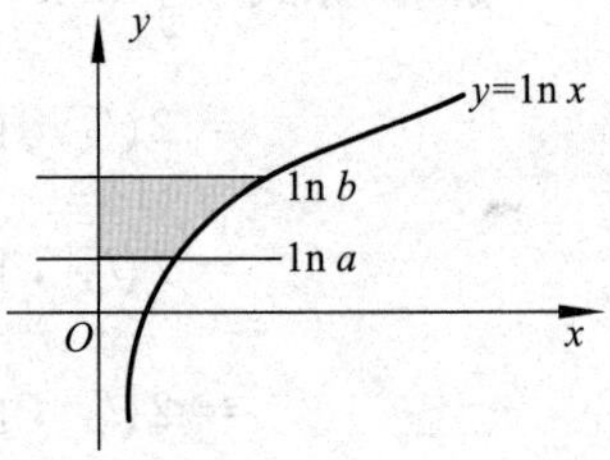

4. 求由曲线 $y=\frac{1}{2}x^2$ 分割圆 $x^2+y^2\leqslant 8$ 所成两部分图形的面积.

解　根据题意，可画出右图所示草图.

由两条曲线方程联立方程组，求得交点为 A，B

$$\begin{cases} x^2+y^2=8 \\ y=\frac{1}{2}x^2 \end{cases}\Rightarrow\begin{cases} x=2 \\ y=2 \end{cases}\text{和}\begin{cases} x=-2 \\ y=2 \end{cases}$$

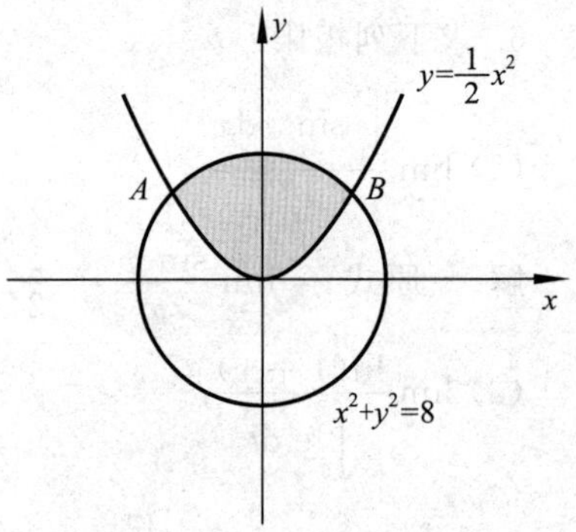

由图形，得

$$S_{上}=\int_{-2}^{2}\left(\sqrt{8-x^2}-\frac{1}{2}x^2\right)\mathrm{d}x$$

令 $x=2\sqrt{2}\sin t$，则

$$\int_{-2}^{2}\sqrt{8-x^2}\,\mathrm{d}x=16\int_0^{\frac{\pi}{4}}\cos^2 t\mathrm{d}t=2\pi+4$$

$$S_{上}=2\pi+4-\int_{-2}^{2}\frac{1}{2}x^2\mathrm{d}x=2\pi+4-2\int_0^2\frac{1}{2}x^2\mathrm{d}x=2\pi+\frac{4}{3}$$

$$S_{下}=\pi(2\sqrt{2})^2-\left(2\pi+\frac{4}{3}\right)=6\pi-\frac{4}{3}$$

5. 求由曲线 $y=\mathrm{e}^x$，$y=\mathrm{e}^{-x}$ 及直线 $x=1$ 所围成的图形的面积.

解　作图如右图所示.

取 x 为积分变量，则阴影部分面积

$$A=\int_0^1(\mathrm{e}^x-\mathrm{e}^{-x})\mathrm{d}x=(\mathrm{e}^x-\mathrm{e}^{-x})\Big|_0^1=\mathrm{e}+\frac{1}{\mathrm{e}}-2$$

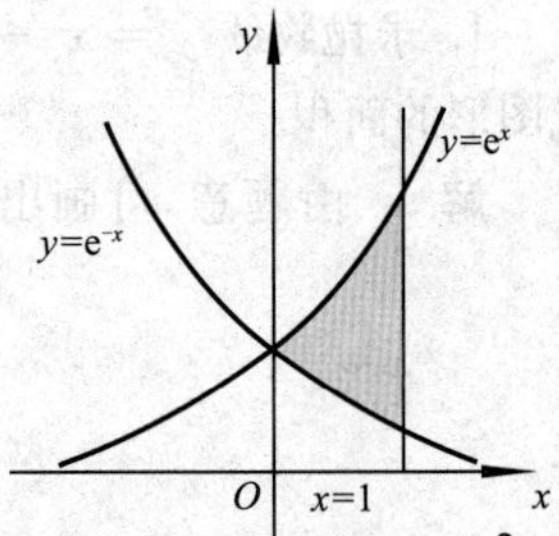

6. 求由曲线 $y=x^2$ 与直线 $y=x$，$y=2x$ 所围成图形的面积.

解　根据题意，可画出如右图所示的草图.

由草图可以看到，被积区域既不是 D_x 型，也不是 D_y 型，所以应该分段积分

$$S=\int_0^1(2x-x)\mathrm{d}x+\int_1^2(2x-x^2)\mathrm{d}x$$
$$=\frac{1}{2}x^2\Big|_0^1+\left(x^2-\frac{1}{3}x^3\right)\Big|_1^2$$
$$=\frac{7}{6}\text{（面积单位）}$$

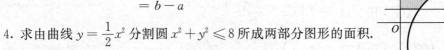

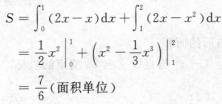

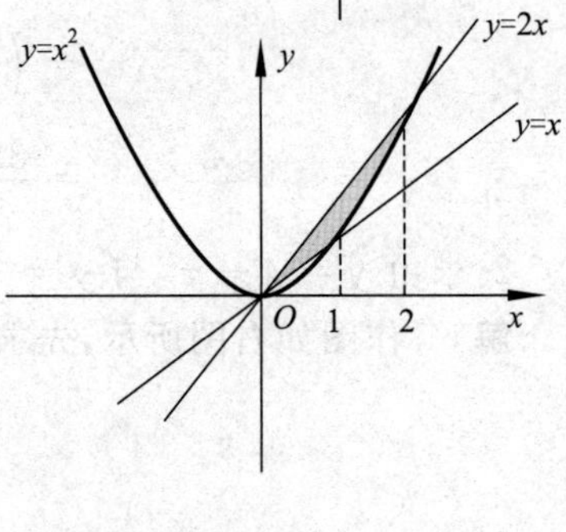

7．求由曲线 $xy=a(a>0)$ 与直线 $x=a$，$x=2a$ 及 $y=0$ 所围成图形绕 x 轴旋转产生的旋转体的体积．

解　根据题意，先画出草图，如右图所示．

由旋转体体积公式，得

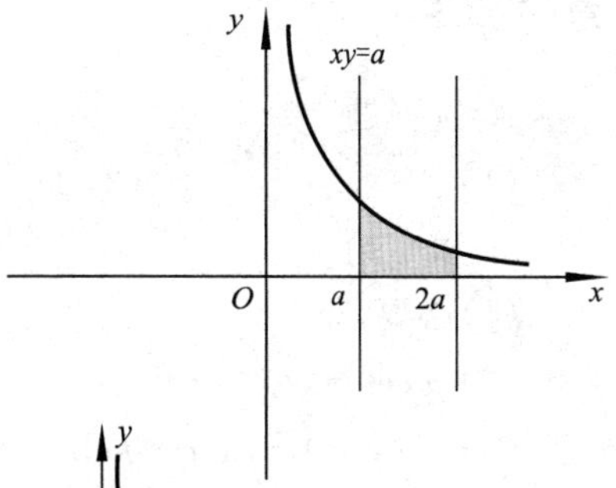

$$V=\pi\int_a^{2a}\left(\frac{a}{x}\right)^2\mathrm{d}x$$

$$=\pi a^2\times\left(-\frac{1}{x}\right)\Big|_a^{2a}$$

$$=\frac{\pi a}{2}.$$

8．求上题中图形绕 y 轴旋转所产生的旋转体体积．

解　根据题意，画出如右图所示草图．

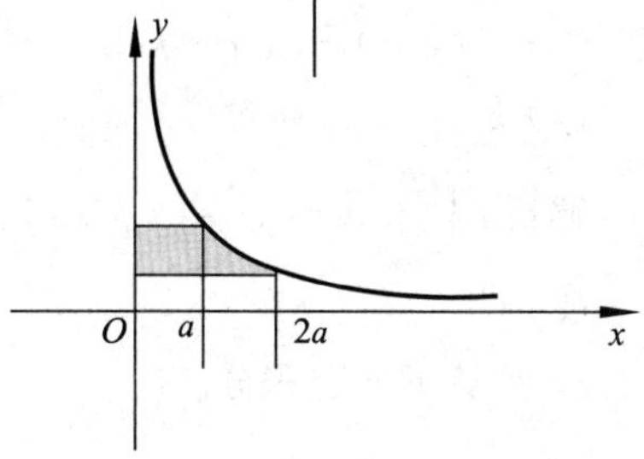

由图形，A，B 两点的纵坐标分别为

$$y_1=1,\quad y_2=\frac{1}{2}$$

所以，所求旋转体体积为

$$V=\pi(2a)^2\cdot\frac{1}{2}+\pi\int_{\frac{1}{2}}^{1}\frac{a^2}{y^2}\mathrm{d}y-\pi a^2$$

$$=2\pi a^2.$$

9．求由曲线 $y=x^2$ 和 $y^2=x$ 所围成的平面图形绕 y 轴旋转而成的体积．

解　由题意，可画出草图，如右图所示．

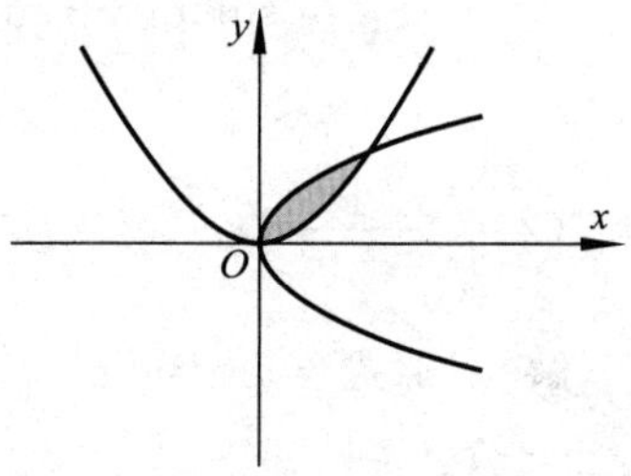

由 $\begin{cases}y=x^2\\x=y^2\end{cases}$，得交点为 $(0,0)$，$(1,1)$．

由旋转体体积公式，得

$$V=\int_0^1\pi(x_1^2-x_2^2)\mathrm{d}y$$

$$=\pi\int_0^1(y-y^4)\mathrm{d}y$$

$$=\pi\left(\frac{1}{2}y^2-\frac{1}{5}y^5\right)\Big|_0^1$$

$$=\frac{3}{10}\pi\text{（体积单位）}$$

10．半径为 R 的半球形水池充满了水，今将水抽尽，要做多少功？

解　由题意，水池草图如右图所示．

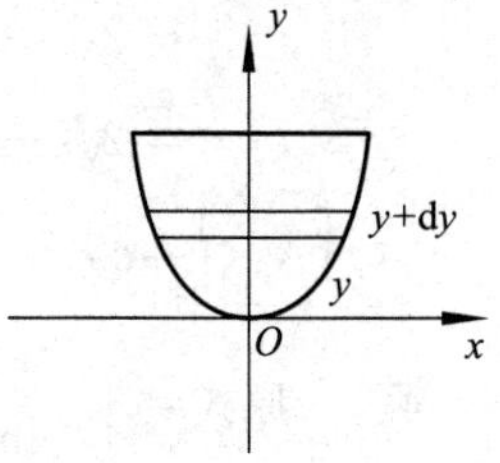

取一层薄薄的水，近似地可以看成圆柱形，薄层水的体积为

$$\mathrm{d}V=\pi x^2\mathrm{d}y$$

抽出薄层水需要做的功为

$$\mathrm{d}W=\pi x^2\mathrm{d}y\rho g(R-y)$$

因为圆的方程为

$$x^2+(y-R)^2=R^2$$

所以
$$\mathrm{d}W=\pi\rho g(R-y)[R^2-(y-R)^2]\mathrm{d}y$$

故
$$W=\int_0^R\pi\rho g(R-y)[R^2-(y-R)^2]\mathrm{d}y$$

$$= \pi\rho g \int_0^R (2R^2 y - 3Ry^2 + y^3)\mathrm{d}y$$

$$= \frac{1}{4}\pi\rho g R^4$$

复习题 5

1. 选择题.

(1) A　(2) D　(3) B　(4) C　(5) A

2. 填空题.

(1)必要,充分

(2) $x(\mathrm{e}^x - x^2)$

(3) $-xf(x) + \ln x \cdot f(\ln x)$

(4) 5

解析：$\int_0^1 xf''(x)\mathrm{d}x = xf'(x)\big|_0^1 - \int_0^1 f'(x)\mathrm{d}x = f'(1) - f(x)\big|_0^1 = 5$

(5) 0

3. 计算下列定积分.

(1) $\int_0^{2\pi} |\cos x|\mathrm{d}x$.

解　原式 $= \int_0^{\frac{\pi}{2}} \cos x\mathrm{d}x + \int_{\frac{\pi}{2}}^{\frac{3\pi}{2}} -\cos x\mathrm{d}x + \int_{\frac{3\pi}{2}}^{2\pi} \cos x\mathrm{d}x$

$$= \sin x\Big|_0^{\frac{\pi}{2}} - \sin x\Big|_{\frac{\pi}{2}}^{\frac{3\pi}{2}} + \sin x\Big|_{\frac{3\pi}{2}}^{2\pi}$$

$$= 4.$$

(2) $\int_0^1 \frac{1}{1+x^2}\mathrm{d}x$.

解　原式 $= \arctan x\Big|_0^1 = \arctan 1 - \arctan 0 = \frac{\pi}{4}$.

(3) $\int_1^{\mathrm{e}} \frac{\mathrm{d}x}{x\sqrt{1+\ln x}}$.

解　原式 $= \int_1^{\mathrm{e}} \frac{\mathrm{d}\ln x}{\sqrt{1+\ln x}} = \int_1^{\mathrm{e}} \frac{\mathrm{d}(1+\ln x)}{\sqrt{1+\ln x}} = \frac{(1+\ln x)^{\frac{1}{2}}}{\frac{1}{2}}\Bigg|_1^{\mathrm{e}}$

$$= 2\sqrt{1+\ln \mathrm{e}} - 2\sqrt{1+\ln 1}$$

$$= 2\sqrt{2} - 2$$

(4) $\int_{\mathrm{e}}^{\mathrm{e}^2} \frac{1}{x\ln x}\mathrm{d}x$.

解　原式 $= \int_{\mathrm{e}}^{\mathrm{e}^2} \frac{1}{\ln x}\mathrm{d}\ln x = [\ln|\ln x|]_{\mathrm{e}}^{\mathrm{e}^2} = \ln 2$.

(5) $\int_0^2 (3x^3 + 2x^2 + \sqrt{x})\mathrm{d}x$

解　原式 $= \frac{3}{4}x^4\Big|_0^2 + \frac{2}{3}x^3\Big|_0^2 + \frac{2}{3}x^{\frac{3}{2}}\Big|_0^2 = \frac{3}{4}\cdot 16 + \frac{2}{3}\cdot 8 + \frac{2}{3}\sqrt{8}$

$$= 12 + \frac{4\sqrt{2}+16}{3}$$

(6) $\int_{-1}^{2} e^{-|x|}\,dx$.

解　原式$=\int_{-1}^{0} e^{x}dx+\int_{0}^{2} e^{-x}dx = e^{x}\big|_{-1}^{0}-e^{-x}\big|_{0}^{2}=2-\frac{1}{e}-\frac{1}{e^{2}}$.

(7) $\int_{0}^{\frac{\pi}{3}} \tan^{2}x\,dx$

解　原式 $=\int_{0}^{\frac{\pi}{3}}(\sec^{2}x-1)dx=\tan x\Big|_{0}^{\frac{\pi}{3}}-x\Big|_{0}^{\frac{\pi}{3}}=\sqrt{3}-\frac{\pi}{3}$.

(8) $\int_{0}^{\frac{\pi}{2}} \cos^{5}x\sin 2x\,dx$.

解　原式$=2\int_{0}^{\frac{\pi}{2}}\cos^{6}x\sin x\,dx=-2\int_{0}^{\frac{\pi}{2}}\cos^{6}x\,d\cos x$

$$=-\frac{2}{7}\cos^{7}x\Big|_{0}^{\frac{\pi}{2}}=\frac{2}{7}.$$

(9) $\int_{0}^{1}\left(x^{3}e^{x}+\frac{1}{e^{x}}\right)dx$

解　原式$=\int_{0}^{1}x^{3}e^{x}dx+\int_{0}^{1}e^{-x}dx$

$$=x^{3}e^{x}\big|_{0}^{1}-3\int_{0}^{1}x^{2}e^{x}dx-\int_{0}^{1}e^{-x}d(-x)$$

$$=e-3(x^{2}e^{x}\big|_{0}^{1}-2\int_{0}^{1}xe^{x}dx)-e^{-x}\big|_{0}^{1}$$

$$=e-3e+6(xe^{x}\big|_{0}^{1}-\int_{0}^{1}e^{x}dx)-\left(\frac{1}{e}-1\right)$$

$$=-2e+6(e-e^{x}\big|_{0}^{1})-\frac{1}{e}+1$$

$$=7-2e-\frac{1}{e}.$$

(10) $\int_{0}^{4}\frac{1}{1+\sqrt{x}}dx$.

解　原式$=\int_{0}^{4}\frac{1}{1+\sqrt{x}}d(\sqrt{x})^{2}=\int_{0}^{4}\frac{1}{1+\sqrt{x}}\cdot 2\sqrt{x}\,d(\sqrt{x})$

$$=2\int_{0}^{4}\frac{\sqrt{x}+1-1}{1+\sqrt{x}}d(\sqrt{x})=2\int_{0}^{4}d(\sqrt{x})-2\int_{0}^{4}\frac{1}{1+\sqrt{x}}d(\sqrt{x}+1)$$

$$=2\sqrt{x}\Big|_{0}^{4}-2\ln(1+\sqrt{x})\Big|_{0}^{4}=4-2\ln 3.$$

(11) $\int_{-1}^{1}\frac{\arcsin x}{\sqrt{1-x^{2}}}dx$.

解　原式 $=\int_{-1}^{1}\arcsin x\,d\arcsin x=\frac{1}{2}(\arcsin x)^{2}\big|_{-1}^{1}=0$.

(12) $\int_{0}^{a}x^{2}\sqrt{a^{2}-x^{2}}\,dx\quad(a>0)$.

解　令 $x=a\sin t$，当 $x=0$ 时，$t=0$；当 $x=a$，$t=\frac{\pi}{2}$.

原式$=\int_{0}^{\frac{\pi}{2}}a^{2}\sin^{2}t\,a^{2}\cos^{2}t\,dt=a^{4}\int_{0}^{\frac{\pi}{2}}\left(\frac{1}{2}\sin 2t\right)^{2}dt$

$$=\frac{a^{4}}{4}\int_{0}^{\frac{\pi}{2}}\frac{1-\cos 4t}{2}dt=\frac{a^{4}}{8}\left(t-\frac{1}{4}\sin 4t\right)\Big|_{0}^{\frac{\pi}{2}}$$

$$= \frac{\pi}{16}a^4.$$

(13) $\int_0^{\pi} \cos x \cdot e^x dx$

解　原式 $= e^x \sin x \Big|_0^{\pi} - \int_0^{\pi} e^x \cdot \sin x dx = -\left(-e^x \cos x + \int_0^{\pi} e^x \cdot \cos x dx\right)$

$$= e^x \cos x \Big|_0^{\pi} - \int_0^{\pi} e^x \cdot \cos x dx.$$

所以 $\int_0^{\pi} \cos x \cdot e^x dx = \frac{1}{2}(e^{\pi} \cos \pi - e^0 \cos 0) = -\frac{e^{\pi}}{2} - \frac{1}{2}.$

(14) $\int_0^1 x \cdot \arctan x dx.$

解　原式 $= \int_0^1 \arctan x d\left(\frac{1}{2}x^2\right) = \frac{1}{2}x^2 \arctan x \Big|_0^1 - \frac{1}{2}\int_0^1 x^2 d\arctan x$

$$= \frac{1}{2}x^2 \arctan x \Big|_0^1 - \frac{1}{2}\int_0^1 \frac{x^2}{1+x^2} dx$$

$$= \frac{1}{2}x^2 \arctan x \Big|_0^1 - \frac{1}{2}(x - \arctan x)\Big|_0^1$$

$$= \frac{\pi}{4} - \frac{1}{2}.$$

(15) $\int_1^2 x\sqrt{x-1} dx.$

解　令 $t = \sqrt{x-1}, x = t^2 + 1$，则 $dx = 2tdt.$

当 $x = 1$ 时，$t = 0$；当 $x = 2$ 时，$t = 1.$

原式 $= \int_0^1 (t^2+1) \cdot t \cdot 2tdt = 2\int_0^1 (t^4 + t^2) dt = 2\left(\frac{t^5}{5} + \frac{t^3}{3}\right)\Big|_0^1 = \frac{16}{15}.$

(16) $\int_1^e x\ln x dx.$

解　原式 $= \int_1^e \ln x d\frac{1}{2}x^2 = \frac{1}{2}x^2 \ln x \Big|_1^e - \int_1^e \frac{1}{2}x^2 d\ln x$

$$= \frac{1}{2}x^2 \ln x \Big|_1^e - \frac{1}{4}x^2 \Big|_1^e$$

$$= \frac{1}{4}(e^2 + 1).$$

4. 求下列极限.

(1) $\lim\limits_{x \to 0} \frac{\int_0^x \sqrt{1-t^2} dt}{x^3 + 2x}.$

解　原式 $= \lim\limits_{x \to 0} \frac{\sqrt{1-x^2}}{3x^2+2} = \frac{1}{2}.$

(2) $\lim\limits_{x \to 1} \frac{\int_x^1 2^t \cdot tdt}{\int_1^x tdt}.$

解　原式 $= \lim\limits_{x \to 1} \frac{-x \cdot 2^x}{x} = -2.$

(3) $\lim\limits_{x \to 0} \frac{\int_0^x \arctan tdt}{x^3 + x^2}.$

解　原式 $=\lim\limits_{x\to 0}\dfrac{\arctan x}{3x^2+2x}=\lim\limits_{x\to 0}\dfrac{\dfrac{1}{1+x^2}}{6x+2}=\lim\limits_{x\to 0}\dfrac{1}{(1+x^2)(6x+2)}=\dfrac{1}{2}$.

(4) $\lim\limits_{x\to 0}\dfrac{\int_0^x \ln(1+t)\mathrm{d}t}{\int_0^x t\cdot \mathrm{e}^t \mathrm{d}t}$.

解　原式 $=\lim\limits_{x\to 0}\dfrac{\dfrac{1}{\ln(1+x)}}{x\cdot \mathrm{e}^x}=\lim\limits_{x\to 0}\dfrac{1}{x\cdot \mathrm{e}^x\cdot \ln(1+x)}=\infty$.

5. 求由下列各曲线所围成的图形的面积.

(1) $y=x^2$ 和直线 $y=2x+3$.

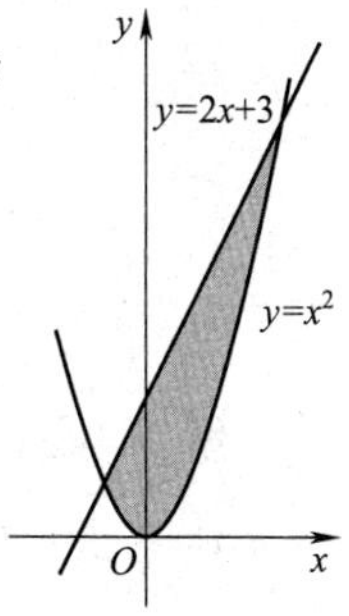

解　如右图所示，解方程组 $\begin{cases}y=x^2\\ y=2x+3\end{cases}$，得交点 $(-1,1)$，$(3,9)$，则选取 x 为积分变量，所以

$$S=\int_{-1}^{3}(2x+3-x^2)\mathrm{d}x=\left[x^2+3x-\frac{x^3}{3}\right]_{-1}^{3}=\frac{32}{3}$$

(2) $\mathrm{y}=\dfrac{1}{\mathrm{x}}$，直线 $\mathrm{y}=\mathrm{x}$，直线 $\mathrm{x}=3$.

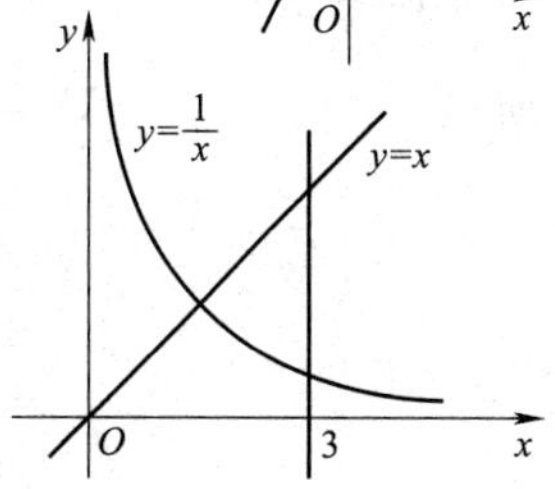

解　如右图所示，选取 x 为积分变量，所以

$$S=\int_1^3\left(x-\frac{1}{x}\right)\mathrm{d}x$$
$$=\left[\frac{1}{2}x^2-\ln x\right]_1^3$$
$$=4-\ln 3$$

(3) $\mathrm{y}=\sin \mathrm{x}$，x 轴，直线 $\mathrm{x}=\dfrac{\pi}{2}$，$\mathrm{x}\in\left(0,\dfrac{\pi}{2}\right)$.

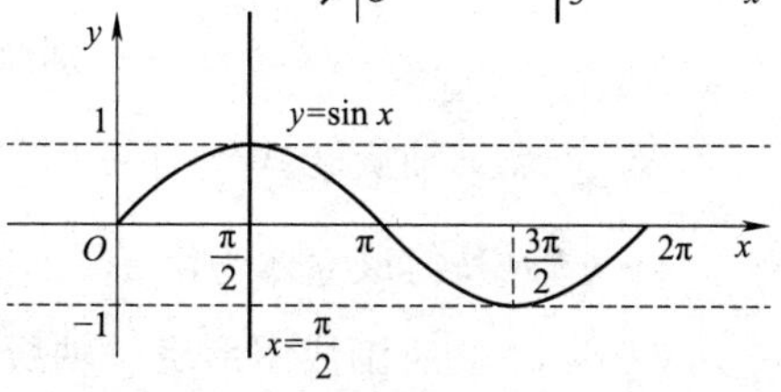

解　如右图所示，选取 x 为积分变量，所以

$$S=\int_0^{\frac{\pi}{2}}\sin x\mathrm{d}x$$
$$=[-\cos x]_0^{\frac{\pi}{2}}$$
$$=1$$

(4) $y^2=4(x+1)$，$y^2=4(1-x)$.

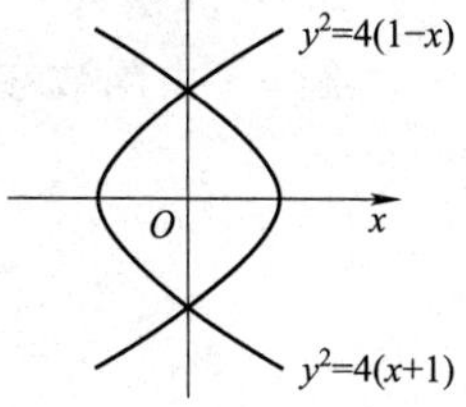

解　如右图所示，选取 y 为积分变量，所以

$$S=\int_{-2}^{2}\left[\left(1-\frac{y^2}{4}\right)-\left(\frac{y^2}{4}-1\right)\right]\mathrm{d}y$$
$$=\int_{-2}^{2}\left(2-\frac{y^2}{2}\right)\mathrm{d}y$$
$$=\left[2y-\frac{y^3}{6}\right]_{-2}^{2}$$
$$=\frac{16}{3}$$

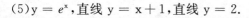

(5) $\mathrm{y}=e^{\mathrm{x}}$，直线 $\mathrm{y}=\mathrm{x}+1$，直线 $\mathrm{y}=2$.

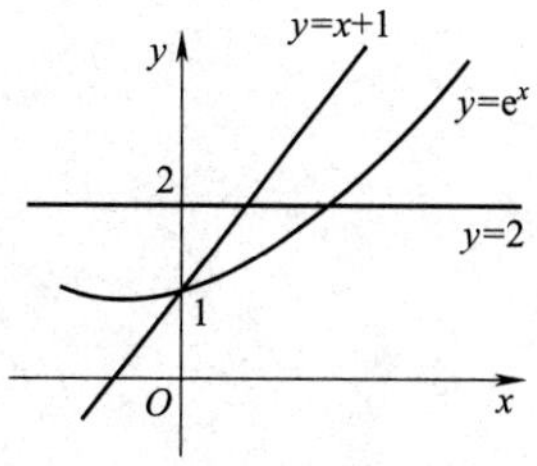

解　如右图所示，选取 y 为积分变量，所以

$$S=\int_1^2(\ln y-y+1)\mathrm{d}y$$
$$=\int_1^2\ln y\mathrm{d}y+\left[-\frac{1}{2}y^2+y\right]_1^2$$

$$= [y\ln y]_1^2 - \int_1^2 dy - \frac{1}{2} = 2\ln 2 - \frac{3}{2}$$

6. 求下列已知曲线所围成的图形按指定的轴旋转所产生的旋转体的体积.

(1) $y=x^2+2, y=2x^2+1$，绕 x 轴.

解　该立体为由曲线 $y=x^2+2, x=-1, x=1$，x 轴所围成图形绕 x 轴旋转所得立体减去由曲线 $y=2x^2+1, x=-1, x=1$，x 轴所围成图形绕 x 轴旋转所得立体，所以

$$V = \int_{-1}^{1} \pi (x^2+2)^2 dx - \int_{-1}^{1} \pi (2x^2+1)^2 dx$$

$$= \pi \int_{-1}^{1} (-3x^4+3) dx = \frac{24}{5}\pi$$

(2) $y = arcsin x, x = 1, y = 0$，绕 x 轴.

解　$V = \int_0^1 \pi (\arcsin x)^2 dx = [\pi x (\arcsin x)^2]_0^1 - 2\pi \int_0^1 \frac{x}{\sqrt{1-x^2}} \arcsin x dx$

$$= \frac{\pi^3}{4} - 2\pi \left\{ [-\sqrt{1-x^2} \arcsin x]_0^1 + \int_0^1 dx \right\} = \frac{\pi^3}{4} - 2\pi$$

(3) $x^2 + (y-1)^2 = 4$，绕 x 轴.

解　该立体为由曲线 $y = 1 + \sqrt{4-x^2}, x = -2, x = 2, y = 0$ 所围成图形绕 x 轴旋转所得立体减去由曲线 $y = 1 - \sqrt{4-x^2}, x = -2, x = 2, y = 0$ 所围成图形绕 x 轴旋转所得立体，所以

$$V = \int_{-2}^{2} \pi (1 + \sqrt{4-x^2})^2 dx - \int_{-2}^{2} \pi (1 - \sqrt{4-x^2})^2 dx$$

$$= \int_{-2}^{2} 4\pi \sqrt{4-x^2} dx \quad (x = 2\sin t)$$

$$= \int_{-\frac{\pi}{2}}^{\frac{\pi}{2}} 16\pi \cos^2 t dt = 32\pi \int_0^{\frac{\pi}{2}} \cos^2 t dt = 8\pi^2$$

(4) $y = x^3, x = 2, y = 0$ 分别绕 x 轴、y 轴.

解　绕 x 轴旋转：$V = \int_0^2 \pi (x^3)^2 dx = \frac{128}{7}\pi$.

绕 y 轴旋转：该立体为由 $x=2, y=8, y=0$ 所围成图形绕 y 轴所得的立体减去由曲线 $x=\sqrt[3]{y}, y=8, x=0$ 所围成图形绕 y 轴所得的立体，所以

$$V = \pi \cdot 2^2 \cdot 8 - \int_0^8 \pi (\sqrt[3]{y})^2 dy = \frac{64}{5}\pi$$

7. 计算函数 $y = 2xe^{-x}$ 在 $[0,2]$ 上的平均值.

解　由函数在区间上的平均值公式，可以直接求得

$$\bar{y} = \frac{1}{b-a} \int_a^b f(x) dx = \frac{1}{2-0} \int_0^2 2xe^{-x} dx$$

$$= (-xe^{-x}) \Big|_0^2 - \int_0^2 e^{-x} d(-x)$$

$$= (-xe^{-x}) \Big|_0^2 - e^{-x} \Big|_0^2 = 1 - 3e^{-2}$$

第6章 常微分方程

6.1 基本教学要求

教学目的

1. 了解微分方程的概念，理解微分方程的阶、通解、特解、初始条件等概念．
2. 掌握解微分方程的最基本方法：分离变量法、常数变易法、特征根法．
3. 熟练运用上述方法求解较简单的微分方程．
4. 会用微分方程解简单的应用题．

教学重点

1. 可分离变量的微分方程．
2. 一阶线性非齐次微分方程．
3. 二阶常系数线性齐次微分方程的解法．

教学难点

1. 可降阶的微分方程．
2. 一阶线性非齐次微分方程．
3. 二阶常系数线性非齐次微分方程的解法．

6.2 习题详解

习题 6.1

1. 选择题．

(1)B　　(2)A

2. 填空题．

(1)2　　(2)1　　(3)3

3. 指出下列各题中的函数是否为所给微分方程的解．

(1)$\frac{dy}{x}+\frac{dx}{y}=0$，$y=\sqrt{1-x^2}$．

解　$dy=-\frac{x}{\sqrt{1-x^2}}dx$，$\frac{dy}{x}+\frac{dx}{y}=-\frac{1}{\sqrt{1-x^2}}dx+\frac{dx}{\sqrt{1-x^2}}=0$.

因此 $y=\sqrt{1-x^2}$ 是微分方程 $\frac{dy}{x}+\frac{dx}{y}=0$ 的解．

(2)$y'=e^{-2x}-3y$，$y=3e^{-3x}+e^{-2x}$．

解　$y'=-9e^{-3x}-2e^{-2x}$，$y'-e^{-2x}+3y=-9e^{-3x}-2e^{-2x}-e^{-2x}+9e^{-3x}+3e^{-2x}=0$.

因此 $y=3e^{-3x}+e^{-2x}$ 是微分方程 $y'=e^{-2x}-3y$ 的解．

(3) $y''-y=2x$，$y=x^2-2x$.

解　$y'=2x-2$，$y''=2$，$y''-y-2x=2-2x+2-2x=4-4x\neq 0$.

因此 $y=x^2-2x$ 不是微分方程$y''-y=2x$ 的解.

(4) $y'+y\cdot\cos x=e^{-\sin x}$，$y=x\,e^{-\sin x}$.

解　$y'=e^{-\sin x}+x\,e^{-\sin x}\cdot(-\cos x)$，$y'+y\cdot\cos x-e^{-\sin x}$

$=e^{-\sin x}+x\,e^{-\sin x}\cdot(-\cos x)+x\,e^{-\sin x}\cdot\cos x-e^{-\sin x}=0$.

因此 $y=x\,e^{-\sin x}$是微分方程$y'+y\cdot\cos x=e^{-\sin x}$的解.

4. 验证$y_1=\cos\omega t$，$y_2=\sin\omega t$ 都是$y''+\omega^2y=0$ 的解，并写出该方程的通解.

解　$y_1'=-\omega\sin\omega t$，$y_1''=-\omega^2\cos\omega t$，$y_1''+\omega^2y_1=0$.

$y_2'=\omega\cos\omega t$，$y_1''=-\omega^2\sin\omega t$，$y_2''+\omega^2y_2=0$.

因此$y_1=\cos\omega t$，$y_2=\sin\omega t$ 都是$y''+\omega^2y=0$ 的解，

方程的通解为 $y=C_1\cos\omega t+C_2\sin\omega t$.

习题 6.2

1. 选择题.

(1)B　　　　　(2)B

2. 填空题.

(1) $\dfrac{dy}{dx}=\varphi\left(\dfrac{y}{x}\right)$

(2) $y=Ce^{x^2}$

3. 解下列微分方程.

(1) $xy'-y\ln y=0$.

解　该微分方程为可分离变量微分方程.

分离变量
$$\frac{dy}{y\ln y}=\frac{dx}{x}$$

两边积分
$$\int\frac{dy}{y\ln y}=\int\frac{dx}{x}$$

凑微分
$$\int\frac{d\ln y}{\ln y}=\int\frac{dx}{x}$$

得
$$\ln(\ln y)=\ln x+\ln C$$
$$\ln y=Cx$$

该微分方程的通解为 $y=e^{Cx}$　(C 为任意常数).

(2) $(1-x^2)ydy=x(y^2-1)dx$.

解　该微分方程为可分离变量微分方程.

分离变量
$$\frac{y}{y^2-1}dy=\frac{x}{1-x^2}dx$$

两边积分
$$\int\frac{y}{y^2-1}dy=-\int\frac{x}{x^2-1}dx$$

凑微分
$$\int\frac{1}{y^2-1}d(y^2-1)=-\int\frac{1}{x^2-1}d(x^2-1)$$

得
$$\ln(y^2-1)=-\ln(x^2-1)+\ln C$$

该微分方程的通解为$(x^2-1)(y^2-1)=C$　(C 为任意常数).

(3) $\cos x\sin y dy=\cos y\sin x dx$，$y|_{x=0}=\dfrac{\pi}{4}$.

解 该微分方程为可分离变量微分方程.

分离变量 $$\frac{\sin y}{\cos y}dy = \frac{\sin x}{\cos x}dx$$

两边积分 $$\int \frac{\sin y}{\cos y}dy = \int \frac{\sin x}{\cos x}dx$$

凑微分 $$\int \frac{1}{\cos y}d\cos y = \int \frac{1}{\cos x}d\cos x$$

得 $$\ln(\cos y) = \ln(\cos x) + \ln C$$

该微分方程的通解为 $\cos y = C\cos x$ （C 为任意常数）.

将初始条件 $y|_{x=0} = \frac{\pi}{4}$ 代入上式得 $C = \frac{\sqrt{2}}{2}$.

该微分方程的特解为 $$\cos y = \frac{\sqrt{2}}{2}\cos x$$

(4) $x dy = 2y dx, y|_{x=2} = 1$.

解 该微分方程为可分离变量微分方程.

分离变量 $$\frac{1}{y}dy = \frac{2}{x}dx$$

两边积分 $$\int \frac{1}{y}dy = \int \frac{2}{x}dx$$

得 $$\ln y = 2\ln x + \ln C$$

该微分方程的通解为 $y = Cx^2$ （C 为任意常数）.

将初始条件 $y|_{x=2} = 1$ 代入上式得 $C = \frac{1}{4}$.

该微分方程的特解为 $$y = \frac{1}{4}x^2$$

(5) $y' = \sqrt{\frac{1-y^2}{1-x^2}}$.

解 $$\int \frac{dy}{\sqrt{1-y^2}} = \int \frac{dx}{\sqrt{1-x^2}}.$$

$$\arcsin y = \arcsin x + C.$$

4. 求齐次微分方程的解.

(1) $xy' - y - \sqrt{y^2 - x^2} = 0$.

解 方程两边同除以 x 得

$$y' - \frac{y}{x} - \sqrt{\left(\frac{y}{x}\right)^2 - 1} = 0. \tag{1}$$

令 $\frac{y}{x} = u$，则 $$y = ux, \quad \frac{dy}{dx} = u + x\frac{du}{dx}$$

代入式(1) $$u + x\frac{du}{dx} - u - \sqrt{u^2 - 1} = 0$$

化简，分离变量 $$\frac{1}{\sqrt{u^2-1}}du = \frac{1}{x}dx$$

两边积分 $$\int \frac{1}{\sqrt{u^2-1}}du = \int \frac{1}{x}dx$$

令 $u = \sec t$，则 $$du = \sec t \cdot \tan t dt \tag{2}$$

代入式(2)得 $$\int \frac{\sec t \cdot \tan t}{\tan t}dt = \int \frac{1}{x}dx$$

$$\int \sec t\mathrm{d}t = \int \frac{1}{x}\mathrm{d}x$$

$$\ln(\sec t+\tan t)=\ln x+\ln C$$

$$\sec t+\tan t=Cx$$

$$u+\sqrt{u^2-1}=Cx$$

$$\frac{y}{x}+\sqrt{\left(\frac{y}{x}\right)^2-1}=Cx.$$

所以微分方程的通解为　　$y+\sqrt{y^2-x^2}=Cx^2.$

(2) $y^2+x^2\frac{\mathrm{d}y}{\mathrm{d}x}=xy\frac{\mathrm{d}y}{\mathrm{d}x}, y\big|_{x=1}=1$

解　方程变形为　　$\left(\frac{y}{x}-1\right)\frac{\mathrm{d}y}{\mathrm{d}x}=\left(\frac{y}{x}\right)^2$　　(3)

令 $\frac{y}{x}=u$,则　　$y=ux,\frac{\mathrm{d}y}{\mathrm{d}x}=u+x\frac{\mathrm{d}u}{\mathrm{d}x}$

代入式(3)　　$(u-1)\left(u+x\frac{\mathrm{d}u}{\mathrm{d}x}\right)=u^2$

分离变量　　$\frac{u-1}{u}\mathrm{d}u=\frac{1}{x}\mathrm{d}x$

两边积分　　$\int\frac{u-1}{u}\mathrm{d}u=\int\frac{1}{x}\mathrm{d}x$

得　　$u-\ln u=\ln x+\ln C$

$$\frac{y}{x}-\ln\frac{y}{x}=\ln x+\ln C$$

$$\frac{y}{x}=\ln Cy$$

将初始条件 $y\big|_{x=1}=1$ 代入上式得 $C=\mathrm{e}$.

该微分方程的特解为　　$\ln y=\frac{y}{x}-1$

(3) $x\frac{\mathrm{d}y}{\mathrm{d}x}=y\ln\frac{y}{x}$.

解　设 $u=\frac{y}{x}$,则 $y=ux,\frac{\mathrm{d}y}{\mathrm{d}x}=u+x\frac{\mathrm{d}u}{\mathrm{d}x}$.

$$x\left(u+x\frac{\mathrm{d}u}{\mathrm{d}x}\right)=y\ln u \quad u+x\frac{\mathrm{d}u}{\mathrm{d}x}=u\ln u$$

$$\int\frac{\mathrm{d}u}{u(\ln u-1)}=\int\frac{\mathrm{d}x}{x}$$

$$\ln(\ln u-1)=\ln x+\ln C$$

$$\ln u-1=Cx$$

$$u=\mathrm{e}^{Cx+1}$$

$$\frac{y}{x}=\mathrm{e}^{Cx+1}$$

$$y=x\mathrm{e}^{Cx+1}$$

(4) $\frac{\mathrm{d}y}{\mathrm{d}x}=\frac{x-y}{x+y}$.

解　$t=x+y,\frac{\mathrm{d}t}{\mathrm{d}x}=1+\frac{\mathrm{d}y}{\mathrm{d}x}$,则 $y=t-x,\frac{\mathrm{d}y}{\mathrm{d}x}=\frac{\mathrm{d}t}{\mathrm{d}x}-1$.

原方程化为

$$\frac{dt}{dx}=\frac{2x}{t}$$

$$\int t dt=\int 2x dx$$

$$\frac{t^2}{2}=x^2+C_1$$

$$t^2=2x^2+C$$

$$(x+y)^2=2x^2+C$$

$$y^2+2xy-x^2=C$$

习题 6.3

1. 选择题

C

2. 填空题

(1) $\frac{dy}{dx}+p(x)y=Q(x)$, $\frac{dy}{dx}+p(x)y=0$

(2) $y=Ce^{x^2-x}$

(3) $y=C(x+1)^2+\frac{2}{3}(x+1)^{\frac{7}{2}}$

3. 求下列一阶线性方程的解．

(1) $y'+y\tan x=\sin 2x$.

解　$y=e^{-\int \tan x dx}\left(\int \sin 2x e^{\int \tan x dx}dx+C\right)=e^{\ln\cos x}\left(\int \sin 2x e^{-\ln\cos x}dx+C\right)$

$=\cos x\left(\int \sin 2x\cdot\frac{1}{\cos x}dx+C\right)=\cos x\left(\int 2\sin x dx+C\right)$

$=\cos x(-2\cos x+C)$.

(2) $\frac{dy}{dx}+2xy=4x$.

解　$y=e^{-\int 2x dx}\left(\int 4xe^{\int 2x dx}dx+C\right)=e^{-x^2}\left(\int 4xe^{x^2}dx+C\right)$

$=e^{-x^2}\left(2\int e^{x^2}dx^2+C\right)=e^{-x^2}(2e^{x^2}+C)=2+Ce^{-x^2}$.

(3) $xy'-y=\frac{x}{\ln x}$.

解　方程变形为$\frac{dy}{dx}-\frac{1}{x}y=\frac{1}{\ln x}$.

$$P(x)=-\frac{1}{x},\quad Q(x)=\frac{1}{\ln x}$$

则微分方程的通解为

$$y=e^{-\int P(x)dx}\cdot\left[\int Q(x)\cdot e^{\int P(x)dx}dx+C\right]$$

$$=e^{\int\frac{1}{x}dx}\cdot\left[\int\frac{1}{\ln x}\cdot e^{-\int\frac{1}{x}dx}dx+C\right]$$

$$=x\cdot\left[\int\frac{1}{x\ln x}dx+C\right]$$

$$=x\cdot\left[\int\frac{1}{\ln x}d\ln x+C\right]$$

$$=x\cdot[\ln(\ln x)+C].$$

(4) $\frac{dy}{dx}-y=xy^5$.

解　等式两边同除以 y^5，方程变形为

$$y^{-5}\frac{dy}{dx}-y^{-4}=x \tag{4}$$

令 $z=y^{-4}$，则 $$\frac{dz}{dx}=-4y^{-5}\frac{dy}{dx}$$

代入式(4)得 $$\frac{dz}{dx}+4z=-4x \tag{5}$$

方程(5)为一阶线性非齐次微分方程

$$P(x)=4,Q(x)=-4x$$

则微分方程的通解为

$$\begin{aligned} z &= e^{-\int P(x)dx}\cdot\left[\int Q(x)\cdot e^{\int P(x)dx}dx+C\right] \\ &= e^{-\int 4dx}\cdot\left[\int(-4x)\cdot e^{\int 4dx}dx+C\right] \\ &= e^{-4x}\cdot\left[-\int x de^{4x}+C\right] \\ &= e^{-4x}\cdot\left[-xe^{4x}+\int e^{4x}dx+C\right] \\ &= e^{-4x}\left(-xe^{4x}+\frac{1}{4}e^{4x}+C\right) \\ &= \frac{1}{4}-x+Ce^{4x} \end{aligned}$$

所以原微分方程的通解为 $$y^{-4}=\frac{1}{4}-x+Ce^{4x}$$

(5)$y'-3xy=xy^2$.

解　等式两边同除以 y^2，方程变形为

$$y^{-2}y'-3xy^{-1}=x. \tag{6}$$

令 $z=y^{-1}$，则 $$\frac{dz}{dx}=-y^{-2}\frac{dy}{dx}$$

代入式(6)得 $$\frac{dz}{dx}+3xz=-x \tag{7}$$

方程(7)为一阶线性非齐次微分方程

$$P(x)=3x,Q(x)=-x$$

则微分方程(7)的通解为

$$\begin{aligned} z &= e^{-\int P(x)dx}\cdot\left[\int Q(x)\cdot e^{\int P(x)dx}dx+C\right] \\ &= e^{-\int 3xdx}\cdot\left[\int(-x)\cdot e^{\int 3xdx}dx+C\right] \\ &= e^{-\frac{3}{2}x^2}\left(-\int x\cdot e^{\frac{3}{2}x^2}dx+C\right) \\ &= e^{-\frac{3}{2}x^2}\left[-\frac{1}{3}\int e^{\frac{3}{2}x^2}d\left(\frac{3}{2}x^2\right)+C\right] \\ &= e^{-\frac{3}{2}x^2}\left(-\frac{1}{3}e^{\frac{3}{2}x^2}+C\right) \\ &= -\frac{1}{3}+Ce^{-\frac{3}{2}x^2} \end{aligned}$$

所以原微分方程的通解为　　$y^{-1}=-\frac{1}{3}+Ce^{-\frac{3}{2}x^2}$

4. 求下列满足初始条件的特解.

(1) $y'+y\cos x=\sin x\cos x, y|_{x=0}=1$.

解　$P(x)=\cos x, Q(x)=\sin x\cos x$.

微分方程的通解为

$$
\begin{aligned}
y &= e^{-\int P(x)dx}\cdot\left[\int Q(x)\cdot e^{\int P(x)dx}dx+C\right]\\
&= e^{-\int\cos xdx}\cdot\left[\int \sin x\cos x\cdot e^{\int\cos xdx}dx+C\right]\\
&= e^{-\sin x}\left[\int \sin x\cos x\cdot e^{\sin x}dx+C\right]\\
&= e^{-\sin x}\left(\int \sin x\cdot e^{\sin x}d\sin x+C\right)\\
&= e^{-\sin x}\left[\int \sin x\cdot d(e^{\sin x})+C\right]\\
&= e^{-\sin x}\left(\sin x\cdot e^{\sin x}-\int e^{\sin x}d\sin x+C\right)\\
&= e^{-\sin x}(\sin x\cdot e^{\sin x}-e^{\sin x}+C)\\
&= \sin x-1+Ce^{-\sin x}
\end{aligned}
$$

将初始条件$y|_{x=0}=1$代入通解中得 $C=2$. 所以微分方程的特解为

$$y=2e^{-\sin x}+\sin x-1$$

(2) $\frac{dy}{dx}+\frac{y}{x}=e^x, y|_{x=1}=6$.

解　$P(x)=\frac{1}{x}, Q(x)=e^x$.

则微分方程的通解为

$$
\begin{aligned}
y &= e^{-\int P(x)dx}\cdot\left[\int Q(x)\cdot e^{\int P(x)dx}dx+C\right]\\
&= e^{-\int\frac{1}{x}dx}\cdot\left[\int e^x\cdot e^{\int\frac{1}{x}dx}dx+C\right]\\
&= \frac{1}{x}\cdot\left[\int xe^x\,dx+C\right]\\
&= \frac{1}{x}\cdot\left[\int x\,de^x+C\right]\\
&= \frac{1}{x}\cdot\left[xe^x-\int e^x\,dx+C\right]\\
&= \frac{1}{x}\cdot(xe^x-e^x+C)
\end{aligned}
$$

将初始条件$y|_{x=1}=6$代入通解中得 $C=6$. 所以微分方程的特解为

$$y=\frac{1}{x}\cdot(xe^x-e^x+6)$$

(3) $y'+\frac{y}{x}=\frac{\sin x}{x}, y|_{x=\pi}=1$.

解　$P(x)=\frac{1}{x}, Q(x)=\frac{\sin x}{x}$.

则微分方程的通解为

$$y = e^{-\int P(x)dx}\cdot\left[\int Q(x)\cdot e^{\int P(x)dx}dx+C\right]$$

$$= e^{-\int \frac{1}{x}dx} \cdot \left[\int \frac{\sin x}{x} \cdot e^{\int \frac{1}{x}dx}dx + C\right]$$

$$= e^{-\ln x}\left(\int \frac{\sin x}{x} \cdot e^{\ln x}dx + C\right)$$

$$= \frac{1}{x}\left(\int \frac{\sin x}{x} \cdot x dx + C\right)$$

$$= \frac{1}{x}(-\cos x + C)$$

将初始条件 $y|_{x=\pi}=1$ 代入通解中得 $C=\pi-1$. 所以微分方程的特解为

$$y=\frac{1}{x}(-\cos x+\pi-1)$$

习题 6.4

1. 解下列微分方程.

(1) $y'''=e^{2x}-\cos x$.

解　对所给方程连续三次积分，得

$$y''=\int(e^{2x}-\cos x)dx=\frac{1}{2}e^{2x}-\sin x+C_1$$

$$y'=\int\left(\frac{1}{2}e^{2x}-\sin x+C_1\right)dx$$

$$=\frac{1}{4}e^{2x}+\cos x+C_1x+C_2$$

$$y=\int\left(\frac{1}{4}e^{2x}+\cos x+C_1x+C_2\right)dx$$

$$=\frac{1}{8}e^{2x}+\sin x+\frac{1}{2}C_1x^2+C_2x+C_3$$

这就是所求的通解.

(2) $y''=\sec x \cdot y'$

解　设 $y'=P(x)$, $y''=P'(x)$.

代入微分方程得　$P'=\sec x \cdot P$

分离变量得　$\dfrac{dP}{P}=\sec x dx$

两边积分得　$\displaystyle\int \frac{dP}{P}=\int \frac{(\tan x+\sec x)\sec x}{\tan s+\sec x}dx$

$$\ln P=\ln|\tan x+\sec x|+C_1$$

则　$P=C_1(\tan x+\sec x)dx$

即　$dy=C_1(\tan x+\sec x)dx$

$$y=C_1(\ln|\cos x|+\ln|\tan x+\sec x|+C_2)$$

所以原微分方程的通解为 $y=C_1\ln|\tan x \cdot \sec x+\sec^2 x|+C_2$

(3) $yy''+y'^2=0$.

解　设 $y'=p(y)$，则　$y''=\dfrac{dp}{dy}\cdot\dfrac{dy}{dx}=p\cdot\dfrac{dp}{dy}$

代入微分方程得　$y\cdot p\cdot\dfrac{dp}{dy}+p^2=0$

分离变量得　$\dfrac{1}{p}dp=-\dfrac{1}{y}dy$

两边积分得 $$\int \frac{1}{p}\mathrm{d}p = -\int \frac{1}{y}\mathrm{d}y$$

得 $$\ln p = -\ln y + \ln C_1$$

$$p = \frac{C_1}{y}$$

即 $$\frac{\mathrm{d}y}{\mathrm{d}x} = \frac{C_1}{y}$$

分离变量得 $$y\mathrm{d}y = C_1\mathrm{d}x$$

两边积分得 $$\int y\mathrm{d}y = \int C_1\mathrm{d}x$$

得 $$\frac{y^2}{2} = C_1 x + C_2$$

所以原微分方程的通解为 $y^2 = C_1 x + C_2$.

2. 求微分方程 $y'' = y'\cot x$ 满足初始条件 $x = \frac{\pi}{2}, y = 0, y' = -1$ 的特解.

解 令 $y' = p(x), y'' = \frac{\mathrm{d}p}{\mathrm{d}x}$.

代入微分方程得 $$\frac{\mathrm{d}p}{\mathrm{d}x} = \frac{p\cos x}{\sin x}$$

分离变量得 $$\frac{\mathrm{d}p}{p} = \frac{\cos x\mathrm{d}x}{\sin x}$$

两边积分得 $$\ln p = \ln\sin x + C_1$$

得 $$p = C_1\sin x$$

即 $$y' = C_1\sin x \tag{8}$$

积分得 $$y = -C_1\cos x + C_2 \tag{9}$$

将初始条件 $x = \frac{\pi}{2}, y = 0, y' = -1$ 代入(8)(9)两式得

$$-1 = C_1,\quad 0 = C_2$$

所以微分方程的特解为 $y = \cos x$

3. 求微分方程 $y''' = \mathrm{e}^{ax}$ 满足初始条件 $y|_{x=1} = 0, y'|_{x=1} = 0, y''|_{x=1} = 0$ 的特解.

解

$$y'' = \int \mathrm{e}^{ax}\,\mathrm{d}x = \frac{1}{a}\int \mathrm{e}^{ax}\,\mathrm{d}ax = \frac{1}{a}\mathrm{e}^{ax} + C_1 \tag{10}$$

$$y' = \int\left(\frac{1}{a}\mathrm{e}^{ax} + C_1\right)\mathrm{d}x = \frac{1}{a^2}\mathrm{e}^{ax} + C_1 x + C_2 \tag{11}$$

$$y = \int\left[\frac{1}{a^2}\mathrm{e}^{ax} + C_1 x + C_2\right]\mathrm{d}x = \frac{1}{a^3}\mathrm{e}^{ax} + \frac{1}{2}C_1 x^2 + C_2 x + C_3 \tag{12}$$

将初始条件 $y|_{x=1} = 0, y'|_{x=1} = 0, y''|_{x=1} = 0$ 分别代入式(10)～(12)得

$$C_1 = -\frac{1}{a}\mathrm{e}^a,\quad C_2 = \frac{1}{a}\mathrm{e}^a - \frac{1}{a^2}\mathrm{e}^a,\quad C_3 = \frac{1}{a^2}\mathrm{e}^a - \frac{1}{a^3}\mathrm{e}^a - \frac{1}{2a}\mathrm{e}^a$$

所以微分方程的特解为

$$y = \frac{1}{a^3}\mathrm{e}^{ax} - \frac{1}{2a}\mathrm{e}^a x^2 + \frac{1}{a^2}\mathrm{e}^a(a-1)x + \frac{1}{2a^3}\mathrm{e}^a(2a - a^2 - 2)$$

习题 6.5

1. 选择题.

(1)A (2)C

2. 填空题.

(1)2　　(2)线性无关

3. 解下列二阶线性齐次微分方程.

(1)$y''+y'-2y=0$.

解　特征方程为$r^2+r-2=0$

$$(r-1)(r+2)=0$$

特征根为　$r_1=1$，　$r_2=-2$

则微分方程的通解为　$y=C_1e^x+C_2e^{-2x}$

(2)$y''+y=0$.

解　特征方程为　$r^2+1=0$

特征根为　$r_1=\mathrm{i}$，　$r_2=-\mathrm{i}$

则微分方程的通解为　$y=C_1\cos x+C_2\sin x$

(3)$y''+4y'+4y=0$.

解　特征方程为$r^2+4r+4=0$

$$(r+2)^2=0$$

特征根为　$r_1=r_2=-2$

则微分方程的通解为　$y=(C_1+C_2x)e^{-2x}$

(4)$y''-y'+y=0$.

解　$\lambda^2-\lambda+1=0$，　$\lambda=\frac{1}{2}\pm\frac{\sqrt{3}}{2}\mathrm{i}$

$$y=e^{\frac{1}{2}x}\left(C_1\cos\frac{\sqrt{3}}{2}x+C_2\sin\frac{\sqrt{3}}{2}x\right)$$

4. 解下列微分方程.

(1)$y''-6y'+9y=2x^2-x+3$.

解　该方程所对应的齐次方程 $y''-6y'+9y=0$ 的特征方程为 $r^2-6r+9=0$. 特征根

$$r_1=r_2=3.$$

则齐次微分方程 $y''-6y'+9y=0$ 的通解为 $y=(C_1+C_2x)e^{3x}$.

由于$\lambda=0$ 不是特征方程的根. 所以应设微分方程的特解为

$$y^*=b_0x^2+b_1x+b_2$$

将特解代入微分方程中得

$$9b_0x^2+(9b_1-12b_0)x+(9b_2+2b_0-6b_1)=2x^2-x+3.$$

比较两端 x 同次幂的系数得$\begin{cases}9b_0=2\\9b_1-12b_0=-1\\9b_2+2b_0-6b_1=3\end{cases}$，解得$\begin{cases}b_0=\frac{2}{9}\\b_1=\frac{5}{27}\\b_2=\frac{11}{27}\end{cases}$.

则微分方程特解为　$y^*=\frac{2}{9}x^2+\frac{5}{27}x+\frac{11}{27}$

故所求微分方程通解为$y=(C_1+C_2x)e^{3x}+\left(\frac{2}{9}x^2+\frac{5}{27}x+\frac{11}{27}\right)$

(2)$y''-6y'+9y=e^{3x}$.

解　该方程所对应的齐次方程 $y''-6y'+9y=0$ 的特征方程为 $r^2-6r+9=0$,特征根$r_1=r_2=3$.

则齐次微分方程 $y''-6y'+9y=0$ 的通解为 $y=(C_1+C_2x)e^{3x}$.

由于 $a=3$ 是特征方程的重根，所以应设微分方程的特解为

$$y^*=b_0x^2e^{3x}$$

将特解代入微分方程中得 $2b_0=1$，即 $b_0=\frac{1}{2}$.

则微分方程特解为 $$y^*=\frac{1}{2}x^2e^{3x}$$

故所求微分方程通解为 $$y=(C_1+C_2x)e^{3x}+\frac{1}{2}x^2e^{3x}$$

(3) $y''-7y'+6y=\sin x$.

解　该方程所对应的齐次方程 $y''-7y'+6y=0$ 的特征方程为 $r^2-7r+6=0$. 特征根 $r_1=1, r_2=6$.

则齐次微分方程 $y''-7y'+6y=0$ 的通解为

$$y=C_1e^x+C_2e^{6x}$$

由于 $\mathrm{i}a=\mathrm{i}$ 不是特征方程的根，所以应设微分方程的特解为

$$y^*=a\cos x+b\sin x$$

将特解代入微分方程中得

$$(5a-7b)\cos x+(7a+5b)\sin x=\sin x$$

比较两端同类项系数可得 $\begin{cases}5a-7b=0\\7a+5b=1\end{cases}$，解得 $\begin{cases}a=\frac{7}{74}\\b=\frac{5}{74}\end{cases}$.

则微分方程特解为

$$y^*=\frac{7}{74}\cos x+\frac{5}{74}\sin x$$

故所求微分方程通解为

$$y=C_1e^x+C_2e^{6x}+\left(\frac{7}{74}\cos x+\frac{5}{74}\sin x\right)$$

习题 6.6

1. 一曲线过点(2,1)，其在坐标轴间的切线段均被切点所平分，求此曲线方程.

解　设曲线过点(2,1)的切线交两坐标轴于 $(x,0)$ 和 $(0,y)$ 两点.

根据导数的几何意义可知

$$\frac{dy}{dx}=\frac{y-0}{0-x}$$

即 $$\frac{dy}{dx}=-\frac{y}{x}$$

该方程为可分离变量微分方程，分离变量得

$$\frac{dy}{y}=-\frac{dx}{x}$$

两边积分得 $$\int\frac{dy}{y}=-\int\frac{dx}{x}$$

得 $$\ln y=-\ln x+\ln C$$

微分方程的通解为 $$y=\frac{C}{x}$$

将初始条件代入微分方程中，得 $C=2$. 则所求曲线方程为

$$y=\frac{2}{x}$$

2. 牛顿冷却定律指出，物体冷却速度与物体同外界的温度差成正比，如果外界温度保持在20 ℃，一物体在20 min内从80 ℃冷却到60 ℃，求40 min时物体的温度，经过多长时间物体温度降到40 ℃.

解 设在t时刻物体的温度为$T(t)$.

由题意可知 $$\frac{\mathrm{d}(80-T)}{\mathrm{d}t}=k(T-20)$$

该方程为可分离变量微分方程，方程化简为

$$\frac{\mathrm{d}T}{\mathrm{d}t}=-k(T-20)$$

分离变量 $$\frac{\mathrm{d}T}{T-20}=-k\mathrm{d}t$$

两边积分 $$\int\frac{1}{T-20}\mathrm{d}T=-\int k\mathrm{d}t$$

解得 $$\ln(T-20)=-kt+\ln C$$

微分方程的通解为 $$T=C\cdot \mathrm{e}^{-kt}+20 \tag{13}$$

(1) 将初始条件$T|_{t=0}=80$，$T|_{t=20}=60$代入微分方程(13)中，得$\begin{cases}C=60\\k=\dfrac{\ln 3-\ln 2}{20}\end{cases}$.

即 $$T=60\mathrm{e}^{\frac{\ln2-\ln3}{20}t}+20 \tag{14}$$

将$t=40$代入式(14)得$T=60\mathrm{e}^{\frac{\ln 2-\ln 3}{20}\cdot 40}+20\approx 46.7$ ℃.

(2) 将$T=40$代入式(14)得$40=60\mathrm{e}^{\frac{\ln 2-\ln 3}{20}t}+20$.

解得$t=\dfrac{-20\ln 3}{\ln 2-\ln 3}\approx 54.3$ min.

由上可知，40 min时物体的温度46.7 ℃，经过54.3 min物体温度可降到40 ℃.

3. 由原子物理学知，镭的衰变有如下规律，镭的衰变速度与镭所存在的量成正比，比例系数为k，若在$t=0$时，镭的量为M_0，求在衰变过程中，镭的量随时间t的变化规律.

解 设t时刻镭的存留量为$M(t)$，则在t时刻镭的消耗量为$M_0-M(t)$.

由题意可知 $$\begin{cases}\dfrac{\mathrm{d}}{\mathrm{d}t}[M_0-M(t)]=kM\\M|_{t=0}=M_0\end{cases}$$

方程化简为 $$-\frac{\mathrm{d}M}{\mathrm{d}t}=kM$$

该方程为可分离变量微分方程.

分离变量 $$\frac{1}{M}\mathrm{d}M=-k\mathrm{d}t$$

两边积分 $$\int\frac{1}{M}\,\mathrm{d}M=-\int k\,\mathrm{d}t$$

解得 $$\ln M=-kt+\ln C$$

微分方程的通解为 $$M=C\cdot \mathrm{e}^{-kt}$$

将初始条件$M|_{t=0}=M_0$代入通解得$C=M_0$.

则镭的质量M随时间t的变化规律为$M(t)=M_0\cdot \mathrm{e}^{-kt}$.

4. 一个细菌群体的增长率与细菌当时的数目成正比，比例系数为k.

(1)若细菌群体数目每经过8 h增长一倍，问经过24 h增长多少倍?

(2)若在 3 h 后有 1 000 个,5 h 后有 4 000 个,问开始有多少个?

解　设这个细菌群体最初数目为 y_0;经过 t 小时,细菌数目增长了 $y(t)$.

由题意可知 $$\frac{\mathrm{d}y}{\mathrm{d}t}=k(y_0+y)$$

该方程为可分离变量微分方程.

分离变量 $$\frac{\mathrm{d}y}{y+y_0}=k\mathrm{d}t$$

两边积分 $$\int\frac{1}{y+y_0}\,\mathrm{d}y=\int k\mathrm{d}t$$

解得 $$\ln(y+y_0)=kt+\ln C$$

微分方程的通解为 $$y=C\mathrm{e}^{kt}-y_0 \tag{15}$$

(1)将初始条件 $y|_{t=0}=0, y|_{t=8}=y_0$ 代入微分方程(15)中,得 $\begin{cases}C=y_0\\ k=\dfrac{\ln 2}{8}\end{cases}$.

即 $$y=y_0\cdot\mathrm{e}^{\frac{\ln 2}{8}t}-y_0 \tag{16}$$

将 $t=24$ 代入式(16)得 $$y=y_0\mathrm{e}^{3\ln 2}-y_0=7y_0$$

所以细菌经过 24 h 增长了 7 倍.

(2)将初始条件 $y+y_0|_{t=3}=1\ 000, y+y_0|_{t=5}=4\ 000$ 代入微分方程(15)中,得

$$\begin{cases}C=125\\ k=\ln 2\end{cases}$$

即 $$y=125\mathrm{e}^{t\ln 2}-y_0 \tag{17}$$

将 $y|_{t=0}=0$ 代入式(17)得 $$y_0=125$$

所以开始有 125 个细菌.

复习题 6

1. 什么是微分方程的阶?并指出下列微分方程的阶数.

解　在一个微分方程中,未知函数的导数(或微分)的最高阶数称为微分方程的阶.

(1)$y''-4y'+7y=2x$.

解　该微分方程为二阶微分方程.

(2)$\dfrac{\mathrm{d}x}{\mathrm{d}t}+tx^2=\cos t$.

解　该微分方程为一阶微分方程.

(3)$\dfrac{\mathrm{d}^2y}{\mathrm{d}x^2}-\dfrac{\mathrm{d}y}{\mathrm{d}x}+y=0$.

解　该微分方程为二阶微分方程.

(4)$x(y')^2-y+3x=0$.

解　该微分方程为一阶微分方程.

2. 解下列微分方程.

(1)$y-xy'=a(y^2+y')$.

解　移项得 $y'(a+x)=y-ay^2$.

该微分方程为可分离变量微分方程.

分离变量得 $$\frac{1}{y-ay^2}\mathrm{d}y=\frac{1}{a+x}\mathrm{d}x$$

两边积分得 $$\int\left(\frac{1}{y}+\frac{a}{1-ay}\right)\mathrm{d}y=\int\frac{1}{a+x}\mathrm{d}x$$

得　$$\ln y-\ln(1-ay)=\ln(a+x)+\ln C$$

该微分方程的通解为　$\frac{y}{1-ay}=C(a+x)$　（C 为任意常数）.

(2)$(x^2+yx^2)y'+y^2+xy^2=0$.

解　$x^2(1+y)\frac{\mathrm{d}y}{\mathrm{d}x}+y^2(1+x)=0$

$$\int\frac{(1+y)}{y^2}\mathrm{d}y=-\int\frac{1+x}{x^2}\mathrm{d}x$$

$$\int\left(\frac{1}{y^2}+\frac{1}{y}\right)\mathrm{d}y=-\int\left(\frac{1}{x^2}+\frac{1}{x}\right)\mathrm{d}x$$

$$-\frac{1}{y}+\ln y=\frac{1}{x}-\ln x+\ln C$$

$$\ln\frac{xy}{C}=\frac{1}{x}+\frac{1}{y}.$$

(3)$\sqrt{1-x^2}\,y'=1+y^2$.

解　该方程为可分离变量方程

分离变量得　$$\frac{\mathrm{d}y}{1+y^2}=\frac{\mathrm{d}x}{\sqrt{1-x^2}}$$

两边积分得　$$\int\frac{\mathrm{d}y}{1+y^2}=\int\frac{\mathrm{d}x}{\sqrt{1-x^2}}$$

得　$$\arctan y=\arcsin x+C$$

该微分方程的通解为　$$\arctan y=\arcsin x+C$$

(4)$y'=\mathrm{e}^y\tan^2x$.

解　该方程为可分离变量方程

分离变量得　$$\mathrm{e}^{-y}\mathrm{d}y=\tan^2x\mathrm{d}x$$

两边积分得　$$\int\mathrm{e}^{-y}\mathrm{d}y=\int\tan^2x\mathrm{d}x$$

$$\int\mathrm{e}^{-y}\mathrm{d}y=\int\sec^2x-1\mathrm{d}x$$

$$-\mathrm{e}^{-y}=\tan x-x+C$$

该微分方程的通解为　$$\mathrm{e}^{-y}=x-\tan x+C$$

(5)$y'\sin x=y\ln y,y|_{x=\frac{\pi}{2}}=\mathrm{e}$.

解　该微分方程为可分离变量微分方程．

分离变量得　$$\frac{\mathrm{d}y}{y\ln y}=\frac{\mathrm{d}x}{\sin x}$$

两边积分得　$$\int\frac{\mathrm{d}y}{y\ln y}=\int\frac{\mathrm{d}x}{\sin x}$$

凑微分得　$$\int\frac{\mathrm{d}\ln y}{\ln y}=\int\frac{\mathrm{d}x}{\sin x}$$

得　$$\ln(\ln y)=\ln(\csc x-\cot x)+\ln C$$

该微分方程的通解为 $\ln y=C(\csc x-\cot x)$　（C 为任意常数）.

将初始条件 $y|_{x=\frac{\pi}{2}}=\mathrm{e}$ 代入上式得 $C=1$.

该微分方程的特解为　$\ln y=\csc x-\cot x$.

3. 求齐次微分方程的解．

(1)$\frac{\mathrm{d}y}{\mathrm{d}x}=\sqrt{1-\left(\frac{y}{x}\right)^2}+\frac{y}{x}$.

解　令 $y=xu$，则$\frac{dy}{dx}=u+x\frac{du}{dx}$，代入原方程，得

$$x\frac{du}{dx}=\sqrt{1-u^2}$$

分离变量，取不定积分，得

$$\int\frac{du}{\sqrt{1-u^2}}=\int\frac{dx}{x}+\ln C\quad(C\neq 0)$$

原方程的通解为 $\arcsin\frac{y}{x}=\ln Cx$

(2) $\frac{dy}{dx}=\frac{x^4+y^3}{xy^2}$.

解　$\frac{dy}{dx}=\frac{x^4+x^3}{xy^2}=\frac{x^3}{y^2}+\frac{y}{x}$.

令　$\frac{y}{x}=u$，则 $y=ux$，$\frac{dy}{dx}=u+x\frac{du}{dx}$，因此

$$u+x\frac{du}{dx}=\frac{x}{u^2}+u$$

$$\frac{du}{dx}=\frac{1}{u^2}$$

$$u^2du=dx$$

$$\frac{1}{3}u^3=x+C$$

$$u^3-3x=C\tag{18}$$

将$\frac{y}{x}=u$ 代入式(18)中得：$y^3-3x^4=Cx^3$是原方程的解.

(3)$x^2y'=xy+\frac{x^5}{x^2+y^2}$.

解　方程可变形为　$$y'=\frac{y}{x}+\frac{x}{1+\frac{y^2}{x^2}}$$

令　$$u=\frac{y}{x},y=ux,y'=u+x\frac{du}{dx}$$

代入原方程得　$$u+x\frac{du}{dx}=u+\frac{x}{1+u^2}$$

变量分离得　$$(1+u^2)du=dx$$

两边积分得　$$\frac{1}{3}u^3+u=x+C$$

原方程的通解为　$$\frac{1}{3}y^3+x^2y=x^4+Cx^3$$

(4)$(1+x^2)y'=\frac{y}{x}+xy+x$.

解　令　$$y=ux,y'=u+x\frac{du}{dx}$$

代入原方程得　$$(1+x^2)\left(u+x\frac{du}{dx}\right)=u+ux^2+x$$

整理得　$$du=\frac{x}{1+x^2}dx$$

$$u=\frac{1}{2}\ln(1+x^2)+C$$

原方程的通解为 $$y=\frac{x}{2}\ln(1+x^2)+Cx$$

4．求下列一阶线性方程的解．

(1) $\frac{dy}{dx}=\frac{y}{x+y^3}$.

解 $\frac{dx}{dy}=\frac{x+y^3}{y}=\frac{x}{y}+y^2$.

则 $x=e^{\int\frac{1}{y}dy}\left(\int y^2 e^{-\int\frac{1}{y}dy}dy+C\right)$，所以 $x=\frac{y^3}{2}+Cy$．

另外 $y=0$ 也是方程的解.

(2) $\frac{dy}{dx}+3y=e^{2x}$.

解 齐次方程的通解为

$$y=Ce^{-3x}$$

令非齐次方程的特解为

$$y=C(x)e^{-3x}$$

则 $\frac{dy}{dx}=C'(x)e^{-3x}-3C(x)e^{-3x}$，代入原方程得

$$C'(x)e^{-3x}-3C(x)e^{-3x}+3C(x)e^{-3x}=e^{2x}$$

$$C'(x)=e^{5x},\quad C(x)=\frac{1}{5}e^{5x}+C$$

原方程的通解为 $y=\frac{1}{5}e^{2x}+Ce^{-3x}$.

(3) $\frac{dy}{dx}=y+\sin x$.

解
$$\begin{aligned}y&=e^{\int dx}\left(\int\sin x\, e^{-\int dx}dx+C\right)\\&=e^x\left[-\frac{1}{2}e^{-x}(\sin x+\cos x)+C\right]\\&=Ce^x-\frac{1}{2}(\sin x+\cos x)\end{aligned}$$

(4) $\frac{dy}{dx}-2(x+1)y=(x+1)^3$.

解 $\frac{dy}{dx}=2(x+1)y+(x+1)^3$

$$P(x)=2(x+1),\quad Q(x)=(x+1)^3$$

$$e^{\int P(x)dx}=e^{\int\frac{2}{x+1}dx}=(x+1)^2$$

方程的通解为

$$\begin{aligned}y&=e^{\int P(x)dx}\left(\int e^{-\int P(x)dx}Q(x)dx+C\right)\\&=(x+1)^2\left(\int\frac{1}{(x+1)^2}(x+1)^3dx+C\right)\\&=(x+1)^2\left(\int(x+1)dx+C\right)\\&=(x+1)^2\left[\frac{(x+1)^2}{2}+C\right]\end{aligned}$$

即 $2y=C(x+1)^2+(x+1)^4$ 为方程的通解.

(5) $\dfrac{dy}{dx}=\dfrac{e^y+3x}{x^2}$.

解　两边同乘以e^y，即$e^y\dfrac{dy}{dx}=\dfrac{(e^y)^2+3xe^y}{x^2}$

令
$$e^y=z,\frac{dz}{dx}=e^y\frac{dy}{dx}$$

$\dfrac{dz}{dx}=\dfrac{z^2+3xz}{x^2}=\dfrac{3z}{x}+\dfrac{z^2}{x^2}$，这是 $n=2$ 时的伯努利方程.

两边同除以z^2，即$\dfrac{1}{z^2}\dfrac{dz}{dx}=\dfrac{3}{xz}+\dfrac{1}{x^2}$. 令$\dfrac{1}{z}=T$，

$$\frac{dT}{dx}=-\frac{1}{z^2}\frac{dz}{dx},\frac{dT}{dx}=\frac{-3T}{x}+\frac{1}{x^2}$$

$$P(x)=\frac{-3}{x},\quad Q(x)=\frac{-1}{x^2}$$

有一阶线性方程的求解公式

$$T=e^{\int\frac{-3}{x}dx}\left(\int\frac{-1}{x^2}e^{\int\frac{3}{x}dx}dx+C\right)$$
$$=x^{-3}\left(-\frac{1}{2}x^2+C\right)$$
$$=-\frac{1}{2}x^{-1}+Cx^{-3}$$
$$z\left(-\frac{1}{2}x^{-1}+Cx^{-3}\right)=1$$
$$e^y\left(-\frac{1}{2}x^{-1}+Cx^{-3}\right)=1$$
$$-\frac{1}{2}x^2e^y+Ce^y=x^3$$
$$\frac{1}{2}x^2+x^3e^{-y}=C$$

5. 求下列高阶微分方程的解.

(1) $y'''=2\sec^2x\tan x$.

解　对所给方程连续三次积分得

$$y''=\int 2\sec^2x\cdot\tan x dx=\int 2\sec x\cdot\sec x\cdot\tan x dx$$
$$=\int 2\sec x d\sec x=\sec^2x+C_1$$
$$y'=\int(\sec^2x+C_1)dx=\tan x+C_1x+C_2$$
$$y=\int(\tan x+C_1x+C_2)dx$$
$$=-\ln|\cos x|+\frac{C_1}{2}x^2+C_2x+C_3$$

所求原微分方程的通解为 $y=-\ln|\cos x|+\dfrac{C_1}{2}x^2+C_2x+C_3$

(2) $y''=y'+x$.

解　设 $y'=P(x)$，则　　$y''=p'(x)$

代入微分方程得　　$p'-p=x$　　(19)

微分方程(19)的通解为　$p=e^{-\int(-1)dx}\cdot\left[\int x\cdot e^{\int(-1)dx}dx+C_1\right]$

$$= e^x \cdot \left[\int x \cdot e^{-x} dx + C_1\right]$$

$$= e^x \cdot \left[\int (-x)\ de^{-x} + C_1\right]$$

$$= e^x \cdot \left(-xe^{-x} + \int e^{-x} dx + C_1\right)$$

$$= e^x \cdot (-xe^{-x} - e^{-x} + C_1)$$

$$= -x - 1 + C_1 e^x$$

则
$$\frac{dy}{dx} = -x - 1 + C_1 e^x$$

$$y = \int (-x - 1 + C_1 e^x)\ dx$$

所以原微分方程的通解为　$y = -\frac{1}{2}x^2 - x + C_1 e^x + C_2$

(3) $y''' = -\frac{1}{x^2}, y|_{x=1} = \frac{3}{2}, y'|_{x=1} = 2, y''|_{x=1} = 2.$

解　对方程三次积分得

$$y'' = \int -\frac{1}{x^2} dx = \frac{1}{x} + C_1$$

$$y' = \int \left(\frac{1}{x} + C_1\right) dx = \ln x + C_1 x + C_2$$

$$y = \int (\ln x + C_1 x + C_2) dx = x \cdot \ln x - x + \frac{C_1}{2} x^2 + C_2 x + C_3$$

将 $y|_{x=1} = \frac{3}{2}\ y'\Big|_{x=1} = 2\ y''|_{x=1} = 2$ 代入 y, y', y'' 得

$$2 = 1 + C_1, 2 = C_1 + C_2, \frac{3}{2} = -1 + \frac{C_1}{2} + C_2 + C_3$$

$$C_1 = 1, C_2 = 1, C_3 = 1$$

原微分方程的特解为 $y = x \cdot \ln x + \frac{1}{2} x^2 + 1$

6. 解下列二阶线性齐次微分方程.

(1) $y'' - 4y = 0.$

解　特征方程为　$r^2 - 4 = 0$

$(r-2)(r+2) = 0$

特征根　$r_1 = 2,\quad r_2 = -2$

则微分方程的通解为　$y = C_1 e^{2x} + C_2 e^{-2x}$

(2) $y'' + 9y = 0.$

解　特征方程为　$r^2 + 9 = 0$

特征根　$r = \pm 3i$

则微分方程的通解为　$y = C_1 \cos 3x + C_2 \sin 3x$

(3) $y'' - 2y' + y = 0.$

解　特征方程为　$r^2 - 2r + 1 = 0$

$(r-1)^2 = 0$

特征根　$r_1 = r_2 = 1$

则微分方程的通解为　$y = (C_1 + C_2 x) e^x$

(4) $y'' - 2y + 2 = 0.$

解　特征方程为　$r^2-2r+2=0$

特征根　$r_1=1+\mathrm{i},\quad r_2=1-\mathrm{i}$

则微分方程的通解为　$y=\mathrm{e}(C_1\cos x+C_2\sin x)$

(5) $y''-y'-6y=0, y|_{x=0}=3, y'|_{x=0}=-1$.

解　特征方程为　$r^2-r-6=0$

$$(r-3)(r+2)=0$$

特征根　$r_1=3,\quad r_2=-2$

则微分方程的通解为　$y=C_1\mathrm{e}^{3x}+C_2\mathrm{e}^{-2x}$

将初始条件 $y|_{x=0}=3, y'|_{x=0}=-1$ 代入 y, y' 得 $C_1=1, C_2=2$

则微分方程的通解为　$y=\mathrm{e}^{3x}+2\mathrm{e}^{-2x}$

(6) $y''-2\sqrt{3}y'+3=0, y|_{x=0}=\sqrt{3}, y'|_{x=0}=1$.

解　特征方程为 $r^2-2\sqrt{3}r+3=0$

$$(r-\sqrt{3})^2=0$$

特征根　$r_1=r_2=\sqrt{3}$

则微分方程的通解为　$y=(C_1+C_2x)\mathrm{e}^{\sqrt{3}x}$

则　$y'=C_2\mathrm{e}^{\sqrt{3}x}+\sqrt{3}(C_1+C_2x)\mathrm{e}^{\sqrt{3}x}$

将初始条件 $y|_{x=0}=\sqrt{3}, y'|_{x=0}=1$ 代入 y, y'，得 $C_1=\sqrt{3}, C_2=-2$，

则微分方程的通解为　$y=(\sqrt{3}-2x)\mathrm{e}^{\sqrt{3}x}$

7. 解下列微分方程.

(1) $y''-y=\frac{1}{2}\mathrm{e}^x$.

解　对应的齐次方程的特征方程为

$$\lambda^2-1=0$$

特征根为　$\lambda_1=1,\quad \lambda_2=-1$

故齐次方程的通解为　$y=C_1\mathrm{e}^x+C_2\mathrm{e}^{-x}$

因为 $\alpha=1$ 是单特征根.

设非齐次方程的特解为　$y_1(x)=Ax\mathrm{e}^x$

代入原方程，有 $2A\mathrm{e}^x+Ax\mathrm{e}^x-Ax\mathrm{e}^x=\frac{1}{2}\mathrm{e}^x$，可解出 $A=\frac{1}{4}$.

故原方程的通解为　$y=C_1\mathrm{e}^x+C_2\mathrm{e}^{-x}+\frac{1}{4}x\mathrm{e}^x$

(2) $y''-5y'=\sin 5x$.

解　方程的特征根为 $\lambda_1=0, \lambda_2=5$.

齐次方程的通解为　$y=C_1+C_2\mathrm{e}^{5x}$

因为 $\alpha\pm\mathrm{i}\beta=\pm5i$ 不是特征根.

设非齐次方程的特解为　$y_1(x)=A\sin 5x+B\cos 5x$

代入原方程，比较系数得

$$\begin{cases}-25A+25B=1\\-25A-25B=0\end{cases}$$

确定出 $A=-\frac{1}{50},\quad B=\frac{1}{50}$，

原方程的通解为　$y=C_1+C_2\mathrm{e}^{5x}+\frac{1}{50}(\cos 5x+\sin 5x)$

8. 试求$y''=x$的经过点$M(0,1)$且在此点与直线$y=\frac{x}{2}+1$相切的积分曲线.

解　根据题意知，$x=0$时，$y=1$，$y'=\frac{1}{2}$.

由$y''=x$得$y'=\frac{x^2}{2}+C_1$，$y=\frac{x^3}{6}+C_1x+C_2$

把$x=0$，$y=1$，$y'=\frac{1}{2}$代入上面两个式得$\frac{1}{2}=C_1$，$1=C_2$

所求曲线为
$$y=\frac{x^3}{6}+\frac{x}{2}+1$$

9. 已知连续函数$f(x)$满足条件$f(x)=\int_0^{2x} f\left(\frac{t}{2}\right)\mathrm{d}t+\mathrm{e}^{3x}$，求$f(x)$.

解　方程两端同时对x求导得　$f'(x)=2f(x)+3\,\mathrm{e}^{3x}$

由题设知$f(0)=0+\mathrm{e}^0=1$

故令$f(x)=y$，　得$\begin{cases} y'-2y=3\,\mathrm{e}^{3x} \\ y|_{x=0}=1 \end{cases}$

$$y=\mathrm{e}^{2\int\mathrm{d}x}\left[C+\int 3\,\mathrm{e}^{3x}\cdot\mathrm{e}^{-\int 2\mathrm{d}x}\mathrm{d}x\right]=\mathrm{e}^{2x}\left[C+3\int\mathrm{e}^{x}\mathrm{d}x\right]=C\,\mathrm{e}^{2x}+3\,\mathrm{e}^{3x}$$

由$y|_{x=0}=1$，得$C=-2$

因此$f(x)=-2\mathrm{e}^{2x}+3\mathrm{e}^{3x}$

10. 设静脉快速注射某药物剂量为D_0，瞬时达到平衡，若药物在体内排泄速率与该时刻药物量成正比，求药物在人体内药量随时间的变化规律.

解　设t时刻药物在人体内的存留量为$D(t)$，则在t时刻药物在体内排泄量为$D_0-D(t)$.

由题意可知
$$\begin{cases} \frac{\mathrm{d}}{\mathrm{d}t}[D_0-D(t)]=kD(t) \\ D(t)|_{t=0}=D_0 \end{cases}$$

方程化简为
$$-\frac{\mathrm{d}D(t)}{\mathrm{d}t}=kD(t)$$

该方程为可分离变量微分方程

分离变量
$$\frac{1}{D(t)}\mathrm{d}D(t)=-k\mathrm{d}t$$

两边积分
$$\int\frac{1}{D(t)}\mathrm{d}D(t)=-\int k\mathrm{d}t$$

解得
$$\ln D(t)=-kt+\ln C$$

微分方程的通解为
$$D(t)=C\mathrm{e}^{-kt}$$

将初始条件$D(t)|_{t=0}=D_0$代入通解得$C=D_0$.

则药物在人体内药量随时间的变化规律为$D(t)=D_0\cdot\mathrm{e}^{-kt}$.

第 7 章 多元函数微分学

7.1 基本教学要求

教学目的

1. 了解空间解析几何知识,熟悉几种简单曲面的方程.
2. 掌握二重极限、二元函数的连续性.
3. 理解偏导数、全微分等概念.
4. 熟练地求解一阶偏导数、高阶偏导数和全微分.
5. 熟练掌握多元复合函数和隐函数的求导方法.
6. 掌握多元函数的极值和全微分的应用.

教学重点

1. 偏导数和全微分的概念与计算.
2. 二阶偏导数.
3. 多元函数的极值.
4. 全微分的应用.

教学难点

1. 偏导数的概念与计算.
2. 全微分概念与计算.
3. 多元复合函数的求导法.
4. 隐函数的求导法.
5. 多元函数的极值.

7.2 习题详解

习题 7.1

1. 下列方程各表示什么曲面?并做简图.

(1)$x=a$.

解 $x=a$ 表示一个平面.

平面平行于 yOz 坐标面,与原点距离为 a,如右图所示.

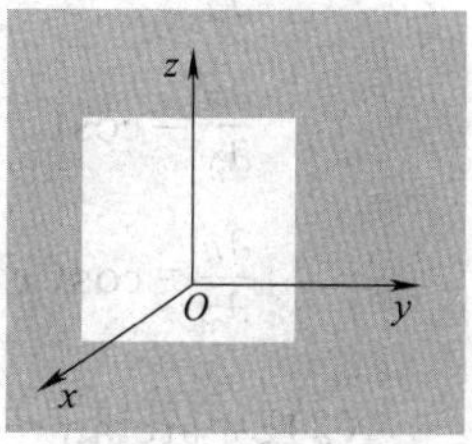

(2)$4x^2+y^2=1$.

解 方程表示母线平行 z 轴的椭圆柱面,如右图所示.

2. 求下列函数的定义域.

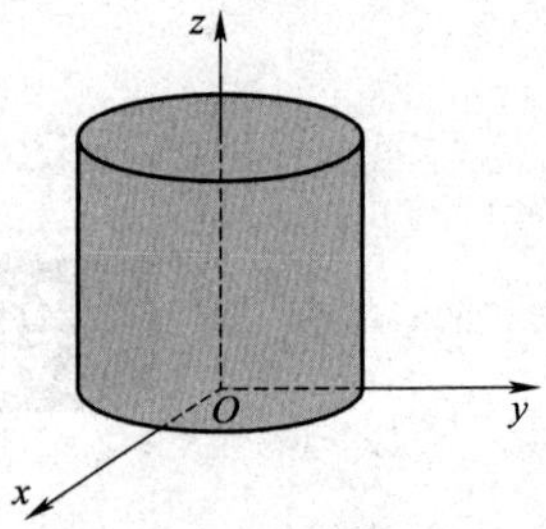

(1)$u=\frac{1}{\sqrt{x}}+\frac{1}{\sqrt{y}}+\frac{1}{\sqrt{z}}$.

解　$x>0, y>0, z>0$.

(2)$z=\sqrt{1-\frac{x^2}{4}-\frac{y^2}{9}}$.

解　由 $1-\frac{x^2}{4}-\frac{y^2}{9}\geqslant 0$，得 $\frac{x^2}{4}+\frac{y^2}{9}\leqslant 1$.

3. 求下列函数的间断点.

(1)$z=\frac{1}{x-y}$.

解　$x=y$.

(2)$z=\ln(1+x^2-y^2)$.

解　$y^2-x^2\leqslant 1$.

4. 求下列函数的极限.

(1)$\lim\limits_{\substack{x\to 2\\ y\to 1}}(x^2+xy+y^2)$.

解　$\lim\limits_{\substack{x\to 2\\ y\to 1}}(x^2+xy+y^2)=2^2+2+1^2=7$.

(2)$\lim\limits_{\substack{x\to 0\\ y\to 4}}\frac{\sin xy}{x}$.

解　原式 $=\lim\limits_{\substack{x\to 0\\ y\to 4}}\frac{\sin xy}{xy}y=\lim\limits_{\substack{x\to 0\\ y\to 4}}\frac{\sin xy}{xy}\lim\limits_{\substack{x\to 0\\ y\to 4}}y=4$.

5. 讨论函数 $f(x,y)=\begin{cases}\frac{1-\sqrt{xy+1}}{xy} & 当(x,y)\neq 0\\ 0 & 当(x,y)=0\end{cases}$ 在原点的连续性.

解　由 $\lim\limits_{\substack{x\to 0\\ y\to 0}}\frac{1-\sqrt{xy+1}}{xy}=\lim\limits_{\substack{x\to 0\\ y\to 0}}\frac{1-(xy+1)}{xy(1+\sqrt{xy+1})}=\lim\limits_{\substack{x\to 0\\ y\to 0}}\frac{-1}{1+\sqrt{xy+1}}=-\frac{1}{2}$，可知 $\lim\limits_{(x,y)\to(0,0)}f(x,y)=-\frac{1}{2}$，而 $f(0,0)=0$，$\lim\limits_{(x,y)\to(0,0)}f(x,y)\neq f(0,0)$，故 $f(x,y)$ 在原点不连续.

函数若改为 $f(x,y)=\begin{cases}\frac{1-\sqrt{xy+1}}{xy} & 当(x,y)\neq 0\\ -\frac{1}{2} & 当(x,y)=0\end{cases}$，则 $f(x,y)$ 在原点连续.

习题 7.2

1. 求下列函数的偏导数.

(1)$u=\sin(x^2+y^2+z^2)$.

解　$\frac{\partial u}{\partial x}=\cos(x^2+y^2+z^2)\cdot 2x$,

$\frac{\partial u}{\partial y}=\cos(x^2+y^2+z^2)\cdot 2y$,

$\frac{\partial u}{\partial z}=\cos(x^2+y^2+z^2)\cdot 2z$.

(2)$z=\arctan\frac{y}{x}$.

解　$\frac{\partial z}{\partial x}=\frac{1}{1+\frac{y^2}{x^2}}\cdot\left(-\frac{y}{x^2}\right)=-\frac{y}{x^2+y^2}$,

$\frac{\partial z}{\partial y}=\frac{1}{1+\frac{y^2}{x^2}}\cdot\frac{1}{x}=\frac{x}{x^2+y^2}$.

(3) $z=x^2+y^2\sin(xy)$.

解　$\frac{\partial z}{\partial x}=2x+y^3\cos(xy)$,

$\frac{\partial z}{\partial y}=2y\sin(xy)+xy^2\cos(xy)$.

2. 求下列函数在指定点的偏导函数值.

(1) $z=x^2+3xy+y^2-4$ 在点(1,1).

解　$\frac{\partial z}{\partial x}=2x+3y,\frac{\partial z}{\partial y}=3x+2y$.

在点(1,1)处，$\left.\frac{\partial z}{\partial x}\right|_{\substack{x=1\\y=1}}=(2x+3y)\left|_{\substack{x=1\\y=1}}\right.=5$,

$\left.\frac{\partial z}{\partial y}\right|_{\substack{x=1\\y=1}}=(3x+2y)\left|_{\substack{x=1\\y=1}}\right.=5$.

(2) $z=\ln\left(x+\frac{y}{2x}\right)$ 在点(1,0).

解　$\frac{\partial z}{\partial x}=\frac{1}{x+\frac{y}{2x}}\left(x+\frac{y}{2x}\right)'_x=\frac{1}{x+\frac{y}{2x}}\left(1+\frac{-y}{2x^2}\right)$,

所以　$f'_x(1,0)=1\times1=1$,

$\frac{\partial z}{\partial y}=\frac{1}{x+\frac{y}{2x}}\left(x+\frac{y}{2x}\right)'_y=\frac{1}{x+\frac{y}{2x}}\frac{1}{2x}$,

所以　$f'_y(1,0)=1\times\frac{1}{2}=\frac{1}{2}$.

3. 求下列函数的二阶偏导数.

(1) $z=x^2-xy-4xy^2$.

解　$\frac{\partial z}{\partial x}=2x-y-4y^2,\frac{\partial z}{\partial y}=-x-8xy$,

$\frac{\partial^2 z}{\partial x^2}=2,\frac{\partial^2 z}{\partial y^2}=-8x,\frac{\partial^2 z}{\partial x\partial y}=\frac{\partial^2 z}{\partial y\partial x}=-1-8y$.

(2) $z=y\ln x$.

解　$\frac{\partial z}{\partial x}=\frac{y}{x},\frac{\partial z}{\partial y}=\ln x$,

$\frac{\partial^2 z}{\partial x^2}=-\frac{y}{x^2}$,　$\frac{\partial^2 z}{\partial y^2}=0$,　$\frac{\partial^2 z}{\partial x\partial y}=\frac{\partial^2 z}{\partial y\partial x}=\frac{1}{x}$.

(3) $z=\frac{1}{2}\ln(x^2+y^2)$.

解　$\frac{\partial z}{\partial x}=\frac{x}{x^2+y^2},\frac{\partial z}{\partial y}=\frac{y}{x^2+y^2}$.

$\frac{\partial^2 z}{\partial x^2}=\frac{y^2-x^2}{(x^2+y^2)^2},\frac{\partial^2 z}{\partial x\partial y}=\frac{\partial^2 z}{\partial y\partial x}=-\frac{2xy}{x^2+y^2},\frac{\partial^2 z}{\partial y^2}=\frac{x^2-y^2}{(x^2+y^2)^2}$.

4. 求下列函数的全微分.

(1)$z=y^x$.

解　$z'_x=y^x\ln y, z'_y=xy^{x-1}$,

$$dz=\frac{\partial z}{\partial x}dx+\frac{\partial z}{\partial y}dy=y^x\ln y dx+xy^{x-1}dy.$$

(2)$z=\sin xy$.

解　$\frac{\partial z}{\partial x}=\cos(xy)(xy)'_x=y\cos(xy)$,

$$\frac{\partial z}{\partial y}=\cos(xy)(xy)'_y=x\cos(xy).$$

所以　$dz=\frac{\partial z}{\partial x}dx+\frac{\partial z}{\partial y}dy=y\cos(xy)dx+x\cos(xy)dy$.

(3)$z=\ln(x+\sqrt{x^2+y^2})$.

解　$\frac{\partial z}{\partial x}=\frac{1}{x+\sqrt{x^2+y^2}}\left(1+\frac{x}{\sqrt{x^2+y^2}}\right)=\frac{1}{\sqrt{x^2+y^2}}$,

$\frac{\partial z}{\partial y}=\frac{1}{x+\sqrt{x^2+y^2}}\cdot\frac{y}{\sqrt{x^2+y^2}}$.

所以 $dz=\frac{\partial z}{\partial x}dx+\frac{\partial z}{\partial y}dy=\frac{1}{\sqrt{x^2+y^2}}dx+\frac{1}{x+\sqrt{x^2+y^2}}\cdot\frac{y}{\sqrt{x^2+y^2}}dy$

$$=\frac{1}{\sqrt{x^2+y^2}}dx+\frac{y}{x\sqrt{x^2+y^2}+x^2+y^2}dy.$$

5. 求函数 $z=e^{xy}$ 在点(1,3)处的全微分。

解　因为 $\frac{\partial z}{\partial x}=ye^{xy}$,　$\frac{\partial z}{\partial y}=xe^{xy}$,　$\left.\frac{\partial z}{\partial x}\right|_{\substack{x=1\\y=3}}=3e^3$,　$\left.\frac{\partial z}{\partial y}\right|_{\substack{x=1\\y=3}}=e^3$,

所以 $dz\Big|_{\substack{x=1\\y=3}}=3e^3dx+e^3dy$.

6. 计算下列各式的近似值.

(1)$(10.1)^{2.03}$.

解　设 $z=f(x,y)=x^y$, $\frac{\partial z}{\partial x}=yx^{y-1}$, $\frac{\partial z}{\partial y}=x^y\ln x$.

令　$x=10, \Delta x=0.1, y=2, \Delta y=0.03$.

$\left.\frac{\partial z}{\partial x}\right|_{\substack{x=10\\y=2}}=20$, $\left.\frac{\partial z}{\partial y}\right|_{\substack{x=10\\y=2}}=100\ln 10$.

所以 $x^y\approx 10^2+20\times 0.1+100\ln 10\times 0.03=100+2+3\ln 3=108.91$.

(2)$\ln(\sqrt[3]{1.03}+\sqrt[4]{0.98}-1)$.

解　设 $z=f(x,y)=\ln(\sqrt[3]{x}+\sqrt[4]{y}-1)$.

$$\frac{\partial z}{\partial x}=\frac{\frac{1}{3}x^{-\frac{2}{3}}}{\sqrt[3]{x}+\sqrt[4]{y}-1},\quad \frac{\partial z}{\partial y}=\frac{\frac{1}{4}y^{-\frac{3}{4}}}{\sqrt[3]{x}+\sqrt[4]{y}-1}.$$

令　$x=1, \Delta x=0.03, y=1, \Delta y=-0.02$.

$\left.\frac{\partial z}{\partial x}\right|_{\substack{x=1\\y=2}}=\frac{1}{3}$, $\left.\frac{\partial z}{\partial y}\right|_{\substack{x=1\\y=2}}=\frac{1}{4}$.

所以 $\ln(\sqrt[3]{1.03}+\sqrt[4]{0.98}-1)\approx\ln(\sqrt[3]{x}+\sqrt[4]{y}-1)\Big|_{\substack{x=1\\y=2}}+\left.\frac{\partial z}{\partial x}\right|_{\substack{x=1\\y=2}}\cdot\Delta x+\left.\frac{\partial z}{\partial y}\right|_{\substack{x=1\\y=2}}\cdot\Delta y$

$$=\frac{1}{3}\cdot 0.03+\frac{1}{4}(-0.02)\approx 0.005.$$

7. 当圆锥变形时，它的底半径 R 由 30 cm 增加到 30.1 cm，高 H 由 60 cm 减少到 59.5 cm，试求体积变化的近似值.

解　圆锥体积 $V=\frac{1}{3}\pi R^2H$，$\frac{\partial V}{\partial R}=\frac{2}{3}\pi RH$，　$\frac{\partial V}{\partial H}=\frac{1}{3}\pi R^2$.

令　$R=30$，$\Delta R=0.1$，$H=60$，$\Delta H=-0.5$.

$$\left.\frac{\partial V}{\partial R}\right|_{\substack{R=30\\H=60}}=1\,200\pi，\left.\frac{\partial V}{\partial H}\right|_{\substack{R=30\\H=60}}=300\pi.$$

所以 $\Delta V\approx \mathrm{d}V=\left.\frac{\partial V}{\partial R}\right|_{\substack{R=30\\H=60}}\cdot\Delta R+\left.\frac{\partial V}{\partial H}\right|_{\substack{R=30\\H=60}}\cdot\Delta H$

$$=1\,200\pi\times 0.1+300\pi\times(-0.5)=-30\pi.$$

习题 7.3

1. 求下列复合函数的偏导数或全导数.

(1)设 $z=u^2v-uv^2$，而 $u=x\cos y$，$v=x\sin y$，求 $\frac{\partial z}{\partial x}$，$\frac{\partial z}{\partial y}$.

解　$\frac{\partial z}{\partial x}=\frac{\partial z}{\partial u}\frac{\partial u}{\partial x}+\frac{\partial z}{\partial v}\frac{\partial v}{\partial x}$

$=(2uv-v^2)\cos y+(u^2-2uv)\sin y$

$=3x^2\sin y\cos^2 y-3x^2\sin^2 y\cos y$，

$\frac{\partial z}{\partial y}=\frac{\partial z}{\partial u}\frac{\partial u}{\partial y}+\frac{\partial z}{\partial v}\frac{\partial v}{\partial y}$

$=(2uv-v^2)(-x\sin y)+(u^2-2uv)x\cos y$

$=x^3(\sin^3 y+\cos^3 y)-2x^3\sin y\cos y(\sin y+\cos y)$.

(2)设 $z=u^2\ln v$，而 $u=\frac{x}{y}$，$v=3x-2y$，求 $\frac{\partial z}{\partial x}$，$\frac{\partial z}{\partial y}$.

解　$\frac{\partial z}{\partial x}=\frac{\partial z}{\partial u}\frac{\partial u}{\partial x}+\frac{\partial z}{\partial v}\frac{\partial v}{\partial x}=2u\ln v\cdot\frac{1}{y}+\frac{u^2}{v}\cdot 3=\frac{2x}{y^2}\ln(3x-2y)+\frac{3x^2}{y^2(3x-2y)}$，

$\frac{\partial z}{\partial y}=\frac{\partial z}{\partial u}\frac{\partial u}{\partial y}+\frac{\partial z}{\partial v}\frac{\partial v}{\partial y}=2u\ln v\cdot\frac{-x}{y^2}+\frac{u^2}{v}\cdot(-2)=\frac{-2x^2}{y^3}\ln(3x-2y)+\frac{-2x^2}{y^2(3x-2y)}$.

(3)设 $z=\mathrm{e}^{x-2y}$，而 $x=\sin t$，$y=t^3$，求 $\frac{\mathrm{d}z}{\mathrm{d}t}$.

解　$\frac{\mathrm{d}z}{\mathrm{d}t}=\frac{\partial z}{\partial x}\cdot\frac{\mathrm{d}x}{\mathrm{d}t}+\frac{\partial z}{\partial y}\cdot\frac{\mathrm{d}y}{\mathrm{d}t}$.

$=\mathrm{e}^{x-2y}\cdot\cos t+\mathrm{e}^{x-2y}(-2)\cdot 3t^2$

$=\mathrm{e}^{\sin t-2t^3}(\cos t-6t^2)$

(4)设 $u=\mathrm{e}^{x^2+y^2+z^2}$，而 $z=x^2\cos y$，求 $\frac{\partial u}{\partial x}$，$\frac{\partial u}{\partial y}$.

解　$\frac{\partial u}{\partial x}=\mathrm{e}^{x^2+y^2+(x^2\cos y)^2}[2x+4x^3(\cos y)^2]$，

$\frac{\partial u}{\partial y}=\mathrm{e}^{x^2+y^2+(x^2\cos y)^2}(2y-2x^4\cos y\sin y)$.

2. 设 $z=xy+x\mathrm{e}^{\frac{y}{x}}$，证明 $x\frac{\partial z}{\partial x}+y\frac{\partial z}{\partial y}=z+xy$.

证明　$z=xy+x\mathrm{e}^{\frac{y}{x}}$，则

$\frac{\partial z}{\partial x}=y+\mathrm{e}^{\frac{y}{x}}+x\mathrm{e}^{\frac{y}{x}}\left(-\frac{y}{x^2}\right)=y+\mathrm{e}^{\frac{y}{x}}-\frac{y}{x}\mathrm{e}^{\frac{y}{x}}$，

$$\frac{\partial z}{\partial y}=x+x\mathrm{e}^{\frac{y}{x}}\left(\frac{1}{x}\right)=x+\mathrm{e}^{\frac{y}{x}}.$$

左$=x\left(y+\mathrm{e}^{\frac{y}{x}}-\frac{y}{x}\mathrm{e}^{\frac{y}{x}}\right)+y(x+\mathrm{e}^{\frac{y}{x}})=2xy+x\mathrm{e}^{\frac{y}{x}}$，

右$=z+xy=xy+x\mathrm{e}^{\frac{y}{x}}+xy=2xy+x\mathrm{e}^{\frac{y}{x}}=$左.

所以 $x\frac{\partial z}{\partial x}+y\frac{\partial z}{\partial y}=z+xy$.

3. 求下列隐函数的偏导数或全导数.

(1)设 $\sin x+\mathrm{e}^x-xy^2=0$，求$\frac{\mathrm{d}y}{\mathrm{d}x}$.

解　方程两边同时对 x 求导，得

$$\cos x+\mathrm{e}^x-y^2-2xy\frac{\mathrm{d}y}{\mathrm{d}x}=0$$

所以$\frac{\mathrm{d}y}{\mathrm{d}x}=\frac{1}{2xy}(\cos x+\mathrm{e}^x-y^2)$.

(2)设 $xy+x+y=1$，求$\frac{\mathrm{d}y}{\mathrm{d}x}$.

解　令 $F=xy+x+y-1$，

$F'_x=y+1, F_y=x+1$，

$\frac{\mathrm{d}y}{\mathrm{d}x}=-\frac{F'_x}{F'_y}=-\frac{y+1}{x+1}$.

(3)设$\frac{x^2}{a^2}+\frac{y^2}{b^2}+\frac{z^2}{c^2}=1$，求$\frac{\partial z}{\partial x}, \frac{\partial z}{\partial y}$.

解　$\frac{2x}{a^2}+\frac{2z}{c^2}\times\frac{\partial z}{\partial x}=0$，则$\frac{\partial z}{\partial x}=-\frac{c^2x}{a^2z}$.

$\frac{2y}{b^2}+\frac{2z}{c^2}\times\frac{\partial z}{\partial y}=0$，则$\frac{\partial z}{\partial y}=-\frac{c^2y}{b^2z}$.

习题 7.4

1. 求下列函数的极值.

(1)$f(x,y)=x^3+y^3-3xy$.

解　$f'_x=3x^2-3y, f'_y=3y^2-3x$.

$\begin{cases}f'_x=0\\f'_y=0\end{cases}\Rightarrow$驻点$(0,0),(1,1)$

$f''_{xx}=6x, f''_{xy}=-3, f''_{yy}=6y$

在$(0,0)$点处，$B^2-AC=9>0$，不能取得极值；

在$(1,1)$点处，$B^2-AC=9-36=-27<0$，且 $A=6>0$，

所以函数 $f(x,y)=x^3+y^3-3xy$ 在$(1,1)$点取得极小值 $f(1,1)=-1$

(2)$f(x,y)=4(x-y)-y^2-x^2$.

解　$f'_x=4-2x$，$f'_y=-4-2y$，$f''_{xx}=-2$，$f''_{xy}=0$，$f''_{yy}=-2$.

$\begin{cases}f'_x=0\\f'_y=0\end{cases}\Rightarrow$驻点为$(2,-2)$，$A=-2<0, B=0, C=-2, B^2-AC=-4<0$.

所以函数在点$(2,-2)$处取得极大值 8.

(3)$f(x,y)=\mathrm{e}^{2x}(x+y^2+2y)$.

解　解方程组

$$\begin{cases} f'_x=2e^{2x}(x+y^2+2y)+e^{2x}=e^{2x}(2x+2y^2+4y+1)=0 & (1) \\ f'_y=e^{2x}(2y+2)=0 & (2) \end{cases}$$

由(2)式得 $y=-1$,代入(1)式得　$2x+2-4+1=0$，　$x=\frac{1}{2}$，

故驻点为$\left(\frac{1}{2},-1\right)$.

$$f''_{xx}=4e^{2x}(x+y^2+2y+1),f''_{xy}=2e^{2x}(2y+2),f''_{yy}=2e^{2x}$$

$$A=2e>0,\quad B=0,\quad C=2e,\quad \Delta=B^2-AC=-4e^2<0$$

所以函数在点$\left(\frac{1}{2},-1\right)$处取得极小值$-\frac{1}{2}e$.

2. 求原点到曲面 $z^2=xy+x-y+4$ 的最短距离.

解　原点 O(0,0,0)到曲面上任意的点 M(x,y,z)的距离为

$$d=\sqrt{x^2+y^2+z^2}=\sqrt{x^2+y^2+(xy+x-y+4)}$$

$$\frac{\partial d}{\partial x}=\frac{2x+y+1}{2\sqrt{x^2+y^2+(xy+x-y+4)}}$$

$$\frac{\partial d}{\partial y}=\frac{2y+x-1}{2\sqrt{x^2+y^2+(xy+x-y+4)}}$$

求驻点

$$\begin{cases} \frac{\partial d}{\partial x}=0 \\ \frac{\partial d}{\partial y}=0 \end{cases}\text{，得}(-1,1)$$

则最短距离 $d=\sqrt{3}$.

3. 有一宽 24 cm 的矩形铁皮,把它的两边折起来做成断面为等腰梯形的水槽,要使断面的面积最大,应该怎样折?

解　设将铁皮向上每边折起为 a cm,折起的角度为 θ,断面的面积为 S,则

$$S=[(24-2a+2a\cos\theta)+(24-2a)]\times a\sin\theta\times\frac{1}{2}$$

$$=24a\sin\theta-2a^2\sin\theta+\frac{1}{2}a^2\sin 2\theta$$

$$\frac{\partial S}{\partial a}=24\sin\theta-4a\sin\theta+a\sin 2\theta$$

$$\frac{\partial S}{\partial \theta}=24a\cos\theta-2a^2\cos\theta+a^2\cos 2\theta$$

令$\begin{cases} \frac{\partial S}{\partial a}=0 \\ \frac{\partial S}{\partial \theta}=0 \end{cases}$，得驻点为$\left(8,\frac{\pi}{3}\right)$，

$S_{最大}=48\sqrt{3}$.

4. 某车间需要用铁皮制造一个体积为 2 立方米的有盖长方体水箱,问:怎样选取它的长、宽、高,才能使所用的材料最省?

解　设水箱的长为 x 米,宽为 y 米,则其高为$\frac{2}{xy}$米,所用材料的面积为 A,则有:

$$A=2\left(xy+y\frac{2}{xy}+x\frac{2}{xy}\right)$$

$$=2xy+\frac{4}{x}+\frac{4}{y}\qquad(x>0,y>0)，$$

$$\begin{cases} A'_x=2\left(y-\dfrac{2}{x^2}\right)=0 \\ B'_y=2\left(x-\dfrac{2}{y^2}\right)=0 \end{cases},$$

解得 D：$x>0$，$y>0$ 内唯一的驻点为 $x=\sqrt[3]{2}$，$y=\sqrt[3]{2}$.

由实际问题知，A 在 D 内必有最小值，因此这最小值必在唯一驻点取得。

故当水箱的长为 $\sqrt[3]{2}$ 米，宽为 $\sqrt[3]{2}$ 米，高为 $\sqrt[3]{2}$ 米时，水箱所用的材料最省。

复习题 7

1. 方程 $x^2-z^2=1$ 表示什么曲面？并做简图.

解　方程表示母线平行 y 轴的双曲柱面，如右图所示。

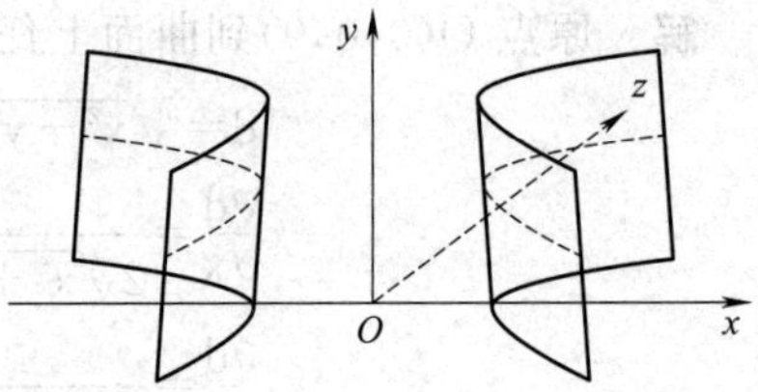

2. 求下列函数的定义域.

(1) $z=\sqrt{x^2+y^2-1}+\sqrt{4-x^2-y^2}$.

解　$1\leqslant x^2+y^2\leqslant 4$

(2) $z=\ln(1-x^2-y^2)$

解　要使函数有意义，必须 $1-x^2-y^2>0$，所以所求定义域为 $x^2+y^2<1$.

3. 求下列函数的间断点.

(1) $z=\dfrac{y^2+2x}{y^2-2x}$.

解　$x=\dfrac{y^2}{2}$.

(2) $z=\dfrac{1}{\sin(x^2+y^2)}$.

解　$x^2+y^2=k\pi$，$(k=0,\pm1,\pm2,\cdots)$.

4. 求下列函数的极限.

(1) $\lim\limits_{\substack{x\to 0\\ y\to 0}}\dfrac{2-\sqrt{xy+4}}{xy}$.

解

$$\lim_{\substack{x\to 0\\ y\to 0}}\frac{2-\sqrt{xy+4}}{xy}$$

$$=\lim_{\substack{x\to 0\\ y\to 0}}\frac{(2-\sqrt{xy+4})(2+\sqrt{xy+4})}{xy(2+\sqrt{xy+4})}$$

$$=\lim_{\substack{x\to 0\\ y\to 0}}\frac{-1}{2+\sqrt{xy+4}}=-\frac{1}{4}.$$

(2) $\lim\limits_{\substack{x\to 0\\ y\to 1}}\dfrac{1-xy}{x^2+y^2}$.

解　$\lim\limits_{\substack{x\to 0\\ y\to 1}}\dfrac{1-xy}{x^2+y^2}=\dfrac{1-0}{0+1}=1$.

5. 求下列函数的偏导数.

(1) $z=xy+\dfrac{x}{y}$.

解　$\dfrac{\partial z}{\partial x}=y+\dfrac{1}{y}$

$$\frac{\partial z}{\partial y}=x-\frac{x}{y^2}$$

(2)$z=\ln\tan\dfrac{x}{y}$.

解　把 y 看作常数，对 x 求导

$$\frac{\partial z}{\partial x}=\frac{1}{\tan\frac{x}{y}}\frac{1}{\cos^2\frac{x}{y}}\frac{1}{y}=\frac{2}{y\sin^2\frac{x}{y}}$$

把 x 看作常数，对 y 求导

$$\frac{\partial z}{\partial y}=\frac{1}{\tan\frac{x}{y}}\frac{1}{\cos^2\frac{x}{y}}\frac{-x}{y^2}=\frac{-2x}{y^2\sin\frac{2x}{y}}$$

(3)$z=x^{\frac{y}{x}}$.

解　把 y 看作常数，对 x 求导

$$\ln z=\frac{y}{x}\ln x\qquad \frac{1}{z}z'_x=-y\frac{1}{x^2}\ln x+y\frac{1}{x}\frac{1}{x}$$

$$\frac{\partial z}{\partial x}=z'_x=z\left(\frac{y}{x^2}-\frac{y}{x^2}\ln x\right)=x^{\frac{y}{x}}\left(\frac{y}{x^2}-\frac{y}{x^2}\ln x\right)$$

把 x 看作常数，对 y 求导

$$z'_y=x^{\frac{y}{x}}\ln x\frac{1}{x}\qquad z'_y=x^{\frac{y}{x}}\frac{\ln x}{x}$$

6. 求下列函数的二阶偏导数.

(1)$z=xy+\sin(x+y)$.

解　$\dfrac{\partial z}{\partial x}=y+\cos(x+y)$，$\dfrac{\partial z}{\partial y}=x+\cos(x+y)$

$$\frac{\partial^2 z}{\partial x^2}=-\sin(x+y),\ \frac{\partial^2 z}{\partial x\partial y}=\frac{\partial^2 z}{\partial y\partial x}=1-\sin(x+y),\ \frac{\partial^2 z}{\partial y^2}=-\sin(x+y)$$

(2)求函数 $z=e^{x+2y}$ 的所有二阶偏导数和 $\dfrac{\partial^3 z}{\partial y\partial x^2}$.

解　由于函数的一阶偏导数为 $\dfrac{\partial u}{\partial x}=e^{x+2y}$，$\dfrac{\partial u}{\partial y}=2e^{x+2y}$.

因此有

$$\frac{\partial^2 z}{\partial x^2}=\frac{\partial}{\partial x}\left(\frac{\partial z}{\partial x}\right)=\frac{\partial}{\partial x}(e^{x+2y})=e^{x+2y}$$

$$\frac{\partial^2 z}{\partial x\partial y}=\frac{\partial}{\partial y}\left(\frac{\partial z}{\partial x}\right)=\frac{\partial}{\partial y}(e^{x+2y})=2e^{x+2y}$$

$$\frac{\partial^2 z}{\partial y\partial x}=\frac{\partial}{\partial x}\left(\frac{\partial z}{\partial y}\right)=\frac{\partial}{\partial x}(2e^{x+2y})=2e^{x+2y}$$

$$\frac{\partial^2 z}{\partial y^2}=\frac{\partial}{\partial y}\left(\frac{\partial z}{\partial y}\right)=\frac{\partial}{\partial x}(2e^{x+2y})=2e^{x+2y}$$

$$\frac{\partial^3 z}{\partial y\partial x^2}=\frac{\partial}{\partial x}\left(\frac{\partial^2 z}{\partial y\partial x}\right)=\frac{\partial}{\partial x}(2e^{x+2y})=2e^{x+2y}$$

7. 求下列函数的全微分.

(1)$u=e^{x^2+y^2+z^2}$.

解　$du=\dfrac{\partial u}{\partial x}dx+\dfrac{\partial u}{\partial y}dy+\dfrac{\partial u}{\partial z}dz$

$$=2xe^{x^2+y^2+z^2}dx+2ye^{x^2+y^2+z^2}dy+2ze^{x^2+y^2+z^2}dz.$$

(2)$z=3x^2y+\frac{x}{y}$.

解　$\frac{\partial z}{\partial x}=6xy+\frac{1}{y},\frac{\partial z}{\partial y}=3x^2-\frac{x}{y^2}$.

所以　$dz=\left(6xy+\frac{1}{y}\right)dx+\left(3x^2-\frac{x}{y^2}\right)dy$.

(3)$z=x^2y+e^{xy}$.

解　因为　$\frac{\partial z}{\partial x}=2xy+ye^{xy}$，　$\frac{\partial z}{\partial y}=x^2+xe^{xy}$，

所以　$dz=(2xy+ye^{xy})dx+(x^2+xe^{xy})dy$.

8. 计算下列各式的近似值.

(1)　$\sqrt{(1.02)^3+(1.97)^3}$.

解　思路:应用全微分近似计算公式 $f(x+\Delta x,y+\Delta y)\approx f(x,y)+f'_x(x,y)\Delta x+f'_y(x,y)\Delta y$.

设 $f(x,y)=\sqrt{x^3+y^3}$,则要计算的近似值就是该函数在 $x=1.02,y=1.97$ 时的函数值的近似值.

取 $x=1,y=2,\Delta x=0.02,\Delta y=-0.03$

又 $f'_x(x,y)=\frac{3x^2}{2\sqrt{x^3+y^3}}$,$f'_y(x,y)=\frac{3y^2}{2\sqrt{x^3+y^3}}$

应用公式$\sqrt{(x+\Delta x)^3+(y+\Delta y)^3}\approx\sqrt{x^3+y^3}+\frac{3x^2}{2\sqrt{x^3+y^3}}\Delta x+\frac{3y^2}{2\sqrt{x^3+y^3}}\Delta y$

所以$\sqrt{(1.02)^3+(1.97)^3}\approx\sqrt{1^3+2^3}+\frac{3\cdot1^2}{2\sqrt{1^3+2^3}}0.02+\frac{3\cdot2^2}{2\sqrt{1^3+2^3}}(-0.03)=2.95$

(2) $(1.08)^{3.96}$.

解　设函数 $z=f(x,y)=x^y$,取 $x=1,y=4,\Delta x=0.08,\Delta y=-0.04$.

由公式　$f(x+\Delta x,y+\Delta y)\approx f(x,y)+f'_x(x,y)\Delta x+f'_y(x,y)\Delta y$

得

$$\begin{aligned}(1.08)^{3.96}&=f(1.08,3.96)\\&\approx f(1,4)+f_x(1,4)\Delta x+f_y(1,4)\Delta y\\&=1+4\times0.08+1^4\times\ln 1\times(-0.04)0.03=1.32.\end{aligned}$$

9. 求下列复合函数的偏导数或全导数.

(1)设 $u=e^{x^2y^2}$,而 $x=2\cos t,y=3\sin t$,求$\frac{du}{dt}$.

解

$$\begin{aligned}\frac{\partial u}{\partial t}&=\frac{\partial u}{\partial x}\frac{\partial x}{\partial t}+\frac{\partial v}{\partial x}\frac{\partial x}{\partial t}\\&=2xy^2e^{x^2y^2}(-2\sin t)+2x^2ye^{x^2y^2}(3\cos t)\\&=2xy^2e^{x^2y^2}(-2\sin t)+2x^2ye^{x^2y^2}(3\cos t)\\&=18\sin 4te^{9\sin^2 2t}\end{aligned}$$

(2)设 $u=e^x(y-z)+xyz$,而 $x=t,y=\sin t,z=\cos t$,求$\frac{du}{dt}$.

解

$$\begin{aligned}\frac{du}{dt}&=\frac{du}{dx}\cdot\frac{dx}{dt}+\frac{du}{dy}\cdot\frac{dy}{dt}+\frac{du}{dz}\cdot\frac{dz}{dt}\\&=e^x(y-z)+yz+(e^x+xz)\cos t+(-e^x+xy)(-\sin t)\\&=2e^t\sin t+\frac{1}{2}\sin 2t+t\cos 2t\end{aligned}$$

(3)设 $z=u^2+v^2$，而 $u=x+y,v=x-y$，求$\frac{\partial z}{\partial x},\frac{\partial z}{\partial y}$.

解　$\frac{\partial z}{\partial x}=\frac{\partial z}{\partial u}\cdot\frac{\partial u}{\partial x}+\frac{\partial z}{\partial v}\cdot\frac{\partial v}{\partial x}=2u\cdot 1+2v\cdot 1=2(x+y)+2(x-y)=4x$

$\frac{\partial z}{\partial y}=\frac{\partial z}{\partial u}\cdot\frac{\partial u}{\partial y}+\frac{\partial z}{\partial v}\cdot\frac{\partial v}{\partial y}=2u\cdot 1+2v\cdot(-1)=2(x+y)-2(x-y)=4y$

(4)设 $z=e^u\sin v$，而 $u=xy,v=x-y$，求 $\frac{\partial z}{\partial x}$和$\frac{\partial z}{\partial y}$.

解　$\frac{\partial z}{\partial x}=\frac{\partial z}{\partial u}\frac{\partial u}{\partial x}+\frac{\partial z}{\partial v}\frac{\partial v}{\partial x}=e^u\sin v\cdot y+e^u\cos v\cdot 1$

$=e^u(y\sin v+\cos v)=e^{xy}[y\sin(x-y)+\cos(x-y)]$

$\frac{\partial z}{\partial y}=\frac{\partial z}{\partial u}\frac{\partial u}{\partial y}+\frac{\partial z}{\partial v}\frac{\partial v}{\partial y}=e^u\sin v\cdot x-e^u\cos v\cdot 1$

$=e^u(x\sin v-\cos v)=e^{xy}[x\sin(x-y)-\cos(x-y)]$

10. 求下列隐函数的偏导数或全导数.

(1)设 $e^z=xyz$，求$\frac{\partial z}{\partial x},\frac{\partial z}{\partial y},\frac{\partial y}{\partial x}$.

解　方程两边同时对 x 求偏导，得

$$e^z\frac{\partial z}{\partial x}=yz+xy\frac{\partial z}{\partial x},\quad 则\frac{\partial z}{\partial x}=\frac{yz}{e^z-xy}.$$

方程两边同时对 y 求偏导，得

$$e^z\frac{\partial z}{\partial y}=xz+xy\frac{\partial z}{\partial y}$$

则

$$\frac{\partial z}{\partial y}=\frac{xz}{e^z-xy}\quad \frac{\partial y}{\partial x}=-\frac{\frac{\partial z}{\partial x}}{\frac{\partial z}{\partial y}}=-\frac{y}{x}$$

(2)设 $x^2+y^2+z^2-4z=0$，求$\frac{\partial z}{\partial x}$.

解　令 $F(x,y,z)=x^2+y^2+z^2-4z$，有 $F_x=2x$，$F_z=2z-4$.

则　$\frac{\partial z}{\partial x}=-\frac{F_x}{F_z}=\frac{x}{2-z}$.

11. 求下列函数的极值.

(1)$f(x,y)=x^3-y^3+3x^2+3y^2-9x$.

解　先解方程组

$$\begin{cases}f'_x(x,y)=3x^2+6x-9=0\\ f'_y(x,y)=-3y^2+6y=0\end{cases}$$

求得驻点为(1,0) (1,2) (−3,0) (−3,2).

再求出二阶偏导数

$$f''_{xx}(x,y)=6x+6,f''_{xy}(x,y)=0,f''_{yy}(x,y)=-6y+6.$$

在点(1,0)处，$B^2-AC=-12\cdot 6<0$，

又 $A>0$，所以函数在(1,0)处有极小值 $f(1,0)=-5$；

在点(1,2)处，$B^2-AC=12\times 6>0$，所以 $f(1,2)$不是极值；

在点(−3,0)处，$B^2-AC=12\times 6>0$，所以 $f(-3,0)$不是极值；

在点(−3,2)处，$B^2-AC=-12\times 6<0$，且 $A<0$.

所以 $f(x,y)$在(−3,2)处有极大值 $f(-3,2)=31$.

(2) $z=1-x^2-y^2$.

解　由 $\begin{cases}\dfrac{\partial z}{\partial x}=-2x=0\\\dfrac{\partial z}{\partial y}=-2y=0\end{cases}$，

得 $\begin{cases}x_0=0\\y_0=0\end{cases}$，

又 $A=\dfrac{\partial^2 z}{\partial x^2}=-2$，$B=\dfrac{\partial^2 z}{\partial x\partial y}=0$，$C=\dfrac{\partial^2 z}{\partial y^2}=-2$，

所以 $B^2-AC=-4<0$，且 $A=-2<0$，

故 $(0,0)$ 为函数的极大值点，函数的极大值为 $z(0,0)=1$.

第 8 章　多元函数积分学

8.1　基本教学要求

教学目的

1. 理解二重积分的概念、性质和几何意义 .
2. 会用直角坐标法化简单的二重积分为累次积分 .
3. 能熟练地计算简单的二重积分 .

教学重点

1. 二重积分的概念 .
2. 如何将二重积分化为累次积分 .
3. 二重积分的计算 .

教学难点

1. 在直角坐标系下计算二重积分 .
2. 在极坐标系下计算二重积分 .
3. 二重积分的应用 .

8.2　习 题 详 解

习题 8.1

1. A

2. $2a$

3. $2\iint\limits_{x^2+y^2\leqslant a^2}\sqrt{a^2-x^2-y^2}\,\mathrm{d}\sigma$.

4. 设 D 是由抛物线 $y=x^2$ 以及直线 $y=0$，$y=1$ 围成的区域，求$\iint\limits_D\frac{x}{x^2+y^2}\mathrm{d}\sigma$.

解
$$\begin{aligned}\iint\limits_D\frac{x}{x^2+y^2}\mathrm{d}\sigma&=\int_0^1\mathrm{d}y\int_{-\sqrt{y}}^{\sqrt{y}}\frac{x}{x^2+y^2}\mathrm{d}x\\&=\frac{1}{2}\int_0^1 ln\ |x^2+y^2|\,\Big|_{-\sqrt{y}}^{\sqrt{y}}\mathrm{d}y\\&=0\end{aligned}$$

5. 设 $D=\{(x,y)\,|\,x^2+y^2\leqslant 1\}$，求$\iint\limits_D\mathrm{d}\sigma$.

解 $\iint\limits_D\mathrm{d}\sigma=S_D=\pi$.

习题 8.2

1. 化下列二重积分 $\iint\limits_{D} f(x,y)\mathrm{d}\sigma$ 为累次积分.

(1)D 为 $-1 \leqslant x \leqslant 1, -1 \leqslant y \leqslant 1$.

解　D 如右图所示.

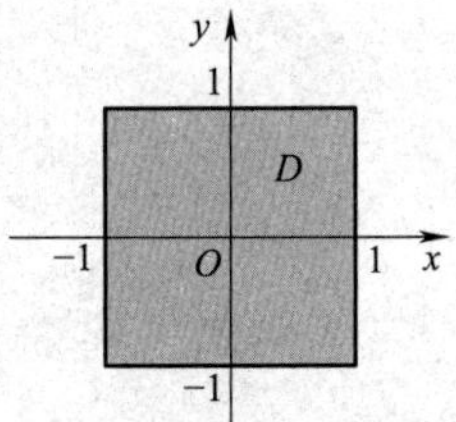

$$\iint\limits_{D} f(x,y)\mathrm{d}\sigma$$

$$= \int_{-1}^{1}\mathrm{d}y\int_{-1}^{1} f(x,y)\mathrm{d}x$$

$$= \int_{-1}^{1}\mathrm{d}x\int_{-1}^{1} f(x,y)\mathrm{d}y$$

$$或\ 原式 = \int_{-1}^{1}\mathrm{d}y\int_{-1}^{1} f(x,y)\mathrm{d}x$$

(2)D 是由 y 轴,$y=1$ 及 $y=x$ 围成的区域.

解　D 如右图所示.

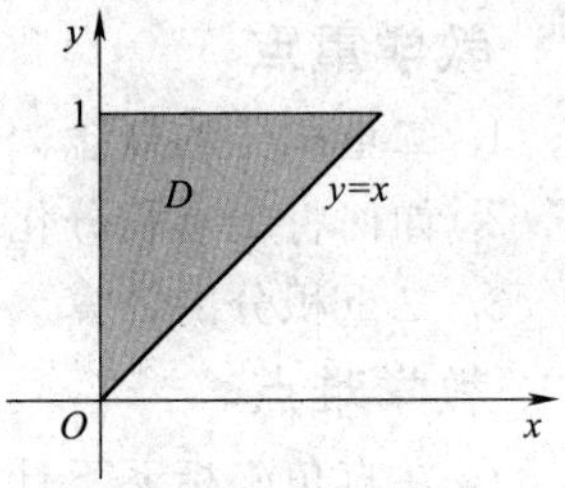

$$\iint\limits_{D} f(x,y)\mathrm{d}\sigma = \int_{0}^{1}\mathrm{d}x\int_{x}^{1} f(x,y)\mathrm{d}y$$

$$= \int_{0}^{1}\mathrm{d}y\int_{0}^{y} f(x,y)\mathrm{d}x$$

2. 更换下列二重积分的积分次序.

(1) $\int_{0}^{1}\mathrm{d}y\int_{0}^{y} f(x,y)\mathrm{d}x$.

解　积分区域如右图所示.

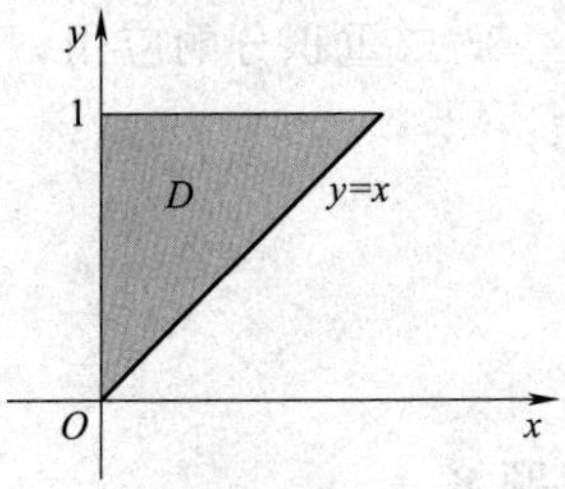

原式 $= \int_{0}^{1}\mathrm{d}x\int_{x}^{1} f(x,y)\mathrm{d}y$

(2) $\int_{-1}^{1}\mathrm{d}x\int_{0}^{\sqrt{1-x^2}} f(x,y)\mathrm{d}y$.

解　积分区域如右图所示.

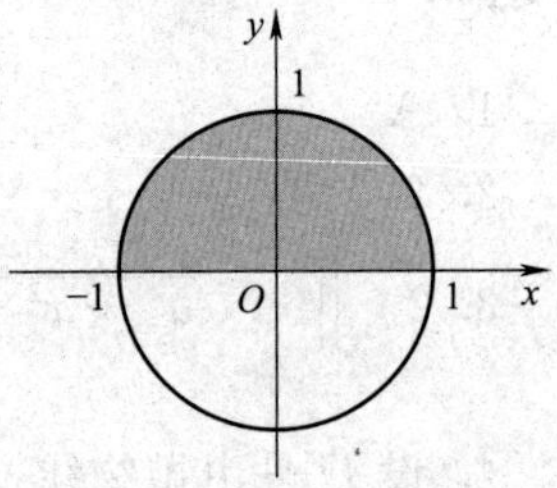

原式 $= \int_{0}^{1}\mathrm{d}y\int_{-\sqrt{1-y^2}}^{\sqrt{1-y^2}} f(x,y)\mathrm{d}x$

3. 计算下列二重积分.

(1)$\iint\limits_{D}(x+y+1)\mathrm{d}x\mathrm{d}y$,其中 D 为 $0 \leqslant x \leqslant 1, 0 \leqslant y \leqslant 2$.

解　$\iint\limits_{D}(x+y+1)\mathrm{d}x\mathrm{d}y = \int_{0}^{1}\mathrm{d}x\int_{0}^{2}(x+y+1)\mathrm{d}y = \int_{0}^{1}(2x+4)\mathrm{d}x = 5$

(2)$\iint\limits_{D}\mathrm{e}^{x+y}\mathrm{d}x\mathrm{d}y$,其中 D 为 $0 \leqslant x \leqslant 1, 0 \leqslant y \leqslant 1$.

解　积分区域如右图所示.

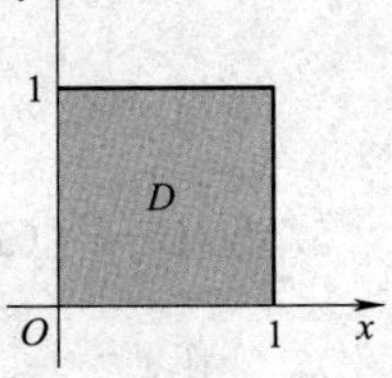

$$\iint\limits_{D}\mathrm{e}^{x+y}\mathrm{d}x\mathrm{d}y = \int_{0}^{1}\mathrm{e}^{x}\,\mathrm{d}x\int_{0}^{1}\mathrm{e}^{y}\mathrm{d}y$$

$$= (\mathrm{e}-1)^2$$

(3)$\iint\limits_{D}(x+6y)\mathrm{d}x\mathrm{d}y$, 其中 D 为 y=x,y=5x,x=1 所围成的区域.

解　积分区域如右图所示.

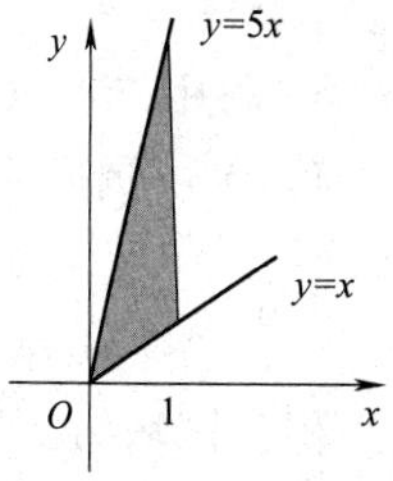

$$\iint\limits_D (x+6y)\,\mathrm{d}x\mathrm{d}y = \int_0^1 \mathrm{d}x \int_x^{5x} (x+6y)\,\mathrm{d}y$$

$$= \int_0^1 x^2\,\mathrm{d}x = \frac{76}{3}x^3\Big|_0^1 = \frac{76}{3}$$

(4) $\iint\limits_D \cos(x+y)\,\mathrm{d}x\mathrm{d}y$，其中 D 为 $x=0, y=\pi, y=x$ 所围成的区域.

解　D 如右图所示.

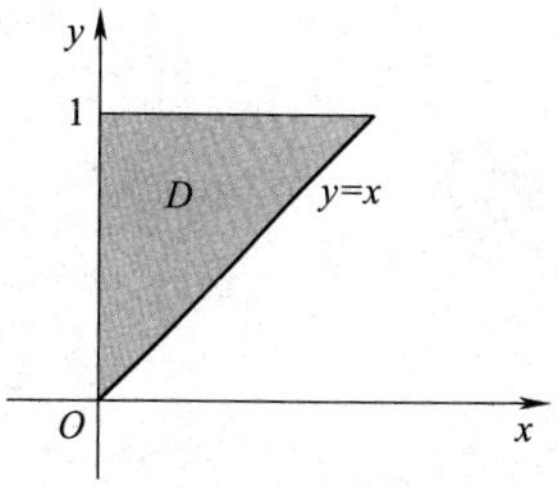

$$\iint\limits_D \cos(x+y)\,\mathrm{d}x\mathrm{d}y$$

$$= \int_0^{\pi} \mathrm{d}x \int_x^{\pi} \cos(x+y)\ \mathrm{d}y$$

$$= \int_0^{\pi} (-\sin x - \sin 2x)\,\mathrm{d}x$$

$$= -2$$

4. 计算下列二重积分.

(1) $\iint\limits_D y\,\mathrm{d}x\mathrm{d}y$，其中 D 为圆 $x^2+y^2=a^2$ 所包围的在第一象限中的区域.

解　D 如右图所示.

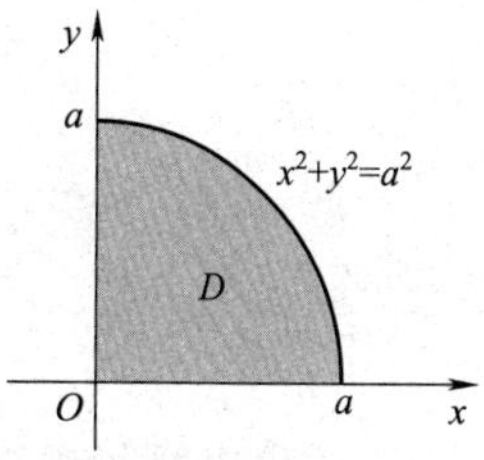

解法一：$\iint\limits_D y\,\mathrm{d}x\mathrm{d}y = \int_0^a \mathrm{d}x \int_0^{\sqrt{a^2-x^2}} y\mathrm{d}y$

$$= \int_0^a \frac{1}{2}(a^2-x^2)\,\mathrm{d}x$$

$$= \frac{1}{3}a^3$$

解法二：$\iint\limits_D y\,\mathrm{d}x\mathrm{d}y = \iint\limits_D r\sin\theta\ r\,\mathrm{d}r\mathrm{d}\theta$

$$= \int_0^{\frac{\pi}{2}} \mathrm{d}\theta \int_0^a r^2 \sin\theta\,\mathrm{d}r$$

$$= \int_0^{\frac{\pi}{2}} \frac{1}{3}a^3 \sin\theta\mathrm{d}\theta$$

$$= \frac{1}{3}a^3$$

(2) $\iint\limits_D \sqrt{R^2-x^2-y^2}\,\mathrm{d}x\mathrm{d}y$，其中 D 为圆 $x^2+y^2=Rx$ 所围成的区域。

解　D 如右图所示.

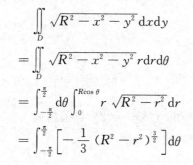

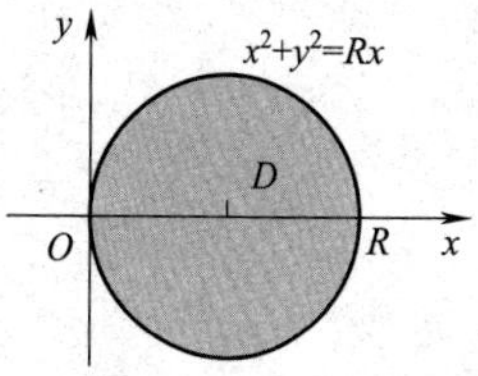

$x^2+y^2=Rx$ 的极坐标方程为 $r=R\cos\theta,\ -\frac{\pi}{2}\leqslant\theta\leqslant\frac{\pi}{2}$.

$$\iint\limits_D \sqrt{R^2-x^2-y^2}\,\mathrm{d}x\mathrm{d}y$$

$$= \iint\limits_D \sqrt{R^2-x^2-y^2}\,r\mathrm{d}r\mathrm{d}\theta$$

$$= \int_{-\frac{\pi}{2}}^{\frac{\pi}{2}} \mathrm{d}\theta \int_0^{R\cos\theta} r\sqrt{R^2-r^2}\,\mathrm{d}r$$

$$= \int_{-\frac{\pi}{2}}^{\frac{\pi}{2}} \left[-\frac{1}{3}(R^2-r^2)^{\frac{3}{2}}\right]\mathrm{d}\theta$$

$= \frac{1}{3}R^3\pi$

5. 利用二重积分计算由 $y = x^2$, $y = x + 2$ 所围成的图形的面积.

解　所围成的图形如右图所示.

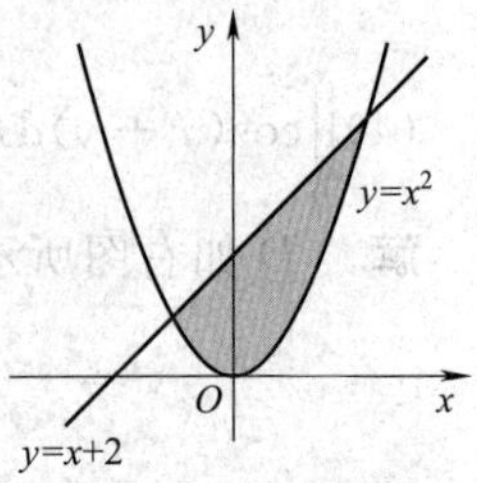

联立方程组 $\begin{cases} y = x^2 \\ y = x + 2 \end{cases}$ 求得交点为 $(-1,2)$, $(2,4)$.

积分区域为

$$D_x: -1 \leqslant x \leqslant 2, x^2 \leqslant y \leqslant x + 2$$

$$\iint_D f(x,y)\mathrm{d}x\mathrm{d}y = \int_{-1}^{2}\mathrm{d}x\int_{x^2}^{x+2}1\mathrm{d}y$$

$$= \left(\frac{1}{2}x^2 + 2x - \frac{1}{3}x^3\right)\Big|_{-1}^{2}$$

$$= \frac{9}{2}$$

习题 8.3

1. 利用二重积分,计算 $y=x$, $y=5x$, $x=1$ 所围成图形的面积.

解　所围成图形如右图所示.

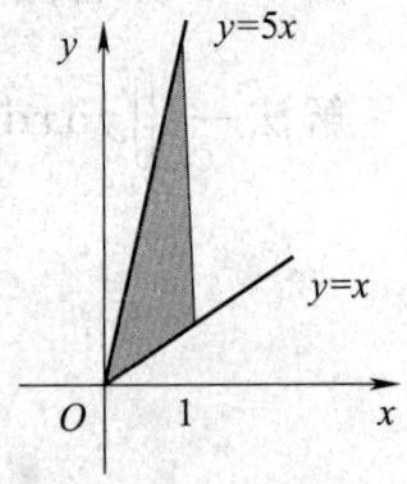

$$D: \begin{cases} 0 \leqslant x \leqslant 1 \\ x \leqslant y \leqslant 5x \end{cases}$$

$$\sigma = \iint_D 1\mathrm{d}\sigma = \int_0^1 \mathrm{d}x\int_x^{5x}\mathrm{d}y$$

$$= \int_0^1 4x\ \mathrm{d}x\ = 2x^2\,|_0^1 = 2$$

2. 计算由旋转抛物面 $z = x^2 + y^2$,坐标面及平面 $x + y = 1$ 所围几何体的体积.

解　所围几何体如右图所示.

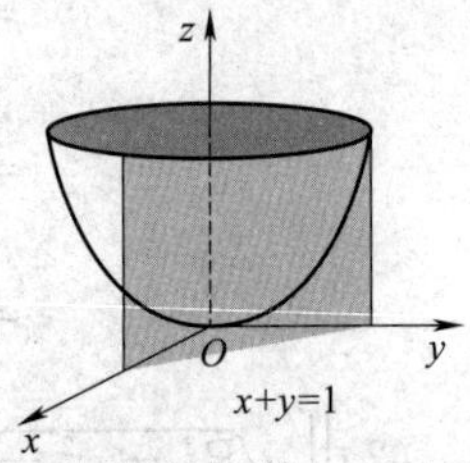

$$D: \begin{cases} 0 \leqslant x \leqslant 1 \\ 0 \leqslant y \leqslant 1 - x \end{cases}$$

$$V = \iint_D (x^2 + y^2)\ \mathrm{d}x\mathrm{d}y$$

$$= \int_0^1 \mathrm{d}x\int_0^{1-x}(x^2 + y^2)\ \mathrm{d}y$$

$$= \int_0^1 \left(x^2y + \frac{1}{3}y^3\right)\Big|_0^{1-x}\ \mathrm{d}x$$

$$= \int_0^1 \left[x^2(1-x) + \frac{1}{3}(1-x)^3\right]\mathrm{d}x$$

$$= \left[\frac{1}{3}x^3 - \frac{1}{4}x^4 - \frac{1}{12}(x-1)^4\right]\Big|_0^1$$

$$= \frac{1}{12} + \frac{1}{12}$$

$$= \frac{1}{6}$$

3. 有一密度不均匀的薄板 D(厚度不计),由直线 $y = 2x$ 与抛物线 $y = x^2$ 所围成,在点 $M(x,y)$ 处的密度 $\mu = xy(g/cm^3)$,求薄板 D 的质量 m.

解　$m=\rho v=\rho sh$(厚度不计)$=\rho s=\int_0^2 dx\int_{x^2}^{2x}xy\ \ dy=\int_0^2\left(2x^3-\frac{1}{2}x^5\right)dx=\frac{8}{3}$

复习题 8

1. 化下列二重积分$\iint\limits_D f(x,y)d\sigma$为累次积分.

D是由x轴与抛物线$y=4-x^2$在第二象限的部分及圆$x^2+y^2-4y=0$在第一象限围成的区域.

解　$\iint\limits_D f(x,y)d\sigma=\int_{-2}^0 dx\int_0^{4-x^2}f(x,y)dy+\int_0^2 dx\int_{2-\sqrt{4-x^2}}^{2+\sqrt{4-x^2}}f(x,y)dy=\int_0^4 dy\int_{-\sqrt{4-y}}^{\sqrt{4y-y^2}}f(x,y)dx$

2. 更换二重积分$\int_1^2 dx\int_x^{x^2}f(x,y)dy+\int_2^4 dx\int_x^4 f(x,y)dy$的积分次序.

解　积分区域如右图所示.

原式$=\int_1^4 dy\int_{\sqrt{y}}^{y}f(x,y)dx$

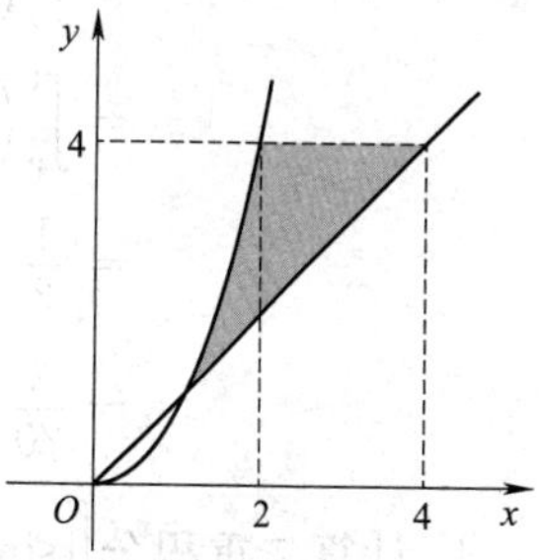

3. 计算下列二重积分.

(1)$\iint\limits_D(x^2+y)dxdy$,其中$D$为$y=x^2$,$y^2=x$所围成的区域.

解　作出积分区域图形,如右图所示.

$D_x:\begin{cases}0\leqslant x\leqslant 1\\ x^2\leqslant y\leqslant\sqrt{x}\end{cases}$　　$D_y:\begin{cases}0\leqslant y\leqslant 1\\ y^2\leqslant x\leqslant\sqrt{y}\end{cases}$

$$\iint\limits_D(x^2+y)dxdy=\int_0^1 dx\int_{x^2}^{\sqrt{x}}(x^2+y)\ \ dy$$

$$=\int_0^1 dy\int_{y^2}^{\sqrt{y}}(x^2+y)\ \ dx=\frac{33}{140}$$

(2)$\iint\limits_D\frac{x}{y+1}dxdy$,其中$D$为$y=x^2+1$,$y=2x$,$x=0$所围成的区域.

解　D如右图所示.

$D_x:\begin{cases}0\leqslant x\leqslant 1\\ 2x\leqslant y\leqslant x^2+1\end{cases}$

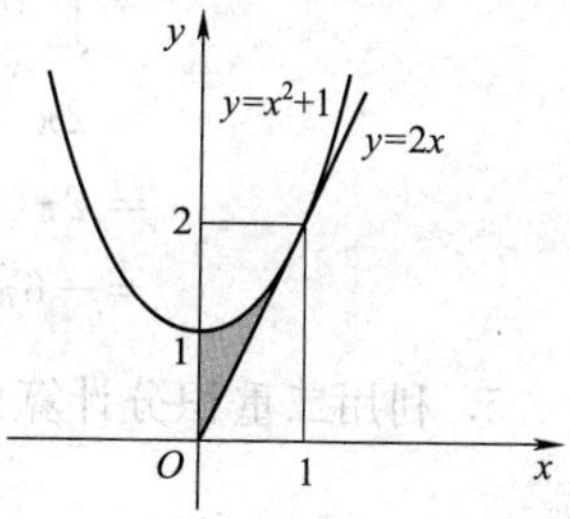

$\iint\limits_D\frac{x}{y+1}dxdy=\int_0^1 dx\int_{2x}^{x^2+1}\frac{x}{y+1}\ \ dy$

$=\int_0^1 x\ln(y+1)\Big|_{2x}^{x^2+1}dx$

$=\int_0^1[x\ln(x^2+2)-x\ln(2x+1)]dx$

$=\frac{1}{2}\int_0^1\ln(x^2+2)d(x^2)-\frac{1}{2}\int_0^1\ln(2x+1)d(x^2)$

$=\frac{1}{2}x^2\ln(x^2+2)\Big|_0^1-\frac{1}{2}\int_0^1 x^2\cdot\frac{2x}{x^2+2}dx-\frac{1}{2}[x^2\ln(2x+1)]\Big|_0^1+\frac{1}{2}\int_0^1 x^2\cdot\frac{2}{2x+1}dx$

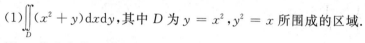

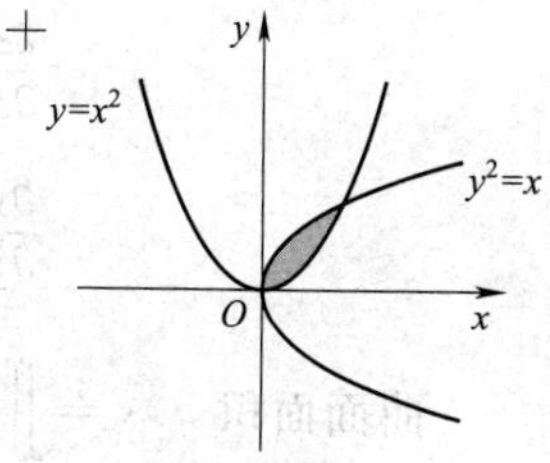

$=\frac{1}{2}\ln 3-\int_0^1\frac{x^3+2x-2x}{x^2+2}dx-\frac{1}{2}\ln 3+\int_0^1\frac{x^2-\frac{1}{4}+\frac{1}{4}}{2x+1}dx$

$$=-\int_0^1\left(x-\frac{2x}{x^2+2}\right)dx+\int_0^1\left(\frac{1}{2}x-\frac{1}{4}+\frac{1}{4}\cdot\frac{1}{2x+1}\right)dx$$

$$=-\left[\frac{x^2}{2}-\ln(x^2+2)\right]\Big|_0^1+\left[\frac{1}{4}x^2-\frac{1}{4}x+\frac{1}{8}\ln(2x+1)\right]\Big|_0^1$$

$$=\frac{9}{8}\ln 3-\ln 2-\frac{1}{2}$$

(3) $\iint\limits_D(x+y)dxdy$，其中 D 是由 $y=x^2$，$y=x$ 在第一象限所围的区域.

解　D 如右图所示.

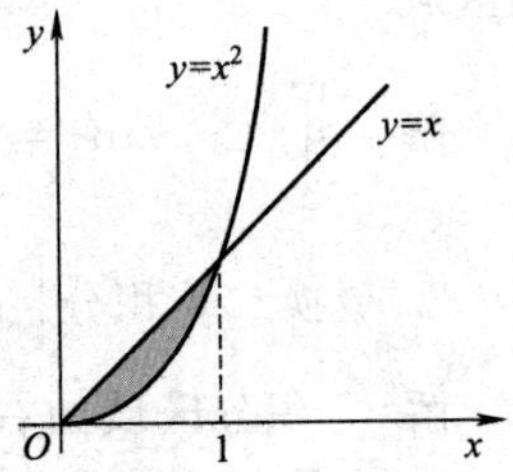

$$\iint\limits_D(x+y)dxdy=\int_0^1 dx\int_{x^2}^{x}(x+y)dy$$

$$=\int_0^1\left(xy+\frac{1}{2}y^2\right)\Big|_{x^2}^{x}dx$$

$$=\int_0^1\left(x^2+\frac{1}{2}x^2-x^3-\frac{1}{2}x^4\right)dx$$

$$=\int_0^1\left(\frac{3}{2}x^2-x^3-\frac{1}{2}x^4\right)dx$$

$$=\frac{1}{2}-\frac{1}{4}-\frac{1}{10}$$

$$=\frac{3}{20}$$

4. 计算二重积分 $\iint\limits_D\sin\sqrt{x^2+y^2}\,dxdy$，其中 D 为 $x^2+y^2\leqslant 4\pi^2$，$x^2+y^2\geqslant\pi^2$ 所围成的区域.

解　D 如右图所示.

D 的边界的极坐标方程为 $r=\pi$，$r=2\pi$.

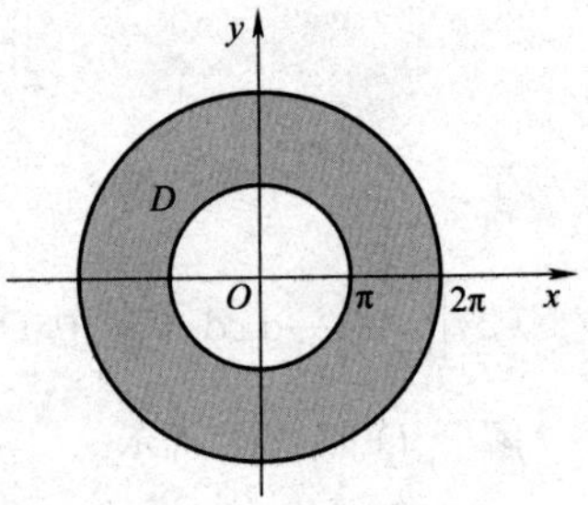

$$\iint\limits_D\sin\sqrt{x^2+y^2}\,dxdy$$

$$=\int_0^{2\pi}d\theta\int_{\pi}^{2\pi}r\sin r\ dr$$

$$=\int_0^{2\pi}d\theta\int_{\pi}^{2\pi}r\ d(-\cos r)$$

$$=2\pi\ (-r\cos r+\sin r)\big|_{\pi}^{2\pi}$$

$$=2\pi(-3\pi)$$

$$=-6\pi^2$$

5. 利用二重积分计算由 $y=\sin x$，$y=\cos x$，$x=0$，$x=\dfrac{\pi}{4}$ 所围成的图形的面积.

解　$\int_0^{\frac{\pi}{4}}dx\int_{\sin x}^{\cos x}dy=\int_0^{\frac{\pi}{4}}(\cos x-\sin x)dx=(\sin x+\cos x)\big|_0^{\frac{\pi}{4}}=\sqrt{2}-1$

6. 求球面 $x^2+y^2+z^2=a^2$ 被柱面 $x^2+y^2=ax$ 所截部分的面积.

解　如右图所示.

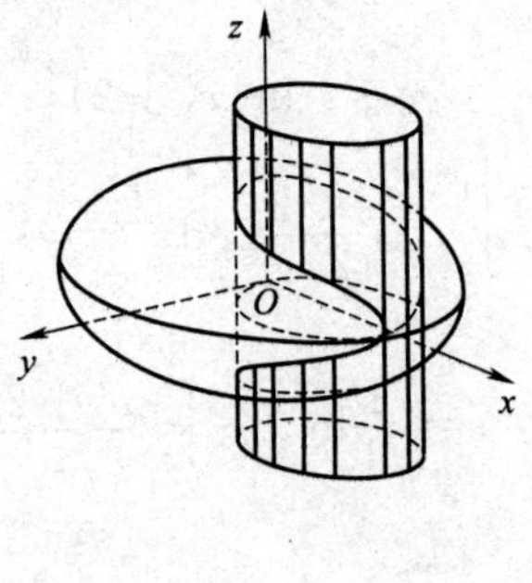

$$\frac{\partial z}{\partial x}=-\frac{x}{\sqrt{a^2-x^2-y^2}}$$

$$\frac{\partial z}{\partial y}=-\frac{y}{\sqrt{a^2-x^2-y^2}}$$

曲面面积　$s=\iint\limits_D\sqrt{1+\left(\dfrac{\partial z}{\partial x}\right)^2+\left(\dfrac{\partial z}{\partial y}\right)^2}\ d\sigma$

所以
$$s=\iint_D \frac{a}{\sqrt{a^2-x^2-y^2}}\,d\sigma$$
$$=4a\int_0^{\frac{\pi}{2}}d\theta\int_0^{a\cos\theta}\frac{r}{\sqrt{a^2-r^2}}\,dr$$
$$=2\pi a^2-4a^2$$

7. 求曲线 $y^2=4x+4$ 和 $y^2=-2x+4$ 所围平面图形的重心坐标.

解　$-1\leqslant x\leqslant 2,-2\leqslant y\leqslant 2$.

由于所围平面图形关于 x 轴对称，则 $\bar{y}=0,\sigma=\int_{-2}^{2}dy\int_{\frac{y^2-4}{4}}^{\frac{4-y^2}{2}}dx=8$

$\bar{x}=\frac{1}{\sigma}\iint_D x\,d\sigma=\frac{1}{8}\int_{-2}^{2}dy\int_{\frac{y^2-4}{4}}^{\frac{4-y^2}{2}}x\,dx=\frac{2}{5}$，所以，重心坐标为$\left(\frac{2}{5},0\right)$。

8. 设平面薄片所占的闭区域 D 由直线 $x+y=2,y=x$ 和 x 轴所围成，它的面密度 $\rho(x,y)=x^2+y^2$，求该薄片的质量。

解　设该薄片的质量为 M，则质量元素 $dM=\rho(x,y)d\sigma$

$$M=\iint_D\rho(x,y)d\sigma=\int_0^1 dy\int_y^{2-y}(x^2+y^2)dx=\int_0^1\left[\frac{x^3}{3}+xy^2\right]_y^{2-y}dy$$
$$=\int_0^1\left[\frac{(2-y)^3}{3}+2y^2-\frac{7}{3}y^3\right]dy=\left[-\frac{(2-y)^4}{12}+\frac{2}{3}y^3-\frac{7}{12}y^4\right]_0^1=\frac{4}{3}$$

第9章 线性代数

9.1 基本教学要求

教学目的

1. 了解 n 阶行列式的概念，掌握行列式的性质，会用行列式的性质及行列式按行(列)展开定理计算行列式，会计算较简单的 n 阶行列式.

2. 了解矩阵的概念，掌握矩阵的各种运算.

3. 理解初等矩阵及初等矩阵与初等变换的关系.

4. 掌握逆矩阵的概念，会用初等变换求逆阵.

5. 熟练地运用初等变换求矩阵的秩.

6. 理解向量组线性相关、线性无关的概念，了解向量组线性相关、线性无关的性质，掌握向量组线性相关、线性无关的判定方法.

7. 理解线性方程组解的结构及通解的概念，熟练掌握用初等行变换求线性方程组通解的方法.

8. 掌握矩阵特征值和特征向量的概念和性质，会求矩阵的特征值和特征向量.

教学重点

1. 三、四阶行列式的计算.
2. 矩阵的运算.
3. 可逆矩阵的判定及逆矩阵的求法.
4. 向量组线性相关、线性无关的判定.
5. 矩阵和向量组的秩.
6. 解线性方程组.

教学难点

1. 可逆矩阵的判定及逆矩阵的求法.
2. 向量组线性相关性的判定.
3. 线性方程组解的结构.
4. 线性方程组解的判定与求解.

9.2 习题详解

习题 9.1

1. 选择题.

(1)D　　(2)A　　(3)C

2. 填空题

(1) 6

(2) $\begin{vmatrix} 3 & 1 \\ -1 & 1 \end{vmatrix}$, $-\begin{vmatrix} 3 & 1 \\ -1 & 1 \end{vmatrix}$

(3) -12

3. 计算下列行列式.

(1) $\begin{vmatrix} 0 & 2 & 0 & 0 \\ 0 & 0 & 2 & 0 \\ 0 & 0 & 0 & 2 \\ 2 & 0 & 0 & 0 \end{vmatrix}$.

解　按行列式的定义展开行列式.

因为四个非零元素分别位于第 2、3、4、1 列，所以该排列的逆序数为 $t=0+0+0+3=3$. 则

$$\begin{vmatrix} 0 & 2 & 0 & 0 \\ 0 & 0 & 2 & 0 \\ 0 & 0 & 0 & 2 \\ 2 & 0 & 0 & 0 \end{vmatrix}=(-1)^3\times2\times2\times2\times2=-16$$

(2) $\begin{vmatrix} 1 & 2 & 3 & 4 \\ 5 & 6 & 7 & 0 \\ 8 & 9 & 0 & 0 \\ 10 & 0 & 0 & 0 \end{vmatrix}$.

解　该行列式为上三角行列式，因为副对角线上元素分别位于第 4、3、2、1 列，所以该排列的逆序数为$0+1+2+3=6$. 则

$$\begin{vmatrix} 1 & 2 & 3 & 4 \\ 5 & 6 & 7 & 0 \\ 8 & 9 & 0 & 0 \\ 10 & 0 & 0 & 0 \end{vmatrix}=(-1)^6\times4\times7\times9\times10=2\ 520.$$

(3) $\begin{vmatrix} 7 & 3 & 3 & 3 \\ 3 & 7 & 3 & 3 \\ 3 & 3 & 7 & 3 \\ 3 & 3 & 3 & 7 \end{vmatrix}$.

解　利用行列式的性质计算.

$$\begin{vmatrix} 7 & 3 & 3 & 3 \\ 3 & 7 & 3 & 3 \\ 3 & 3 & 7 & 3 \\ 3 & 3 & 3 & 7 \end{vmatrix}\xlongequal{c_1+c_2+c_3+c_4}\begin{vmatrix} 16 & 3 & 3 & 3 \\ 16 & 7 & 3 & 3 \\ 16 & 3 & 7 & 3 \\ 16 & 3 & 3 & 7 \end{vmatrix}=16\begin{vmatrix} 1 & 3 & 3 & 3 \\ 1 & 7 & 3 & 3 \\ 1 & 3 & 7 & 3 \\ 1 & 3 & 3 & 7 \end{vmatrix}$$

$$\xlongequal[r_4-r_1]{\substack{r_2-r_1\\ r_3-r_1}}16\begin{vmatrix} 1 & 3 & 3 & 3 \\ 0 & 4 & 0 & 0 \\ 0 & 0 & 4 & 0 \\ 0 & 0 & 0 & 4 \end{vmatrix}=16\times1\times4\times4\times4=1\ 024$$

(4) $\begin{vmatrix} a & 0 & 0 & 0 & 1 \\ 0 & a & 0 & 0 & 0 \\ 0 & 0 & a & 0 & 0 \\ 0 & 0 & 0 & a & 0 \\ 1 & 0 & 0 & 0 & a \end{vmatrix}$.

解　利用行列式的性质计算.

$$\begin{vmatrix} a & 0 & 0 & 0 & 1 \\ 0 & a & 0 & 0 & 0 \\ 0 & 0 & a & 0 & 0 \\ 0 & 0 & 0 & a & 0 \\ 1 & 0 & 0 & 0 & a \end{vmatrix} \xlongequal{r_5-\frac{1}{a}r_1} \begin{vmatrix} a & 0 & 0 & 0 & 1 \\ 0 & a & 0 & 0 & 0 \\ 0 & 0 & a & 0 & 0 \\ 0 & 0 & 0 & a & 0 \\ 0 & 0 & 0 & 0 & a-\frac{1}{a} \end{vmatrix} = a^4 \cdot \left(a-\frac{1}{a}\right) = a^5 - a^3$$

4. 用克莱姆法则解下列方程组.

(1) $\begin{cases} x_1 + 2x_2 + x_3 = 0 \\ 2x_1 - x_2 + x_3 = 1 \\ x_1 - x_2 + 2x_3 = 3 \end{cases}$.

解　$D = \begin{vmatrix} 1 & 2 & 1 \\ 2 & -1 & 1 \\ 1 & -1 & 2 \end{vmatrix} \xlongequal[r_3-r_1]{r_2-2r_1} \begin{vmatrix} 1 & 2 & 1 \\ 0 & -5 & -1 \\ 0 & -3 & 1 \end{vmatrix} \xlongequal{r_3-\frac{3}{5}r_2} \begin{vmatrix} 1 & 2 & 1 \\ 0 & -5 & -1 \\ 0 & 0 & \frac{8}{5} \end{vmatrix}$

$= 1 \times (-5) \times \frac{8}{5} = -8.$

$$D_1 = \begin{vmatrix} 0 & 2 & 1 \\ 1 & -1 & 1 \\ 3 & -1 & 2 \end{vmatrix} \xlongequal{r_1 \leftrightarrow r_2} - \begin{vmatrix} 1 & -1 & 1 \\ 0 & 2 & 1 \\ 3 & -1 & 2 \end{vmatrix} \xlongequal{r_3-3r_1} - \begin{vmatrix} 1 & -1 & 1 \\ 0 & 2 & 1 \\ 0 & 2 & -1 \end{vmatrix}$$

$$\xlongequal{r_3-r_2} - \begin{vmatrix} 1 & -1 & 1 \\ 0 & 2 & 1 \\ 0 & 0 & -2 \end{vmatrix} = -1 \times 2 \times (-2) = 4.$$

$$D_2 = \begin{vmatrix} 1 & 0 & 1 \\ 2 & 1 & 1 \\ 1 & 3 & 2 \end{vmatrix} \xlongequal[r_3-r_1]{r_2-2r_1} \begin{vmatrix} 1 & 0 & 1 \\ 0 & 1 & -1 \\ 0 & 3 & 1 \end{vmatrix} \xlongequal{r_3-3r_2} \begin{vmatrix} 1 & 0 & 1 \\ 0 & 1 & -1 \\ 0 & 0 & 4 \end{vmatrix}$$

$= 1 \times 1 \times 4 = 4.$

$$D_3 = \begin{vmatrix} 1 & 2 & 0 \\ 2 & -1 & 1 \\ 1 & -1 & 3 \end{vmatrix} \xlongequal[r_3-r_1]{r_2-2r_1} \begin{vmatrix} 1 & 2 & 0 \\ 0 & -5 & 1 \\ 0 & -3 & 3 \end{vmatrix} \xlongequal{r_3-\frac{3}{5}r_2} \begin{vmatrix} 1 & 2 & 0 \\ 0 & -5 & 1 \\ 0 & 0 & \frac{12}{5} \end{vmatrix}$$

$= 1 \times (-5) \times \frac{12}{5} = -12.$

由克莱姆法则可知方程组的解为

$$x_1 = \frac{D_1}{D} = -\frac{1}{2}, \quad x_2 = \frac{D_2}{D} = -\frac{1}{2}, \quad x_3 = \frac{D_3}{D} = \frac{3}{2}$$

$$(2)\begin{cases}x_1+x_2+x_3=5\\2x_1+x_2-x_3+x_4=1\\x_1+2x_2-x_3+x_4=2\\x_2+2x_3+3x_4=3\end{cases}.$$

解

$$D=\begin{vmatrix}1&1&1&0\\2&1&-1&1\\1&2&-1&1\\0&1&2&3\end{vmatrix}\xlongequal[r_3-r_1]{r_2-2r_1}\begin{vmatrix}1&1&1&0\\0&-1&-3&1\\0&1&-2&1\\0&1&2&3\end{vmatrix}\xlongequal[r_4+r_2]{r_3+r_2}\begin{vmatrix}1&1&1&0\\0&-1&-3&1\\0&0&-5&2\\0&0&-1&4\end{vmatrix}$$

$$\xlongequal{r_4-\frac{1}{5}r_3}\begin{vmatrix}1&1&1&0\\0&-1&-3&1\\0&0&-5&2\\0&0&0&\frac{18}{5}\end{vmatrix}=18.$$

$$D_1=\begin{vmatrix}5&1&1&0\\1&1&-1&1\\2&2&-1&1\\3&1&2&3\end{vmatrix}\xlongequal{r_1\leftrightarrow r_2}-\begin{vmatrix}1&1&-1&1\\5&1&1&0\\2&2&-1&1\\3&1&2&3\end{vmatrix}\xlongequal[r_4-3r_1]{\substack{r_2-5r_1\\r_3-2r_1}}-\begin{vmatrix}1&1&-1&1\\0&-4&6&-5\\0&0&1&-1\\0&-2&5&0\end{vmatrix}$$

$$\xlongequal{r_2\leftrightarrow r_4}\begin{vmatrix}1&1&-1&1\\0&-2&5&0\\0&0&1&-1\\0&-4&6&-5\end{vmatrix}\xlongequal{r_4-2r_2}\begin{vmatrix}1&1&-1&1\\0&-2&5&0\\0&0&1&-1\\0&0&-4&-5\end{vmatrix}$$

$$\xlongequal{r_4+4r_3}\begin{vmatrix}1&1&-1&1\\0&-2&5&0\\0&0&1&-1\\0&0&0&-9\end{vmatrix}=18.$$

$$D_2=\begin{vmatrix}1&5&1&0\\2&1&-1&1\\1&2&-1&1\\0&3&2&3\end{vmatrix}\xlongequal[r_3-r_1]{r_2-2r_1}\begin{vmatrix}1&5&1&0\\0&-9&-3&1\\0&-3&-2&1\\0&3&2&3\end{vmatrix}\xlongequal{r_2\leftrightarrow r_3}-\begin{vmatrix}1&5&1&0\\0&-3&-2&1\\0&-9&-3&1\\0&3&2&3\end{vmatrix}$$

$$\xlongequal[r_4+r_2]{r_3-3r_2}-\begin{vmatrix}1&5&1&0\\0&-3&-2&1\\0&0&3&-2\\0&0&0&4\end{vmatrix}=36.$$

$$D_3=\begin{vmatrix}1&1&5&0\\2&1&1&1\\1&2&2&1\\0&1&3&3\end{vmatrix}\xlongequal[r_3-r_1]{r_2-2r_1}\begin{vmatrix}1&1&5&0\\0&-1&-9&1\\0&1&-3&1\\0&1&3&3\end{vmatrix}\xlongequal[r_4+r_2]{r_3+r_2}\begin{vmatrix}1&1&5&0\\0&-1&-9&1\\0&0&-12&2\\0&0&-6&4\end{vmatrix}$$

$$\xlongequal{r_4-\frac{1}{2}r_3}\begin{vmatrix}1&1&5&0\\0&-1&-9&1\\0&0&-12&2\\0&0&0&3\end{vmatrix}=36.$$

$$D_4=\begin{vmatrix}1&1&1&5\\2&1&-1&1\\1&2&-1&2\\0&1&2&3\end{vmatrix}\xlongequal[r_3-r_1]{r_2-2r_1}\begin{vmatrix}1&1&1&5\\0&-1&-3&-9\\0&1&-2&-3\\0&1&2&3\end{vmatrix}\xlongequal[r_4+r_2]{r_3+r_2}\begin{vmatrix}1&1&1&5\\0&-1&-3&-9\\0&0&-5&-12\\0&0&-1&-6\end{vmatrix}$$

$$\xlongequal{r_4-\frac{1}{5}r_3}\begin{vmatrix}1&1&1&5\\0&-1&-3&-9\\0&0&-5&-12\\0&0&0&\frac{18}{5}\end{vmatrix}=-18.$$

由克莱姆法则可知方程组的解为

$$x_1=\frac{D_1}{D}=1,\quad x_2=\frac{D_2}{D}=2,\quad x_3=\frac{D_3}{D}=2,\quad x_4=\frac{D_4}{D}=-1$$

习题 9.2

1. 选择题.

(1)B　　(2)C　　(3)B

2. 填空题.

(1)$c_{ij}=a_{i1}b_{1j}+a_{i2}b_{2j}+\cdots+a_{is}b_{sj}$

(2)$\begin{pmatrix}1&-1&1\\0&2&4\\0&0&3\end{pmatrix}$

(3)$\begin{pmatrix}1&4&4\\0&1&4\\0&0&1\end{pmatrix}$

3. 设 $\boldsymbol{A}=\begin{pmatrix}1&-1&1\\-1&1&1\\1&1&-1\end{pmatrix}$, $\boldsymbol{B}=\begin{pmatrix}1&0&1\\2&-3&2\\0&1&-1\end{pmatrix}$.

求:(1)$\boldsymbol{B}-2\boldsymbol{A}$.　(2)$\boldsymbol{B}'\boldsymbol{A}$.　(3)$\boldsymbol{AB}-\boldsymbol{BA}$.　(4)$\boldsymbol{BAB}'$.

解　(1)$\boldsymbol{B}-2\boldsymbol{A}=\begin{pmatrix}1&0&1\\2&-3&2\\0&1&-1\end{pmatrix}-\begin{pmatrix}2&-2&2\\-2&2&2\\2&2&-2\end{pmatrix}=\begin{pmatrix}-1&2&-1\\4&-5&0\\-2&-1&1\end{pmatrix}$.

(2)$\boldsymbol{B}'\boldsymbol{A}=\begin{pmatrix}1&2&0\\0&-3&1\\1&2&-1\end{pmatrix}\begin{pmatrix}1&-1&1\\-1&1&1\\1&1&-1\end{pmatrix}=\begin{pmatrix}-1&1&3\\4&-2&-4\\-2&0&4\end{pmatrix}$.

(3)$\boldsymbol{AB}-\boldsymbol{BA}=\begin{pmatrix}1&-1&1\\-1&1&1\\1&1&-1\end{pmatrix}\begin{pmatrix}1&0&1\\2&-3&2\\0&1&-1\end{pmatrix}-\begin{pmatrix}1&0&1\\2&-3&2\\0&1&-1\end{pmatrix}\begin{pmatrix}1&-1&1\\-1&1&1\\1&1&-1\end{pmatrix}$

$$=\begin{pmatrix}-1&4&-2\\1&-2&0\\3&-4&4\end{pmatrix}-\begin{pmatrix}2&0&0\\7&-3&-3\\-2&0&2\end{pmatrix}=\begin{pmatrix}-3&4&-2\\-6&1&3\\5&-4&2\end{pmatrix}.$$

(4)$\boldsymbol{BAB}'=\begin{pmatrix}1&0&1\\2&-3&2\\0&1&-1\end{pmatrix}\begin{pmatrix}1&-1&1\\-1&1&1\\1&1&-1\end{pmatrix}\begin{pmatrix}1&2&0\\0&-3&1\\1&2&-1\end{pmatrix}$

$$=\begin{pmatrix}-1&4&-2\\1&-2&0\\3&-4&4\end{pmatrix}\begin{pmatrix}1&2&0\\0&-3&1\\1&2&-1\end{pmatrix}=\begin{pmatrix}2&4&0\\4&17&0\\0&0&-2\end{pmatrix}.$$

4. 求下列矩阵的逆矩阵.

(1) $\begin{pmatrix}1&0&0\\0&1&2\\0&2&5\end{pmatrix}$.

解法一 $A=\begin{vmatrix}1&0&0\\0&1&2\\0&2&5\end{vmatrix}=\begin{vmatrix}1&0&0\\0&1&2\\0&0&1\end{vmatrix}=1\neq0$,所以 $\boldsymbol{A}^{-1}$ 存在.

$A_{11}=\begin{vmatrix}1&2\\2&5\end{vmatrix}=1\times5-2\times2=1,A_{12}=(-1)^{1+2}\begin{vmatrix}0&2\\0&5\end{vmatrix}=0,A_{13}=(-1)^{1+3}\begin{vmatrix}0&1\\0&2\end{vmatrix}=0.$

$A_{21}=(-1)^{2+1}\begin{vmatrix}0&0\\2&5\end{vmatrix}=0,A_{22}=(-1)^{2+2}\begin{vmatrix}1&0\\0&5\end{vmatrix}=5,A_{23}=(-1)^{2+3}\begin{vmatrix}1&0\\0&2\end{vmatrix}=-2.$

$A_{31}=(-1)^{3+1}\begin{vmatrix}0&0\\1&2\end{vmatrix}=0,A_{32}=(-1)^{3+2}\begin{vmatrix}1&0\\0&2\end{vmatrix}=-2,A_{33}=(-1)^{3+3}\begin{vmatrix}1&0\\0&1\end{vmatrix}=1.$

$\boldsymbol{A}^*=\begin{pmatrix}1&0&0\\0&5&-2\\0&-2&1\end{pmatrix}$.

故 $\boldsymbol{A}^{-1}=\dfrac{1}{|\boldsymbol{A}|}\boldsymbol{A}^*=\begin{pmatrix}1&0&0\\0&5&-2\\0&-2&1\end{pmatrix}$.

解法二 $(\boldsymbol{A}\,\vdots\,\boldsymbol{E})\to\begin{pmatrix}1&0&0&1&0&0\\0&1&2&0&1&0\\0&2&5&0&0&1\end{pmatrix}\xrightarrow{r_3-2r_2}\begin{pmatrix}1&0&0&1&0&0\\0&1&2&0&1&0\\0&0&1&0&-2&1\end{pmatrix}$

$\xrightarrow{r_2-2r_3}\begin{pmatrix}1&0&0&1&0&0\\0&1&0&0&5&-2\\0&0&1&0&-2&1\end{pmatrix}$.

故 $\boldsymbol{A}^{-1}=\begin{pmatrix}1&0&0\\0&5&-2\\0&-2&1\end{pmatrix}$.

(2) $\begin{pmatrix}\cos\theta&-\sin\theta\\\sin\theta&\cos\theta\end{pmatrix}$.

解法一 $A=\begin{vmatrix}\cos\theta&-\sin\theta\\\sin\theta&\cos\theta\end{vmatrix}=\cos^2\theta+\sin^2\theta=1.$

$A_{11}=(-1)^{1+1}\cos\theta=\cos\theta,A_{12}=(-1)^{1+2}\sin\theta=-\sin\theta,$

$A_{21}=(-1)^{2+1}(-\sin\theta)=\sin\theta,A_{22}=(-1)^{2+2}\cos\theta=\cos\theta.$

$\boldsymbol{A}^*=\begin{pmatrix}\cos\theta&\sin\theta\\-\sin\theta&\cos\theta\end{pmatrix}$.

故 $\boldsymbol{A}^{-1}=\dfrac{1}{|\boldsymbol{A}|}\boldsymbol{A}^*=\begin{pmatrix}\cos\theta&\sin\theta\\-\sin\theta&\cos\theta\end{pmatrix}$.

解法二　$(\boldsymbol{A}\mid\boldsymbol{E})\to\begin{pmatrix}\cos\theta & -\sin\theta & 1 & 0\\ \sin\theta & \cos\theta & 0 & 1\end{pmatrix}\xrightarrow{r_2-\frac{\sin\theta}{\cos\theta}r_1}\begin{pmatrix}\cos\theta & -\sin\theta & 1 & 0\\ 0 & \frac{1}{\cos\theta} & -\frac{\sin\theta}{\cos\theta} & 1\end{pmatrix}$.

$$\xrightarrow[\cos\theta r_2]{\frac{1}{\cos\theta}r_1}\begin{pmatrix}1 & -\frac{\sin\theta}{\cos\theta} & \frac{1}{\cos\theta} & 0\\ 0 & 1 & -\sin\theta & \cos\theta\end{pmatrix}\xrightarrow{r_1+\frac{\sin\theta}{\cos\theta}r_2}\begin{pmatrix}1 & 0 & \cos\theta & \sin\theta\\ 0 & 1 & -\sin\theta & \cos\theta\end{pmatrix}.$$

故 $\boldsymbol{A}^{-1}=\begin{pmatrix}\cos\theta & \sin\theta\\ -\sin\theta & \cos\theta\end{pmatrix}$.

(3) $\begin{pmatrix}1 & 2 & -1\\ 3 & 4 & -2\\ 5 & 4 & 1\end{pmatrix}$.

解　$(\boldsymbol{A}\mid\boldsymbol{E})\to\begin{pmatrix}1 & 2 & -1 & 1 & 0 & 0\\ 3 & 4 & -2 & 0 & 1 & 0\\ 5 & 4 & 1 & 0 & 0 & 1\end{pmatrix}\xrightarrow[r_3-5r_1]{r_2-3r_1}\begin{pmatrix}1 & 2 & -1 & 1 & 0 & 0\\ 0 & -2 & -1 & -3 & 1 & 0\\ 0 & -6 & 6 & -5 & 0 & 1\end{pmatrix}$

$$\xrightarrow[r_3-3r_2]{r_1+r_2}\begin{pmatrix}1 & 0 & 3 & 2 & -2 & 1\\ 0 & -2 & 1 & -3 & 1 & 0\\ 0 & 0 & 3 & -4 & -3 & 1\end{pmatrix}\xrightarrow{r_1+r_3}\begin{pmatrix}1 & 0 & 0 & -2 & 1 & 0\\ 0 & -2 & 1 & -3 & 1 & 0\\ 0 & 0 & 3 & 4 & -3 & 1\end{pmatrix}$$

$$\xrightarrow[\frac{1}{3}r_3]{-\frac{1}{2}r_2}\begin{pmatrix}1 & 0 & 0 & -2 & 1 & 0\\ 0 & 1 & -2 & -\frac{1}{2} & 1 & -\frac{1}{2}\\ 0 & 0 & 1 & \frac{4}{3} & -1 & \frac{1}{3}\end{pmatrix}$$

$$\xrightarrow{r_2+\frac{1}{2}r_3}\begin{pmatrix}1 & 0 & 0 & -2 & 1 & 0\\ 0 & 1 & 0 & \frac{13}{6} & -1 & \frac{1}{6}\\ 0 & 0 & 1 & \frac{4}{3} & -1 & \frac{1}{3}\end{pmatrix}$$

故 $\boldsymbol{A}^{-1}=\begin{pmatrix}-2 & 1 & 0\\ \frac{13}{6} & -1 & \frac{1}{6}\\ \frac{4}{3} & -1 & \frac{1}{3}\end{pmatrix}$.

(4) $\begin{pmatrix}3 & -2 & 0 & -1\\ 0 & 2 & 2 & 1\\ 1 & -2 & -3 & -2\\ 0 & 1 & 2 & 1\end{pmatrix}$.

解　$(\boldsymbol{A}\mid\boldsymbol{E})\to\begin{pmatrix}3 & -2 & 0 & -1 & 1 & 0 & 0 & 0\\ 0 & 2 & 2 & 1 & 0 & 1 & 0 & 0\\ 1 & -2 & -3 & -2 & 0 & 0 & 1 & 0\\ 0 & 1 & 2 & 1 & 0 & 0 & 0 & 1\end{pmatrix}$

$$\xrightarrow[r_2\leftrightarrow r_4]{r_1\leftrightarrow r_3}\begin{pmatrix}1&-2&-3&-2&0&0&1&0\\0&1&2&1&0&0&0&1\\3&-2&0&-1&1&0&0&0\\0&2&2&1&0&1&0&0\end{pmatrix}$$

$$\xrightarrow{r_3-3r_1}\begin{pmatrix}1&-2&-3&-2&0&0&1&0\\0&1&2&1&0&0&0&1\\0&4&9&5&1&0&-3&0\\0&2&2&1&0&1&0&0\end{pmatrix}$$

$$\xrightarrow[\substack{r_3-4r_2\\r_4-2r_2}]{r_1+2r_2}\begin{pmatrix}1&0&1&0&0&0&1&2\\0&1&2&1&0&0&0&1\\0&0&1&1&1&0&-3&-4\\0&0&-2&-1&0&1&0&-2\end{pmatrix}$$

$$\xrightarrow[\substack{r_2-2r_3\\r_4+2r_3}]{r_1-r_3}\begin{pmatrix}1&0&0&-1&-1&0&4&6\\0&1&0&-1&-2&0&6&9\\0&0&1&1&1&0&-3&-4\\0&0&0&1&2&1&-6&-10\end{pmatrix}$$

$$\xrightarrow[\substack{r_2+r_4\\r_3-r_4}]{r_1+r_4}\begin{pmatrix}1&0&0&0&1&1&-2&-4\\0&1&0&0&0&1&0&-1\\0&0&1&0&-1&-1&3&6\\0&0&0&1&2&1&-6&-10\end{pmatrix}.$$

$$\boldsymbol{A}^{-1}=\begin{pmatrix}1&1&-2&-4\\0&1&0&-1\\-1&-1&3&6\\2&1&-6&-10\end{pmatrix}.$$

5. 解下列矩阵方程.

(1) $\begin{pmatrix}2&5\\1&3\end{pmatrix}\boldsymbol{X}=\begin{pmatrix}4&-6\\2&1\end{pmatrix}$.

解　设 $\boldsymbol{A}=\begin{pmatrix}2&5\\1&3\end{pmatrix}$，$\boldsymbol{B}=\begin{pmatrix}4&-6\\2&1\end{pmatrix}$.

$$(\boldsymbol{A}\mid\boldsymbol{E})\to\begin{pmatrix}2&5&1&0\\1&3&0&1\end{pmatrix}\xrightarrow{r_1\leftrightarrow r_2}\begin{pmatrix}1&3&0&1\\2&5&1&0\end{pmatrix}\xrightarrow{r_2-2r_1}\begin{pmatrix}1&3&0&1\\0&-1&1&-2\end{pmatrix}$$

$$\xrightarrow{r_1+3r_2}\begin{pmatrix}1&0&3&-5\\0&-1&1&-2\end{pmatrix}\xrightarrow{-r_2}\begin{pmatrix}1&0&3&-5\\0&1&-1&2\end{pmatrix}.$$

故 $\boldsymbol{A}^{-1}=\begin{pmatrix}3&-5\\-1&2\end{pmatrix}$

所以 $\boldsymbol{X}=\boldsymbol{A}^{-1}\boldsymbol{B}=\begin{pmatrix}3&-5\\-1&2\end{pmatrix}\begin{pmatrix}4&-6\\2&1\end{pmatrix}=\begin{pmatrix}2&-23\\0&8\end{pmatrix}$.

(2) $\begin{pmatrix}0&1&0\\1&0&0\\0&0&1\end{pmatrix}\boldsymbol{X}\begin{pmatrix}1&0&0\\0&0&1\\0&1&0\end{pmatrix}=\begin{pmatrix}1&-4&3\\2&0&-1\\1&-2&0\end{pmatrix}$.

解　设$\boldsymbol{A}=\begin{pmatrix}0&1&0\\1&0&0\\0&0&1\end{pmatrix}$，$\boldsymbol{B}=\begin{pmatrix}1&0&0\\0&0&1\\0&1&0\end{pmatrix}$，$\boldsymbol{C}=\begin{pmatrix}1&-4&3\\2&0&-1\\1&-2&0\end{pmatrix}$.

则$\boldsymbol{A}^{-1}=\begin{pmatrix}0&1&0\\1&0&0\\0&0&1\end{pmatrix}$，$\boldsymbol{B}^{-1}=\begin{pmatrix}1&0&0\\0&0&1\\0&1&0\end{pmatrix}$，所以

$$\boldsymbol{X}=\boldsymbol{A}^{-1}\boldsymbol{C}\boldsymbol{B}^{-1}=\begin{pmatrix}0&1&0\\1&0&0\\0&0&1\end{pmatrix}\begin{pmatrix}1&-4&3\\2&0&-1\\1&-2&0\end{pmatrix}\begin{pmatrix}1&0&0\\0&0&1\\0&1&0\end{pmatrix}=\begin{pmatrix}2&-1&0\\1&3&-4\\1&0&-2\end{pmatrix}.$$

6. 求下列矩阵的秩.

(1)$\begin{pmatrix}1&2&3\\5&1&3\\3&2&3\end{pmatrix}$.

$$\text{解}\quad \boldsymbol{A}=\begin{pmatrix}1&2&3\\5&1&3\\3&2&3\end{pmatrix}\xrightarrow[r_3-3r_1]{r_2-5r_1}\begin{pmatrix}1&2&3\\0&-9&-12\\0&-4&-6\end{pmatrix}\xrightarrow{r_3-\frac{4}{9}r_2}\begin{pmatrix}1&2&3\\0&-9&-12\\0&0&-\frac{2}{3}\end{pmatrix}$$

所以$R(\boldsymbol{A})=3$.

(2)$\begin{pmatrix}1&1&2&2&1\\0&2&1&5&-1\\2&0&3&-1&3\\1&1&0&4&-1\end{pmatrix}$.

$$\text{解}\quad \boldsymbol{A}=\begin{pmatrix}1&1&2&2&1\\0&2&1&5&-1\\2&0&3&-1&3\\1&1&0&4&-1\end{pmatrix}\xrightarrow[r_4-r_1]{r_3-2r_1}\begin{pmatrix}1&1&2&2&1\\0&2&1&5&-1\\0&-2&-1&-5&1\\0&0&-2&2&-2\end{pmatrix}$$

$$\xrightarrow{r_3+r_2}\begin{pmatrix}1&1&2&2&1\\0&2&1&5&-1\\0&0&0&0&0\\0&0&0&12&-4\end{pmatrix}\xrightarrow{r_3\leftrightarrow r_4}\begin{pmatrix}1&1&2&2&1\\0&2&1&5&-1\\0&0&0&12&-4\\0&0&0&0&0\end{pmatrix}$$

所以$R(\boldsymbol{A})=3$.

习题 9.3

1. 选择题.

(1)B　　(2)D　　(3)C

2. 填空题.

(1)$(-7,-5,-16,-18)$

(2) 3

(3)线性相关

3. 设向量$\boldsymbol{\alpha}_1=(1,-1,0)$，$\boldsymbol{\alpha}_2=(0,1,-1)$，$\boldsymbol{\alpha}_3=(2,0,1)$.

求：(1)$\boldsymbol{\alpha}_1-\boldsymbol{\alpha}_2$.　(2)$4\boldsymbol{\alpha}_1+\boldsymbol{\alpha}_2-2\boldsymbol{\alpha}_3$.

解　(1)$\boldsymbol{\alpha}_1-\boldsymbol{\alpha}_2=(1-0,-1-1,0+1)=(1,-2,1)$.

(2)$4\boldsymbol{\alpha}_1+\boldsymbol{\alpha}_2-2\boldsymbol{\alpha}_3=(4,-4,0)+(0,1,-1)-(4,0,2)$

$=(0,-3,-3)$.

4. 讨论 n 维向量组 $\boldsymbol{e}_1=\begin{pmatrix}1\\0\\\vdots\\0\end{pmatrix},\boldsymbol{e}_2=\begin{pmatrix}0\\1\\\vdots\\0\end{pmatrix},\cdots,\boldsymbol{e}_n=\begin{pmatrix}0\\0\\\vdots\\1\end{pmatrix}$的线性相关性.

解法一　设 $k_1\boldsymbol{e}_1+k_2\boldsymbol{e}_2+\cdots+k_n\boldsymbol{e}_n=\boldsymbol{0}$

将向量组 $\boldsymbol{e}_1=\begin{pmatrix}1\\0\\\vdots\\0\end{pmatrix},\boldsymbol{e}_2=\begin{pmatrix}0\\1\\\vdots\\0\end{pmatrix},\cdots,\boldsymbol{e}_n=\begin{pmatrix}0\\0\\\vdots\\1\end{pmatrix}$代入上式得 $k_1=k_2=k_3=\cdots=k_n=0$.

即只有 $0\cdot\boldsymbol{e}_1+0\cdot\boldsymbol{e}_2+\cdots+0\cdot\boldsymbol{e}_n=\boldsymbol{0}$ 成立,所以该向量组线性无关.

解法二　n 维单位坐标向量组构成的矩阵 $\boldsymbol{E}=(e_1,e_2,\cdots,e_n)$是 n 阶单位矩阵,由$|\boldsymbol{E}|=1\neq0$,知 $R(\boldsymbol{E})=n$. 即 $R(\boldsymbol{E})$等于向量组中向量个数,所以该向量组线性无关.

5. 设向量组 $\boldsymbol{\alpha}_1,\boldsymbol{\alpha}_2,\boldsymbol{\alpha}_3$线性无关,$\boldsymbol{\beta}_1=\boldsymbol{\alpha}_1+\boldsymbol{\alpha}_2,\boldsymbol{\beta}_2=\boldsymbol{\alpha}_2+\boldsymbol{\alpha}_3,\boldsymbol{\beta}_3=\boldsymbol{\alpha}_3+\boldsymbol{\alpha}_1$,试证 $\boldsymbol{\beta}_1,\boldsymbol{\beta}_2,\boldsymbol{\beta}_3$也线性无关.

证明　设有 x_1,x_2,x_3,使 $x_1\boldsymbol{\beta}_1+x_2\boldsymbol{\beta}_2+x_3\boldsymbol{\beta}_3=\boldsymbol{0}$.

则 $x_1(\boldsymbol{\alpha}_1+\boldsymbol{\alpha}_2)+x_2(\boldsymbol{\alpha}_2+\boldsymbol{\alpha}_3)+x_3(\boldsymbol{\alpha}_3+\boldsymbol{\alpha}_1)=\boldsymbol{0}$.

即$(x_1+x_3)\boldsymbol{\alpha}_1+(x_1+x_2)\boldsymbol{\alpha}_2+(x_2+x_3)\boldsymbol{\alpha}_3=\boldsymbol{0}$.

因为向量组 $\boldsymbol{\alpha}_1,\boldsymbol{\alpha}_2,\boldsymbol{\alpha}_3$线性无关,所以$\begin{cases}x_1+x_3=0\\x_1+x_2=0.\\x_2+x_3=0\end{cases}$　　(1)

由于线性方程组(1)系数行列式 $\begin{vmatrix}1&0&1\\1&1&0\\0&1&1\end{vmatrix}=2\neq0$.

故方程组(1)只有零解 $x_1=x_2=x_3=0$,所以向量组 $\boldsymbol{\beta}_1,\boldsymbol{\beta}_2,\boldsymbol{\beta}_3$线性无关.

6. 判断下列向量组是否线性相关,并求向量组的秩及一个最大无关组.

(1)$\boldsymbol{\alpha}_1=(1,1,1),\boldsymbol{\alpha}_2=(0,2,5),\boldsymbol{\alpha}_3=(1,3,6)$.

解　$(\boldsymbol{\alpha}_1\quad\boldsymbol{\alpha}_2\quad\boldsymbol{\alpha}_3)=\begin{pmatrix}1&0&1\\1&2&3\\1&5&6\end{pmatrix}\xrightarrow[r_3-r_1]{r_2-r_1}\begin{pmatrix}1&0&2\\0&2&2\\0&5&5\end{pmatrix}\xrightarrow{r_3-\frac{5}{2}r_2}\begin{pmatrix}1&0&2\\0&2&2\\0&0&0\end{pmatrix}$.

$R(\boldsymbol{\alpha}_1,\boldsymbol{\alpha}_2,\boldsymbol{\alpha}_3)=2$,故向量组 $\boldsymbol{\alpha}_1,\boldsymbol{\alpha}_2,\boldsymbol{\alpha}_3$线性相关. 最大无关组为 $\boldsymbol{\alpha}_1,\boldsymbol{\alpha}_2$.

(2)$\boldsymbol{\alpha}_1=(1,1,0),\boldsymbol{\alpha}_2=(0,2,0),\boldsymbol{\alpha}_3=(0,0,3)$.

解　$(\boldsymbol{\alpha}_1\quad\boldsymbol{\alpha}_2\quad\boldsymbol{\alpha}_3)=\begin{pmatrix}1&0&0\\1&2&0\\0&0&3\end{pmatrix}\xrightarrow{r_2-r_1}\begin{pmatrix}1&0&0\\0&2&0\\0&0&3\end{pmatrix}$.

$R(\boldsymbol{\alpha}_1\quad\boldsymbol{\alpha}_2\quad\boldsymbol{\alpha}_3)=3$,故向量组 $\boldsymbol{\alpha}_1,\boldsymbol{\alpha}_2,\boldsymbol{\alpha}_3$线性无关. 最大无关组为 $\boldsymbol{\alpha}_1,\boldsymbol{\alpha}_2,\boldsymbol{\alpha}_3$.

习题 9.4

1. 选择题.

(1)C　　　　(2)A　　　　(3)D

2. 填空题.

(1)无解

(2)5

(3)4

3. 讨论下列线性方程组解的存在性.

(1) $\begin{cases} x_1+x_2+2x_3-x_4=0 \\ 2x_1+x_2+x_3-x_4=0 \\ 2x_1+x_3=0 \end{cases}$.

解 $\boldsymbol{A}=\begin{pmatrix} 1 & 1 & 2 & -1 \\ 2 & 1 & 1 & -1 \\ 2 & 0 & 1 & 0 \end{pmatrix} \xrightarrow[r_3-2r_1]{r_2-2r_1} \begin{pmatrix} 1 & 1 & 2 & -1 \\ 0 & -1 & -3 & 1 \\ 0 & -2 & -3 & 2 \end{pmatrix} \xrightarrow{r_3-2r_2} \begin{pmatrix} 1 & 1 & 2 & -1 \\ 0 & -1 & -3 & 1 \\ 0 & 0 & 3 & 0 \end{pmatrix}$.

$R(\boldsymbol{A})=3<4$,所以线性方程组有无穷多解.

(2) $\begin{cases} 4x_1+2x_2-x_3=0 \\ 3x_1-x_2+2x_3=10 \\ 11x_1+3x_2=8 \end{cases}$.

解　设系数矩阵为 $\boldsymbol{A}$.

增广矩阵 $\overline{\boldsymbol{A}}=\begin{pmatrix} 4 & 2 & -1 & 0 \\ 3 & -1 & 2 & 10 \\ 11 & 3 & 0 & 8 \end{pmatrix} \xrightarrow[r_4-3r_2]{r_1-r_2} \begin{pmatrix} 1 & 3 & -3 & -10 \\ 3 & -1 & 2 & 10 \\ 2 & 6 & -6 & -22 \end{pmatrix}$

$\xrightarrow[r_3-2r_1]{r_2-3r_1} \begin{pmatrix} 1 & 3 & -3 & -10 \\ 0 & -10 & 11 & 40 \\ 0 & 0 & 0 & -2 \end{pmatrix}$.

$R(\boldsymbol{A})=2, R(\overline{\boldsymbol{A}})=3$.

因为 $R(\boldsymbol{A})\neq R(\overline{\boldsymbol{A}})$,所以线性方程组无解.

4. λ 取何值时,非齐次线性方程组

$$\begin{cases} \lambda x_1+x_2+x_3=1 \\ x_1+\lambda x_2+x_3=\lambda \\ x_1+x_2+\lambda x_3=\lambda^2 \end{cases}$$

(1)有唯一解;(2)无解;(3)有无穷多个解.

解 $\overline{\boldsymbol{A}}=\begin{pmatrix} \lambda & 1 & 1 & 1 \\ 1 & \lambda & 1 & \lambda \\ 1 & 1 & \lambda & \lambda^2 \end{pmatrix} \rightarrow \begin{pmatrix} 1 & 1 & \lambda & \lambda^2 \\ 0 & \lambda-1 & 1-\lambda & \lambda-\lambda^2 \\ 0 & 0 & 2-\lambda-\lambda^2 & 1+\lambda-\lambda^2-\lambda^3 \end{pmatrix}$

(1) 当 $2-\lambda-\lambda^2\neq 0$ 时,即 $\lambda\neq 1$ 且 $\lambda\neq -2$ 时,非齐次线性方程组有唯一解.

(2)当 $\begin{cases} 2-\lambda-\lambda^2=0 \\ 1+\lambda-\lambda^2-\lambda^3\neq 0 \end{cases}$ 时,即 $\lambda=-2$ 时,非齐次线性方程组无解.

(3)当 $\begin{cases} 2-\lambda-\lambda^2=0 \\ 1+\lambda-\lambda^2-\lambda^3=0 \end{cases}$ 时,即 $\lambda=1$ 时,非齐次线性方程组有无穷多个解.

5．解下列线性方程组.

(1)$\begin{cases} x_1-x_2+x_3=0 \\ 3x_1-2x_2+4x_3=0 \\ 3x_1-x_2+5x_3=0 \end{cases}$.

解　对系数矩阵实施初等行变换

$$\begin{pmatrix} 1 & -1 & 1 \\ 3 & -2 & 4 \\ 3 & -1 & 5 \end{pmatrix} \to \begin{pmatrix} 1 & 0 & 2 \\ 0 & 1 & 1 \\ 0 & 0 & 0 \end{pmatrix}$$

即得$\begin{cases} x_1=-2x_3 \\ x_2=-x_3 \end{cases}$.

故线性方程组的通解为$\begin{cases} x_1=-2t \\ x_2=-t \\ x_3=t \end{cases}$　$(t\in\mathbf{R})$. 其向量形式为$\begin{pmatrix} x_1 \\ x_2 \\ x_3 \end{pmatrix}=\begin{pmatrix} -2 \\ -1 \\ 1 \end{pmatrix}t$　$(t\in\mathbf{R})$.

(2)$\begin{cases} x_1+2x_2+x_3-x_4=0 \\ 3x_1+6x_2-x_3-3x_4=0 \\ 5x_1+10x_2+x_3-5x_4=0 \end{cases}$.

解　对系数矩阵实施初等行变换.

$$\begin{pmatrix} 1 & 2 & 1 & -1 \\ 3 & 6 & -1 & -3 \\ 5 & 10 & 1 & -5 \end{pmatrix} \to \begin{pmatrix} 1 & 2 & 0 & -1 \\ 0 & 0 & 1 & 0 \\ 0 & 0 & 0 & 0 \end{pmatrix}$$

即得$\begin{cases} x_1=-2x_2+x_4 \\ x_3=0 \end{cases}$.

故线性方程组的通解为$\begin{cases} x_1=-2t_1+t_2 \\ x_2=t_1 \\ x_3=0 \\ x_4=t_2 \end{cases}$　$(t_1,t_2\in\mathbf{R})$. 其向量形式为$\begin{pmatrix} x_1 \\ x_2 \\ x_3 \\ x_4 \end{pmatrix}=\begin{pmatrix} -2 \\ 1 \\ 0 \\ 0 \end{pmatrix}t_1+\begin{pmatrix} 1 \\ 0 \\ 0 \\ 1 \end{pmatrix}t_2$

$(t_1,t_2\in\mathbf{R})$.

(3)$\begin{cases} x_1-2x_2+x_3=1 \\ -2x_1+x_2+x_3=-2 \\ x_1+x_2-2x_3=1 \end{cases}$.

解　设系数矩阵为$\mathbf{A}$.

增广矩阵$\overline{\mathbf{A}}=\begin{pmatrix} 1 & -2 & 1 & 1 \\ -2 & 1 & 1 & -2 \\ 1 & 1 & -2 & 1 \end{pmatrix} \to \begin{pmatrix} 1 & 0 & -1 & 1 \\ 0 & 1 & -1 & 0 \\ 0 & 0 & 0 & 0 \end{pmatrix}$.

$R(\mathbf{A})=R(\overline{\mathbf{A}})=2$,则方程组有解.

线性方程组为:$\begin{cases} x_1=x_3+1 \\ x_2=x_3 \end{cases}$.

方程组的通解为:$\begin{cases} x_1=t+1 \\ x_2=t \\ x_3=t \end{cases}$　$(t\in\mathbf{R})$. 其向量形式为$\begin{pmatrix} x_1 \\ x_2 \\ x_3 \end{pmatrix}=\begin{pmatrix} 1 \\ 1 \\ 1 \end{pmatrix}t+\begin{pmatrix} 1 \\ 0 \\ 0 \end{pmatrix}$$(t\in\mathbf{R})$.

(4) $\begin{cases}2x_1+3x_2+x_3=4\\ x_1-2x_2+4x_3=-5\\ 3x_1+8x_2-2x_3=13\\ 4x_1-x_2+9x_3=-6\end{cases}$.

解 设系数矩阵为 $\boldsymbol{A}$.

$$增广矩阵\ \overline{\boldsymbol{A}}=\begin{pmatrix}2&3&1&4\\1&-2&4&-5\\3&8&-2&13\\4&-1&9&-6\end{pmatrix}\rightarrow\begin{pmatrix}1&0&2&-1\\0&1&-1&2\\0&0&0&0\\0&0&0&0\end{pmatrix}$$

$R(\boldsymbol{A})=R(\overline{\boldsymbol{A}})=2$,则方程组有解.

线性方程组为 $\begin{cases}x_1=-2x_3-1\\ x_2=x_3+2\end{cases}$.

方程组的通解为 $\begin{cases}x_1=-2t-1\\ x_2=t+2\\ x_3=t\end{cases}$ $(t\in\mathbf{R})$. 其向量形式为 $\begin{pmatrix}x_1\\x_2\\x_3\end{pmatrix}=\begin{pmatrix}-2\\1\\1\end{pmatrix}t+\begin{pmatrix}-1\\2\\0\end{pmatrix}$ $(t\in\mathbf{R})$.

(5) $\begin{cases}x_1-2x_2-3x_3-2x_4=-1\\ x_2+2x_3+x_4=6\\ 3x_1-2x_2-x_4=7\\ 2x_2+2x_3+x_4=5\end{cases}$.

解 设系数矩阵为 $\boldsymbol{A}$.

$$增广矩阵\ \overline{\boldsymbol{A}}=\begin{pmatrix}1&-2&-3&-2&-1\\0&1&2&1&6\\3&-2&0&-4&7\\0&2&2&1&5\end{pmatrix}\rightarrow\begin{pmatrix}1&0&0&0&-10\\0&1&0&0&-1\\0&0&1&0&21\\0&0&0&1&-35\end{pmatrix}$$

$R(\boldsymbol{A})=R(\overline{\boldsymbol{A}})=4$,线性方程组有唯一解为 $\begin{pmatrix}x_1\\x_2\\x_3\\x_4\end{pmatrix}=\begin{pmatrix}-10\\-1\\21\\-35\end{pmatrix}$.

习题 9.5

1. 填空题.

(1) $\lambda^2-10\lambda+9$

(2) $\lambda_1=\lambda_2=-1,\lambda_3=8$

(3) $k_1\begin{pmatrix}-1\\2\\0\end{pmatrix}+k_2\begin{pmatrix}-1\\0\\1\end{pmatrix}$ (k_1,k_2 为不全为零的任意常数),$k_3\begin{pmatrix}2\\1\\2\end{pmatrix}$ (k_3 为不为零的任意常数)

2. 求下列矩阵的特征值.

(1) $\begin{pmatrix}1&2&3\\2&1&3\\3&3&6\end{pmatrix}$.

解 $|\boldsymbol{A}-\lambda\boldsymbol{E}|=\begin{vmatrix}1-\lambda & 2 & 3\\ 2 & 1-\lambda & 3\\ 3 & 3 & 6-\lambda\end{vmatrix}=\begin{vmatrix}1-\lambda & 2 & 3\\ 1+\lambda & -1-\lambda & 0\\ 3 & 3 & 6-\lambda\end{vmatrix}=(1+\lambda)\begin{vmatrix}1-\lambda & 2 & 3\\ 1 & -1 & 0\\ 3 & 3 & 6-\lambda\end{vmatrix}$

$$=(1+\lambda)\begin{vmatrix}3-\lambda & 2 & 3\\ 0 & -1 & 0\\ 6 & 3 & 6-\lambda\end{vmatrix}=-(1+\lambda)\begin{vmatrix}3-\lambda & 3\\ 6 & 6-\lambda\end{vmatrix}=-(\lambda+1)\lambda(\lambda-9)=0.$$

所以特征值 $\lambda_1=-1,\lambda_2=0,\lambda_3=9$.

(2) $\begin{pmatrix}3 & 1 & 0\\ -4 & -1 & 0\\ 4 & 8 & -2\end{pmatrix}$.

解 $|\boldsymbol{A}-\lambda\boldsymbol{E}|=\begin{vmatrix}3-\lambda & 1 & 0\\ -4 & -1-\lambda & 0\\ 4 & 8 & -2-\lambda\end{vmatrix}=(-2-\lambda)\begin{vmatrix}3-\lambda & 1\\ -4 & -1-\lambda\end{vmatrix}=(-2-\lambda)(\lambda-1)^2=0$

所以特征值 $\lambda_1=-2,\lambda_2=\lambda_3=1$.

3. 求下列矩阵的特征值和特征向量.

(1) $\begin{pmatrix}1 & -1\\ 2 & 4\end{pmatrix}$.

解 $\begin{vmatrix}1-\lambda & -1\\ 2 & 4-\lambda\end{vmatrix}=(1-\lambda)(4-\lambda)+2=\lambda^2-5\lambda+6=(\lambda-2)(\lambda-3)=0.$

所以特征值 $\lambda_1=2,\lambda_2=3$

当 $\lambda_1=2$ 时,解方程组 $\begin{pmatrix}1-2 & -1\\ 2 & 4-2\end{pmatrix}\begin{pmatrix}x_1\\ x_2\end{pmatrix}=\begin{pmatrix}0\\ 0\end{pmatrix}$,即 $\begin{cases}-x_1-x_2=0\\ 2x_1+2x_2=0\end{cases}$.

得 $x_1+x_2=0$,所以对应的特征向量可取为 $\boldsymbol{p}_1=\begin{pmatrix}1\\ -1\end{pmatrix}$;

当 $\lambda_2=3$ 时,解方程组 $\begin{pmatrix}1-3 & -1\\ 2 & 4-3\end{pmatrix}\begin{pmatrix}x_1\\ x_2\end{pmatrix}=\begin{pmatrix}0\\ 0\end{pmatrix}$,即 $\begin{cases}-2x_1-x_2=0\\ 2x_1+x_2=0\end{cases}$

得 $2x_1+x_2=0$,所以对应的特征向量可取为 $\boldsymbol{p}_2=\begin{pmatrix}1\\ -2\end{pmatrix}$.

(2) $\begin{pmatrix}2 & 3\\ 1 & 0\end{pmatrix}$.

解 $\begin{vmatrix}2-\lambda & 3\\ 1 & -\lambda\end{vmatrix}=-\lambda(2-\lambda)-3=\lambda^2-2\lambda-3=(\lambda+1)(\lambda-3)=0.$

所以特征值 $\lambda_1=-1,\lambda_2=3$

当 $\lambda_1=-1$ 时,解方程组 $\begin{pmatrix}2+1 & 3\\ 1 & 1\end{pmatrix}\begin{pmatrix}x_1\\ x_2\end{pmatrix}=\begin{pmatrix}0\\ 0\end{pmatrix}$,即 $\begin{cases}3x_1+3x_2=0\\ x_1+x_2=0\end{cases}$.

得 $x_1+x_2=0$,所以对应的特征向量可取为 $\boldsymbol{p}_1=\begin{pmatrix}1\\ -1\end{pmatrix}$;

当 $\lambda_2=3$ 时,解方程组 $\begin{pmatrix}2-3 & 3\\ 1 & -3\end{pmatrix}\begin{pmatrix}x_1\\ x_2\end{pmatrix}=\begin{pmatrix}0\\ 0\end{pmatrix}$,即 $\begin{cases}-x_1+3x_2=0\\ x_1-3x_2=0\end{cases}$.

得 $x_1-3x_2=0$，所以对应的特征向量可取为 $\boldsymbol{p}_1=\begin{pmatrix}3\\1\end{pmatrix}$.

习题 9.6

某中药厂用九种中草药($A\sim I$)根据不同的比例制成了 7 种特效药，各用量成分见下表(单位:g).

药　品	成　分								
	A	B	C	D	E	F	G	H	I
成药 1 号	10	12	5	7	0	25	9	6	8
成药 2 号	12	0	3	9	1	5	4	5	2
成药 3 号	14	12	11	25	2	35	17	16	12
成药 4 号	12	25	0	5	25	5	25	10	0
成药 5 号	20	35	5	15	5	35	2	10	2
成药 6 号	38	60	14	47	33	55	39	35	6
成药 6 号	100	55	0	35	6	50	25	10	20

(1)某医院要购买这七种特效要，但药厂的第 3 号要和第 6 号药已经卖完，请问能否用其他特效药配制出这两种脱销的药品？

(2)现在医院想用这七种草药配制三种新的特效药，下表给出了三种新的特效药的成分，请问能否配制？如何配制？

药　品	成　分								
	A	B	C	D	E	F	G	H	I
1 号新药	40	62	14	44	53	50	71	41	14
2 号新药	162	141	27	102	60	155	118	68	52
3 号新药	88	67	8	51	7	80	38	21	30

解　(1)把每一种特效药看成一个九维列向量，分析 7 个列向量构成的向量组的线性相关性.

若向量组线性无关，则无法配制脱销的特效药.

若向量组线性相关，并且能找到不含 $\boldsymbol{\alpha}_3,\boldsymbol{\alpha}_6$ 的一个最大线性无关组，则可以配制 3 号和 6 号药品.

经计算该向量组线性相关，一个最大无关组为 $\boldsymbol{\alpha}_1$，$\boldsymbol{\alpha}_2$，$\boldsymbol{\alpha}_4$，$\boldsymbol{\alpha}_5$，$\boldsymbol{\alpha}_7$ 且 $\boldsymbol{\alpha}_3=\boldsymbol{\alpha}_1+2\boldsymbol{\alpha}_2$，$\boldsymbol{\alpha}_6=3\boldsymbol{\alpha}_2+\boldsymbol{\alpha}_4+\boldsymbol{\alpha}_5$，所以可以配制出这两种脱销的药品.

(2)三种新药用 $\boldsymbol{\beta}_1$，$\boldsymbol{\beta}_2$，$\boldsymbol{\beta}_3$ 表示，问题化为 $\boldsymbol{\beta}_1$，$\boldsymbol{\beta}_2$，$\boldsymbol{\beta}_3$ 能否用 $\boldsymbol{\alpha}_1,\boldsymbol{\alpha}_2,\boldsymbol{\alpha}_3,\boldsymbol{\alpha}_4,\boldsymbol{\alpha}_5,\boldsymbol{\alpha}_6,\boldsymbol{\alpha}_7$ 线性表示，若能表示，则可以配制；否则，不能配制.

经计算可得：$\boldsymbol{\beta}_1=\boldsymbol{\alpha}_1+3\boldsymbol{\alpha}_2+2\boldsymbol{\alpha}_4$，$\boldsymbol{\beta}_2=3\boldsymbol{\alpha}_1+4\boldsymbol{\alpha}_2+2\boldsymbol{\alpha}_4+\boldsymbol{\alpha}_7$，$\boldsymbol{\beta}_3$ 则不能被线性表示，所以无法配药.

复习题 9

1. 求下列排列的逆序数.

(1) 0　　(2) 10　　(3) 3　　(4) 5

2. 计算下列行列式.

(1) $\begin{vmatrix} 4 & 1 & 2 & 4 \\ 10 & 5 & 2 & 0 \\ 0 & 1 & 1 & 7 \\ 1 & 2 & 0 & 2 \end{vmatrix}$.

解 $D \xlongequal{r_1 \leftrightarrow r_4} -\begin{vmatrix} 1 & 2 & 0 & 2 \\ 10 & 5 & 2 & 0 \\ 0 & 1 & 1 & 7 \\ 4 & 1 & 2 & 4 \end{vmatrix} \xlongequal[r_4-4r_1]{r_2-10r_1} -\begin{vmatrix} 1 & 2 & 0 & 2 \\ 0 & 15 & 2 & -20 \\ 0 & 1 & 1 & 7 \\ 0 & -7 & 2 & -4 \end{vmatrix}$

$\xlongequal{r_2 \leftrightarrow r_3} \begin{vmatrix} 1 & 2 & 0 & 2 \\ 0 & 1 & 1 & 7 \\ 0 & -15 & 2 & -20 \\ 0 & -7 & 2 & -4 \end{vmatrix} \xlongequal[r_4+7r_2]{r_3+15r_2} \begin{vmatrix} 1 & 2 & 0 & 2 \\ 0 & 1 & 1 & 7 \\ 0 & 0 & 17 & 85 \\ 0 & 0 & 9 & 45 \end{vmatrix} = 0$ （第二行与第三行成比例）

(2) $\begin{vmatrix} 1 & 2 & 3 & 4 \\ 1 & 3 & 4 & 1 \\ 1 & 4 & 1 & 2 \\ 1 & 1 & 2 & 3 \end{vmatrix}$.

解 $D \xlongequal[r_4-r]{\substack{r_2-r_1 \\ r_3-r_1}} \begin{vmatrix} 1 & 2 & 3 & 4 \\ 0 & 1 & 1 & -3 \\ 0 & 2 & -1 & -2 \\ 0 & -7 & -1 & -1 \end{vmatrix} \xlongequal[r_3 \div 1]{\text{按 } c_1 \text{ 展开}} \begin{vmatrix} 1 & 1 & -3 \\ 2 & -2 & -2 \\ 1 & 1 & 1 \end{vmatrix} \xlongequal{c_2-c_1} \begin{vmatrix} 1 & 0 & -3 \\ 2 & -4 & -2 \\ 1 & 0 & 1 \end{vmatrix}$

$=4\begin{vmatrix} 1 & -3 \\ 1 & 1 \end{vmatrix} = 16$

(3) $\begin{vmatrix} a & b & a+b \\ b & a+b & a \\ a+b & a & b \end{vmatrix}$.

解 $D \xlongequal{r_1+r_2+r_3} \begin{vmatrix} 2(a+b) & 2(a+b) & 2(a+b) \\ b & a+b & a \\ a+b & a & b \end{vmatrix} \xlongequal[r_3-(a+b)r_2]{r_2-br_1} \begin{vmatrix} 1 & 1 & 1 \\ 0 & a & a-b \\ 0 & -b & -a \end{vmatrix}$

$=-2(a^3+b^3)$

(4) $\begin{vmatrix} 1 & 1 & 1 \\ a & b & c \\ b+c & c+a & a+b \end{vmatrix}$.

解 $D \xlongequal{r_2+r_3} \begin{vmatrix} 1 & 1 & 1 \\ a+b+c & a+b+c & a+b+c \\ b+c & c+a & a+b \end{vmatrix}$

$=(a+b+c)\begin{vmatrix} 1 & 1 & 1 \\ 1 & 1 & 1 \\ b+c & c+a & a+b \end{vmatrix} = 0$

3. 用行列式的性质证明下列等式.

(1) $\begin{vmatrix} -ab & ac & ae \\ bd & -cd & ed \\ bf & cf & -ef \end{vmatrix} = 4abcdef$.

证明 $\begin{vmatrix} -ab & ac & ae \\ bd & -cd & ed \\ bf & cf & -ef \end{vmatrix} = adf \begin{vmatrix} -b & c & e \\ b & -c & e \\ b & c & -e \end{vmatrix} \xlongequal[r_3+r_1]{r_2+r_1} adf \begin{vmatrix} -b & c & e \\ 0 & 0 & 2e \\ 0 & 2c & 0 \end{vmatrix} = 4abcdef.$

(2) $\begin{vmatrix} a^2 & ab & b^2 \\ 2a & a+b & 2b \\ 1 & 1 & 1 \end{vmatrix} = (a-b)^3.$

证明 $\begin{vmatrix} a^2 & ab & b^2 \\ 2a & a+b & 2b \\ 1 & 1 & 1 \end{vmatrix} \xlongequal[c_3-c_1]{c_2-c_1} \begin{vmatrix} a^2 & ab-a^2 & b^2-a^2 \\ 2a & b-a & 2b-2a \\ 1 & 0 & 0 \end{vmatrix}$

$$= (b-a)^2 \begin{vmatrix} a^2 & a & b+a \\ 2a & 1 & 2 \\ 1 & 0 & 0 \end{vmatrix} = (-1)^{3+1}(b-a)^2 \begin{vmatrix} a & b+a \\ 1 & 2 \end{vmatrix}$$

$$= (-1)^{3+1}(b-a)^2(2a-b-a) = (a-b)^3.$$

4. 计算下列矩阵的乘积.

(1) $\begin{pmatrix} 4 & 3 & 1 \\ 1 & -2 & 3 \\ 5 & 7 & 0 \end{pmatrix} \begin{pmatrix} 0 \\ 2 \\ 1 \end{pmatrix}.$

解 $\begin{pmatrix} 4 & 3 & 1 \\ 1 & -2 & 3 \\ 5 & 7 & 0 \end{pmatrix} \begin{pmatrix} 0 \\ 2 \\ 1 \end{pmatrix} = \begin{pmatrix} 0+6+1 \\ 0-4+3 \\ 0+14+0 \end{pmatrix} = \begin{pmatrix} 7 \\ -1 \\ 14 \end{pmatrix}.$

(2) $(1\ \ 4\ \ 7)\begin{pmatrix} 7 \\ -4 \\ 1 \end{pmatrix}.$

解 $(1\ \ 4\ \ 7)\begin{pmatrix} 7 \\ -4 \\ 1 \end{pmatrix} = 7-16+7 = (-2).$

(3) $\begin{pmatrix} 2 & 1 & 4 & 0 \\ 1 & -1 & 3 & 4 \end{pmatrix} \begin{pmatrix} 1 & 3 & 1 \\ 0 & -1 & 2 \\ 1 & -3 & 1 \\ 4 & 0 & -2 \end{pmatrix}.$

解 $\begin{pmatrix} 2 & 1 & 4 & 0 \\ 1 & -1 & 3 & 4 \end{pmatrix} \begin{pmatrix} 1 & 3 & 1 \\ 0 & -1 & 2 \\ 1 & -3 & 1 \\ 4 & 0 & -2 \end{pmatrix} = \begin{pmatrix} 2+0+4+0 & 6-1-12+0 & 2+2+4+0 \\ 1+0+3+16 & 3+1-9+0 & 1-2+3-8 \end{pmatrix}$

$$= \begin{pmatrix} 6 & -7 & 8 \\ 20 & -5 & -6 \end{pmatrix}.$$

(4) $\begin{pmatrix} 1 \\ 0 \\ 2 \\ -1 \end{pmatrix}(3\ \ -2\ \ 1\ \ 0).$

解 $\begin{pmatrix} 1 \\ 0 \\ 2 \\ -1 \end{pmatrix}(3\ \ -2\ \ 1\ \ 0) = \begin{pmatrix} 1\times3 & 1\times(-2) & 1\times1 & 1\times0 \\ 0\times3 & 0\times(-2) & 0\times1 & 0\times0 \\ 2\times3 & 2\times(-2) & 2\times1 & 2\times0 \\ -1\times3 & -1\times(-2) & -1\times1 & -1\times0 \end{pmatrix}$

$$=\begin{pmatrix}3&-2&1&0\\0&0&0&0\\6&-4&2&0\\-3&2&-1&0\end{pmatrix}.$$

5. 求下列矩阵的逆矩阵.

(1) $\begin{pmatrix}1&0&0\\1&2&0\\1&2&3\end{pmatrix}$.

解　$(\boldsymbol{A}\mid\boldsymbol{E})=\begin{pmatrix}1&0&0&1&0&0\\1&2&0&0&1&0\\1&2&3&0&0&1\end{pmatrix}\to\begin{pmatrix}1&0&0&1&0&0\\0&2&0&-1&1&0\\0&2&3&-1&0&1\end{pmatrix}$

$\to\begin{pmatrix}1&0&0&1&0&0\\0&1&0&-\frac{1}{2}&-\frac{1}{2}&0\\0&0&3&0&-1&1\end{pmatrix}\to\begin{pmatrix}1&0&0&1&0&0\\0&1&0&-\frac{1}{2}&-\frac{1}{2}&0\\0&0&1&0&-\frac{1}{3}&\frac{1}{3}\end{pmatrix}=(\boldsymbol{E}\mid\boldsymbol{A}^{-1})$

(2) $\begin{pmatrix}2&2&3\\1&-1&0\\-1&2&1\end{pmatrix}$.

解　$(\boldsymbol{A}\mid\boldsymbol{E})=\begin{pmatrix}2&2&3&1&0&0\\1&-1&0&0&1&0\\-1&2&1&0&0&1\end{pmatrix}\to\begin{pmatrix}1&-1&0&0&1&0\\2&2&3&1&0&0\\0&1&1&0&1&1\end{pmatrix}$

$\to\begin{pmatrix}1&-1&0&0&1&0\\0&4&3&1&-2&0\\0&1&1&0&1&1\end{pmatrix}\to\begin{pmatrix}1&-1&0&0&1&0\\0&1&1&0&1&1\\0&0&-1&1&-6&-4\end{pmatrix}$

$\to\begin{pmatrix}1&0&0&1&-4&-3\\0&1&0&1&-5&-3\\0&0&1&-1&6&4\end{pmatrix}=(\boldsymbol{E}\mid\boldsymbol{A}^{-1})$

(3) $\begin{pmatrix}1&2&-1\\3&4&-2\\5&-4&1\end{pmatrix}$.

解　因$|\boldsymbol{A}|=\begin{vmatrix}1&2&-1\\3&4&-2\\5&-4&1\end{vmatrix}=2\neq0$，故 $\boldsymbol{A}$ 可逆，并且 $\boldsymbol{A}^*=\begin{pmatrix}-4&2&0\\-13&6&-1\\-32&14&-2\end{pmatrix}$

$$\boldsymbol{A}^{-1}=\frac{\boldsymbol{A}^*}{|\boldsymbol{A}|}=\frac{1}{2}\begin{pmatrix}-4&2&0\\-13&6&-1\\-32&14&-2\end{pmatrix}=\begin{pmatrix}-2&1&0\\-\frac{13}{2}&3&-\frac{1}{2}\\-16&7&-1\end{pmatrix}$$

(4) $\begin{pmatrix}5&2&0&0\\2&-1&0&0\\0&0&8&3\\0&0&5&2\end{pmatrix}$.

解　将 $\boldsymbol{A}$ 分块 $\boldsymbol{A}=\begin{pmatrix}\boldsymbol{A}_1&\boldsymbol{O}\\\boldsymbol{O}&\boldsymbol{A}_2\end{pmatrix}$，其中 $\boldsymbol{A}_1=\begin{pmatrix}5&2\\2&1\end{pmatrix}$，$\boldsymbol{A}_2=\begin{pmatrix}8&3\\5&2\end{pmatrix}$，因为$|\boldsymbol{A}_1|=1$，$|\boldsymbol{A}_2|=1$，故

它们均可逆，由分块对角矩阵的性质有

$$A^{-1}=\begin{pmatrix}A_1^{-1} & O\\ O & A_2^{-1}\end{pmatrix}=\begin{pmatrix}1 & -2 & 0 & 0\\ -2 & 5 & 0 & 0\\ 0 & 0 & 2 & -3\\ 0 & 0 & -5 & 8\end{pmatrix}$$

6. 求下列矩阵的秩.

(1) $\begin{pmatrix}1 & 4 & 3 & 2\\ 1 & 0 & 2 & 3\end{pmatrix}$.

解 $\begin{pmatrix}1 & 4 & 3 & 2\\ 1 & 0 & 2 & 3\end{pmatrix}\rightarrow\begin{pmatrix}1 & 4 & 3 & 2\\ 0 & -4 & -1 & 1\end{pmatrix}$

于是秩为 2.

(2) $\begin{pmatrix}1 & 1 & 0 & 2\\ 0 & -1 & 2 & -1\\ 1 & 3 & -4 & 4\end{pmatrix}$.

解 $\begin{pmatrix}1 & 1 & 0 & 2\\ 0 & -1 & 2 & -1\\ 1 & 3 & -4 & 4\end{pmatrix}\rightarrow\begin{pmatrix}1 & 1 & 0 & 2\\ 0 & -1 & 2 & -1\\ 0 & 2 & -4 & 2\end{pmatrix}\rightarrow\begin{pmatrix}1 & 1 & 0 & 2\\ 0 & -1 & 2 & -1\\ 0 & 0 & 0 & 0\end{pmatrix}$

于是秩为 2.

(3) $\begin{pmatrix}1 & 2 & -1 & -3 & -2\\ 2 & -1 & 3 & 1 & -3\\ 3 & 0 & 5 & -1 & 0\end{pmatrix}$.

解 $\begin{pmatrix}1 & 2 & -1 & -3 & -2\\ 2 & -1 & 3 & 1 & -3\\ 3 & 0 & 5 & -1 & 0\end{pmatrix}\rightarrow\begin{pmatrix}1 & 2 & -1 & -3 & -2\\ 0 & -5 & 5 & -5 & 1\\ 0 & -6 & 8 & -10 & 6\end{pmatrix}$

于是秩为 3.

(4) $\begin{pmatrix}1 & 1 & 2 & 2 & 1\\ 0 & 2 & 1 & 5 & -1\\ 2 & 0 & 3 & -1 & 3\\ 1 & 1 & 0 & 4 & -1\end{pmatrix}$.

解 $\begin{pmatrix}1 & 1 & 2 & 2 & 1\\ 0 & 2 & 1 & 5 & -1\\ 2 & 0 & 3 & -1 & 3\\ 1 & 1 & 0 & 4 & -1\end{pmatrix}\rightarrow\begin{pmatrix}1 & 1 & 2 & 2 & 1\\ 0 & 2 & 1 & 5 & -1\\ 0 & -2 & -1 & -5 & 1\\ 0 & 0 & -2 & 2 & -2\end{pmatrix}\rightarrow\begin{pmatrix}1 & 1 & 2 & 2 & 1\\ 0 & 2 & 1 & 5 & -1\\ 0 & 0 & -2 & 2 & -2\\ 0 & 0 & 0 & 0 & 0\end{pmatrix}$

于是秩为 3.

7. 利用逆矩阵求下列线性方程组.

(1) $\begin{cases}x_1+2x_2+3x_3=1\\ 2x_1+2x_2+5x_3=2.\\ 3x_1+5x_2+x_3=3\end{cases}$

解 线性方程组写成矩阵形式为 $\begin{pmatrix}1 & 2 & 3\\ 2 & 2 & 5\\ 3 & 5 & 1\end{pmatrix}\begin{pmatrix}x_1\\ x_2\\ x_3\end{pmatrix}=\begin{pmatrix}1\\ 2\\ 3\end{pmatrix}$.

设 $\boldsymbol{A}=\begin{pmatrix}1&2&3\\2&2&5\\3&5&1\end{pmatrix}$，$\boldsymbol{X}=\begin{pmatrix}x_1\\x_2\\x_3\end{pmatrix}$，$\boldsymbol{B}=\begin{pmatrix}1\\2\\3\end{pmatrix}$.

$$|\boldsymbol{A}|=\begin{vmatrix}1&2&3\\2&2&5\\3&5&1\end{vmatrix}=15\neq0,\quad \boldsymbol{A}^{-1}=\frac{\boldsymbol{A}^*}{|\boldsymbol{A}|}=\frac{1}{15}\begin{pmatrix}-23&13&4\\13&-8&1\\4&1&-2\end{pmatrix}.$$

则 $\boldsymbol{X}=\boldsymbol{A}^{-1}\boldsymbol{B}=\frac{1}{15}\begin{pmatrix}-23&13&4\\13&-8&1\\4&1&-2\end{pmatrix}\begin{pmatrix}1\\2\\3\end{pmatrix}=\begin{pmatrix}1\\0\\0\end{pmatrix}$.

所求线性方程组的解为 $\begin{cases}x_1=1\\x_2=0.\\x_3=0\end{cases}$

(2) $\begin{cases}x_1-x_2-x_3=2\\2x_1-x_2-3x_3=1.\\3x_1+2x_2-5x_3=0\end{cases}$

解　线性方程组写成矩阵形式为 $\begin{pmatrix}1&-1&-1\\2&-1&-3\\3&2&-5\end{pmatrix}\begin{pmatrix}x_1\\x_2\\x_3\end{pmatrix}=\begin{pmatrix}2\\1\\0\end{pmatrix}$.

设 $\boldsymbol{A}=\begin{pmatrix}1&-1&-1\\2&-1&-3\\3&2&-5\end{pmatrix}$，$\boldsymbol{X}=\begin{pmatrix}x_1\\x_2\\x_3\end{pmatrix}$，$\boldsymbol{B}=\begin{pmatrix}2\\1\\0\end{pmatrix}$.

$$|\boldsymbol{A}|=\begin{vmatrix}1&-1&-1\\2&-1&-3\\3&2&-5\end{vmatrix}=3\neq0,\quad \boldsymbol{A}^{-1}=\frac{\boldsymbol{A}^*}{|\boldsymbol{A}|}=\frac{1}{3}\begin{pmatrix}11&-7&2\\1&-2&1\\7&-5&1\end{pmatrix}.$$

则 $\boldsymbol{X}=\boldsymbol{A}^{-1}\boldsymbol{B}=\frac{1}{3}\begin{pmatrix}11&-7&2\\1&-2&1\\7&-5&1\end{pmatrix}\begin{pmatrix}2\\1\\0\end{pmatrix}=\begin{pmatrix}5\\0\\3\end{pmatrix}$.

所求线性方程组的解为 $\begin{cases}x_1=5\\x_2=0.\\x_3=3\end{cases}$

8. 讨论 $\boldsymbol{A},\boldsymbol{B}$ 两矩阵是否等价.

(1) $\boldsymbol{A}=\begin{pmatrix}1&2&3\\2&2&1\\3&4&3\end{pmatrix}$，$\boldsymbol{B}=\begin{pmatrix}0&2&0\\1&0&0\\0&0&-1\end{pmatrix}$.

解　$\boldsymbol{A}=\begin{pmatrix}1&2&3\\2&2&1\\3&4&3\end{pmatrix}\xrightarrow[r_3-3r_1]{r_2-2r_1}\begin{pmatrix}1&2&3\\0&-2&-5\\0&-2&-6\end{pmatrix}\xrightarrow{r_3-r_2}\begin{pmatrix}1&2&3\\0&-2&-5\\0&0&-1\end{pmatrix}$

$\xrightarrow[r_2-5r_3]{r_1+3r_3}\begin{pmatrix}1&2&0\\0&-2&0\\0&0&-1\end{pmatrix}\xrightarrow[(-1)r_2]{r_1+r_2}\begin{pmatrix}1&0&0\\0&2&0\\0&0&-1\end{pmatrix}\xrightarrow{r_1\leftrightarrow r_2}\begin{pmatrix}0&2&0\\1&0&0\\0&0&-1\end{pmatrix}$.

由 $R(\boldsymbol{A})=R(\boldsymbol{B})=3$，可知 $\boldsymbol{A},\boldsymbol{B}$ 两矩阵等价.

(2)$\boldsymbol{A}=\begin{pmatrix}1&4&1&0\\2&1&-1&-3\\1&0&-3&-1\\1&-3&-2&-3\end{pmatrix}$，$\boldsymbol{B}=\begin{pmatrix}1&0&0&0\\0&1&0&0\\0&0&1&0\\0&0&0&1\end{pmatrix}$.

解　$\boldsymbol{A}=\begin{pmatrix}1&4&1&0\\2&1&-1&-3\\1&0&-3&-1\\1&-3&-2&-3\end{pmatrix}\xrightarrow[r_4-r_1]{\substack{r_2-2r_1\\r_3-r_1}}\begin{pmatrix}1&4&1&0\\0&-7&-3&-3\\0&-4&-4&-1\\0&-7&-3&-3\end{pmatrix}$

$\xrightarrow{r_4-r_2}\begin{pmatrix}1&4&1&0\\0&-7&-3&-3\\0&-4&-4&-1\\0&0&0&0\end{pmatrix}\xrightarrow{r_3-\frac{4}{7}r_2}\begin{pmatrix}1&4&1&0\\0&-7&-3&-3\\0&0&-\frac{16}{7}&\frac{5}{7}\\0&0&0&0\end{pmatrix}$.

由 $R(\boldsymbol{A})=3$，$R(\boldsymbol{B})=4$，可知 $\boldsymbol{A}$，$\boldsymbol{B}$ 两矩阵不等价.

9. 判断下列向量组的线性相关性.

(1)$\boldsymbol{\alpha}_1=(-1,3,2,5)$，$\boldsymbol{\alpha}_2=(3,-1,0,-4)$，$\boldsymbol{\alpha}_3=(2,2,2,2)$，$\boldsymbol{\alpha}_4=(1,-5,4,6)$.

解　$\boldsymbol{A}=(\boldsymbol{\alpha}_1^{\mathrm{T}},\boldsymbol{\alpha}_2^{\mathrm{T}},\boldsymbol{\alpha}_3^{\mathrm{T}},\boldsymbol{\alpha}_4^{\mathrm{T}})=\begin{pmatrix}-1&3&2&1\\3&-1&2&5\\2&0&2&4\\5&-4&2&6\end{pmatrix}\to\begin{pmatrix}-1&3&2&1\\0&8&8&8\\0&6&6&6\\0&11&12&11\end{pmatrix}$

$\to\begin{pmatrix}-1&3&2&1\\0&8&8&8\\0&11&12&11\\0&0&0&0\end{pmatrix}$.

$r(\boldsymbol{A})=3<4$，所以向量组线性相关.

(2)$\boldsymbol{\alpha}_1=(1,1,3,1)$，$\boldsymbol{\alpha}_2=(1,0,0,0)$，$\boldsymbol{\alpha}_3=(2,2,7,-1)$，$\boldsymbol{\alpha}_4=(3,-1,2,4)$.

解　$\boldsymbol{A}=(\boldsymbol{\alpha}_1^{\mathrm{T}},\boldsymbol{\alpha}_2^{\mathrm{T}},\boldsymbol{\alpha}_3^{\mathrm{T}},\boldsymbol{\alpha}_4^{\mathrm{T}})=\begin{pmatrix}1&1&2&3\\1&0&2&-4\\3&0&7&-7\\1&0&-1&1\end{pmatrix}\to\begin{pmatrix}1&1&2&3\\0&-1&0&-4\\0&0&1&5\\1&0&-3&5\end{pmatrix}\to\begin{pmatrix}1&1&2&3\\0&-1&0&-4\\0&0&1&5\\1&0&0&20\end{pmatrix}$.

$r(\boldsymbol{A})=4$，所以向量组线性无关.

10. 求下列向量组的秩和一个极大无关组，并把其余向量用极大无关组线性表示.

(1)$\boldsymbol{\alpha}_1=\begin{pmatrix}1\\1\\1\end{pmatrix}$，$\boldsymbol{\alpha}_2=\begin{pmatrix}1\\0\\1\end{pmatrix}$，$\boldsymbol{\alpha}_3=\begin{pmatrix}0\\-1\\0\end{pmatrix}$.

解　$\boldsymbol{A}=(\boldsymbol{\alpha}_1,\boldsymbol{\alpha}_2,\boldsymbol{\alpha}_3)=\begin{pmatrix}1&1&0\\1&0&-1\\1&1&0\end{pmatrix}\to\begin{pmatrix}1&1&0\\0&-1&-1\\0&0&0\end{pmatrix}\to\begin{pmatrix}1&1&0\\0&1&1\\0&0&0\end{pmatrix}$.

$r(\boldsymbol{A})=2$，$\boldsymbol{\alpha}_1$，$\boldsymbol{\alpha}_2$ 线性无关，$\boldsymbol{\alpha}_1$，$\boldsymbol{\alpha}_2$，$\boldsymbol{\alpha}_3$ 线性相关，于是 $\boldsymbol{\alpha}_1$，$\boldsymbol{\alpha}_2$ 为向量组的极大无关组.

$\begin{pmatrix}1&1&0\\0&1&1\\0&0&0\end{pmatrix}\to\begin{pmatrix}1&0&-1\\0&1&1\\0&0&0\end{pmatrix}$，所以 $\boldsymbol{\alpha}_3=-\boldsymbol{\alpha}_1+\boldsymbol{\alpha}_2$.

(2)$\boldsymbol{\alpha}_1=\begin{pmatrix}1\\-1\\2\\4\end{pmatrix},\boldsymbol{\alpha}_2=\begin{pmatrix}0\\3\\1\\2\end{pmatrix},\boldsymbol{\alpha}_3=\begin{pmatrix}3\\0\\7\\14\end{pmatrix},\boldsymbol{\alpha}_4=\begin{pmatrix}1\\-1\\2\\0\end{pmatrix},\boldsymbol{\alpha}_5=\begin{pmatrix}2\\1\\5\\6\end{pmatrix}$.

解　$\boldsymbol{A}=(\boldsymbol{\alpha}_1,\boldsymbol{\alpha}_2,\boldsymbol{\alpha}_3,\boldsymbol{\alpha}_4,\boldsymbol{\alpha}_5)=\begin{pmatrix}1&0&3&1&2\\-1&3&0&-1&1\\2&1&7&2&5\\4&2&14&0&6\end{pmatrix}\to\begin{pmatrix}1&0&3&1&2\\0&3&3&0&3\\0&1&1&0&1\\0&2&2&-4&-2\end{pmatrix}$

$\to\begin{pmatrix}1&0&3&1&2\\0&1&1&0&1\\0&0&0&1&1\\0&0&0&0&0\end{pmatrix}\to\begin{pmatrix}1&0&3&0&1\\0&1&1&0&1\\0&0&0&1&1\\0&0&0&0&0\end{pmatrix}$.

$r(\boldsymbol{A})=3$，$\boldsymbol{\alpha}_1,\boldsymbol{\alpha}_2,\boldsymbol{\alpha}_4$ 线性无关，$\boldsymbol{\alpha}_1,\boldsymbol{\alpha}_2,\boldsymbol{\alpha}_3,\boldsymbol{\alpha}_4,\boldsymbol{\alpha}_5$ 线性相关，于是 $\boldsymbol{\alpha}_1,\boldsymbol{\alpha}_2,\boldsymbol{\alpha}_4$ 为向量组的极大无关组.

$\boldsymbol{\alpha}_3=3\boldsymbol{\alpha}_1+\boldsymbol{\alpha}_2+0\cdot\boldsymbol{\alpha}_4\boldsymbol{\alpha}_5=\boldsymbol{\alpha}_1+\boldsymbol{\alpha}_2+\boldsymbol{\alpha}_4$.

11. 用基础解系表示下列方程组的通解.

(1)$\begin{cases}x_1-8x_2+10x_3+2x_4=0\\2x_1+4x_2+5x_3-x_4=0\\3x_1+8x_2+6x_3-2x_4=0\end{cases}$.

解　$\boldsymbol{A}=\begin{pmatrix}1&-8&10&2\\2&4&5&-1\\3&8&6&-2\end{pmatrix}\to\begin{pmatrix}1&-8&10&2\\0&20&-15&-5\\0&32&-24&-8\end{pmatrix}\to\begin{pmatrix}1&0&4&0\\0&-4&3&1\\0&0&0&0\end{pmatrix}$

原方程的同解方程为 $\begin{cases}x_1+4x_3=0\\-4x_2+3x_3+x_4=0\end{cases}\Rightarrow\begin{cases}x_1=-4x_3\\x_4=4x_2-3x_3\end{cases}$

分别取 $\begin{pmatrix}x_2\\x_3\end{pmatrix}=\begin{pmatrix}1\\0\end{pmatrix}$ 和 $\begin{pmatrix}0\\1\end{pmatrix}$，得基础解系 $\boldsymbol{\xi}_1=\begin{pmatrix}0\\1\\0\\4\end{pmatrix}$ 和 $\boldsymbol{\xi}_2=\begin{pmatrix}-4\\0\\1\\-3\end{pmatrix}$.

因此，方程组的通解为 $\boldsymbol{x}=k_1\begin{pmatrix}0\\1\\0\\4\end{pmatrix}+k_2\begin{pmatrix}-4\\0\\1\\-3\end{pmatrix}$（其中 k_1,k_2 为任意常数）

(2)$\begin{cases}x_1+2x_2-x_3+x_4=1\\-2x_1-4x_2+x_33-x_4=4\\4x_1+8x_2-3x_3+5x_4=-2\end{cases}$.

解　$\boldsymbol{A}=\begin{pmatrix}1&2&-1&1&1\\-2&-4&1&-3&4\\4&8&-3&5&-2\end{pmatrix}\to\begin{pmatrix}1&2&-1&1&1\\0&0&-1&-1&6\\0&0&1&1&-6\end{pmatrix}\to\begin{pmatrix}1&2&0&2&-5\\0&0&1&1&-6\\0&0&0&0&0\end{pmatrix}$

原方程的同解方程为 $\begin{cases}x_1+2x_2+2x_4=-5\\x_3+x_4=-6\end{cases}\Rightarrow\begin{cases}x_1=-2x_2-2x_4-5\\x_3=-x_4-6\end{cases}$

取 $x_2=x_4=0$，得 $x_1=-5,x_3=-6$，可得方程组得一个解 $\boldsymbol{\eta}=\begin{pmatrix}-5\\0\\-6\\0\end{pmatrix}$.

分别取 $\begin{pmatrix}x_2\\x_4\end{pmatrix}=\begin{pmatrix}1\\0\end{pmatrix}$ 和 $\begin{pmatrix}0\\1\end{pmatrix}$，得基础解系 $\boldsymbol{\xi}_1=\begin{pmatrix}-2\\1\\0\\0\end{pmatrix}$ 和 $\boldsymbol{\xi}_2=\begin{pmatrix}-2\\0\\-1\\1\end{pmatrix}$

因此，方程组的通解为 $\boldsymbol{x}=k_1\begin{pmatrix}-2\\1\\0\\0\end{pmatrix}+k_2\begin{pmatrix}-2\\0\\-1\\1\end{pmatrix}+\begin{pmatrix}-5\\0\\-6\\0\end{pmatrix}$（其中 k_1,k_2 为任意常数）

12. 求下列矩阵的特征值与特征向量.

(1) $\begin{pmatrix}3&-1\\-1&3\end{pmatrix}$.

解　$\boldsymbol{A}$ 的特征多项式为 $|\lambda\boldsymbol{E}-\boldsymbol{A}|=\begin{vmatrix}\lambda-3&1\\1&\lambda-3\end{vmatrix}=(\lambda-4)(\lambda-2)$.

$\boldsymbol{A}$ 的特征值为 $\lambda_1=2,\lambda_2=4$

把 $\lambda_1=2$ 代入 $(\lambda\boldsymbol{E}-\boldsymbol{A})x=0$，求出基础解系为 $\boldsymbol{\xi}_1=\begin{pmatrix}1\\1\end{pmatrix}$.

矩阵 $\boldsymbol{A}$ 对应 $\lambda_1=2$ 的特征向量为 $k_1\begin{pmatrix}1\\1\end{pmatrix}$（$k_1\neq0,k_1$ 为任意常数）.

把 $\lambda_2=4$ 代入 $(\lambda\boldsymbol{E}-\boldsymbol{A})x=0$，求出基础解系为 $\boldsymbol{\xi}_1=\begin{pmatrix}-1\\1\end{pmatrix}$.

矩阵 $\boldsymbol{A}$ 对应 $\lambda_2=4$ 的特征向量为 $k_2\begin{pmatrix}-1\\1\end{pmatrix}$（$k_2\neq0,k_2$ 为任意常数）.

(2) $\begin{pmatrix}3&2&4\\2&0&2\\4&2&3\end{pmatrix}$.

解　$\boldsymbol{A}$ 的特征多项式为

$$|\lambda\boldsymbol{E}-\boldsymbol{A}|=\begin{vmatrix}\lambda-3&-2&-4\\-2&\lambda&-2\\-4&-2&\lambda-3\end{vmatrix}=(\lambda+1)^2(\lambda-8).$$

$\boldsymbol{A}$ 的特征值为 $\lambda_1=\lambda_2=-1,\lambda_3=8$.

把 $\lambda_1=\lambda_2=-1$ 代入 $(\lambda\boldsymbol{E}-\boldsymbol{A})\boldsymbol{x}=\boldsymbol{0}$，求出基础解系为 $\boldsymbol{\xi}_1=\begin{pmatrix}-1\\2\\0\end{pmatrix}$，$\boldsymbol{\xi}_2=\begin{pmatrix}-1\\0\\1\end{pmatrix}$，矩阵 $\boldsymbol{A}$ 对应 $\lambda_1=\lambda_2=-1$ 的特征向量为

$$k_1\begin{pmatrix}-1\\2\\0\end{pmatrix}+k_2\begin{pmatrix}-1\\0\\1\end{pmatrix}\quad（k_1,k_2\text{ 为不全为零的任意常数}）$$

把 $\lambda_3=8$ 代入 $(\lambda\boldsymbol{E}-\boldsymbol{A})\boldsymbol{x}=\boldsymbol{0}$，求出基础解系为 $\boldsymbol{\xi}_3=\begin{pmatrix}2\\1\\2\end{pmatrix}$，矩阵 $\boldsymbol{A}$ 对应 $\lambda_3=8$ 的特征向量为 $k_3\begin{pmatrix}2\\1\\2\end{pmatrix}$（$k_3\neq0,k_3$ 为任意常数）.

附　　录

附录 A　基本初等函数的图像及其主要性质

类别及解析式		定义域	值　域	图　　形
幂函数 $y=x^{\mu}$	$\mu>0$ μ 次抛物线	因 μ 而异，但 $[0,+\infty)$ 是公共定义域	因 μ 而异，但 $[0,+\infty)$ 是公共值域	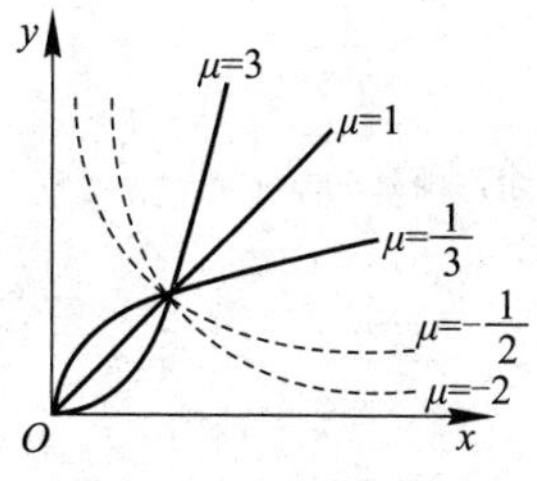 $y=x^{\mu}$ （x 在第一象限）
	$\mu<0$ 令 $\mu=-m(m>0)$ $y=x^{-m}=\frac{1}{x^m}$， m 次双曲线	公共定义域为 $(0,+\infty)$	公共值域为 $(0,+\infty)$	
指数函数 $y=a^x(a>0,a\neq1)$		$(-\infty,+\infty)$	$(0,+\infty)$	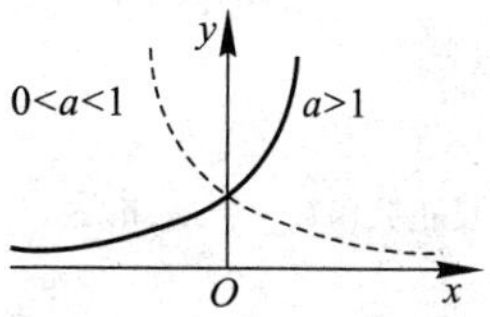 $y=a^x(a>0, a\neq1)$
对数函数 $y=\log_a x(a>0,a\neq1)$		$(0,+\infty)$	$(-\infty,+\infty)$	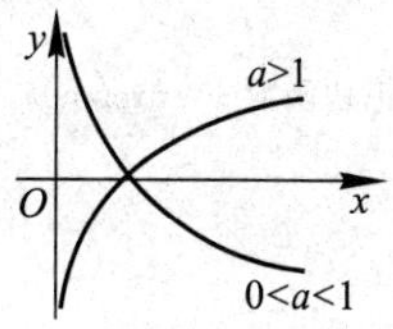 $y=\log_a x(a>0, a\neq1)$
三角函数 正弦函数 $y=\sin x$ 余弦函数 $y=\cos x$ 正切函数 $y=\tan x$ 余切函数 $y=\cot x$		$(-\infty,+\infty)$ $(-\infty,+\infty)$ $x\neq n\pi+\frac{\pi}{2}$ $(n=0,\pm1,\cdots)$ $x\neq n\pi$ $(n=0,\pm1,\cdots)$	$[-1,1]$ $[-1,1]$ $(-\infty,+\infty)$ $(-\infty,+\infty)$	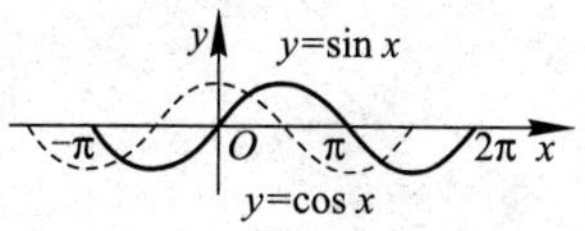 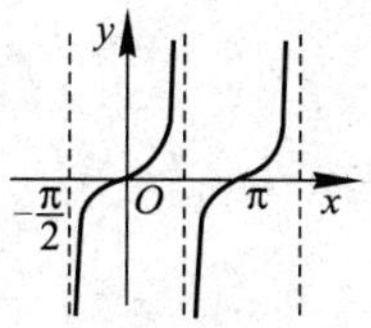 $y=\tan x$ 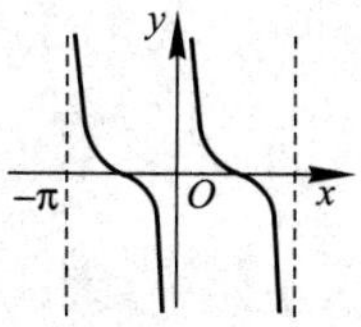 $y=\cot x$

续表

类别及解析式	定义域	值域	图形
正割函数 $y=\sec x=\dfrac{1}{\cos x}$	$x\neq n\pi+\dfrac{\pi}{2}$ $(n=0,\pm1,\cdots)$	$(-\infty,-1]$, $[1,+\infty)$	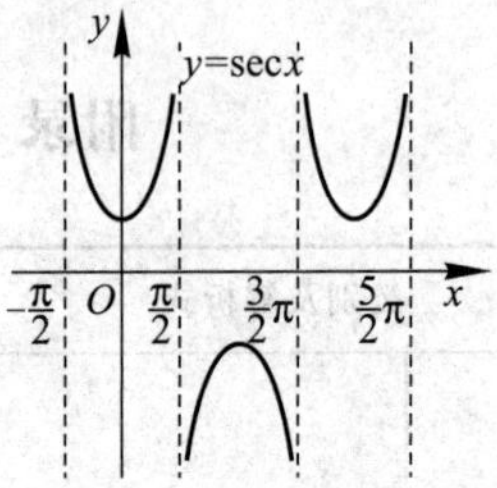
余割函数 $y=\csc x=\dfrac{1}{\sin x}$	$(n\pi-\pi,n\pi)$ $(n=0,\pm1,\cdots)$	$(-\infty,-1]$, $[1,+\infty)$	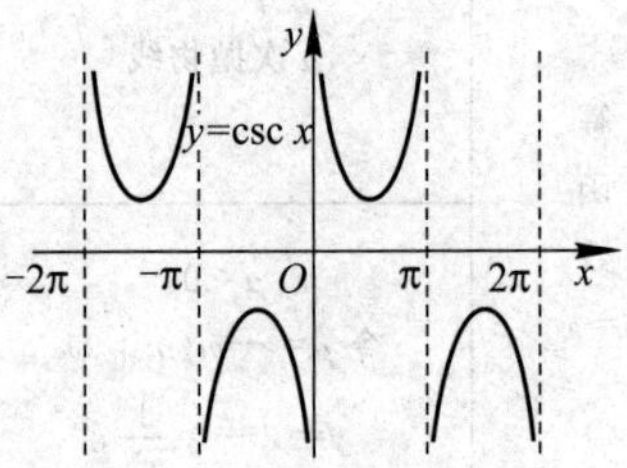
反三角函数			
反正弦函数 $y=\arcsin x$	$[-1,1]$	$\left[-\dfrac{\pi}{2},\dfrac{\pi}{2}\right]$	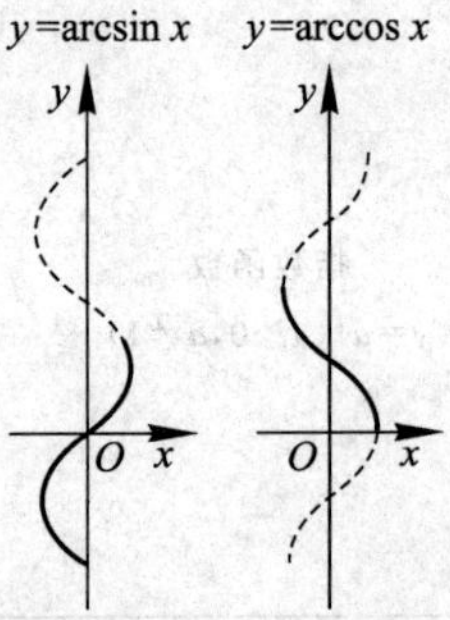
反余弦函数 $y=\arccos x$	$[-1,1]$	$[0,\pi]$	
反正切函数 $y=\arctan x$	$(-\infty,+\infty)$	$\left(-\dfrac{\pi}{2},\dfrac{\pi}{2}\right)$	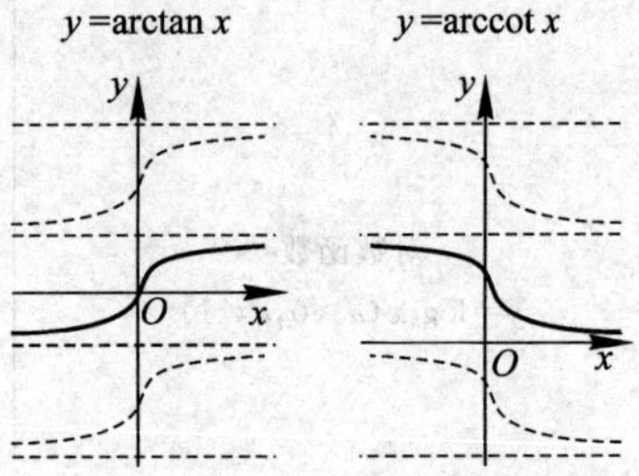
反余切函数 $y=\operatorname{arccot} x$	$(-\infty,+\infty)$	$[0,\pi)$	

附录 B　三角函数常用公式

一、基本关系

正弦：$\sin A=\frac{a}{c}$.　　余弦：$\cos A=\frac{b}{c}$.

正切：$\tan A=\frac{a}{b}$.　　余切：$\cot A=\frac{b}{a}$.

正割：$\sec A=\frac{1}{\cos A}=\frac{c}{b}$.　　余割：$\csc A=\frac{1}{\sin A}=\frac{c}{a}$.

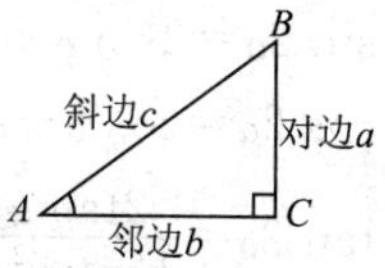

二、函数关系

1. 倒数关系：$\tan A\cdot\cot A=1$；$\sin A\cdot\csc A=1$；$\cos A\cdot\sec A=1$.

2. 商数关系：$\tan A=\frac{\sin A}{\cos A}$；$\cot A=\frac{\cos A}{\sin A}$.

3. 平方关系：$\sin^2 A+\cos^2 A=1$；$\tan^2+1=\sec^2 A$；$\cot^2+1=\csc^2 A$.

三、基本公式（α 和 β 为任意角）

1. 诱导公式

$\sin(2k\pi+\alpha)=\sin\alpha, k\in\mathbf{Z}$.　　$\cos(2k\pi+\alpha)=\cos\alpha, k\in\mathbf{Z}$.

$\tan(k\pi+\alpha)=\tan\alpha, k\in\mathbf{Z}$.　　$\cot(k\pi+\alpha)=\cot\alpha, k\in\mathbf{Z}$.

$\sin(\pi+\alpha)=-\sin\alpha$.　　$\cos(\pi+\alpha)=-\cos\alpha$.

$\tan(\pi+\alpha)=\tan\alpha$.　　$\cot(\pi+\alpha)=\cot\alpha$.

$\sin(-\alpha)=-\sin\alpha$.　　$\cos(-\alpha)=\cos\alpha$.

$\tan(-\alpha)=-\tan\alpha$.　　$\cot(-\alpha)=-\cot\alpha$.

$\sin(\pi-\alpha)=\sin\alpha$.　　$\cos(\pi-\alpha)=-\cos\alpha$.

$\tan(\pi-\alpha)=-\tan\alpha$.　　$\cot(\pi-\alpha)=-\cot\alpha$.

$\sin(2\pi-\alpha)=-\sin\alpha$.　　$\cos(2\pi-\alpha)=\cos\alpha$.

$\tan(2\pi-\alpha)=-\tan\alpha$.　　$\cot(2\pi-\alpha)=-\cot\alpha$.

$\sin\left(\frac{\pi}{2}+\alpha\right)=\cos\alpha$.　　$\cos\left(\frac{\pi}{2}+\alpha\right)=-\sin\alpha$.

$\tan\left(\frac{\pi}{2}+\alpha\right)=-\cot\alpha$.　　$\cot\left(\frac{\pi}{2}+\alpha\right)=-\tan\alpha$.

$\sin\left(\frac{\pi}{2}-\alpha\right)=\cos\alpha$.　　$\cos\left(\frac{\pi}{2}-\alpha\right)=\sin\alpha$.

$\tan\left(\frac{\pi}{2}-\alpha\right)=\cot\alpha$.　　$\cot\left(\frac{\pi}{2}-\alpha\right)=\tan\alpha$.

$\sin\left(\frac{3\pi}{2}+\alpha\right)=-\cos\alpha$.　　$\cos\left(\frac{3\pi}{2}+\alpha\right)=\sin\alpha$.

$\tan\left(\frac{3\pi}{2}+\alpha\right)=-\cot\alpha$.　　$\cot\left(\frac{3\pi}{2}+\alpha\right)=-\tan\alpha$.

$\sin\left(\frac{3\pi}{2}-\alpha\right)=-\cos\alpha$.　　$\cos\left(\frac{3\pi}{2}-\alpha\right)=-\sin\alpha$.

$\tan\left(\frac{3\pi}{2}-\alpha\right)=\cot\alpha$.　　$\cot\left(\frac{3\pi}{2}-\alpha\right)=\tan\alpha$.

2. 两角和与差公式

$\sin(\alpha+\beta)=\sin\alpha\cos\beta+\cos\alpha\sin\beta$.

$\sin(\alpha-\beta)=\sin\alpha\cos\beta-\cos\alpha\sin\beta$.

$\cos(\alpha+\beta)=\cos\alpha\cos\beta-\sin\alpha\sin\beta$.

$\cos(\alpha-\beta)=\cos\alpha\cos\beta+\sin\alpha\sin\beta$.

$\tan(\alpha+\beta)=\dfrac{\tan\alpha+\tan\beta}{1-\tan\alpha\tan\beta}$.

$\tan(\alpha-\beta)=\dfrac{\tan\alpha-\tan\beta}{1+\tan\alpha\tan\beta}$.

$\cot(\alpha+\beta)=\dfrac{\cot\alpha\cot\beta-1}{\cot\beta+\cot\alpha}$.

$\cot(\alpha-\beta)=\dfrac{\cot\alpha\cot\beta+1}{\cot\beta-\cot\alpha}$.

3. 二倍角公式

$\sin 2\alpha=2\sin\alpha\cos\alpha$.

$\cos 2\alpha=\cos^2\alpha-\sin^2\alpha=2\cos^2\alpha-1=1-2\sin^2\alpha$.

$\tan 2\alpha=\dfrac{2\tan\alpha}{1-\tan^2\alpha}$.

4. 万能公式

$\sin\alpha=\dfrac{2\tan\frac{\alpha}{2}}{1+\tan^2\frac{\alpha}{2}}$.　$\cos\alpha=\dfrac{1-\tan^2\frac{\alpha}{2}}{1+\tan^2\frac{\alpha}{2}}$.　$\tan\alpha=\dfrac{2\tan\frac{\alpha}{2}}{1-\tan^2\frac{\alpha}{2}}$.

5. 积化和差公式

$\sin\alpha\cos\beta=\dfrac{1}{2}[\sin(\alpha+\beta)+\sin(\alpha-\beta)]$.

$\cos\alpha\sin\beta=\dfrac{1}{2}[\sin(\alpha+\beta)-\sin(\alpha-\beta)]$.

$\cos\alpha\cos\beta=\dfrac{1}{2}[\cos(\alpha+\beta)+\cos(\alpha-\beta)]$.

$\sin\alpha\sin\beta=-\dfrac{1}{2}[\cos(\alpha+\beta)-\cos(\alpha-\beta)]$.

6. 和差化积公式

$\sin\alpha+\sin\beta=2\sin\dfrac{\alpha+\beta}{2}\cos\dfrac{\alpha-\beta}{2}$.

$\sin\alpha-\sin\beta=2\cos\dfrac{\alpha+\beta}{2}\sin\dfrac{\alpha-\beta}{2}$.

$\cos\alpha+\cos\beta=2\cos\dfrac{\alpha+\beta}{2}\cos\dfrac{\alpha-\beta}{2}$.

$\cos\alpha-\cos\beta=-2\sin\dfrac{\alpha+\beta}{2}\sin\dfrac{\alpha-\beta}{2}$.

7. 辅助角公式

$a\sin\alpha+b\cos\alpha=\sqrt{a^2+b^2}\sin(\alpha+\varphi)$，$\tan\varphi=\dfrac{b}{a}$.

附录C　简单积分表

说明，公式中的 $x,a,b,\cdots$ 均为实数，n 为正整数 .

一、含有 $a+bx$ 的积分

1. $$\int (a+bx)^{\alpha}\mathrm{d}x=\begin{cases}\dfrac{1}{b(\alpha+1)}(a+bx)^{\alpha+1}+C & \text{当 } \alpha\neq -1\\ \dfrac{1}{b}\ln|a+bx|+C & \text{当 } \alpha=-1\end{cases}.$$

2. $$\int \frac{x}{a+bx}\mathrm{d}x=\frac{x}{b}-\frac{a}{b^2}\ln|a+bx|+C.$$

3. $$\int \frac{x^2\mathrm{d}x}{a+bx^2}=\frac{1}{b^3}\left[\frac{1}{2}(a+bx)^2-2a(a+bx)+a^2\ln|a+bx|\right]+C.$$

4. $$\int \frac{x}{(a+bx)^2}\mathrm{d}x=\frac{1}{b^2}\left(\frac{a}{a+bx}+\ln|a+bx|\right)+C.$$

5. $$\int \frac{x^2}{(a+bx)^2}\mathrm{d}x=\frac{x}{b^2}-\frac{a^2}{b^3(a+bx)}-\frac{2a}{b^3}\ln|a+bx|+C.$$

6. $$\int \frac{\mathrm{d}x}{x(a+bx)}=\frac{1}{a}\ln\left|\frac{x}{a+bx}\right|+C.$$

7. $$\int \frac{\mathrm{d}x}{x^2(a+bx)}=-\frac{1}{ax}+\frac{b}{a^2}\ln\left|\frac{a+bx}{x}\right|+C.$$

8. $$\int \frac{\mathrm{d}x}{x(a+bx)^2}=\frac{1}{a(a+bx)}-\frac{1}{a^2}\ln\left|\frac{a+bx}{x}\right|+C.$$

二、含有 $\sqrt{a+bx}$ 的积分

9. $$\int x\sqrt{a+bx}\,\mathrm{d}x=\frac{2(3bx-2a)(a+bx)^{\frac{3}{2}}}{105b^2}+C.$$

10. $$\int x^2\sqrt{a+bx}\,\mathrm{d}x=\frac{2(15b^2x^2-12abx+8a^2)(a+bx)^{\frac{3}{2}}}{105b^3}+C.$$

11. $$\int \frac{x}{\sqrt{a+bx}}\mathrm{d}x=\frac{2(bx-2a)\sqrt{a+bx}}{3b^2}+C.$$

12. $$\int \frac{x^2}{\sqrt{a+bx}}\mathrm{d}x=\frac{2(3b^2x^2-4abx+8a^2)\sqrt{a+bx}}{15b^3}+C.$$

13. $$\int \frac{\mathrm{d}x}{x\sqrt{a+bx}}=\begin{cases}\dfrac{1}{\sqrt{a}}\ln\dfrac{|\sqrt{a+bx}-\sqrt{a}|}{\sqrt{a+bx}+\sqrt{a}}+C & \text{当 } a>0\\ \dfrac{2}{\sqrt{-a}}\arctan\sqrt{\dfrac{a+bx}{-a}}+C & \text{当 } a<0\end{cases}.$$

14. $$\int \frac{\mathrm{d}x}{x^2\sqrt{a+bx}}=-\frac{\sqrt{a+bx}}{ax}-\frac{b}{2a}\int\frac{\mathrm{d}x}{x\sqrt{a+bx}}.$$

15. $$\int \frac{\sqrt{a+bx}}{x}\mathrm{d}x=2\sqrt{a+bx}+a\int\frac{\mathrm{d}x}{x\sqrt{a+bx}}.$$

16. $$\int \frac{\sqrt{a+bx}}{x^2}\mathrm{d}x=-\frac{\sqrt{(a+bx)^3}}{ax}+\frac{b}{2}\int\frac{\mathrm{d}x}{x\sqrt{a+bx}}.$$

三、含有 $a^2 \pm x^2$ 的积分

17. $\int \frac{\mathrm{d}x}{(a^2+x^2)^n}=\begin{cases}\frac{1}{a}\arctan\frac{x}{a}+C & \text{当 } n=1\\ \frac{x}{2(n-1)a^2(a^2+x^2)^{n-1}}+\frac{2n-3}{2(n-1)a^2}\int\frac{\mathrm{d}x}{(a^2+x^2)^{n-1}} & \text{当 } n>1\end{cases}.$

18. $\int \frac{x\mathrm{d}x}{(a^2+x^2)^n}=\begin{cases}\frac{1}{2}\ln(a^2+x^2)+C & \text{当 } n=1\\ -\frac{1}{2(n-1)(a^2+x^2)^{x-1}}+C & \text{当 } n>1\end{cases}.$

19. $\int \frac{\mathrm{d}x}{a^2-x^2}=\frac{1}{2a}|n|\frac{a+x}{a-x}+C.$

四、含有 $\sqrt{a^2-x^2}\,(a>0)$ 的积分

20. $\int \sqrt{a^2-x^2}\,\mathrm{d}x=\frac{x}{2}\sqrt{a^2-x^2}+\frac{a^2}{2}\arcsin\frac{x}{a}+C.$

21. $\int x\sqrt{a^2-x^2}\,\mathrm{d}x=-\frac{1}{3}(a^2-x^2)^{\frac{3}{2}}+C.$

22. $\int x^2\sqrt{a^2-x^2}\,\mathrm{d}x=-\frac{x}{4}(a^2-x^2)^{\frac{3}{2}}+\frac{a^2}{8}\left(x\sqrt{a^2-x^2}+a^2\arcsin\frac{x}{a}\right)+C.$

23. $\int \frac{\mathrm{d}x}{\sqrt{a^2-x^2}}=\arcsin\frac{x}{a}+C.$

24. $\int \frac{x\mathrm{d}x}{\sqrt{a^2-x^2}}=-\sqrt{a^2-x^2}+C.$

25. $\int \frac{x^2\mathrm{d}x}{\sqrt{a^2-x^2}}=-\frac{x}{2}\sqrt{a^2-x^2}+\frac{a^2}{2}\arcsin\frac{x}{a}+C.$

26. $\int (a^2-x^2)^{\frac{3}{2}}\mathrm{d}x=\frac{x}{8}(5a^2-2x^2)\sqrt{a^2-x^2}+\frac{3a^4}{8}\arcsin\frac{x}{a}+C.$

27. $\int \frac{\mathrm{d}x}{(a^2-x^2)^{\frac{3}{2}}}=\frac{x}{a^2\sqrt{a^2-x^2}}+C.$

28. $\int \frac{x\mathrm{d}x}{(a^2-x^2)^{\frac{3}{2}}}=\frac{1}{\sqrt{a^2-x^2}}+C.$

29. $\int \frac{x^2\mathrm{d}x}{(a^2-x^2)^{\frac{3}{2}}}=\frac{x}{\sqrt{a^2-x^2}}-\arcsin\frac{x}{a}+C.$

30. $\int \frac{\mathrm{d}x}{x\sqrt{a^2-x^2}}=-\frac{1}{a}\ln\left|\frac{a-\sqrt{a^2-x^2}}{x}\right|+C.$

31. $\int \frac{\mathrm{d}x}{x^2\sqrt{a^2-x^2}}=-\frac{\sqrt{a^2-x^2}}{a^2x}+C.$

32. $\int \frac{\mathrm{d}x}{x^3\sqrt{a^2-x^2}}=-\frac{\sqrt{a^2-x^2}}{2a^2x^2}-\frac{1}{2a^3}\ln\left|\frac{a-\sqrt{a^2-x^2}}{x}\right|+C.$

33. $\int \frac{\sqrt{a^2-x^2}}{x}\mathrm{d}x=\sqrt{a^2-x^2}-a\ln\left|\frac{a-\sqrt{a^2-x^2}}{x}\right|+C.$

34. $\int \frac{\sqrt{a^2-x^2}}{x^2}\mathrm{d}x=-\frac{\sqrt{a^2-x^2}}{x}-\arcsin\frac{x}{a}+C.$

五、含有 $\sqrt{x^2\pm a^2}\,(a>0)$ 的积分

35. $\int \sqrt{x^2\pm a^2}\,\mathrm{d}x=\frac{x}{2}\sqrt{x^2\pm a^2}\pm\frac{a^2}{2}\ln\left|x+\sqrt{x^2\pm a^2}\right|+C.$

36. $\int x\sqrt{x^2\pm a^2}\,\mathrm{d}x=\frac{1}{3}(x^2\pm a^2)^{\frac{3}{2}}+C.$

37. $\int x^2\sqrt{x^2\pm a^2}\,\mathrm{d}x=\frac{x}{8}(2x^2\pm a^2)\sqrt{x^2\pm a^2}-\frac{a^4}{8}\ln\left|x+\sqrt{x^2\pm a^2}\right|+C.$

38. $\int \frac{dx}{\sqrt{x^2 \pm a^2}} = \ln\left|x + \sqrt{x^2 \pm a^2}\right| + C.$

39. $\int \frac{x dx}{\sqrt{x^2 \pm a^2}} = \sqrt{x^2 \pm a^2} + C.$

40. $\int \frac{x^2 dx}{\sqrt{x^2 \pm a^2}} = \frac{x}{2}\sqrt{x^2 \pm a^2} \pm \frac{a^2}{2}\ln\left|x + \sqrt{x^2 \pm a^2}\right| + C.$

41. $\int (x^2 \pm a^2)^{\frac{3}{2}} dx = \frac{x}{8}(2x^2 \pm 5a^2)\sqrt{x^2 \pm a^2} + \frac{3a^4}{8}\ln\left|x + \sqrt{x^2 \pm a^2}\right| + C.$

42. $\int \frac{dx}{\sqrt{(x^2 \pm a^2)^3}} = \pm \frac{x}{a^2\sqrt{x^2 \pm a^2}} + C.$

43. $\int \frac{x dx}{(x^2 + a^2)^{\frac{3}{2}}} = -\frac{1}{\sqrt{x^2 \pm a^2}} + C.$

44. $\int \frac{x^2 dx}{(x^2 \pm a^2)^{\frac{3}{2}}} = -\frac{x}{\sqrt{x^2 \pm a^2}} + \ln\left|x + \sqrt{x^2 \pm a^2}\right| + C.$

45. $\int \frac{dx}{x^2\sqrt{x^2 \pm a^2}} = \mp \frac{\sqrt{x^2 \pm a^2}}{a^2 x} + C.$

46. $\int \frac{dx}{x^3\sqrt{x^2 + a^2}} = -\frac{\sqrt{x^2 + a^2}}{2a^2 x^2} + \frac{1}{2a^3}\ln\frac{a + \sqrt{x^2 + a^2}}{|x|} + C.$

47. $\int \frac{dx}{x^3\sqrt{x^2 - a^2}} = \frac{\sqrt{x^2 - a^2}}{2a^2 x^2} + \frac{1}{2a^3}\arccos\frac{a}{x} + C.$

48. $\int \frac{\sqrt{x^2 + a^2}}{x} dx = \sqrt{x^2 + a^2} + a\ln\frac{\sqrt{x^2 + a^2} - a}{|x|} + C.$

49. $\int \frac{\sqrt{x^2 - a^2}}{x} dx = \sqrt{x^2 - a^2} - a\arccos\frac{a}{x} + C.$

50. $\int \frac{\sqrt{x^2 \pm a^2}}{x^2} dx = -\frac{\sqrt{x^2 \pm a^2}}{x} + \ln\left|x + \sqrt{x^2 \pm a^2}\right| + C.$

51. $\int \frac{dx}{x\sqrt{x^2 + a^2}} = \frac{1}{a}\ln\frac{|x|}{a + \sqrt{x^2 + a^2}} + C.$

52. $\int \frac{dx}{x\sqrt{x^2 - a^2}} = \frac{1}{a}\arccos\frac{a}{x} + C.$

六、含有 $a+bx+cx^2$ 的积分

53. $$\int \frac{dx}{a + bx + cx^2} = \begin{cases} \frac{2}{\sqrt{4ac - b^2}}\arctan\frac{2cx + b}{\sqrt{4ac - b^2}} + C & \text{当 } b^2 < 4ac \\ \frac{1}{\sqrt{b^2 - 4ac}}\ln\left|\frac{\sqrt{b^2 - 4ac} - b - 2cx}{\sqrt{b^2 - 4ac} + b + 2cx}\right| + C & \text{当 } b^2 > 4ac \end{cases}.$$

七、含有 $\sqrt{a+bx+cx^2}$ 的积分

54. $$\int \frac{dx}{\sqrt{a + bx + cx^2}} = \begin{cases} \frac{1}{\sqrt{c}}\ln\left|2cx + b + 2\sqrt{c(a + bx + cx^2)}\right| + C & \text{当 } c > 0 \\ -\frac{1}{\sqrt{-c}}\arcsin\frac{2cx + b}{\sqrt{b^2 - 4ac}} + C & \text{当 } b^2 > 4ac, c < 0 \end{cases}.$$

55. $$\int \sqrt{a + bx + cx^2}\, dx = \frac{2cx + b}{4c}\sqrt{a + bx + cx^2} + \frac{4ac - b^2}{8\sqrt{c^3}}$$
$$= \ln(2cx + b + 2\sqrt{c(a + bx + cx^2)}) + C.$$

56. $\int \frac{x dx}{\sqrt{a + bx + cx^2}} = \frac{1}{c}\sqrt{a + bx + cx^2} - \frac{b}{2\sqrt{c}}\ln(2cx + b + 2\sqrt{c(a + bx + cx^2)}) + C.$

八、含有三角函数的积分

57. $\int \sin ax\mathrm{d}x=-\frac{1}{a}\cos ax+C.$

58. $\int \cos ax\mathrm{d}x=\frac{1}{a}\sin ax+C.$

59. $\int \tan ax\mathrm{d}x=-\frac{1}{a}\ln|\cos ax|+C.$

60. $\int \cot ax\mathrm{d}x=\frac{1}{a}\ln|\sin ax|+C.$

61. $\int \sin^2 ax\mathrm{d}x=\frac{1}{2a}(ax-\sin ax\cos ax)+C.$

62. $\int \cos^2 ax\mathrm{d}x=\frac{1}{2a}(ax+\sin ax\cos ax)+C.$

63. $\int \sec ax\mathrm{d}x=\frac{1}{a}\ln|\sec ax+\tan ax|+C.$

64. $\int \csc ax\mathrm{d}x=\frac{1}{a}\ln|\csc ax-\cot ax|+C.$

65. $\int \sec x\tan x\mathrm{d}x=\sec x+C.$

66. $\int \csc x\cot x\mathrm{d}x=-\csc x+C.$

67. $\int \sin ax\sin bx\mathrm{d}x=-\frac{\sin(a+b)x}{2(a+b)}+\frac{\sin(a-b)x}{2(a-b)}+C.\quad (a\neq b).$

68. $\int \sin ax\cos bx\mathrm{d}x=-\frac{\cos(a+b)x}{2(a+b)}-\frac{\cos(a-b)x}{2(a-b)}+C.\quad (a\neq b).$

69. $\int \cos ax\cos bx\mathrm{d}x=\frac{\sin(a+b)x}{2(a+b)}+\frac{\sin(a-b)x}{2(a-b)}+C.\quad (a\neq b).$

70. $\int \sin^n x\mathrm{d}x=-\frac{1}{n}\sin^{n-1}x\cos x+\frac{n-1}{n}\int \sin^{n-2}x\mathrm{d}x.$

71. $\int \cos^n x\mathrm{d}x=\frac{1}{n}\cos^{n-1}x\sin x+\frac{n-1}{n}\int \cos^{n-2}x\mathrm{d}x.$

72. $\int \tan^n x\mathrm{d}x=\frac{1}{n-1}\tan^{n-1}x-\int \tan^{n-2}x\mathrm{d}x, n>1.$

73. $\int \cot^n x\mathrm{d}x=-\frac{1}{n-1}\cot^{n-1}x-\int \cot^{n-2}x\mathrm{d}x, n>1.$

74. $\int \sec^n x\mathrm{d}x=\frac{1}{n-1}\sin x\sec^{n-1}x+\frac{n-2}{n-1}\int \sec^{n-2}x\mathrm{d}x, n>1.$

75. $\int \csc^n x\mathrm{d}x=-\frac{1}{n-1}\cos x\csc^{n-1}x+\frac{n-2}{n-1}\int \csc^{n-2}x\mathrm{d}x, n>1.$

76. $$\begin{aligned}\int \sin^m x\cos^n x\mathrm{d}x &=\frac{\sin^{m+1}x\cos^{n-1}x}{m+n}+\frac{n-1}{m+n}\int \sin^m x\cos^{n-2}x\mathrm{d}x.\\ &=-\frac{\sin^{m-1}x\cos^{n+1}x}{m+n}+\frac{n-1}{m+n}\int \sin^{m-2}x\cos^n x\mathrm{d}x\quad (m,n>0).\end{aligned}$$

77. $$\int \frac{\mathrm{d}x}{a+b\cos x}=\begin{cases}\frac{1}{\sqrt{a^2-b^2}}\arctan\frac{\sqrt{a^2-b^2}\sin x}{b+a\cos x}+C & \text{当 } a^2>b^2\\ \frac{1}{\sqrt{b^2-a^2}}\ln\left|\frac{b+a\cos x+\sqrt{b^2-a^2}\sin x}{a+b\cos x}\right|+C & \text{当 } a^2<b^2\end{cases}.$$

九、其他形式的积分

78. $\int x^n c^{ax}\mathrm{d}x=\frac{1}{a}x^n c^{ax}-\frac{n}{a}\int x^{n-1}\mathrm{e}^{ax}\mathrm{d}x.$

79. $\int x^n\ln x\mathrm{d}x=\frac{x^{n+1}}{n+1}\ln x-\frac{x^{n+1}}{(n+1)^2}+C$ 当 $n\neq -1.$

80. $\int x^n \sin x\mathrm{d}x=-x^n\cos x+n\int x^{n-1}\cos x\mathrm{d}x.$

81. $\int x^n \cos x\mathrm{d}x=x^n\sin x-n\int x^{n-1}\sin x\mathrm{d}x.$

82. $\int \mathrm{e}^{ax}\sin bx\mathrm{d}x=\dfrac{\mathrm{e}^{ax}(a\sin bx-b\cos bx)}{a^2+b^2}+C.$

83. $\int \mathrm{e}^{ax}\cos bx\mathrm{d}x=\dfrac{\mathrm{e}^{ax}(a\cos bx+b\sin bx)}{a^2+b^2}+C.$

84. $\int \arcsin\dfrac{x}{a}\mathrm{d}x=x\arcsin\dfrac{x}{a}+\sqrt{a^2-x^2}+C.$

85. $\int \arccos\dfrac{x}{a}\mathrm{d}x=x\arccos\dfrac{x}{a}-\sqrt{a^2-x^2}+C.$

86. $\int \arctan\dfrac{x}{a}\mathrm{d}x=x\mathrm{artan}\dfrac{x}{a}-\dfrac{a}{2}\ln(a^2+x^2)+C.$

87. $\int x^n\arcsin x\mathrm{d}x=\dfrac{1}{n+1}\left(x^{n+1}\arcsin x-\int\dfrac{x^{n+1}}{\sqrt{1-x^2}}\mathrm{d}x\right).$

88. $\int x^n\arctan x\mathrm{d}x=\dfrac{1}{n+1}\left(x^{n+1}\arctan x-\int\dfrac{x^{n+1}}{1+x^2}\mathrm{d}x\right).$

十、几个常用的定积分

89. $\int_{-\pi}^{\pi}\cos nx\mathrm{d}x=\int_{c}^{\pi}\sin nx\mathrm{d}x=0.$

90. $\int_{-\pi}^{\pi}\cos mx\sin nx\mathrm{d}x=0.$

91. $\int_{-\pi}^{\pi}\cos mx\cos nx\mathrm{d}x=\begin{cases}0 & 当 m\neq n\\ \pi & 当 m=n\end{cases}.$

92. $\int_{-\pi}^{\pi}\sin mx\sin nx\mathrm{d}x=\begin{cases}0 & 当 m\neq n\\ \pi & 当 m=n\end{cases}.$

93. $\int_{0}^{\pi}\sin mx\sin nx\mathrm{d}x=\int_{0}^{\pi}\cos mx\cos nx\mathrm{d}x=\begin{cases}0 & 当 m\neq n\\ \dfrac{\pi}{2} & 当 m=n\end{cases}.$

94. $I_n=\dfrac{n-1}{n}I_{n-2}, I_n=\int_0^{\frac{\pi}{2}}\sin^n x\mathrm{d}x=\int_0^{\frac{\pi}{2}}\cos^n \mathrm{d}x$

$$=\begin{cases}\dfrac{n-1}{n}\cdot\dfrac{n-3}{n-2}\cdots\dfrac{4}{5}\cdot\dfrac{2}{3}(n\text{ 为大于 1 的正奇数}), I_1=1\\ \dfrac{n-1}{n}\cdot\dfrac{n-3}{n-2}\cdots\dfrac{3}{4}\cdot\dfrac{1}{2}\cdot\dfrac{\pi}{2}(n\text{ 为正偶数}), I_0=\dfrac{\pi}{2}\end{cases}.$$

95. $\int_0^{\frac{\pi}{2}}\sin^{2m+1}x\cos^n x\mathrm{d}x=\dfrac{2\cdot4\cdot6\cdots2m}{(n+1)(n+3)\cdots(n+2m+1)}.$

96. $\int_0^{\frac{\pi}{2}}\sin^{2m}x\cos^n x\mathrm{d}x=\dfrac{1\cdot3\cdot5\cdots(2n-1)\cdot1\cdot3\cdot5\cdots(2m-1)}{2\cdot4\cdot6\cdots(2m+2n)}\cdot\dfrac{\pi}{2}.$

参 考 文 献

[1] 安国斌．高等数学(医药类)[M]. 北京：中国铁道出版社，2009.

[2] 李霞，周子亮，闻凤霞．医用高等数学[M]. 哈尔滨：黑龙江科学技术出版社，2001.

[3] 王培承，张天良，祁爱．医用生物数学[M]. 青岛：中国海洋大学出版社，2004.

[4] 张选群．医用高等数学[M]. 4版. 北京：高等教育出版社，2004.

[5] 乐经良，祝国强．医用高等数学[M]. 2版. 北京：高等教育出版社，2008.

[6] 霍元极，寇福来．高等代数[M]. 2版. 北京：北京师范大学出版社，2007.

[7] 同济大学应用数学系. 高等数学[M]. 5版. 北京：高等教育出版社，2002.

[8] 同济大学应用数学系. 线性代数[M]. 北京：高等教育出版社，2003.